国家卫生健康委员会"十四五"规划教材

全国高等中医药教育教材

供针灸推拿学等专业用

实验针灸学

第 3 版

推拿 针灸

主　编　余曙光　徐　斌

副主编　唐纯志　嵇　波　魏建子　佘延芬　李　梦

主　审　朱　兵

U0284527

人民卫生出版社

·北　京·

图书在版编目（CIP）数据

实验针灸学 / 余曙光，徐斌主编 . —3 版 . —北京：
人民卫生出版社，2021.8（2024.1重印）

ISBN 978–7–117–31595–1

Ⅰ.①实…　Ⅱ.①余…②徐…　Ⅲ.①针灸学—高等
学校—教材　Ⅳ.①R245

中国版本图书馆 CIP 数据核字（2021）第 144304 号

人卫智网	www.ipmph.com	医学教育、学术、考试、健康，购书智慧智能综合服务平台
人卫官网	www.pmph.com	人卫官方资讯发布平台

实验针灸学
Shiyan Zhenjiuxue
第 3 版

主　　编： 余曙光　徐　斌
出版发行： 人民卫生出版社（中继线 010-59780011）
地　　址： 北京市朝阳区潘家园南里 19 号
邮　　编： 100021
E - mail： pmph @ pmph.com
购书热线： 010-59787592　010-59787584　010-65264830
印　　刷： 三河市国英印务有限公司
经　　销： 新华书店
开　　本： 850×1168　1/16　印张：20
字　　数： 524 千字
版　　次： 2012 年 5 月第 1 版　　2021 年 8 月第 3 版
印　　次： 2024 年 1 月第 2 次印刷
标准书号： ISBN 978-7-117-31595-1
定　　价： 69.00 元

打击盗版举报电话： 010-59787491　**E-mail：** WQ @ pmph.com
质量问题联系电话： 010-59787234　**E-mail：** zhiliang @ pmph.com

数字增值服务编委会

主　编　余曙光　徐　斌

副主编　唐纯志　嵇　波　魏建子　佘延芬　李　梦

主　审　朱　兵

编　委（按姓氏笔画排序）

王欣君（南京中医药大学）　　陈新旺（河南中医药大学）

卢　岩（山东中医药大学）　　邵晓梅（浙江中医药大学）

刘　奇（陕西中医药大学）　　周　丹（长春中医药大学）

刘海静（云南中医药大学）　　赵　雪（天津中医药大学）

李　梦（安徽中医药大学）　　徐　斌（南京中医药大学）

杨志虹（贵州中医药大学）　　唐纯志（广州中医药大学）

佘延芬（河北中医学院）　　　黄思琴（重庆医科大学）

余曙光（成都中医药大学）　　嵇　波（北京中医药大学）

张　波（江西中医药大学）　　蔡定均（成都中医药大学）

张小卿（辽宁中医药大学）　　魏建子（上海中医药大学）

陈采益（福建中医药大学）

秘　书　张承舜（成都中医药大学）

◇◇◇ 修 订 说 明 ◇◇◇

为了更好地贯彻落实《中医药发展战略规划纲要(2016—2030 年)》《中共中央国务院关于促进中医药传承创新发展的意见》《教育部 国家卫生健康委 国家中医药管理局关于深化医教协同进一步推动中医药教育改革与高质量发展的实施意见》《关于加快中医药特色发展的若干政策措施》和新时代全国高等学校本科教育工作会议精神,做好第四轮全国高等中医药教育教材建设工作,人民卫生出版社在教育部、国家卫生健康委员会、国家中医药管理局的领导下,在上一轮教材建设的基础上,组织和规划了全国高等中医药教育本科国家卫生健康委员会"十四五"规划教材的编写和修订工作。

为做好新一轮教材的出版工作,人民卫生出版社在教育部高等学校中医学类专业教学指导委员会、中药学类专业教学指导委员会和第三届全国高等中医药教育教材建设指导委员会的大力支持下,先后成立了第四届全国高等中医药教育教材建设指导委员会和相应的教材评审委员会,以指导和组织教材的遴选、评审和修订工作,确保教材编写质量。

根据"十四五"期间高等中医药教育教学改革和高等中医药人才培养目标,在上述工作的基础上,人民卫生出版社规划、确定了第一批中医学、针灸推拿学、中医骨伤科学、中药学、护理学 5 个专业 100 种国家卫生健康委员会"十四五"规划教材。教材主编、副主编和编委的遴选按照公开、公平、公正的原则进行。在全国 50 余所高等院校 2 400 余位专家和学者申报的基础上,2 000 余位申报者经教材建设指导委员会、教材评审委员会审定批准,聘任为主编、副主编、编委。

本套教材的主要特色如下:

1. 立德树人,思政教育 坚持以文化人,以文载道,以德育人,以德为先。将立德树人深化到各学科、各领域,加强学生理想信念教育,厚植爱国主义情怀,把社会主义核心价值观融入教育教学全过程。根据不同专业人才培养特点和专业能力素质要求,科学合理地设计思政教育内容。教材中有机融入中医药文化元素和思想政治教育元素,形成专业课教学与思政理论教育、课程思政与专业思政紧密结合的教材建设格局。

2. 准确定位,联系实际 教材的深度和广度符合各专业教学大纲的要求和特定学制、特定对象、特定层次的培养目标,紧扣教学活动和知识结构。以解决目前各院校教材使用中的突出问题为出发点和落脚点,对人才培养体系、课程体系、教材体系进行充分调研和论证,使之更加符合教改实际、适应中医药人才培养要求和社会需求。

3. 夯实基础,整体优化 以科学严谨的治学态度,对教材体系进行科学设计、整体优化,体现中医药基本理论、基本知识、基本思维、基本技能;教材编写综合考虑学科的分化、交叉,既充分体现不同学科自身特点,又注意各学科之间有机衔接;确保理论体系完善,知识点结合完备,内容精练、完整,概念准确,切合教学实际。

4. 注重衔接,合理区分 严格界定本科教材与职业教育教材、研究生教材、毕业后教育教材的知识范畴,认真总结、详细讨论现阶段中医药本科各课程的知识和理论框架,使其在教材中得以凸显,既要相互联系,又要在编写思路、框架设计、内容取舍等方面有一定的区分度。

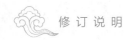

5. **体现传承,突出特色**　本套教材是培养复合型、创新型中医药人才的重要工具,是中医药文明传承的重要载体。传统的中医药文化是国家软实力的重要体现。因此,教材必须遵循中医药传承发展规律,既要反映原汁原味的中医药知识,培养学生的中医思维,又要使学生中西医学融会贯通,既要传承经典,又要创新发挥,体现新版教材"传承精华、守正创新"的特点。

6. **与时俱进,纸数融合**　本套教材新增中医抗疫知识,培养学生的探索精神、创新精神,强化中医药防疫人才培养。同时,教材编写充分体现与时代融合、与现代科技融合、与现代医学融合的特色和理念,将移动互联、网络增值、慕课、翻转课堂等新的教学理念和教学技术、学习方式融入教材建设之中。书中设有随文二维码,通过扫码,学生可对教材的数字增值服务内容进行自主学习。

7. **创新形式,提高效用**　教材在形式上仍将传承上版模块化编写的设计思路,图文并茂、版式精美;内容方面注重提高效用,同时应用问题导入、案例教学、探究教学等教材编写理念,以提高学生的学习兴趣和学习效果。

8. **突出实用,注重技能**　增设技能教材、实验实训内容及相关栏目,适当增加实践教学学时数,增强学生综合运用所学知识的能力和动手能力,体现医学生早临床、多临床、反复临床的特点,使学生好学、临床好用、教师好教。

9. **立足精品,树立标准**　始终坚持具有中国特色的教材建设机制和模式,编委会精心编写,出版社精心审校,全程全员坚持质量控制体系,把打造精品教材作为崇高的历史使命,严把各个环节质量关,力保教材的精品属性,使精品和金课互相促进,通过教材建设推动和深化高等中医药教育教学改革,力争打造国内外高等中医药教育标准化教材。

10. **三点兼顾,有机结合**　以基本知识点作为主体内容,适度增加新进展、新技术、新方法,并与相关部门制订的职业技能鉴定规范和国家执业医师(药师)资格考试有效衔接,使知识点、创新点、执业点三点结合;紧密联系临床和科研实际情况,避免理论与实践脱节、教学与临床脱节。

本轮教材的修订编写,教育部、国家卫生健康委员会、国家中医药管理局有关领导和教育部高等学校中医学类专业教学指导委员会、中药学类专业教学指导委员会等相关专家给予了大力支持和指导,得到了全国各医药卫生院校和部分医院、科研机构领导、专家和教师的积极支持和参与,在此,对有关单位和个人表示衷心的感谢!希望各院校在教学使用中,以及在探索课程体系、课程标准和教材建设与改革的进程中,及时提出宝贵意见或建议,以便不断修订和完善,为下一轮教材的修订工作奠定坚实的基础。

人民卫生出版社

2021 年 3 月

前　言

实验针灸学,是传统针灸学与现代科学相结合而产生的新兴交叉学科,是针灸学科的重要组成部分。实验针灸学应用现代科学技术及实验手段深入开展研究,不断充实和发展针灸理论,不断揭示针灸作用原理和规律,促进针灸学科的创新和发展,指导临床实践,提高临床疗效。

本教材在上版教材的基础上,以课程建设为重点,围绕目前中医药本科教育教学改革方向,结合各高校使用"十三五"规划教材的反馈信息,选用相对公认、切实可靠的资料作为编写素材,以满足教学改革和中医药高等人才培养的需要。本次教材修订主要有以下特点:

1. 在坚持"三基""五性"的基础上,以培养中医针灸人才创新思维与能力为目标,把学生的科学素养、科学思维、科学方法的培养与知识传授相融合。本教材主要适用于针灸推拿学专业本科学生使用,也可供中医其他专业本科学生选用。

2. 以"肯定现象、把握规律、阐明本质、指导临床"作为本教材编写的基本思路。以针灸作用基础、针灸作用技术、针灸作用的基本特点及影响因素、针灸镇痛效应与机制、针灸治疗各系统疾病的效应与机制、实验针灸学研究方法等为主要编写内容,搭建实验针灸学的基本学科框架,进一步完善实验针灸学学科的科学性、系统性、完整性。

3. 本次修订,各章节均更新了内容,强调基础研究与临床转化相结合,在针灸作用效应与机制的研究中增加了临床意义部分,进一步强化了实验针灸学从实验到临床的学科理念。

4. 本次修订重视每章内容的研究进展和展望,力求充分反映学科前沿新技术、新动态、新进展、新成就,提示学科发展方向,进一步加强对学生创新思维和能力的培养。

本教材的编写分工如下:绪论由余曙光编写,第一章针灸作用基础由佘延芬、陈采益、王欣君编写,第二章针灸作用技术由赵雪、魏建子、杨志虹编写,第三章针灸作用的基本特点及影响因素由嵇波、张波、周丹、蔡定均编写,第四章针灸镇痛效应与机制由徐斌编写,第五章针灸治疗各系统疾病的效应与机制由卢岩、刘海静、张小卿、李梦、刘奇、陈新旺、黄思琴、唐纯志编写,第六章实验针灸学研究方法由唐纯志、邵晓梅、李梦编写,实验指导由全体编委编写,附录由卢岩编写。主编、副主编参与修改和统稿,最后由主编定稿。

由于实验针灸学仍在不断完善过程中,加之编者的学术水平有限,不妥之处在所难免,敬请各位老师和学生在使用本教材的过程中提出意见,以便修改提高。

编者
2021 年 2 月

◇◇◇ 目 录 ◇◇◇

◇◇◇ 绪论 ◇◇◇

笔记栏 📝

绪论PPT

PPT 课件

> **学习目标**
>
> 通过本章节学习,明确实验针灸学内涵、学科框架体系、发展历程、学习方法,为后面各章节的深入学习奠定基础。

实验针灸学是运用现代科学技术和实验方法研究针灸作用基础、针灸作用规律、针灸效应及机制的一门学科,是传统针灸学与现代科学相结合而产生的新兴交叉学科,是针灸学科的重要组成部分。

一、实验针灸学的任务

针灸学源远流长,其独特的理论体系是我国医学科学的特色和优势。实验针灸学是传统针灸学术理论在现代化发展过程中分化、成熟起来的,是针灸学科新的分支和重要组成部分。传统针灸学是历经 2000 多年临床实践的总结而形成的医学理论和经验,在以前很长的发展历程中是以历代文献和经验的继承、整理与当代临床实践的交流总结和积累为主要研究方式,这样的研究方法有其特殊意义,但周期长、节奏慢、依赖个体积累。实验针灸学的主要研究方法是实验的方法。实验活动是人类认识客观世界和探索客观事物内在规律的重要实践。在实验中通过有目的、有计划地观察、对照、比较、分析,能得到许多在通常自然条件下难以取得的经验、认识或方法技术,大大缩短了人类认识未知事物的周期,加快了人类认识客观规律的进程。正如恩格斯所说:"在希腊人那里是天才的直觉的东西,在我们这里是严格科学的以实验为依据的研究的结果,因而也就具有确定得多和明白得多的形式。"所以,在多学科相互影响、相互渗透已成为科学发展总的趋势和规律的当代,实验针灸学的创立是时代发展的必然要求,也是针灸学自身发展的必然。作为沟通传统针灸学和现代科学的桥梁,实验针灸学在促进针灸现代化的过程中显示出了强大的生命力。实验针灸学应用现代科学技术及实验手段深入开展研究,不断充实和发展针灸理论,不断揭示针灸作用原理和规律,促进针灸学科的创新和发展,指导临床实践,提高临床疗效。

采用多学科的手段研究经络现象和经络实质、穴位结构与功能、经穴 - 脏腑相关现象及机制等针灸作用基础,挖掘经络与穴位的本质,揭示传统针灸学的科学内涵,用现代科学语言阐释传统针灸学,充实和发展针灸学,促进针灸科学的现代化和世界化,是实验针灸学的首要任务。应用临床与实验手段相结合的方法研究针灸效应规律及机制,揭示针灸作用原理和规律,并结合针灸作用技术的研究,促进理论研究的成果转化,开发针灸学新技术、新方法,丰富和发展针灸诊疗技术,是实验针灸学的重要任务。肯定疗效、提高疗效是实验针灸学研究的出发点和归宿,指导临床是实验针灸学的生命所在。应用现代科学技术研究针灸作用的有效性、综合性和复杂性,明确影响针灸效应的关键影响因素,控制针灸质量,指导临床实践,提高临床疗效,促进针灸的规范化,是实验针灸学的关键任务。此外,培养现代化的

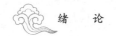

针灸人才也是实验针灸学的任务之一。新一代的针灸专业人才应该掌握传统针灸学和现代科学的基本知识;具备继承、实践和发展创新能力并掌握与之相应的科学方法。因此,注重学生科学素养、科学态度和科学方法的培养是实验针灸学的基本任务。

二、实验针灸学的基本内容

如果说传统针灸学主要研究针灸"如何"治病的问题,实验针灸学则侧重于研究针灸"为何"治病的问题。实验针灸学正是在不断揭示针灸治病的"奥秘"的过程中发展起来的,只有通过实验研究,才可能阐明针灸的作用、针灸作用的规律及原理。通过不断研究中医针灸"是什么"和"为什么",然后才能明了中医针灸应该"做什么"和"怎么做",才能更好地提高针灸的临床疗效,扩大针灸的治疗范围。因而实验针灸学的主要研究内容是针灸作用基础、针灸作用技术、针灸作用基本特点、针灸作用影响因素及针灸效应与机制等,这些都是针灸作用原理的基本课题。只有解决了这些问题,才有可能明确回答针灸为什么能治病的问题。因此,本书围绕针灸作用原理这一基本学科主线,以针灸作用基础、针灸作用技术、针灸作用特点及影响因素、针灸效应及机制为重要内容来架构实验针灸学的基本学科框架。

针灸作用基础主要指经络、穴位及经穴脏腑相关的科学现象和机制。经络是否存在? 存在的依据是什么? 如何运用现代科学技术去研究经络? 经络循行路线上脏腑经脉气血输注的部位是穴位,穴位的形态结构如何? 穴位的空间范围多大? 穴位的功能如何体现? 经脉内属脏腑、外络肢节,其联系的现代科学基础是什么? 这些都是实验针灸学中针灸作用基础的内容。针灸作用基本特点主要指针灸疗法作用机体后的反应特点。目前研究主要认为,针灸作为一种外源性刺激方式,对机体的作用特点主要呈现双向性、整体性、功能性特征,这也是针灸疗法不同于药物治疗对机体影响的重要特点。针灸作用影响因素主要有穴位特异性、刺激方法及参数、个体因素、时间因素、功能状态等。研究各种影响因素的作用特征和规律,明确关键影响因素,控制针灸质量,提高临床疗效,是实验针灸学中针灸作用影响因素的内容。针灸作用技术种类繁多,有传统针灸作用技术,如毫针、艾灸,现代针灸作用技术如电针、经皮穴位电刺激、激光穴位照射、电热针、超声针灸、微波针灸、穴位磁疗等。不同针灸作用方法,有不同刺激参数、作用效应特点及工作原理。针灸效应与机制主要是指针灸对神经系统、呼吸系统、消化系统、心血管系统、内分泌系统、泌尿与生殖系统、免疫系统的多种疾病的治疗效应与机制。目前研究最为深入的三大效应是针刺镇痛效应、免疫调节效应及针灸对机体器官功能的调整效应。在明确针灸效应的前提下,揭示效应背后的机制成为深入研究的必然。从机体的调节方式分,针灸作用机制主要分为神经调节、体液调节机制;从研究的对象来分,针灸作用机制主要分为对人体和动物的作用机制;从研究的方式来分,针灸作用机制分为在体作用机制和离体作用机制;从研究的层次来分,针灸作用机制可分为整体、系统、器官、组织、细胞、分子等不同水平层次机制。针灸对机体的作用主要是通过激发机体自身潜能,最大限度地发挥双向性、整体性、功能性的调节作用。由于各系统、各疾病或各证候与之相关的机制本身涵盖面广,因此,针灸对不同系统、不同疾病或不同证候的作用环节、作用靶点、作用途径也会有不同。

三、实验针灸学发展简史

(一) 萌芽阶段

医学的进步离不开实验研究的推动。早在两千多年前中国就有人采用尸体或活体解剖的方法研究经络的实质,但是受限于社会诸多因素尤其是科学技术的发展,其研究水平基本上一直保持在《黄帝内经》《难经》成书时代的认识水平。1755 年维也纳学者斯维腾曾发表论文指出针灸作用似与神经刺激之间有某些奇妙联系。1810 年,法国医师伯里奥兹首先提出了将针刺与电流结合的建议。19 世纪末至 20 世纪初,虽然现代科技不断进步以及西方医学在中国得到广泛重视和迅速发展,但是中医却受到歧视和排挤,因而针灸学研究也停滞不前。1934 年罗兆珺提出"针灸生理作用学说",对针和灸治病的原理进行了对比归纳,试图从生理学角度解释针灸作用的原理;曾益群提出神经生理说明针灸治疗万病之理;唐世承发表"电针学之研究",开针灸与电刺激技术结合之先河,使针灸学术发展开始与现代科学技术结合,但由于各种阻力未能深入研究。此后又相继有黄龙云、蔡翘、梁伯强等学者分别从生理、病理角度做过一些初步探讨,并有少数论文发表。1946 年,苏联学者开始了穴位 - 皮肤活动点的研究。这些研究虽未产生较大影响,但都代表针灸学研究与现代科学技术和理论结合的开始,使人们对针灸学的认识进入了一个跨时代的新阶段,从而促成了实验针灸学的萌芽。

（二）奠基阶段

1949 年中华人民共和国成立后,党中央颁发了一系列扶持和发展中医针灸的指示。针灸疗法在全国范围内得到推广,同期国外的针灸研究也在不断推进。1951 年中国卫生部建立了针灸疗法实验所。1952 年藤田六郎提出了关于经络的假说。1955 年,中国中医研究院(现中国中医科学院)在北京成立,原针灸疗法实验所更名为中国中医研究院针灸研究所,并开始对针灸治病原理和针灸技术进行深入研究。针灸实验研究的队伍不断壮大。西医及其他自然学科的研究人员也参与到针灸实验研究中。此时的针灸实验研究是以结合临床、运用现代医学技术辅助诊断、确定针灸临床疗效为目的进行的。同期,日本和西方国家对针灸也进行着实验研究。1955 年中谷义雄等在《自然神经杂志》上发表了"良导络之研究"成果,开创了"良导络调整疗法"。石川太刀雄提出"内脏 - 体壁反射"学说解释经穴 - 脏腑相关原理,赤羽幸兵卫用十二井穴知热感度测定来诊断经络阴阳平衡失调的方法在临床得到应用。经络现象的研究再次引起了日本学者的高度重视。这一时期,法国尼布瓦耶对皮肤电进行了研究,1956 年诺吉耶对耳穴作用进行了研究。1958 年 8 月 30 日,上海市第一人民医院尹惠珠医师等最先用针刺麻醉代替药物麻醉,成功实施扁桃体摘除术,这是我国针灸医学与现代医学相结合的一项重要研究成果,使得针灸学研究受到更广泛的关注。1958 年,经络实质研究被列为全国自然科学发展规划重点项目。1959 年,卫生部在上海召开全国中医经络针灸学术座谈会,与会者对经络实质提出各种设想,形成了我国针灸研究初期的一个高潮,为进一步深入研究打下了坚实的基础。

1959—1965 年期间,研究者们主要就针灸治病原理、针刺镇痛、针刺麻醉、经络实质进行资料收集和实验研究。针灸治病原理研究,强调中医继承与发扬,强调临床与动物实验相结合,强调研究方法、设计思路的科学性;针刺镇痛研究更加深入,已由针刺术后止痛发展为术前防痛,称为针刺麻醉(简称针麻)。并在针麻方法、穴位的筛选、刺激参数选择和镇痛效果的验证等方面获得一定进展。在应用技术方面,出现了电针、耳针、穴位贴敷、穴位注射、埋线、磁疗、紫外线、激光、超声波、离子透入、电热灸和各种药物灸等与现代技术相结合的针灸方法。

所有这些研究成果,基本上构成了实验针灸学的学术研究范围和理论框架,奠定了实验针灸学的发展基础,但距离形成一门独立学科尚有一定距离。

（三）形成阶段

1966—1979 年期间,实验针灸学渐趋形成,最大的进展是国内对经络现象的研究。国家"七五"攻关计划、"八五"攀登计划、"九五"攀登计划预选项目都列入了经络研究项目,取得了一些非常有价值的成果,进一步充实了实验针灸学的内容。从 1970 年至 1977 年间,全国各地医疗、研究机构相互协作,对循经感传等经络现象进行了大规模的调查。20 世纪 70 年代后期在显性循经感传现象的基础上,又发现了隐性循经感传现象。通过研究,初步肯定了经络的客观存在和普遍性。由此产生了多学科、多层次、多方位应用最新技术和测试手段探索经络的局面,形成了许多有待完善和证实的假说。1970 年,法国学者使用红外热像方法进行经络研究。1975 年,日本成立了"针刺研究会",在"发汗现象与皮肤生理""经络现象""疼痛的基础研究"和针灸基础理论的临床研究方面都很活跃。1979 年 6 月在北京召开第一届中国针灸针麻学术讨论会,与会的 300 多名专家和来自 30 多个国家的 150 名外国学者共提交论文 1 000 余篇,研究内容涉及经络腧穴、针灸针麻的临床和原理以及试验方法和技术等各个方面,展示了中华人民共和国成立 30 年来针灸经络研究的最新成就和重大进展。会后出版了《针灸针麻研究》《针灸研究进展》《现代经络研究文献综述》等著作,它们科学系统地总结了当时针灸临床、经络、腧穴、脏腑相关、针刺镇痛和针麻等实验研究的大量成果,表明实验针灸学作为一门运用现代科学技术和实验方法研究、阐释和发展针灸理论,推动针灸理论技术现代化的新学科逐渐形成。

1982 年以后,天津、上海、南京、辽宁、陕西等中医高等院校率先开设了实验针灸学教学课程。1983 年,天津中医学院(现天津中医药大学)首先自编了《实验针灸学》教材(获 1989 年国家级普通高等学校优秀教学成果特等奖),此后全国不少中医院校也自编或协编了多本《实验针灸学》和《实验针灸学实验指导》教材,把实验针灸学作为一门独立课程讲授,从而开创了中医实验教学新纪元。随后,国家教委正式承认实验针灸学的学科地位。1984 年第二届全国针灸针麻学术讨论会上已把实验针灸学列为针灸学的分支学科和针灸学的重要成就之一。1986 年 10 月,中国针灸学会实验针灸分会在上海成立,进一步推动了实验针灸学学科的建设和发展。1987 年第一届世界针灸学术大会,更使实验针灸学研究的内容和水平又向前跨了一大步。

(四) 发展阶段

1990 年以来,实验针灸学的发展突飞猛进。许多国家如美国、苏联等,对针麻、针灸临床及经络原理的研究取得了较多的成果,在国际针灸界产生了一定影响。1996 年 11 月世界卫生组织(WHO)意大利米兰会议初步确立了 64 种针灸治疗的适应病证。1997 年 11 月,美国国立卫生院(NIH)召开了针灸疗法听证会,指出"关于针刺疗法的生物学效应(包括原理研究),研究结果已表明针刺可以促进阿片肽的释放,阿片受体拮抗剂纳洛酮可以翻转针刺效应;针刺可以激活下丘脑、垂体活动,引起广泛的效应;针刺也可调节血流和免疫功能"。

美国《科学引文索引》收录的针灸论文每年均有数百篇且呈逐渐增多趋势,影响因子也越来越高。例如,2009 年理查德·哈里斯等研究发现传统针刺与假针刺对 μ- 阿片受体的影响是不同的。2010 年日本学者研究发现艾灸激活的对 I 型单纯性疱疹病毒的宿主反应可能与细胞因子产生的增多有关。2010 年,*Nature Neuroscience* 报道腺苷受体 A1 参与调节针刺局部镇痛的作用。2014 年,*Nature Medicine* 报道电针抗脓毒症的作用还与外周多巴胺能系统密切相关。2020 年 *Neuron* 报道针刺体表穴位可以诱导多种躯体感觉 - 自主神经 - 靶器官反射通路,发挥对机体免疫 - 炎症的调节作用。这些研究产生了较大的影响。

近年来,多学科协作、多手段交叉的针灸研究模式日趋成熟。如国内外学者较多运用功能磁共振等方法研究针灸作用原理,为针灸作用机制的可视化研究提供了丰富的资料。2008 年鲁帕里·通德等运用功能磁共振研究发现针刺能增加刺激后静息脑网络的空间范围,这种调节和交感反应可能与针刺镇痛和其他潜在的治疗效果有关。

我国政府非常重视针灸研究,近年来"基于临床的经穴特异性基础研究""基于临床的针麻镇痛的基础研究""灸法作用的基本原理与应用规律研究""经脉体表特异性联系的生物学机制及针刺手法量效关系的研究""针刺对功能性肠病的双向调节效应及其机制""经穴效应循经特异性及关键影响因素基础研究""基于临床的灸法作用机理研究"等也相继被列入国家重点基础研究发展计划(973 计划)的研究项目。针灸研究获得的国家自然科学基金资助项目也逐年增多。2016 年国家自然科学基金中医药领域第一个重大项目"穴位的敏化研究"也正式立项研究。2018 年起"基于心 / 肺经的经脉关键问题创新研究""临床优势病种的腧穴功效特点及其效应机制""经络功能的研究——足厥阴肝经和生殖器官特定联系的生物学机制"等项目陆续获得国家重点研发计划立项。

但是正如 2010 年《自然》杂志撰文指出,尽管针灸能治疗从过敏到疼痛等多种疾病,针灸要完全被主流医学所接受面临的挑战之一就是科学地阐明针灸治疗作用的机制,可见实验针灸学的发展还任重道远。不过随着研究的深入开展,实验针灸学的成果将会不断增多,实验针灸学的学科体系也将更加成熟和完善。

思政元素

开拓创新　无私奉献

民国时期,西方科技、文化、学术思想大量涌入中国,然直到中华人民共和国成立,国内的针灸科研工作仍基本属于空白。

朱琏(1909—1978 年)毕业于苏州志华产科学院,接受过系统的西医教育,1944 年在延安跟随任作田老中医学习针灸,从此走上针灸临床、科研与教育之路。1948 年,朱琏在河北省平山县创办了华北卫生学校,编写讲义,开设针灸训练班。她不断用学到的西医知识去阐释、解读针灸的作用原理,写成融汇中西的《新针灸学》一书。随后创立了我国第一所针灸科研机构——卫生部针灸疗法实验所(中国中医科学院针灸研究所前身),以现代科学的方法和理论来验证、研究针灸疗效和作用机制,由此拉开了中国针灸科研之序幕,成为中国针灸科研事业的开拓者。

朱琏致力于建立针灸临床操作的科学规范,引入科学理论以解释针灸机制,推动针灸科研机构设立,并开始了规模较大的临床观察与严格的科学实验,如此,方真正将针灸这一门传统的学问带入科学的殿堂,并为之奉献一生。她从事临床不为谋生计,写书立著亦非为名利,所有的努力都是为了破除针灸界的旧俗,建立新的理论与秩序,以科学的方法诠释针灸。

四、实验针灸学的学习方法

学好实验针灸学对于加深对针灸理论的认识、针灸作用原理的理解和提高针灸临床疗效都有着十分重要的意义。实验针灸学具有很强的实验医学的特点和学科交叉性,因此,在实验针灸学的学习中需要注意学习方法。

学好实验针灸学,要坚持理论联系实际。这里所说的实际主要是指临床实践。临床实践是传统针灸学发生、发展的源泉,肯定疗效、提高疗效是实验针灸学研究的出发点和归宿。因而,指导临床是实验针灸学的生命所在,这就要求我们在学习实验针灸学的过程中必须理论联系实际,通过结合临床去认识针灸作用规律、理解针灸作用原理。

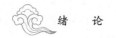

实验针灸学注重学生科学素养、科学态度和科学方法的培养,启发学生的科学思维,使学生初步具备发现问题、分析问题、解决问题的能力。因而在学习过程中,要特别注意科学研究方法的掌握和科学思维方式的养成。因此,本书单列一章介绍实验针灸学研究的基本方法和程序。

实验针灸学是一门交叉性很强的学科。这不仅体现在中西医学科的交叉,更多地体现在现代科学多门学科的交叉。多学科交叉是实验针灸学学科发展的活力所在,也是实验针灸学学习的难点所在。学习实验针灸学,仅仅依靠教材是不够的,要广泛积累多学科的知识,还要有不断学习的学习态度,因为我们处在科学技术飞跃发展和全球知识化、信息化加剧的时代,新思维、新观点、新方法、新技术、新成果不断涌现。因此,在扎实的中医针灸、西医理论基础上,迫切需要我们去学习新的知识,阅读有关医学期刊、书籍和资料,参加相关学术会议,了解最新学术进展。

实验针灸学属于实验医学,具有很强的实践性,因此需要有很强的动手能力。要锻炼实验针灸学学习的动手能力,积极争取动手机会,积极参加实验课。开实验课的目的不仅在于教学生学会常规的针灸实验技能,还在于学生在自己动手的过程中去认识问题、发现问题、思考问题,对实验针灸学的理解就会更深刻。尤其是开放性、创新性、自主设计性实验的开设,更侧重于培养学生较全面的动手能力和综合科研素质。

(余曙光)

复习思考题

1. 什么是实验针灸学?
2. 如何认识实验针灸学的基本内容?
3. 实验针灸的学习中需要注意哪些学习方法?

第一章

针灸作用基础

学习目标

通过对本章节学习,明确穴位功能与结构、经穴-脏腑相关、循经感传特征和循经感传激发方法,知悉经络现象与经络实质,明了针灸作用基础,为学习针灸作用原理奠定基础。

第一节 穴位结构与功能

PPT 课件

传统针灸理论认为穴位借助经络系统与脏腑、头面五官和肢体躯干等建立了联系,在功能上相互作用和相互影响。对于穴位的研究,人们采用解剖学、组织形态学、神经电生理、生物化学、生物物理和分子生物学等技术,从机体表层到深层,从宏观到微观,对穴位结构和功能两个方面进行了不同层次的探讨,这是针灸作用的基础,为揭示经络实质,阐明针灸作用影响因素、针灸作用原理奠定了重要基础工作。

一、穴位结构

穴位结构是产生穴位功能的基础。采用现代解剖学技术对全身大部分穴位进行大体层次解剖学和断层解剖学观察,并采用组织学方法对部分穴位进行观察,发现穴位是由神经、血管、肌肉、筋膜、肌腱等多种组织构成的一个多层次"立体构筑";穴位处分布着丰富的神经末梢、交感神经节后纤维、肥大细胞等穴位感受装置和穴位效应装置,不同穴位处分布上述组织的种类和数量不同。总体来说,穴位处尚未发现未知结构,而是已知的解剖和组织结构共同形成的立体结构。

(一)穴位一般结构特点

1. 穴位处神经、血管、淋巴管、肌肉和结缔组织等结构丰富

(1)穴位处周围神经聚集分布:①人体绝大部分穴位与周围神经相关。有研究采用层次解剖学技术对人体全身 361 个穴位进行研究,证实靠近神经主干者 205 穴(占 56.8%),其中靠近皮神经主干者 104 穴(占 28.8%),靠近深部神经主干者 122 穴(占 33.8%);另有研究对十二经 309 个穴位的解剖观察表明,针刺进穴位后直接刺中神经主干者 152 穴(占 49.19%),针旁 0.5cm 内有神经干者 157 穴(占 50.81%),说明多数穴位靠近神经干。②穴区神经干或神经支分布较非穴位区多。Nakazo 等采用光镜和电镜观察,并经计算机统计,发现动物及人体穴位(足三里)和非穴位(穴位旁开)皮肤组织中神经纤维密度之比为 7.22∶5.26(约 1.4 倍)。③加拿大 C.C.Gunn 等对 70 个临床常用的穴位与已知的神经结构进行比较,并根据穴

位所在部位将穴位大致分为以下几种类型(表1-1):第一类型穴位位于肌肉运动点上,这正是肌肉神经最接近皮肤的位点,对电刺激最敏感,占研究穴位总数的1/2;第二类型穴位位于躯体正中矢状线上两侧浅表神经会聚处的交点上;第三类型穴位位于神经丛上或表浅神经分支处。

表1-1　常见穴位神经解剖学分类

穴位类型	穴位
第一类型	阳白、攒竹、颊车、承泣、地仓、完骨、乳根、天枢、风门、肺俞、心俞、膈俞、肝俞、胆俞、脾俞、胃俞、肾俞、志室、合谷、中渚、后溪、外关、支沟、四渎、曲池、昆仑、太冲、血海、大肠俞、关元俞、小肠俞、膀胱俞、足三里、阳陵泉、三阴交
第二类型	百会、印堂、水沟、哑门、天突、大椎、鸠尾、中脘、气海、关元、中极、曲骨
第三类型	下关、睛明、耳门、翳风、天柱、内关、巨骨、肩髎、肩贞、环跳、阳陵泉

(2)穴位处血管聚集分布:①全身穴位约有半数分布在大血管周围。有研究采用层次解剖学技术,对全身361个穴位研究,发现靠近动脉主干者58穴(占16.1%),靠近浅静脉干者87穴(占24.1%);另有研究对十二经309穴针下结构的观察也表明,针刺入穴位,针下正当动脉干者24穴(占7.77%),针旁有动、静脉干者262穴(占84.79%),说明多数穴位靠近动脉干、静脉干,十二经穴与血管密切相关。②穴区的血管较非穴区密集。采用组织学技术对穴位进行观察,发现家兔"足三里"穴与旁开非穴区皮肤组织中血管密度之比为8.82:2.26(约为4倍)。在胆经和胃经穴位的血管分布上也有类似规律发现。③穴区血管结构具有相对特异性。采用介于穴位局部解剖与显微解剖之间的巨微解剖方法对足三里穴的血管网进行组织结构研究,发现穴区的小血管分支多,微血管相互交叉、吻合,形成致密的毛细血管网,而非穴区的小血管仅呈树干样分支的稀疏分布,说明穴区和非穴区的血管结构存在差别。

(3)穴位处淋巴管聚集分布:穴位与淋巴管关系也很密切,在四肢、躯干及胸腰部的穴位是微淋巴束聚集的部位。有研究观察到足三里穴区的淋巴管分支丰富集中,与非穴位对照组相比有明显不同。

(4)穴位处肌肉组织丰富:采用断面层次解剖学技术对穴位进行研究,发现人体55%的穴位正位于肌肉群上。还有研究表明占经穴总数62.5%的穴位位于肌肉分界处,还有37.5%的穴位则位于肌肉、肌腱之中或其起止点上。

(5)穴位处结缔组织丰富:结缔组织是人和高等动物的基本组织之一,由细胞、纤维和细胞外间质组成。结缔组织又分为疏松结缔组织(如皮下组织)、致密结缔组织(如腱)和脂肪组织等。针刺穴位时,结缔组织的扭曲可引起相应的细胞和神经末梢反应;并且针刺使针体周围结缔组织细胞外基质持续变化,该变化对组织细胞产生各种影响。有学者对人尸体标本中胆经、胃经、肺经上73个穴位进行了解剖学定位研究,发现胆经、胃经和肺经上的各个穴位最深处(相当于"地"部)的位置全都与结缔组织结构关系密切,最相关的是筋膜,其次是骨膜,最后是关节囊,提示结缔组织可能是穴位结构的重要组成部分。

2. 穴位区域含有丰富的感受器

(1)穴位区域的感受器类型多样:穴区的表皮、真皮、皮下、筋膜、肌层及血管等组织中有丰富而多样的游离神经末梢、神经束、神经支或各种特殊感受器,但全身不同部位,上述组织的种类、数量和组合形式差别很大。例如,指尖部穴位(如中冲穴),在表皮的基层细胞之间有新月状或小环状游离神经末梢;真皮网状层有游离神经末梢、鲁菲尼小体和克劳泽终球,皮下组织与真皮交界处有大量环层小体;在血管丛周围有粗、细两类纤维构成的神经丛伴行。足趾部穴位(如隐白穴、大敦穴等)主要是触觉小体和游离神经末梢。有毛部位的穴位中则以毛囊感受器和各种游离神经末梢、鲁菲尼小体、麦氏小体、克劳泽终球、环层小体等多见(图 1-1、图 1-2)。在肌肉丰厚部位的穴位(如合谷穴、内关穴等),除皮肤内的感受器以外,则以肌梭、环层小体和肌肉内的神经分布较多。在肌腱与肌肉的接头处(如承山穴),以腱器官为主。在肌腱附近处(如昆仑穴、曲泽穴、太冲穴等),以环层小体为主。在关节囊处(如内膝眼、外膝眼等),以鲁菲尼小体为主。此外,有研究发现,穴位处的小动脉周围有肾上腺能神经和胆碱能神经形成的动脉周丛和毛细血管前动脉旁丛。实验证明,这两种末梢是交感神经的节后纤维,说明血管壁上的交感神经节后纤维是穴位感受器之一。

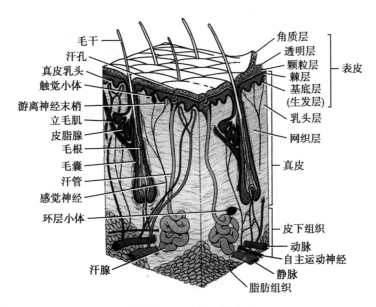

图 1-1　皮肤结构模式图

(2)穴位区域感受器密集:在人类新鲜尸体或拟定截肢的患者肢体上,对穴位及非穴位区进行了组织学观察,在穴区内所见到的主要是血管壁神经丛、游离神经末梢及穴位深部的多种感受器等已知结构,未见到任何新的可作为穴位普遍特征的特殊结构。但是同非穴区组织结构对比可以看到,每个穴位都是血管、神经束、神经支和游离神经末梢或各种神经感受器的集中区,而非穴区这些结构的数量相对较少。例如合谷、内关等穴区内本体感受器肌梭密度远较周围非穴区大;足三里穴区内压力感受器密度也较非穴区大得多。Kellner 对 11 个不同穴位进行过 12 000 个组织学的连续切片观察,结果发现一个感受器所支配的皮肤表面面积在穴区仅为 2.80mm²,而非穴区为

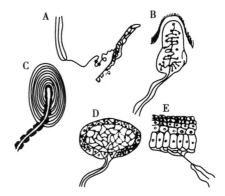

图 1-2　几种不同类型的感受器
A:鲁菲尼小体　B:麦氏小体　C:环层小体
D:克劳泽终球　E:皮肤的游离神经末梢

12.83mm²,两者存在着非常明显的差别。这些事实均表明,穴位较非穴区组织内存在有更为密集的血管壁神经丛及神经感受装置。

笔记栏

感 受 器

感受器有多种多样。有的简单,只是一种游离的传入神经末梢(如痛觉);有的复杂,是接受某种刺激而发生兴奋的特殊结构(如视网膜中的光感受细胞)。尽管感受器结构各不相同,但它们的功能却是一样的,能够接受内外环境的刺激,并将其转化为神经冲动,沿传入神经传入中枢神经系统。

3. 穴位区域内肥大细胞密集分布　肥大细胞一般在小血管、毛细血管周围,神经末梢、神经丛处规律地排列,并且大量聚集。穴位区域内肥大细胞分布存在特异性,而且多数穴位区域肥大细胞数量较非穴位多,多分布于小血管和神经束周围。对人体上肢和下肢 30 个穴位区域结缔组织浅层或深层的肥大细胞进行观察,深层中心区的肥大细胞呈梭形密集成群,肥大细胞数量明显高于非穴区;而浅层的肥大细胞单个存在,数量少,与非穴区比较无显著差别。在截肢标本中,各穴区的真皮内有大量肥大细胞存在,呈弥散分布或成群分布。深层穴区的环鸟苷酸(cGMP)显色反应强、环腺苷酸(cAMP)显色反应弱,而非穴区显色差别不明显,说明穴区肥大细胞代谢旺盛。

📖 知识链接

肥 大 细 胞

肥大细胞是一类胞质内富含嗜碱性颗粒的细胞。颗粒中有组胺、硫酸乙酰肝素和各种酶类,在炎症和免疫反应时,颗粒被释放。正常情况下,肥大细胞通过结缔组织的分布,广泛地存在于黏膜下、小血管或淋巴管周围,也存在于某些器官的被膜、脉络丛和周围神经外膜与神经束膜的结缔组织内。成熟后的肥大细胞主要有两种表现型:一种是存在于结缔组织中的结缔肥大细胞,一种是存在于黏膜组织中的黏膜肥大细胞。前者颗粒明显,组胺含量高;后者颗粒少,组胺含量低。在一定条件下,肥大细胞以脱颗粒形式释放这些活性物质到组织中发挥效应。在某些肥大细胞内还含有 P 物质(SP)及血管活性肠肽(VIP),它们是机体内调节性多肽,据此有人认为肥大细胞属于神经内分泌细胞。其机制是当机体受到某种抗原刺激时,所生成的是一种亲细胞性免疫球蛋白(IgE)抗体。肥大细胞表面膜上有高亲和力 IgE 受体,当这种已被致敏的个体再一次受到少量相同抗原刺激时,抗原与肥大细胞表面 IgE 分子结合,使细胞激活,释放颗粒或介质。肥大细胞在脱颗粒后并不死亡。在颗粒释放后几周之内,肥大细胞又可重新贮存所有的颗粒成分。

目前对穴位所进行的解剖学和组织学观察,尚未找到未知的特殊结构,均为神经、血管、淋巴管、肌肉、结缔组织等已知结构,与非穴位组织结构相比,在已知组织种类和数量的分布上存在着某些方面的相对特异性。因此穴位是由多种组织构成一个多层次的"立体构筑"。

(二)穴位感受装置结构

1. 穴位感受装置结构分布　穴位感受装置可存在于自皮肤到骨膜的各层组织中,但大多数分布在深层组织内。利用患者将要截肢的肢体,在手术及麻醉前针感反应尚正常时,针刺穴位,测定针感,同时设法将颜色标记留在产生针感处的组织里,待截肢后找出被标记的组织,对其进行组织形态学鉴定。如有人用蓝点法证实足三里等穴位的 35 个针感点均分布于深层组织中;另有人用亚甲蓝标记针感点并记录感觉的方法研究了偏历穴等穴位的 30 个针感点的分布,结果发现只有 6 个针感点是在皮下结缔组织中,其余的均在深层组织内。还有人用改良蓝点法研究了足三里、内关和外膝眼等 14 个穴位的 44 个针感点,发现 11 种不同性质的针感可分别出现于自皮肤到骨膜以及关节囊内、外的各种组织中,其中深层组织者约占 90%。

知识链接

针感点标记法

目前通用的针感点标记法有:蓝点法、改良蓝点法、亚甲蓝法、墨汁法等。前两种是根据铁离子 - 普鲁士蓝反应原理设计的,后两种是用微量注射器直接注射无害染料来进行标记的。铁离子 - 普鲁士蓝反应法是根据普鲁士蓝反应原理,即铁离子遇到亚铁氰根会产生蓝色的亚铁氰化铁沉淀。利用此原理在需截除的肢体上,用尖端裸露的绝缘针测定得气感,然后向针尖通 $30\sim50\mu A$ 直流电,起针后,针尖有部分铁离子电解出来并沉淀于针尖周围的组织中,待肢体被截下后,用 1% 亚铁氰化钾 - 甲醛溶液灌流,沉淀于局部的铁离子遇到亚铁氰化钾而形成蓝色颗粒,从而显示得气部位。

2. 穴位感受装置的类别　针感点神经结构有多种,包括神经干、神经束、游离的神经末梢、血管壁上的传入神经和某些包囊感受器等,其中以小神经束和游离神经末梢最常见,它们共同构成了穴位的感受组织结构。用改良蓝点法和组织学方法对足三里、内关等穴位的 16 个针感点观察,发现在蓝点 $1\sim4mm^2$ 的范围内见到组织结构的比例:神经束 35.2%、游离神经末梢 14.8%、肌梭 4.5%、血管 45.5%。用改良蓝点法研究足三里、内关等穴位的 44 个针感点周围 1.8mm 直径范围内的组织结构,发现神经干、神经支和小血管(管壁神经丛)为100%,游离神经末梢为 54%,肌梭为 37% 左右,其中神经干、神经支、血管和游离神经末梢与针感呈平行关系。当病变涉及血管、神经及末梢感受器时,针感很差;当病变损坏肌肉,而血管、神经及末梢感受器无明显病变时,针感良好。

目前在穴位针感点处尚未发现特殊种类的感受器,仅观察到以麻为主的针感点多分布在神经干、神经支或以粗纤维为主的神经束上,以酸、重、胀为主的针感点的神经纤维多为细纤维,提示产生麻感和产生酸、重、胀感所兴奋的神经纤维类别和数量可能不同。另有研究表明,穴位针感点内血管壁或血管旁结缔组织中有丰富的神经末梢和神经束分布,推测血管壁上的自主神经和血管平滑肌有可能参与了针感的形成。

针感性质与刺激穴位的组织结构相关。针刺神经时多引起麻感;针刺血管多引起痛感,针刺肌腱、骨膜多引起酸感;针刺肌肉多引起酸胀感。同一组织内,由于针刺手法不同(刺激方式及质和量不同)也可能引起不同性质的针感。

(三)穴位效应装置结构

穴位既是感受装置,也是效应装置。从现有的研究来看穴位效应装置可能与以下结构有关。

1. 穴区梭内肌　梭内肌接受来自脊髓前角的 γ- 传出系统的冲动产生收缩,并发放肌电,同时引起穴位下局部肌纤维的收缩,后者经针柄传达于捻针者指下,即形成沉、紧、涩、滞等手下感。研究发现施术者有手下感时,大多可以从针刺处引出肌电。当手下感强烈时,肌电发放增多,幅度加大;而当手下感减弱时,肌电发放也变得较少、较小。肌电是肌纤维兴奋的标志,在通常情况下,肌纤维的兴奋将导致肌肉收缩。针刺得气时针处肌电活动幅度和密集程度比肌肉主动收缩时小。在针刺得气效应中,穴位处出现的肌电信号频谱集中在低频段,如55Hz和165Hz附近为多,而肌肉主动收缩时引出的肌电信号频谱范围在0~1 000Hz,说明施针者手下感与穴区梭内肌轻微紧张性收缩相关。

2. 穴区小血管 穴位内血管壁上的自主神经有可能参与针灸效应的产生。如有人发现在针刺兔"足三里"引起肠蠕动增强的效应中,先后切断后肢的皮肤、肌肉、坐骨神经和股骨后,该针刺效应依然存在,只有切除该侧髂外动脉或用石炭酸在股动脉上环形涂抹一周后,该针刺效应即消失,证明血管壁上的自主神经丛是这一针刺效应的传入途径之一。组织化学研究证实穴区内小血管上分布的自主神经纤维中的肽能神经纤维,与躯体神经及其游离末梢分支到血管的纤维相吻合,形成了躯体神经与自主神经在血管丛的汇合区,也可能是针刺穴位时产生针灸效应的组织形态学基础。

3. 穴区肥大细胞 针灸对穴位肥大细胞数量和形态有一定影响。如有人针刺诱导20分钟后,大鼠"足三里"穴深层筋膜处肥大细胞数量显著减少,针刺或艾灸均可观察到大鼠穴位局部肥大细胞呈脱颗粒反应。用电镜对电针后穴位组织进行超微结构观察,发现肥大细胞以胞吐方式分泌活性物质。用荧光组织化学法(如乙醛酸诱发组胺产生荧光)观察到电针经穴后肥大细胞荧光强度减弱或消失,提示肥大细胞释放的物质主要是组胺类物质。近期有研究者发现人皮肤真皮深层P物质(SP)样轴突末梢与肥大细胞形成连接。穴位受到刺激兴奋了支配该穴位的神经末梢,一方面有冲动直接传入中枢,产生针感;另一方面还有经轴突反射在轴突分支末梢释放SP,进而诱发邻近肥大细胞释放组胺等活性物质,这些化学物质弥散到相邻节段的神经末梢,再次引起其兴奋传入,由此反复进行,形成外周神经末梢跨节段信号传递。由此提示穴位肥大细胞在接受刺激、产生和传导针感和针灸效应中发挥了重要作用(图1-3)。

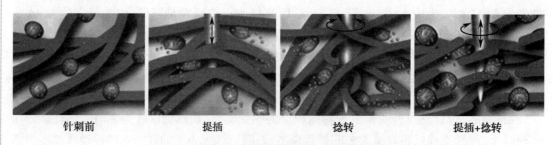

| 针刺前 | 提插 | 捻转 | 提插+捻转 |

图1-3 针刺引起穴位局部肥大细胞脱颗粒示意图

注:当在穴位处进行提插或捻转手法时,针体刺激到结缔组织平面,引起穴区胶原纤维的形变,
促使穴区局部肥大细胞脱颗粒。

二、穴位功能

《黄帝内经》称穴位为"气穴",是"脉气所发"和"神气之所游行出入"的部位。穴位是人体脏腑经络之气输注并散发于体表的部位,是与脏腑经络之气相通并随之活动、变化的感受点和反应点。根据穴位的基本含义,穴位的功能主要表现在两个方面,即感受刺激与反映病症。

(一) 感受刺激

针灸、推拿等各类治疗方法必须作用于穴位上发挥效应,这是因为刺激作用于穴位后,能激发经气运行,以达到宣通气血、调整阴阳、扶正祛邪的目的。所以,穴位具有感受刺激的功能,是感受针灸、推拿等各类刺激的感受装置,穴位感受刺激的特点如下:

1. 穴位的适宜刺激 分布在动物体表、体腔或组织内的感受器能接受内、外环境刺激,并将之转换成神经冲动。一种感受器通常只对某种特定形式刺激引起的能量变化最敏感,这种形式的刺激就称为该感受器的适宜刺激。如一定频率的机械振动是耳蜗毛细胞的适宜刺激;一定波长的电磁波是视网膜光感受细胞的适宜刺激。组织学已证实,穴位区域的皮下及深部组织中有多种感受器,如痛、温、触、压觉感受器等;这些感受器可分别接受不同形式的适宜刺激,如针刺推拿的机械刺激、艾灸的温度刺激、电针的电流刺激、磁疗的磁场刺激和激光的电磁波刺激等。这些刺激对穴位都是适宜刺激。穴位感受装置能将这些刺激通过换能转变为感受器电位或直接产生传入神经冲动,并产生酸、麻、胀、重等多种感觉。

2. 穴位的适应现象 当某个恒定强度刺激作用于感受器时,虽然刺激仍在继续作用,但感受器对刺激的敏感性会逐渐降低,发放冲动的频率逐渐减弱,感觉也随之减弱,这种现象称为感受器的适应。不同感受器出现适应的快慢有所不同,如感受皮肤触觉的环层小体是快适应感受器,对其施加恒定压力刺激时,其传入冲动很快下降至零,适于传递快速变化的信息;肌梭和关节囊等感受器属于慢适应感受器,对其施加刺激时,所产生的冲动可持续相当长时间,衰减得很慢。穴位处有多种多样的感受器,所感受的刺激形式各不相同,因此适应的发生有快有慢,如穴位对电针刺激产生适应相对较快,对毫针机械刺激产生适应相对较慢。穴位感受装置对刺激方式也存在适应现象,如单调重复的电脉冲刺激,易使机体产生适应性,导致针刺效应降低,而频率、节律和振幅不断变化的复合波,较难产生适应。

3. 穴位的感受阈 作用于感受器的适宜刺激必须具有一定的刺激强度才能引起感觉。引起某种感觉所需的最小刺激强度称为感受阈。感受阈与刺激的方法、刺激作用的面积和持续时间有关。要使感受器兴奋,作用于感受器的刺激量必须达到一定的总量。同样作用于穴位的刺激亦必须达到一定强度和一定的持续时间,才能引起穴位感受装置的兴奋,产生相应感觉。常用的穴位刺激方法有手法运针、电针、艾灸、指压等,其强度是以产生一定的“得气”感觉(包括酸、胀、重、麻、凉、热等感觉中一种或几种感觉的混合)为最佳。其中,艾灸所兴奋的感受器阈值较高,手法运针次之,电针兴奋穴位感受器的阈值较低。

4. 穴位感受刺激及产生效应的传导通路 针刺可能直接或间接地引起穴位局部的游离神经末梢和某些包囊感受器的兴奋。针刺刺激转换成相应的神经冲动,即针刺信号。针刺信号通过什么途径传入中枢? 这些神经冲动在中枢各级水平中是怎样传递、怎样互相联系并相互作用的? 中枢产生的调整信息又通过什么途径作用于效应器官? 阐明上述一系列问题,对于穴位脏腑相关规律和联系途径的研究有重要意义,对于针刺作用原理的研究也有很大的价值。近年来这方面研究工作很多,主要有以下几点:

(1)针刺信号的外周传入途径

1)外周传入神经:首先,躯体神经的感觉纤维是针刺信号的主要传入神经。研究表明合谷穴针刺镇痛效应的传入神经是深部的躯体神经,针刺大鼠“合谷”穴的镇痛效应只有在桡神经完整的情况下出现。“足三里”穴的传入途径主要是支配该穴区的腓神经。针刺“内关”穴的镇痛和升压效应,主要是正中神经;针刺“人中”的抗休克或升压效应,主要是眶下神经。其次,穴位周围血管壁的交感神经纤维参与针刺信息的传入。在“足三里”针刺引起镇痛、肠运动变化的效应中,发现股动脉壁的交感神经纤维也可作为该效应的传入途径之一。此外,还有研究发现,有些刺络放血疗法的刺激冲动可能就是通过血管壁的交感神经传入中枢的,若再结合针感点下躯体神经通过血管旁或血管壁的自主神经丛形成汇合区的事实来看,交感神经的部分纤维也很有可能参与针刺信号传递。

知识链接

神 经 纤 维

　　神经纤维的分类法有两种。一种是根据传导速度和后电位的差异来分类,可将神经纤维分为 A、B、C 三类。A 类:包括有髓鞘的躯体传入和传出纤维,直径为 1~22μm,传导速度为 12~120m/s。根据其平均传导速度的快慢,又可将 A 类纤维分为 α、β、γ、δ 四类。B 类:是有髓鞘的自主神经的节前纤维,直径 1~3μm,传导速度 < 15m/s,其后电位的特点是没有负后电位、而正后电位较明显。C 类:包括无髓鞘的躯体传入纤维和自主神经的节后纤维,直径 0.3~1.3μm,传导速度 < 2.3m/s。无髓鞘的躯体传入纤维没有负后电位,但正后电位特别明显;自主神经节后纤维的负后电位则比较明显,正后电位持续时间较长。另一种分类法是根据纤维直径的大小及来源来划分的,分为 Ⅰ、Ⅱ、Ⅲ、Ⅳ 四类。Ⅰ类相当于 Aα 类,Ⅱ 类相当于 Aβ 类,Ⅲ类相当于 Aδ 类,Ⅳ类相当于 C 类。

　　2)传入神经纤维类别:研究证明针刺信号能兴奋Ⅰ、Ⅱ、Ⅲ、Ⅳ类纤维。目前倾向认为针感和镇痛信号主要是由中等粗细的Ⅱ、Ⅲ类纤维负责传递的。采用逐步增强的三角波电脉冲依次兴奋并阻滞足三里穴区腓深神经各类纤维,比较兴奋不同类别纤维对针刺镇痛的影响,发现兴奋Ⅰ、Ⅱ类纤维时镇痛有效率为 22.73%,仅兴奋Ⅲ类纤维时有效率为 79.62%,阻滞Ⅰ、Ⅱ、Ⅲ类纤维,兴奋Ⅳ类纤维时动物挣扎、呼吸明显变化。说明过强刺激达到Ⅳ类纤维兴奋时,该刺激本身就会引起难忍的疼痛和明显的痛反应。但有研究表明,兴奋Ⅰ、Ⅱ类纤维时的镇痛优良率为 54.5%;兴奋Ⅰ、Ⅱ、Ⅲ类纤维时镇痛优良率提高为 63%,若兴奋Ⅰ、Ⅱ、Ⅲ和Ⅳ类则效果更佳,优良率则为 86%。对以上不同结果,相关结论还有待深入探讨。针刺兴奋何种纤维还与刺激方法、针刺刺激所涉及的神经结构和刺激强度有关。研究证明,电针以兴奋Ⅱ、Ⅲ类纤维为主,而手法运针的酸、麻、胀、重感则主要由Ⅲ和Ⅳ类纤维传导。另有研究发现低强度和高强度电针镇痛时的外周传入神经纤维有所不同。低强度电针主要兴奋Ⅰ、Ⅱ类传入神经纤维。高强度电针镇痛除兴奋Ⅰ、Ⅱ类纤维外,尤其兴奋了Ⅲ、Ⅳ类纤维。

知识链接

针刺信号传入神经纤维类别的实验

　　用循环阻断、普鲁卡因阻滞、阳极阻滞和神经刺激等多种手段对比了各类纤维在针刺足三里的镇痛效应中证明,针刺足三里镇痛的向心冲动主要是由腓神经中的Ⅱ类纤维和部分Ⅲ类纤维传入中枢的。采用背根分离神经细束并记录背根电位的方法,以及在人体上用止血带压迫、硬膜麻醉、脊髓麻醉(腰麻)和电生理等刺激和记录方法也证实,人体针感冲动和针刺镇痛冲动主要是由Ⅱ、Ⅲ类纤维负责传导的。

　　(2)针刺信号的中枢传导通路:针刺信号在中枢内的上行通路包括脊髓和脑内通路。

　　1)脊髓上行通路:躯体信号在脊髓内是沿两条途径上行入脑的,一条是背索通路,另一条是脊髓丘脑通路。

　　背索通路(图 1-4a):来自肌肉、肌腱、关节等处的大部分粗大有髓鞘纤维(主要是Ⅱ类纤维),经由后根进入脊髓后,就在同侧后索上行至延髓下部,在薄束核和楔束核更换神经元,换元后的第二级神经元再发出纤维交叉到对侧,经内侧丘系抵达丘脑的腹后核以及相关的特异感觉接替核。这个上行系统又称为后索(脊髓部分)或内侧丘系(脑干部分)。鉴于临床上后索损害病例,如脊髓痨,病损部位以薄束为主,两下肢深感觉近乎消失,而浅感觉无明显障碍者,病损区的穴位针感无明显异常;实验性后索切断动物的针效也未见有明显影响,可以认为针刺信号不是沿这条通路传导的。但与对照区相比,针刺脊髓痨患者病变区穴位的得气不易持续,当停止运针时,针感和针下肌电迅速消失,这提示脊髓后索似乎同得气的维持有关。

脊髓丘脑通路(图 1-4b):大多数解剖学家把脊髓丘脑通路分成三条不同的束径:脊髓丘脑前束、脊髓丘脑侧束和脊髓网状束。传导痛觉、温度觉的纤维走行于脊髓丘脑侧束,而传导触、压觉的纤维走行于脊髓丘脑前束,还有一些纤维终止于延髓和中脑区域的网状结构中,因而构成了脊髓网状束。

脊髓空洞症的病损部位涉及脊髓前连合,侵犯经前连合交叉的痛温觉纤维,临床表现为节段性的痛温觉障碍。在这种患者身上针刺患区的穴位,针感和针下肌电活动明显减弱,并和病变的严重程度平行。针刺痛温觉完全消失区的穴位无针感,但只要存在较轻微的痛觉,就有迟而轻的针感。

脊髓肿瘤引起布朗 - 塞卡综合征,即脊髓半切综合征,脊髓损伤平面以下同侧肢体上运动神经元瘫,深感觉消失,对侧肢体痛温觉消失,双侧触觉保留。针刺这种患者病损水平以下躯体两侧穴位,痛温觉减退区的穴位针感远比深感觉减退区的迟钝;深感觉减退区的穴位针感与病损水平以上躯体穴位针感大致相同,这提示针感冲动的脊髓通路与痛温觉传导路径有密切关系。

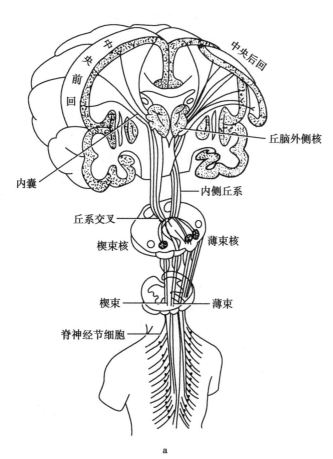

a

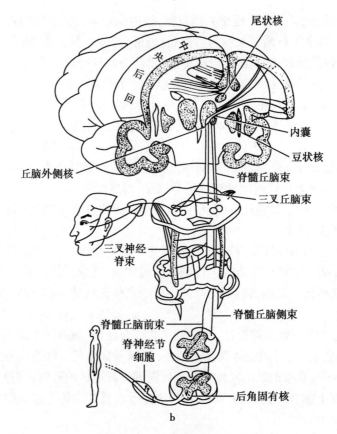

图 1-4　躯体感觉通路

（a：背索通路；b：脊髓丘脑通路）

2）脑内通路：针刺信号经脊髓上行入脑后，只有经过丘脑换神经元上行到大脑皮质后才能最后形成针感。

（3）针刺信号的传出途径：针刺穴位后，针刺信号由外周传入通路进入中枢有关各级脑部，经中枢整合调制后，通过传出途径对器官的活动和痛反应进行调节和控制。已有实验证明，针刺效应的外周传出途径与神经反射途径和神经 - 体液途径有关。

1）神经反射途径：由外周传入神经通路传入的针刺信息，通过各级中枢整合后转换为传出神经冲动，再沿相应的躯体运动神经或自主神经传至各自的效应器，引起功能活动的各种变化。如躯体神经到达相应支配区穴位下的肌梭，引起梭内肌的收缩和肌电发放，以及局部的肌紧张，针下出现沉紧感（图 1-5）。

2）神经 - 体液途径：在针刺效应的传出途径中，除神经机制之外，还有体液因素的参与，即神经 - 体液途径。其环节主要是经过神经反射性通路引起内分泌腺功能的变化，由此产生的激素等物质经血液循环到达全身各部，对相应的脏器和组织产生影响。如针刺有关穴位可引起白细胞总数增加、机体免疫功能提高等效应，而切除肾上腺、脑垂体后，可明显影响针刺效应，此类反应大都起效缓慢、作用广泛、时间持久。

综上所述，针刺刺激兴奋穴区感受器，针刺信号主要沿躯体感觉神经的Ⅱ类、Ⅲ类纤维上传脊髓后角，再经脊髓丘脑侧束传至脑干、丘脑，最后在大脑皮质形成针感。针刺信号由外周传入通路进入各级中枢，经整合调制，通过传出途径对器官的活动和痛反应进行调节和控制。

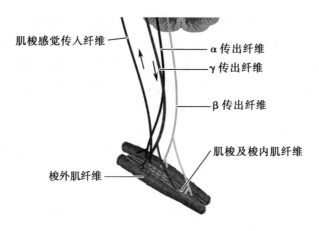

图 1-5 脊髓 - γ 传出纤维支配梭内肌纤维示意图

（二）反映病症

穴位是"活"的，即腧穴面积大小和功能强弱并不是静止不变的，而是动态变化的，是会随着机体状态发生改变的。也就是说，穴位具有从生理状态的相对沉寂到病理状态的相对激活的动态变化的功能。这种功能可以反映脏腑的状态变化，也可以反映穴位局部特性的绝对变化，还可以反映穴位与穴位之间的相对动态变化，与疾病的严重程度密切相关（图 1-6，图 1-7）。《灵枢·九针十二原》载："五脏有疾也，应出十二原……明知其原，睹其应，而知五脏之害矣。"《灵枢·邪客》指出："肺心有邪，其气留于两肘；肝有邪，其气流于两腋；脾有邪，其气留于两髀；肾有邪，其气留于两腘。"张介宾《类经》注曰："凡病邪久留不移者，必于四肢八溪之间有所结聚，故当节之会处索而刺之。"说明古人早已认识到穴位是与脏腑经络之气相通，并随之活动变化的反应点。机体在病理状态下，体表穴位具有反映病症的作用。脏腑器官疾病通过经络，在体表某些穴位出现各种异常变化的现象，称为穴位病理反应。

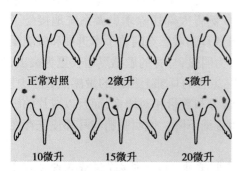

图 1-6 直肠黏膜注射芥子油后体表出现的 Evens blue 在皮肤渗出的分布区

随着注射量的加大，渗出点随之增加

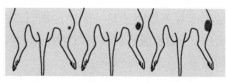

图 1-7 脊髓背角神经元外周感受野 "足三里"穴区在直肠炎性刺激时变大

1. 穴位病理反应的形式 穴位病理反应的形式主要包括感觉异常、组织形态改变、生物物理特性改变。临床中，穴位病理反应形式可能以某种为主或几种并存。

（1）感觉异常：脏腑患病时，常在一定的穴位或某条经脉的多个穴位处出现感觉异常。感觉异常有痛、酸、麻、胀、热敏感等多种。最常见的感觉异常是疼痛，有自觉疼痛（患者可主观感觉到的疼痛）、痛觉过敏（轻微触摸皮肤即感觉到疼痛难忍），或压痛（按压穴位时出现明显的疼痛），尤其是急性病时，压痛明显，其程度因病情而异，压痛阳性的穴位有时还有酸、麻、胀等感觉异常。此外，有研究发现在患病脏腑相关经脉穴位对热的敏感度发生变化或出现热敏变化,表现为透热、扩热、传热、局部不热远部热、表面不热深部热等。如有研究发现原发性痛经患者的血海、地机、三阴交、太白和太溪等穴位处温度下降、对热敏感性升高。支气管哮喘(慢性持续期)患者肺俞呈热敏化态时,其红外辐射强度多呈现高温特征,并可被红外成像客观显示。发生在井穴或原穴的热敏感度变化,称为知热感度变化,表现为双侧同名井穴或原穴知热感度差异较大,可用来判断脏腑病位所在。

(2)组织形态改变:脏腑病变时一些穴位处病理反应表现为局部皮肤色泽改变或形态改变,如瘀点、白斑,或皮肤局部凹陷或隆起、丘疹、脱屑等,或在穴位皮下出现硬结、条索状组织等阳性反应物,后者需要用按压、循摄等方法才能触摸到。对66例原发性高血压患者循传统经络诊查,其中41例有异常组织形态改变,如条索状物、结节、硬块等,占62.1%。胃下垂患者常出现足三里穴处的条索状物和中脘穴的结节,十二指肠溃疡患者多在梁丘、不容、脾俞和胃仓出现条索状物等。

(3)生物物理特性改变:脏腑病变时,穴位处的物理特性会出现一系列改变,主要有穴位皮肤电学特性、温度特性以及光学特性的变化。国内外研究证实穴位在正常情况下具有低电阻或高电位的电学特性,而脏腑病变时,穴位处会产生皮肤电位或导电量的增高、降低或左右失衡等变化。例如脏腑有病时在相应经脉的井穴、原穴及相应的耳穴上即出现皮肤电阻或电位的变化等,发现低电阻点(导电量增高)常见于实证,高电阻点(低导电量)常见于虚证。

脏腑病理性改变在经脉穴位上的导电量(或电阻变化):手术切除患病器官者,在其相应经脉的原穴或输穴、募穴出现导电量(或电阻)左右失衡、降低或消失为零。因此,根据各经井穴、原穴及耳穴电学特性变化或失衡即可判定相应脏腑的病变。

脏腑病理性改变的耳郭低电阻点反应:脏腑疾病常在耳郭的一定部位出现压痛点和低电阻点,并且出现反应的部位有相对特异性。

1)临床研究:有人对40例胃、十二指肠溃疡患者进行了检测,其耳穴低电阻点分布为胃32例(80%)、脾28例(70%)、十二指肠30例(75%),小肠24例(60%)、食管23例(57.5%)。此外,三角窝也有低电阻点出现。另有研究报道95例胃大部切除术患者系统地接受了术前、术中、术后耳郭敏感点的测定,发现①溃疡病患者耳郭敏感点随着手术进展和脏腑受到牵拉程度的增加而快速增长,以耳甲腔、耳垂增长最为明显,耳背的敏感点增长更为突出,其数量可超出术前1倍以上;②溃疡病灶面积愈大,在患者的耳郭上出现的敏感点数量愈多;③敏感点并不局限于某一固定区域,仅在某些耳郭区分布数量相对增多,而且以成片的敏感区出现;④随着患者溃疡病灶的痊愈,耳郭敏感点也逐渐下降。说明脏腑与耳郭皮肤存在着密切联系。

2)动物实验研究:借助实验性胃溃疡、实验性心肌梗死、实验性腹膜炎等病理性改变观察动物的耳郭皮肤电阻变化。

实验性胃溃疡与耳郭电阻变化:人工胃溃疡术后,家兔耳郭凹面皮肤对耳轮脚上、下出现低电阻点,无论数目或电流值,都高过对照组同区。且在动物术后第2、3周,胃溃疡发展至严重阶段,耳郭血管区的低电阻点出现的数目也达高峰,而在胃溃疡愈合,至术后第5周末,低电阻点减少以至完全消失(图1-8a,1-8b)。

人工胃溃疡手术在耳郭引起低电阻点的变化,具有四个特征:低电阻点数量在手术后一定时间内急骤增加;由溃疡引起的耳郭上的低电阻点并不局限于某一点,但主要集中在耳郭中下部分;耳郭低电阻点的多少与人工造成的胃溃疡的面积及胃黏膜慢性炎症的广度有关;耳郭低电阻点,随着病情的发展而增加,但落后于体征,低电阻点数达到高峰时,动物已开始恢复。

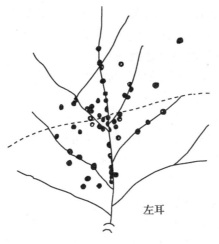

左耳

图 1-8a　胃溃疡耳郭血管区低电阻点分布

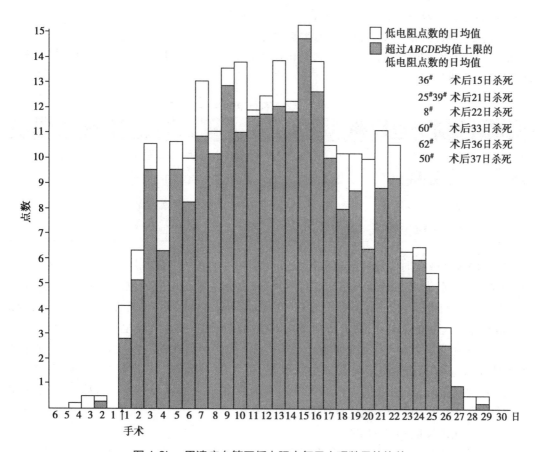

图 1-8b　胃溃疡血管区低电阻点每日出现数目的均值

　　实验性心肌梗死与耳郭低电阻点：结扎左冠状动脉前降支造成心肌梗死后，兔耳郭凹面中下部皮肤出现大量低电阻点。这些低电阻点是动态的，随着心肌梗死的产生、好转而变化，在心电图衍变为陈旧性心肌梗死以后，低电阻点也逐渐恢复到接近术前。同时研究者还观察到心肌梗死兔于术前和术后出现的低电阻点，无论从数量上或电阻值上，都有非常显著的差别。

　　实验性腹膜炎与耳郭电阻的变化：有研究者向家兔腹腔内注入灭菌松节油造成急性弥

漫性腹膜炎。在注射松节油后,耳郭凹面的下 1/3 低电阻点逐日增多,到第 4 日达到高峰,然后下降,到第 7 日降到处理前水平。耳郭出现低电阻点落后于体征,在第 4 日低电阻点达到高峰时,动物已正常进食,体重开始恢复。研究发现,低电阻点在耳郭"腹区"明显多于"胸区"(图 1-9)。

通过对脏腑的病变和正常生理变化时耳郭低电阻点数量变化的研究,可以看到体表 - 内脏相联系的理论是正确的,这种联系有其物质和生理功能的基础。常见四种疾病耳穴低电阻点的分布特点:脏腑病理变化均能引起人和动物耳郭低电阻点的变化,其分布特点见表 1-2。耳穴低电阻点与体征的关系:两者与病情发展均呈平行关系;同时脏腑病变时,人耳郭低电阻点出现较快,常提前或同步于体征;而动物耳郭低电阻点出现较慢,常落后于体征。耳穴低电阻点与疾病的关系:病情越重,低电阻点越多,而病情越轻,低电阻点越少;同时通过检测耳郭低电阻点可以判断疾病的转归。

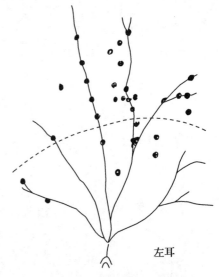

左耳

图 1-9 腹膜炎耳郭血管区低电阻点的分布

表 1-2 疾病状态耳郭低电阻点分布特点

病名	低电阻点分布特点
胃大部切除患者	耳甲腔、耳垂、耳背
急性腹膜炎兔	耳郭凹面下 1/3
急性胃溃疡兔	血管区(耳郭凹面下 1/3)
急性心肌梗死兔	耳郭凹面中下部

脏腑病理性改变时经脉穴位皮肤温度和光学特性的变化。发现肝实热证患者的双侧太冲、肝俞穴的皮肤温度与健康人相比均有所提高;心包炎家兔前肢内侧面正中的高温线带与手厥阴心包经的走行一致,并且在"内关"穴显示出高温点。关于光学特性的研究,发现正常人体背部腧穴发光点对称,而发作期支气管哮喘和慢性胃炎患者则呈非对称性分布。

(4)生物化学特性改变:正常情况下,组织能量代谢中形成的高浓度 CO_2 经皮肤直接释放,健康个体左右穴位经皮 CO_2 释放量较平衡,而患者失衡较大,如有研究以 CO_2 释放量失衡度作为检测指标,发现哮喘患者的太渊穴 CO_2 释放量失衡度显著高于健康人,而且经皮 CO_2 释放量变化与中医子午流注规律有一定的关系。

2. 穴位病理反应的基本规律

(1)穴位病理反应的主要部位多为特定穴:穴位病理反应主要集中发生在背俞穴、募穴、原穴、郄穴,及其他特定穴和个别经外反应点(阿是穴)。在耳郭则出现在与患病脏腑有联系的耳穴反应区。

(2)穴位病理反应与脏腑病症存在相对特异性:穴位病理反应在体表的分布区域和部位,与患病脏腑之间有一定对应关系。例如胃病患者在胃俞的反应远较肝病患者多而明显;反之肝病者在阳陵泉的反应又比胃病患者多。胆病患者主要在足临泣、外丘及阳陵泉下一横指出现反应。肺及支气管疾病则以肺俞、中府(肺经募穴)及其各特定穴为主要反应点。心脏疾病患者以心经穴位或心俞穴为主要反应点。

（3）穴位病理反应同脏腑疾病进程有关：穴位病理反应的数量、性质、强弱常随病情发生相应变化。病变轻时阳性反应的穴位数量少，结节性病理反应质地较软；病变加重时出现阳性反应的穴位增多，反应结节质地较硬。例如胃癌或肝癌患者，阳性反应穴位的反应物总数可达 25~50 个，此时分别在胃俞或肝俞见到病理反应物；胃功能紊乱或轻症肝吸虫病患者则无结节性反应物出现，仅在胃俞或肝俞穴出现松弛感或凹陷反应。穴位皮肤色泽、形态改变也有类似规律，慢性病时相关的穴位多以形态改变为主，皮肤色泽的改变则既可见于急性病也可见于慢性病。如急性炎症或慢性炎症急性发作时，穴位区出现点片状充血红晕、红色丘疹、有脂溢和光泽；慢性器质性疾病则多出现点片状皮肤变白、白色丘疹、点片状隆起增生等。点片状凹陷、线状凹陷可见于慢性炎症、溃疡病等；结节状隆起或点片状暗灰色等则多见于肿瘤疾病。穴位病理反应变化的快慢依病情而异，病情轻、好转快，病理反应物消失快；病情重、好转慢则病理反应物消退慢。由此根据病理反应穴位多少、反应轻重及反应形式的变化可提示病情轻重缓急、进退消长，甚至转归与预后，为临床诊断和选穴治疗提供一定的帮助。

3. 穴位病理反应的临床应用　穴位病理反应是机体内部病变在体表特定部位的外在表现，它揭示了穴位与脏腑之间存在着某些特定的相互关系。所以，在临床上常把穴位病理反应的出现应用于两个方面，一是协助诊断疾病，二是帮助选取治疗穴位。

（1）协助诊断疾病：穴位病理反应的临床意义，就在于它能够比较准确地提示疾病的发生、发展，病变的性质、部位等，甚至可以提示疾病的转归或预后，因而具有协助诊断作用。临床上常用的穴位诊断法有以下几种：

1）穴位压痛诊断法：基本方法是先按患者主诉初步分析预测部位，然后用右手拇指指腹或点压工具逐次点压进行测定，寻找出敏感点。若发现敏感点，可结合其他临床表现和体征推测病变的虚实轻重和转归预后。例如肝胆疾病在右期门、日月、膈俞、胆俞等出现敏感点；肾病者在肾俞和三焦俞出现痛敏点；心脏及胸腔疾病的敏感点在郄门最显著；胃病则在足三里和梁丘出现敏感点；肠道疾病敏感点在足三里、上巨虚、阴陵泉、地机。

2）经穴触诊诊断法：是通过循、摸等特定的手法在经络线上或其特定穴上寻找阳性反应物或点作为客观指标，来诊断经络脏腑疾病的诊断方法，较之穴位点压诊断法有更强的客观性。诊察手法分为滑动法、按揉法、移动法和推动法。检查部位和顺序主要是背俞穴和胸腹部募穴以及四肢部郄穴和循经线上的阳性反应物，结合外观、形态、色泽、肌肤凹凸变化，通过循摸触诊进行判断。其顺序一般先查背第一行线（旁开脊柱 0.5 寸，包括各夹脊穴），若有异常则多为脏腑炎症；其次查第二行线（旁开脊柱两侧各 1.5 寸）各脏腑背俞穴所在部位，若有反应物常是相应脏腑有病的标志。再查第三行线（上线再向外 1.5 寸），沿膀胱经背部线上相应各穴寻找病理反应点，若有异常则提示相应脏腑病变；第四查胸腹部各募穴；第五查四肢郄穴；最后查与主诉有关的特定穴等。认真诊察穴位下有无圆形、扁平状、条索状结节或敏感点，并注意其质地软硬、光滑度、活动度与皮下粘连情况，以及压痛、胀、传导感的有无等。诊断方法依阳性反应点所在穴位及其脏腑络属关系确定病位，结合四诊及现代医学检查，全面分析做出诊断。

3）穴位异常现象诊断法：是根据俞募穴、下合穴、耳穴及阿是穴等处出现的异常现象协助诊断。例如根据胃俞穴的压痛敏感性可测知胃及十二指肠病变；根据肺俞、膏肓的酸痛引背可推断肺及气管疾病；志室、肾俞疼痛或叩痛常提示泌尿生殖系疾病；八髎穴酸楚、钝痛异常和妇女生殖系疾病有关。募穴则常用于六腑病变之诊断，如中脘（胃经募穴）疼痛提示病痛在胃；关元（小肠经募穴）部位疼痛，是小肠及泌尿系疾病的征兆。下合穴出现的感觉异常多提示六腑病变。如下巨虚为小肠经之下合穴，该部位疼痛常提示小肠疾病（如肠炎);上巨虚为大肠经下合穴,其压痛常提示大肠病变(如结肠炎、菌痢等)。

4)耳穴诊断法:当人患病时在耳郭上相应的耳穴部位就会产生各种病理反应,如变色、变形、丘疹、血管充血和脱屑等五种类型。诊断方法是先根据病理反应发生部位所在的耳穴区域来判断病位;再按变色的深浅来分急性、慢性或亚急性;此外,还可根据阳性反应发生部位之形态或其他特性来确定器质性病变或肿瘤的良性与恶性程度。点片状充血红晕、红色丘疹、边缘红晕并有脂溢和光泽者,多见于急性炎症或慢性炎症急性发作;点片状皮肤变白、白色丘疹、无脂溢和光泽者,多见于慢性器质性疾病;点片状凹陷、线状凹陷等,可见于慢性炎症、溃疡病;点片状隆起、骨质增生等,常见于慢性器质性疾病;结节状隆起或点片状暗灰色等,多见于肿瘤疾病;糠皮样脱屑,不易擦去者多见于皮肤病、结核病,易擦去者多见于炎性疾病。

(2)帮助选取穴位:临床上经常将穴位的病理反应作为针灸取穴的一种依据。如《灵枢·背俞》指出"按其处,应在中而痛解,乃其输也"。临床研究证明,不少压痛点与穴位的定位及经脉有一定的关系,如坐骨神经痛患者于臀、腘、腓骨头、腓肠肌等处可找到明显的压痛点,这些点大多是环跳、秩边、委中、阳陵泉、承山等穴的所在处,根据疼痛部位是在下肢后侧面或在下肢外侧面而分为足太阳经和足少阳经两型。临床上另一应用的例子就是"阿是穴",取穴依据完全是"以痛为俞"的原则。在临床实践中人们常应用这一原则发现新的治疗穴位,如脏腑有病时,往往会在耳郭的一定部位出现压痛点并伴有电阻降低等现象,人们就把耳郭上的这种反应点称为耳穴。用仪器探测耳穴的低电阻点,可作为疾病诊断的参考。

综上所述,当脏腑有病时常会在体表相应穴位处出现阳性病理反应,观察这些阳性病理反应有助于疾病的诊断。如《灵枢·刺节真邪》中载有"用针者,必先察其经络之实虚,切而循之,按而弹之,视其应动者,乃后取之而下之",临床上选取那些反应最为明显的点作为首选的穴位施治,常可以取得满意的疗效。

4. 穴位病理反应的结构基础

(1)穴区皮肤低电阻点与局部毛细血管渗透性增加有关:有人认为当脏腑有病时,通过内脏-躯体自主神经反射而引起皮下小动脉的血管运动神经异常兴奋,以致血管收缩,使该部皮肤营养不良,毛细血管渗透性增大、水肿、出血而形成半坏死层,所以通电时电阻降低。

(2)穴位压痛与局部循环不畅有关:有研究对人前臂伸肌劳损者腱内压痛点做电子显微镜检查,可观察到小血管的内皮细胞浓缩(包括核的固缩)及结缔组织壁增厚,较大血管有栓塞现象;红细胞从血管逸出并浸润于组织,组织间的某些细胞结构异常,血管内也有红细胞潴留现象。

(3)穴位皮下硬结与局部血液循环不良有关:有研究采用反射光电管或脉波计记录穴位皮下硬结、压痛及伴有压痛的皮下硬结部位的皮肤血行状态,发现这些部位的血液循环较正常部位处于不良状态。有人认为穴位局部某些情况下出现的丘疹、白线、斑丘带等变化,可以从局部小血管功能状态的变化(充血、淤血、痉挛、通透性变化等)来解释。

总之,穴位结构与功能的研究目前正在深入进行中,当前的有关研究集中在:①采用大体、巨微、显微解剖技术相结合的方法,对穴位进行三维重建研究,探讨穴位的"立体构筑";②从组织与细胞形态学角度探讨与经穴相应区域的细胞外基质,如胶原蛋白、液晶物质等表现,从细胞分子水平、离子通道等角度探讨穴位的结构;③采用生物传感技术、穴区灌流等方法检测针刺穴位下微量物质变化,探讨针刺等刺激信号如何转换成生物信息以调节脏腑功能,或穴位下分子事件的发生及与脏腑功能变化的关系;④用电生理、免疫组化、分子生物学等方法及微量元素示踪、放射自显影等技术寻求穴位与脏腑之间关系的联系途径等。上述研究在指导针灸临床实践及阐明穴位结构及其与功能的关系等方面均有重大意义。

第二节　经穴 - 脏腑相关

经穴 - 脏腑相关是指体表经穴与脏腑之间存在一种双向联系，即脏腑生理或病理改变可反映到体表的相应经穴，表现出特定的症状和体征；而刺激体表的经穴，又可对相关脏腑生理功能和病理改变产生影响和调节作用。中医学早在《灵枢·海论》中记载："夫十二经脉者，内属于府藏，外络于肢节。"说明经穴 - 脏腑相关是经络学说的核心内容之一，它是经脉功能的重要体现，是指导中医针灸诊断和治疗的重要理论基础。

一、经穴 - 脏腑相关现象

（一）脏腑生理、病理变化可反映在经穴

脏腑疾患可在穴位出现病理反应。病理反应可表现为感觉异常，皮下结节、条索状阳性反应物、局部血管扩张等组织形态学改变，以及穴位皮肤电学特性变化等生物物理学改变，也可表现为生物化学的改变。不同脏腑疾病常在特定的相关经脉和穴位出现病理反应，有比较明显的相关性特征。详见本章第一节。

（二）刺激体表经穴对脏腑功能有调整作用

脏腑生理性和病理性变化常能反映到躯体体表的相关经脉和穴位。反之，刺激经脉或穴位也可以治疗内脏疾病或调整内脏功能状态，这是经脉穴位与脏腑相关最有力的证据的重要方面。大量临床和实验研究已发现，针刺穴位对内脏的调节有特异性，但是这种特异性是相对的。①一穴对多脏的调节作用：多中心临床试验研究证明了内关对于慢性稳定型心绞痛具有确切的临床疗效，此外内关还可以促进胃运动。②多穴对一脏的调节作用：有研究以大鼠胃运动抑制模型为受试对象，发现针刺"足三里""内关""中脘""气海"对胃运动均有调节作用。

二、经穴 - 脏腑相关机制

经穴 - 脏腑相关体现了内在的脏腑和外在的体表穴位之间存在密切的联系及途径，许多学者从不同的角度对其机制进行了研究，其中从神经、体液等途径进行的研究较多，取得了显著的进展。

（一）经穴 - 脏腑相关的神经节段机制

经络虽然不能等同于神经，但经络的某些功能与神经系统密切相关，神经系统在针刺信息的传入、整合、传出中具有重要的意义。针灸现代研究成果表明了针感和针刺效应的产生有赖于神经系统结构和功能的完整，针灸作用与神经 - 内分泌 - 免疫调控网络密切相关，很显然神经系统的功能占有主导的地位。

1. 神经系统的节段性支配　神经系统的节段性支配在具有链状神经系统的低等动物中已经显示出分节的形态结构。在高等动物（脊椎动物）及人类，由于进化发展虽然出现了四肢，形成异形体节，但在胚胎期，其分节结构仍较明显。人类脊神经或脑神经的分布，还都保存着不同程度节段性支配的特征。

脊椎动物胚胎早期（大约受精后第 14 日），除头部不易识别外，躯干的节段性结构已经形成。胚胎的每个节段性结构称之为体节。一般地，体节还应该包括骨节、肌节、皮节以及

相应的神经节段,也包括支配躯干、四肢、血管、汗腺和立毛肌的交感神经节段,以及相应于同一脊髓节段支配的内脏器官。胚胎发育的第 3 周,第一对体节发生在稍近脊索的头端,以后各体节相继发生,最后可达 42~44 对。这个时期人体结构的基本形式是沿身体的纵轴从头到尾排列的,各节段伸展呈横列位(图 1-10、图 1-11),每一体节有一神经"节段",它联络着本体节的各部分,包括与体节对应排列的内脏。一个脊髓节段可通过内脏神经(传入与传出神经)支配某一内脏。同时亦可借助于躯体神经而与皮肤、肌肉等联系。由此可见,体节可以反映出胚胎发育过程中某一节段神经支配的体表与内脏是很接近的。内脏位置改变时,其与体壁的相对位置才逐渐分离,但是接受同一节段神经支配的规律却依然存在。如由颈部肌节发生的膈肌,虽已转移至胸腔、腹腔之间,而支配膈肌的膈神经仍起于 C_4 节段;又如睾丸发生于 T_{10} 节段,胚胎时期存在于腹腔内,发生后虽然已转入阴囊,但支配它的神经仍来自 T_{10} 节段。体表和内脏之间这种固定的神经节段联系犹如地理学上经纬度一样,固定了坐标位置。

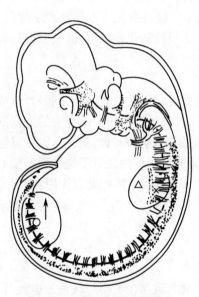

图 1-10 第 4 周人胚侧面观

△示上肢芽 ↑示下肢芽

× 示上肢芽的相应阶段神经

○示下肢芽的相应阶段神经

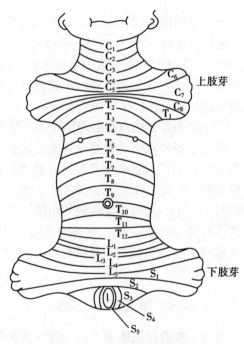

图 1-11 第 7 周人胚正面观

示皮节及其神经分布

(1)皮肤神经节段性分布:皮节,是指一个背根及其神经节供应的皮肤区。由于既往研究方法的差异导致了皮节分区并不完全相同。人体各部分皮肤感觉神经分布可分为根性分布和周围性分布两种(图 1-12、图 1-13)。所谓根性分布是指从胞体发出的神经纤维未经合并重组形成神经丛,而保持原始的神经根性分布于外周,如脑神经及 T_2~T_{12} 神经均为根性分布,其节段性比较容易辨认。分布于四肢的神经纤维则经过合并形成神经丛之后重新排列形成神经干,呈周围性分布。如颈丛、臂丛、腰丛、骶丛之后重新排列形成神经干,如上肢的桡神经、正中神经、尺神经,下肢的股神经、腓总神经、坐骨神经、胫神经等,均为周围性分布。在躯干部位,由于没有形成神经丛,T_2~T_{12} 神经出椎间孔后没有合并重新排列组合,仍按原神经根的节段支配躯干部位体表,胚胎期分布方式与大体解剖分布方式完全一致;在头面部,也能表现出节段性支配;四肢的周围神经则与胚胎期的节段性分布差别较大,从表面上看节段性关系不十分明显。

(2)肌肉神经节段性分布:原始的肌节在发育过程中,经历了转移、分层、合并、分裂、消失等变化,所以机体中只有少数肌肉是单肌节组成的。如头后小直肌、头斜肌、颏舌肌及甲状舌骨肌,均来自 C_1 肌节,由 C_1 节段来的神经纤维所支配。至于大多数的肌肉则是由多肌节合并而成的,尤其是在四肢部,四肢的肌肉可以由两个、三个甚至四个肌节合成,从而受多神经节段来的神经纤维支配。如股二头肌和臀大肌分别由 L_4、L_5、S_1 和 S_2 四个肌节构成,所以当单独一条神经根损伤时,对多肌节合成的肌肉常不引起运动障碍,而只显示功能减退。

(3)内脏的节段性分布:内脏器官是由自主神经支配的,也具有节段性的分布特征,但因为在个体发生过程中脏器变化很大,位置变迁,器官体积增大,更有特化的器官发生,如消化系统的肝脏和胰脏,所以节段性分布变得不够清楚。支配皮肤、血管平滑肌、皮肤内腺体以及内脏器官的交感神经,其节前纤维均来自固定的脊髓节段交感神经胞体,而经过交感神经节后,又随着有固定关系的脊神经伴行,因此,交感神经传出纤维支配的器官具有比较清楚的节段分布关系(表1-3、表1-4)。

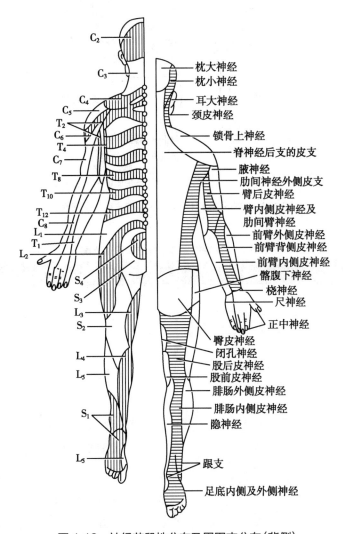

图 1-12 神经节段性分布及周围支分布(背侧)

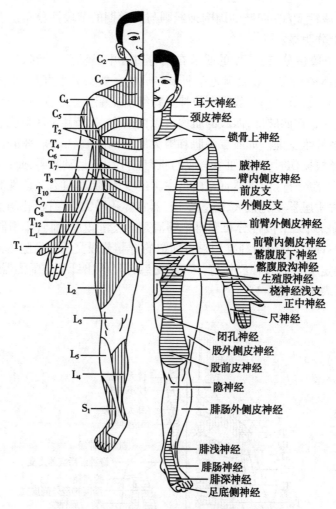

图 1-13 神经节段性分布及周围支分布（腹侧）

表 1-3 交感神经传出纤维节段性支配

脏器或部位	脊髓节段	脏器或部位	脊髓节段
头颈	$T_1 \sim T_5$	脾	$T_6 \sim T_{10}$
上肢	$T_2 \sim T_5, T_3 \sim T_6$	胰	$T_6 \sim T_{10}$
下肢	$T_{10} \sim L_2$	肾	$T_{10} \sim L_4$
心脏	$T_1 \sim T_5$	输尿管	$T_{11} \sim L_2$
肺、支气管	$T_2 \sim T_4$	肾上腺	$T_8 \sim L_1$
食管下段	$T_5 \sim T_6$	睾丸或卵巢	$T_{10} \sim T_{11}$
胃	$T_6 \sim T_{10}$	附睾、输精管及精囊	$T_{11} \sim T_{12}$
小肠	$T_9 \sim T_{10}$	膀胱	$T_{11} \sim L_2$
盲肠 - 脾曲	$T_{11} \sim L_4$	前列腺及尿道前列腺部	$T_{11} \sim L_1$
脾曲 - 直肠	$L_1 \sim L_2$	子宫	$T_{12} \sim L_1$
肝、胆囊	$T_7 \sim T_9$	输卵管	$T_{10} \sim L_1$

表 1-4　各部位皮肤神经节段分布区

部位	神经节段	各阶段分布区域
头颈部	三叉神经 $C_2 \sim C_4$	三叉神经分布于前额及颜面
		C_1　无皮节分布
		C_2　枕部、耳郭后半、颏下区
		C_3　颈部、项部
		C_4　颈项下部、肩部
上肢	$C_5 \sim T_2$	C_5　臂上部外侧（三角肌范围）
		$C_6 \sim C_7$　前臂、手桡侧（掌、背双面）
		C_8、T_1　前臂、手尺侧（掌、背双面）
		T_2　臂内侧及腋窝（T_3亦有分布）
躯干	$T_2 \sim L_2$ 根性分布	T_5　平男性乳头
		T_7　平剑突
		T_{10}　平脐
		L_1　腹股沟区
		L_2　腰髂嵴上一窄带延至下肢
下肢	$L_2 \sim S_2$	$L_2 \sim L_3$　大腿前侧、外侧、内侧
		$L_4 \sim L_5$　小腿前侧、足背内侧
		$S_1 \sim S_2$　足底、足背外侧、大腿和小腿后侧
会阴	$S_3 \sim S_5$	S_3　肛门周围皮肤
		$S_3 \sim S_5$　同心圆形依次分布

交感神经低位中枢,位于脊髓的全部胸节($T_1 \sim T_{12}$)和上三个腰节段($L_1 \sim L_3$)或$C_8 \sim L_4$的灰质侧角中间外侧柱。交感神经元胞体发出轴突节前纤维经脊神经前根出椎间孔,随即离开脊神经,经白交通支进入邻近交感神经干神经节,其进一步去向有以下几种情形:①在交感干神经节内换神经元,节后纤维经灰交通支返回脊髓,随脊神经分布到全身骨骼肌和皮肤的血管平滑肌、汗腺、竖毛肌,调节血管收缩、竖毛肌运动和汗腺分泌活动。②在交感干神经节内换神经元,节后纤维分布到周围器官,如经上、中、下交感干神经节的节后纤维随血管分布到头颈各器官(颌下腺、舌下腺、泪腺、瞳孔、瞳孔散大肌、甲状腺及头面部的血管和汗腺等),并组成心上、中、下神经分布到心脏,调节心脏活动。③上胸部($T_1 \sim T_5$)在交感神经节换元,一部分节后纤维分布到食管、支气管和肺。④下胸部($T_6 \sim T_{12}$)及腰部($L_1 \sim L_3$)脊髓侧角中间外侧柱发出的节前纤维分别穿过交感干神经节后,组成内脏大小神经,到达腹腔神经节和肠系膜上神经节,于节中换神经元,节后纤维随腹腔血管分布到腹腔各器官。⑤腰部交感神经的节前纤维穿过交感干神经节在肠系膜下神经节换元,节后纤维随血管分布于直肠、膀胱和男女生殖系统各器官。总之,交感神经的分布有如下规律,来自$T_1 \sim T_5$节段侧角中间外侧柱的神经元胞体轴突,在颈及上胸部椎旁神经元换元后,分布至头、颈、上肢和胸腔脏器;来自$T_6 \sim T_{12}$节段胞体轴突,在椎前神经节内换元后,分布到肝、脾、肾及结肠左曲以上的腹部消化管;来自腰交感中枢的节前纤维,在肠系膜下神经节内换元后,分布到结肠左曲以下的消化管、盆腔脏器及下肢。

副交感神经支配内脏传出纤维的中枢核分别位于脑和$S_2 \sim S_4$。脑干各副交感神经核的纤维随脑神经至头、颈、胸、腹各器官;骶部副交感神经纤维随盆腔内脏神经至盆腔各器官。这些副交感神经传出纤维经后根出来的副交感性血管扩张和汗腺抑制传出纤维,全部包含在脊神经的周围感觉神经内。这种副交感性质的纤维也有其节段性分布,在位置和形态上与感觉性皮肤节段一致(图 1-14)。

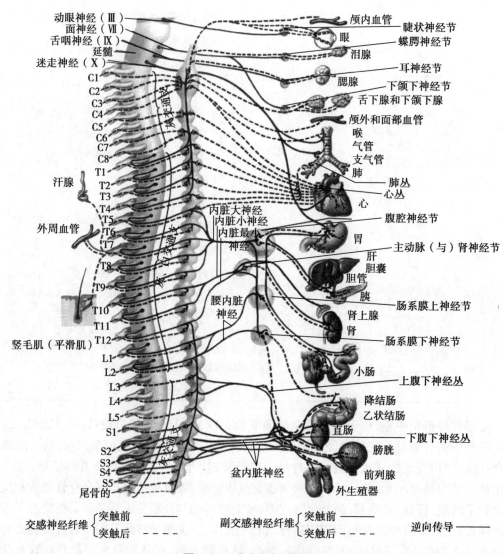

图 1-14 自主神经模式图

内脏器官具有丰富的内脏感受器,感受各内脏器官的生理活动和内环境的变化,经内脏传入神经至各级中枢进行调节,以维持各器官生理功能和内环境的平衡。

2. 经穴分布与神经节段支配 经络穴位的分布与神经节段支配关系密切。通过对经穴形态学的研究,发现在经穴或其附近常常会有神经干或较大的神经分支通过,经穴分布与神经节段的关系主要体现在以下几个方面:

(1)躯干腹、背侧经穴排列呈现趋神经性现象:躯干腹、背侧的经脉有任脉、足少阴肾经、足阳明胃经、足太阴脾经、足厥阴肝经、足少阳胆经、足太阳膀胱经和督脉等八条经脉。躯干部腹侧和背侧的神经分布形式呈原始节段状态分布,彼此距离相等,排列匀称,而躯干部腧穴的分布也是距离均等,排列匀称,与神经分布极其吻合。分布于上述 8 条经脉的腧穴排列有如下特点:①任脉腧穴完全位于腹正中线上,恰是两侧胸神经前皮支末端的交界处,腧穴的排列与胸神经前皮支分布相吻合；②足少阴肾经、足阳明胃经、足太阴脾经在腹部有腧穴平行排列于腹正中线两旁的皮神经前皮支附近。腹部皮神经前皮支的外侧支较短，而在腹部此三经的腧穴排列也距正中线较近，待此三经到达胸部时，随胸廓扩大，胸神经的外侧支变长，而此三经的腧穴排列，也随之向外侧转移，与腹部比较，远离正中线；③背侧督脉和膀胱经的腧穴，位于背部后正中线及两旁，腧穴排列与腹侧完全相似，也与胸神经后支分布完全吻合。

（2）经脉的某段循经路线常与神经干及其主要分支的走行基本一致，尤其是四肢肘膝关节以下的经脉线路多呈现这种特点。如在上肢，手太阴肺经沿臂外侧皮神经、前臂外侧皮神经、肌皮神经及桡神经分布；手厥阴心包经则沿正中神经分布；在下肢，足太阳膀胱经沿腓肠神经、股后皮神经分布；足厥阴肝经沿腓深神经、腓浅神经和隐神经分布。

（3）表里两经上常有相同神经或大致发自相同脊髓节段的神经分布：如手太阴经和手阳明经都与肌皮神经和桡神经有关，而这两根神经都发自 $C_5 \sim C_8$ 节段；手少阴经与手太阳经都与尺神经及前臂内侧皮神经有关，其中尺神经源自 $C_7 \sim C_8$ 和 T_1 节段，而前臂内侧皮神经则发自 C_8 和 T_1；相似地，足太阴经和足阳明经均有隐神经和腓浅神经分布；足少阴经与足太阳经都有胫神经分布。

3. 经穴主治与神经节段关系　经穴主治与相应神经节段联系密切。电针胃经头面、胸腹和下肢某些穴位针刺传入冲动在脊髓内投射部位的研究结果表明，每一穴位的针刺冲动都集中投射到一定的脊髓节段，但也弥散到上下邻近几个节段。同一经脉上的穴位，若其在身体所处的部位不同，则其投射节段亦异；不同经脉上的穴位，若神经节段相同，穴位冲动可有相同的重叠投射。这一投射特征，可能是同一经脉的不同穴位具有不同主治，虽属不同经脉，但处于同一神经节段的穴位，可具有相同功能主治的神经学基础。

（1）躯干部经穴主治与神经节段的关系：有研究将颈、上胸部、下胸部和腰骶部的任脉、督脉、胃经、膀胱经、肾经和脾经的躯干段各经穴主治病症与神经节段关系进行比较发现，其主治病症都有非常明显的神经节段特性。在躯干部腧穴功能主治的神经节段特性表现为"分段"性特点，即同一条经的腧穴，由于所处神经节段不同，可有不同的主治，表现为"同经异治"；虽属不同经脉，但其腧穴如在同一神经节段上，则其主治病症大体相同，从而表现了"异经同治"的功能主治特点。

其中常用的俞、募穴主治与所属脏腑的神经节段有明显的节段性：背俞穴分布在足太阳膀胱经行于人体背部的第一条侧线上，后正中线旁开 1.5 寸，在这个位置，解剖学研究证实了多数与交感干和交脊联系点的体表投影密切相关，也即是说背俞穴与交感干、交脊联系点密切相关，提示了经脉-脏腑联系的另一个重要的方面。因此，有研究者在 20 世纪 80 年代提出了"膀胱经是十二经脉的核心，背俞穴是联系十二经脉的枢纽"。在 11 个脏腑 22 个俞、募穴（三焦经未统计）中，21 个俞、募穴是位于所属脏腑神经节段分布范围之内，或邻近节段上下不超过 2 个脊神经节段（表 1-5）。这些事实，一方面说明了俞、募穴对所属脏腑功能有良好的调整作用，另一方面也解释了为什么俞、募穴位置都定位于躯干部的腹、背侧，而不在本经循行线上。

（2）四肢部的经穴主治也与神经节段相关：与躯干部比较，四肢经穴主治病症有不同的特征。由于躯干部的神经节段支配表现为沿长轴从上到下分段排列，故凡处于同一神经节段各经的穴位，其功能主治大体相同，表现有明显"分段"特征；而四肢的神经节段是原始的体节沿肢体长轴纵向延长，每一条经线位于 1~2 个神经节段上，如上肢桡侧是肺经（$C_5 \sim C_6$），尺侧是心经（T_1），中间为心包经（$C_7 \sim C_8$），因而每条经各穴位主治基本相同。以手少阴心经为例，本经走行于前臂内侧，上达腋窝前缘，从神经节段支配角度看，该经线位置正是胸髓上部节段区（$T_1 \sim T_3$）；支配上肢内侧躯体感觉神经进入上部胸髓节段后角，而支配心脏的交感神经初级中枢也在上部胸髓节段（T_1~T_5），两者在上部胸髓节段后角内发生汇聚。因此这条经各穴位主治病症都与心脏疾患有关，针刺心经各穴（心包经的内关、间使等穴也是邻近这个节段）可以通过上部胸髓节段区而影响心脏功能，以实现低位中枢相关调节作用。然而经与经之间主治则有所差别，如肺经主要治疗呼吸系统的气管及肺部病症，而心经和心包经则主要治疗心脏疾患。四肢经脉穴位与主治病症这一"纵向"沿经分布特征，为"循经取穴"及"宁失其穴，勿失其经"的治则，提供了神经科学依据。

表 1-5　脏腑及其俞、募穴的神经节段

器官	器官的神经节段	俞穴神经节段	募穴神经节段
肺	T_1~T_5	肺俞 T_3	中府 T_3
心	T_1~T_5	心俞 T_5	巨阙 T_5
肝	T_6~T_9	肝俞 T_9	期门 T_8
脾	T_6~T_{10}	脾俞 T_{11}	章门 T_{10}
肾	T_{11}~T_{12}	肾俞 L_1	京门 T_{11}
胆	T_6~T_{10}	胆俞 T_{10}	日月 T_7~T_8
胃	T_6~T_{10}	胃俞 T_{12}	中脘 T_7
大肠	T_{11}~T_{12}	大肠俞 L_3	天枢 T_{10}
小肠	T_9~T_{11}	小肠俞 S_1	关元 T_{12}
三焦		三焦俞 T_{10}~L_1	石门 T_{11}
膀胱	T_{11}~T_{12},S_2~S_4	膀胱俞 S_1~S_2	中极 T_{10}~T_{11}

（3）前头、面部是三叉神经感觉支支配区，后头和枕部为 C_2 脊神经支配区，由于这些部位的经穴分布于神经附近，因而这些部位各经穴位主治病症主要是以局部病症为主。头面部 19 个穴位分属于六条经脉，但同一神经分支的穴位主治病症几乎完全一致，都是以局部病症为主，主要是口、眼、耳、鼻等五官科病症。由于头面部针感的初级传入是通过三叉神经感觉支，因此面部穴位针刺效应的初级调整中枢不是在脊髓，而是通过延髓三叉神经感觉核（脊束核）实现的。近年来研究发现，三叉神经感觉纤维除投射到三叉神经脊束核外，还有纤维投射到三叉神经运动核、迷走神经感觉核和运动背核等核团。因此，头面部穴位除对局部病症有良好疗效外，对内脏功能也有一定的调整作用，如针刺水沟穴可以抑制针麻手术过程中内脏牵拉反应和对失血性低血压有升压作用。

（二）经穴 - 脏腑相关的自主神经机制

如前所示，人体每个体节以神经节段为中心，通过躯体神经联系体表，通过自主神经联系内脏。自主神经系统是体表 - 内脏联系的重要环节，其在经穴 - 脏腑相关中也占有重要地位。

1. 内脏牵涉痛与自主神经系统

（1）内脏牵涉痛：与清晰、定位精确的皮肤伤害性刺激引起的痛觉相反，内脏痛觉往往是迟钝和定位不明确的。1888 年，Ross 将内脏痛觉分为两大类：一类是真性内脏痛，来源于内脏，感觉在同一内脏；另一类为躯体痛，来源于内脏但感觉反映在躯体，这种定位错误的躯体痛被 Head（1893）命名为牵涉性内脏痛。牵涉痛的部位常出现在与疾病器官有一定距离的体表，符合神经节段支配规律。

内脏性牵涉痛产生部位存在着一些规律：内脏性牵涉痛主要出现于躯干部位的腹背侧，但当内脏受到刺激过强时，其传入冲动可在脊髓节段上下扩散，所以内脏的"疼痛"就可以从上肢神经节段交界处传到四肢。支配肩及上肢的神经节段为 C_3~C_8 及 T_1~T_2 节段，肩及上肢掌侧的桡侧从肩到拇指尖神经节段顺序为 $C_3 \rightarrow C_4 \rightarrow C_5 \rightarrow C_6$，是从肩至拇指尖的方向，而尺侧的节段顺序为 $C_8 \rightarrow T_1 \rightarrow T_2$，是从小指尖至腋下的方向。当高位迷走神经感觉传入时，对上肢的影响是从上方开始扩散，下行到拇指，如哮喘患者后头沉重感，肩部酸胀感，这时上肢的拇指桡侧（相当于手太阴肺经上）也出现反应，可以认为这是迷走神经性过敏症的结果；当内脏感觉神经冲动从低于上肢节段的部位传入，则可以从下方开始扩散，如心脏交感神经传入兴奋很强时，则从尺侧下方开始扩散，上行至腋下的路线相当于手少阴心经的方向，产生放射性疼痛。

下肢和上肢一样，下肢的神经节段是 $L_1 \rightarrow S_4$，从腰髓到骶髓的节段逐次下移，其顺序是外侧为 $L_1 \rightarrow L_2 \rightarrow L_3 \rightarrow S_1$ 的放射方向，从大腿前面向下到脚尖；内侧为 $L_1 \rightarrow L_2 \rightarrow L_4$，从大腿至内侧踇趾尖，下肢背侧面则反过方向，是从 L_4 或 $L_5 \rightarrow S_1 \rightarrow S_2 \rightarrow S_3 \rightarrow S_4$，即由脚趾经下肢背面上行到达肛门附近。因此，当内脏病变时，刺激冲动的传入部分高于下肢节段时，过敏（或疼痛感觉）从大腿前面放射到足尖；而当内脏感觉传入部位比下肢节段低时，感觉就从小腿背面放射到会阴附近。

交感和副交感神经不但含有自主神经系统的传出纤维，也含有传递内脏感觉信息的传入纤维（图 1-15）。内脏传入纤维的存在首先由 Langely 和 Anderson 在 1894 年确认，他们估计传出和传入纤维的比值大约为 10:1，这些传入纤维的细胞体位于脊神经节，随后用组织学和生理学方法证明交感和副交感神经中存在有传递内脏痛信号的纤维。这些早期工作都证实大多数内脏器官存在有双重传入神经支配。

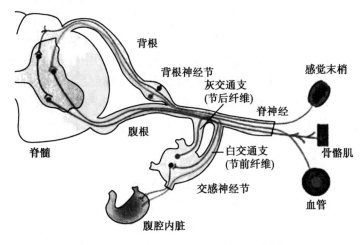

图 1-15　交感神经传入和传出纤维的走行

📖 **知识链接**

内脏器官存在双重传入神经支配

一些内脏传入纤维伴行于交感神经（如内脏神经），而同一器官也有与副交感神经（如迷走神经和盆神经）伴行的传入纤维。交感和副交感内脏传入纤维在功能上各自传递不同的内脏感觉信息，一般认为许多内脏双重传入活动均可被内脏刺激（如非意识性反射活动和意识的感觉体验）所诱发。不过公认的是，内脏感觉（特别是痛觉）是由交感神经中的传入纤维传递的，而伴行于副交感神经中的传入纤维的激活并不引起内脏感觉，而仅与内脏功能反射调节活动有关。例如，心绞痛的产生通常是通过交感性感觉支配,发生从前胸到上肢尺侧的牵涉痛,而迷走神经性的头颈部放射痛则很微弱。在腹腔内脏中副交感系统的迷走神经和盆神经传入纤维也可能与传递非痛觉的信息有关,但也有资料报道下腹部(主要是盆腔)的一些内脏痛觉也可由副交感神经传递。异常的运动反应是动物痛苦的表现信号,胆管扩张所致的呼吸抑制在右内脏神经被切断后完全消失,而胆管扩张引起的唾液分泌增加、呕吐等症状并不随内脏神经切断而去除,但切断迷走神经后这些反应才抑制。这个实验在1978年被再次重复,他们在猫和狗的实验中观察到,通过置入胆囊的球囊充盈引起的痛反应仅在内脏神经完整的动物才能观察到。

交感神经性感觉纤维由脊髓胸腰段传入,因此交感神经占优势支配的脏器疾患时,其牵涉痛是按节段引起反应,有明显的节段性。对体壁局部产生局部性的牵涉痛、海氏带、压痛点、局部充血、贫血等带有明显的节段性反应,其成为诊断疾病和按节段取穴的依据。交感性感觉占优势具有节段性的特征,并不是绝对不引起全身反应。当刺激过强时,传入冲动可上升到延髓,一直到达大脑皮质,产生痛觉,引起血压、心率、呼吸、汗腺等一系列交感性反应。另外,一些反射活动也是超节段的,如呕吐、咳嗽、喷嚏、排便、排尿、分娩、射精等反射活动,不是某一些脏器单独所能完成的,其必须在延髓以上高位脑中枢进行功能整合,调动有关脏器和体壁肌肉协同下才能完成。

必须说明的是,有些内脏疾患,其牵涉痛出现的部位,从体表看来似乎不符合神经节段性支配的原则,这是因为内脏神经支配是由胚胎期体节决定的。在胚胎生长发育过程中虽然内脏发生了移位,但其神经支配仍然保持原始的隶属关系,故牵涉痛的定位,仍然可追溯到原始的节段关系。例如,消化道的牵涉痛往往发生在人体的中线附近,这可能由于消化道在胚始发生的初期,是以位于中线上的管状物而出现的。它接受两侧的感觉神经支配,以后消化道发生了复杂的左右移位,但消化道固定在中线的"记忆"一直保留下来。

知识链接

内脏牵涉痛发生机制

关于内脏牵涉性痛发生的机制,曾提出多种学说,目前认为,牵涉性内脏痛的发生多与神经节段性分布有密切关系。如:①集中 - 易化学说认为,当内脏发生疾病时,由此传入强烈的冲动,引起脊髓内产生兴奋灶,降低了刺激阈,使得同一皮节传入的正常冲动引起疼痛感觉(图1-16)。②躯体 - 交感神经反射学说则认为,病变内脏的刺激冲动经过交感神经传入纤维到达所属脊髓节段的后根,产生兴奋灶,通过交感传出纤维,引起同一节段皮肤局部血管收缩和缺血或营养障碍等,从而产生过敏牵涉性疼痛区(图1-17)。③会聚 - 投射学说认为,某种内脏的传入冲动与皮肤的传入冲动会聚在一起,传递至感觉传导径路某处的同一神经元,这种情况可发生在脊髓、丘脑或皮质内的神经元;这种集中投射同一神经元的纤维系统,便足以引起皮肤的牵涉痛。这里首先涉及脊髓丘脑束,由此引起的冲动,上达于脑;而根据机体过去的生活经验,此束内的痛觉冲动经常是来自皮肤,于是把内脏来的疼痛冲动,也"理解"为来自皮肤,便形成了牵涉痛(图1-18)。④轴突分支说认为,假定传入神经有一分支分布于内脏,另一支分布于躯体其他部分,这便形成了内脏与躯体的牵涉关系(图1-19)。

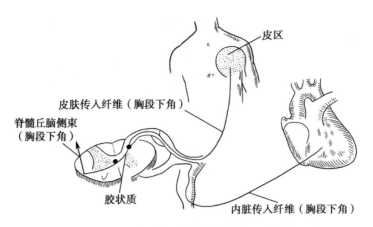

图 1-16　心脏牵涉痛的反射途径示意图

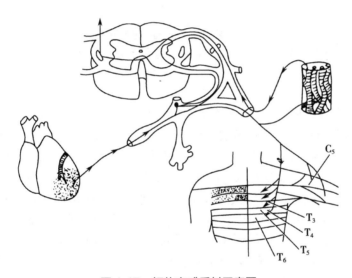

图 1-17　躯体交感反射示意图

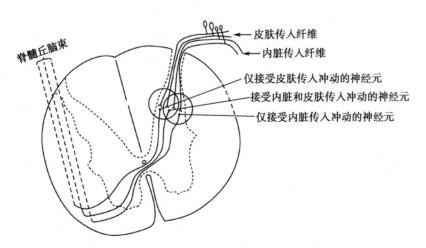

图 1-18　内脏和躯体的传入纤维聚合投射于相同区域

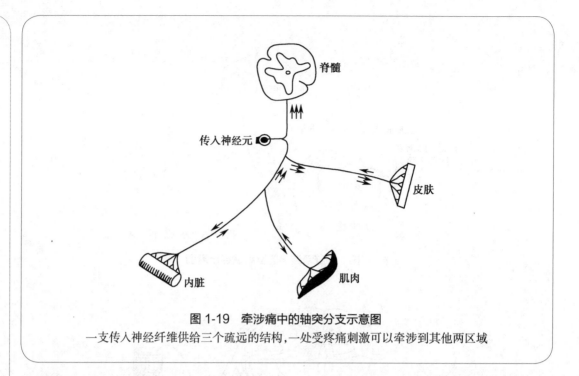

图 1-19 牵涉痛中的轴突分支示意图

一支传入神经纤维供给三个疏远的结构,一处受疼痛刺激可以牵涉到其他两区域

(2) 内脏牵涉痛与经脉的关系:通过对某些内脏病变牵涉痛或过敏带在体表出现的部位与经脉线比较发现,有些牵涉痛的放射方向与有关经脉的部位十分一致。如肺和气管的内脏传入迷走神经占优势,而迷走神经传入纤维是从 C_2 节段经脊髓上传至孤束核,当其病变时病理性冲动便可从 C_2 节段沿 C_3、C_4、C_5、C_6 方向扩散(从肩部沿上肢拇指方向放射)。如哮喘、肺结核等患者,当气候变化时,主诉后头有沉重感、上肢拇指侧酸胀感,这个方向与肺经上肢的循行部位相似。电刺激输尿管肾端时,患者主诉在脐水平沿直肠边缘的肌肉出现典型的疼痛,而刺激肾脏时,则在背部脊柱与肋骨联合处出现疼痛,前者与肾经走行一致,后者相当肾俞部位。骶髓副交感性牵涉痛的放射(S_2、S_3)与膀胱经方向一致。用气球刺激十二指肠时,牵涉痛自剑突沿中线投向脐部,与任脉循行相一致。这些牵涉痛的体表放射方向与有关经脉循环部位的一致,不是偶然的巧合,很可能是古人形成"经络"概念的重要根据。

2. 自主神经系统在刺激经穴对内脏调节中的作用

(1) 自主神经与针感传入:针刺穴位产生的神经冲动,一般认为是由躯体神经传导的。近年来研究发现,交感神经及血管壁神经丛也有参与针刺效应传导。详见本章第一节。

(2) 自主神经与针灸调整信息传出:针灸临床证明,针灸对一些自主神经功能障碍性疾患有很好疗效。并在针刺镇痛原理研究中发现,交感神经系统和副交感神经系统的功能状态与针刺镇痛关系十分密切。在针刺麻醉手术中观察到,凡针刺麻醉手术效果优良的病例,其交感神经活动各项指标,如指容积脉搏波、皮肤电活动、心率、血压、汗腺活动、交感神经递质(去甲肾上腺素)合成酶活性,均处于平稳或低下状态。反之,针麻效果则差。诸多研究报道证实,针刺调整心血管系统功能可能以交感神经传出为主;针刺调整支气管、消化道的运动和分泌可能以迷走神经为主。同时,针灸传出效应的生物学基础也在其他领域得到丰富:有研究报道了电针"足三里"穴可在中枢神经系统整合下,调控传出性迷走神经,促使肾上腺释放多巴胺,作用于多巴胺 D1 受体,抑制炎症因子,进而调控炎症反射的机制。另有研究通过切断迷走神经或应用 N 型胆碱能受体阻断剂之后,发现"足三里"抑制 TNF-α 的效应消失,证实了"足三里"抗炎作用与迷走神经通路的密切相关。

（三）经穴 - 脏腑相关的中枢神经整合机制

近年来,随着电生理技术和解剖学神经通路追踪技术的发展,会聚 - 投射学说得到了充分的证明。大量的动物实验表明,在脊髓、脑干网状结构、丘脑以及大脑皮质等各级中枢都存在着既来自内脏传入信息的影响,又受来自体表传入信息的影响,或两种传入信息投射在同一部位的会聚现象。

1. 经穴与脏腑传入信息在脊髓会聚　应用辣根过氧化物酶法（HRP）和神经追踪技术对胃与"足三里"穴、心脏与"内关"穴、肝脏与"期门"穴、胆囊与"日月"穴等器官和腧穴进行逆向追踪标记,结果发现各穴区与相应的内脏初级传入神经脊髓有若干神经节段发生交汇与重叠,即在交汇脊髓节段的后根节内出现被来自穴区与相关内脏注入的标记物质所标记的神经细胞。如胃和"足三里"在 T_{10}~T_{14},心脏和"内关"在 C_8~T_1,肝脏和"肝俞"在 T_6~L_1,胆总管和"日月"在 T_4~T_{10},子宫和"次髎"在 L_2~S_4 节段重叠标记（表1-6）。进一步运用荧光双标记技术分别对心交感神经、内脏神经、膀胱和外周躯体神经进行追踪,用双苯酰亚胺分别标记心交感神经和第 2 肋间神经,在 T_2~T_5 出现了双标细胞。可以认为,针刺对内脏功能的调节,可能在低级中枢（脊髓）就能进行调节,针刺腧穴（或外周神经）的感觉冲动通过分支的传入轴突影响内脏功能和感觉。

表 1-6　内脏及体表传入在脊髓会聚及重叠节段表

内脏器官	方法	标记节段	密集部位	穴位	标记节段	密集部位	会聚重叠节段	重叠节段数	动物
胃	HRP	C_4~C_8 T_1~T_{12} L_1~L_4	T_5~T_{12}	足三里	T_{10}~T_{12} L_1~L_4 S_1~S_2	L_4,S_2		7	兔
心脏	HRP	C_8~T_{10}		内关	C_6~C_8 T_1	C_8 C_7 T_1	C_8~T_1	2	
				间使	C_6~C_8 T_1		C_8~T_1	2	
				神门	C_6~C_8 T_1~T_2		C_8~T_2	3	兔
				少海	C_6~C_8 T_1~T_2		C_8~T_2	3	猫
肝脏	HRP	T_3~T_{12} L_1		期门	T_3~T_8		T_5~T_8	4	兔
				梁门	T_7~T_8 L_1~L_2		T_7~L_1	7	
				肝俞	T_6~L_1		T_6~L_1		
				脾俞	T_8~L_2		T_8~L_2		
胆囊	HRP	T_1~L_2		肝俞	T_6~L_1		T_6~L_1	8	豚鼠
				脾俞	T_8~L_2		T_8~L_2	7	
				梁门	T_7~L_2		T_7~L_2	8	
				期门	T_5~T_8		T_5~T_8	4	
胆总管	HRP	T_3~T_{11}		日月	T_4~T_{10}		T_4~T_{10}	7	家兔
				期门	T_4~T_8		T_4~$T8$	5	
子宫	HRP	L_1~S_4	L_2~L_3 S_2~S_3	次髎	L_2~S_2	S_2~S_4	L_2~S_4	9	大鼠

将追踪物质分别注入腧穴与其所联属内脏,在一定脊髓节段后根节中出现被来自内脏及体表追踪物质所标记的细胞,证明了内脏和体表初级传入脊髓同一节段会聚现象,但不能证明所标记是否属于同一神经元。在 Ruch 提出会聚 - 投射学说的同时,Lewis 曾提出传入神经分支学说,即同一传入轴突形成分支,一条支配内脏,一条支配体表,使不同来源的冲动会聚在一条轴突传到中枢神经系统。用不同的荧光染料分别标记膀胱壁和胫神经,在 L_6 后根节出现了双标细胞。由于在后根节、脊髓后角内存在双标细胞的事实,不仅使牵涉痛的机制得到进一步的解释,而且可以设想针刺对内脏功能的调节,可能在低级中枢(脊髓)就能进行调节,针刺穴位(或外周神经)的感觉冲动通过分支的传入轴突影响内脏功能和感觉。有研究从牵涉痛产生的机制出发,探讨心源性牵涉痛区(沿上肢内侧面分布)和心经与心相关的神经科学机制。将 3 种荧光素碘化丙啶(PI)、快蓝(Fb)、双苯甲亚胺(Bb)分别注入心经、肺经穴位和心脏,观察 C_6~T_5 节段脊神经节中标记细胞的分布,发现左右两侧标记注入心经穴位与心脏的双标细胞平均数均高于标记注入肺经穴位与心脏荧光素的双标细胞,而左侧心经穴位 - 心脏的双标神经元与左侧肺经穴位 - 心脏的双标神经元具有统计学差异。左侧心经穴位 - 心脏双标细胞明显多于右侧同节段的双标细胞。提示 C_6~T_5 节段脊神经节细胞的轴突有分支现象,其一支分布于心脏,一支分布于上肢尺侧,这种现象是体表 - 内脏相关和经穴 - 脏腑相关的神经形态学基础,表明手少阴心经与心脏确有其神经解剖的基础(图 1-20)。

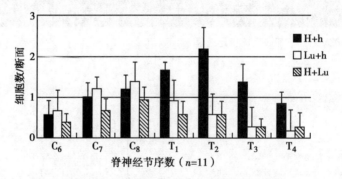

图 1-20 左侧各脊神经节双标记细胞出现情况
H+h 示心经 + 心脏;Lu+h 示肺经 + 心脏;H+Lu 示心经 + 肺经

知识链接

体表 - 脏腑相关的电生理研究

有研究采用神经电生理学方法对猫冠脉再灌注模型采用逆向刺激鉴定胸髓上段(T_2~T_4)交感节前神经元(SPNs),以玻璃微电极胞外记录被鉴定神经元的放电频率为指标,观察电针(EA)、急性心肌缺血(acute mogoeardial ischemia, AMI)及 AMI+EA 对猫 SPNs 电活动的影响。结果表明电针内关与 AMI 信息可在 T_2~T_4 内 SPNs 上进行汇聚,T_2~T_4 内 SPNs 参与电针内关穴对 AMI 的调控,是内关 - 心脏相关的重要中枢环节之一。此外,有研究采用玻璃微电极脑外记录神经元的电活动,观测猫胸段背角神经元的放电频率,发现所观察的 24 个神经元中,13 个对胃扩张刺激呈增频反应,11 个为减频反应,电针"足三里"穴能够翻转或拮抗这种改变,即抑制增频神经元,兴奋减频神经元,电针"三阴交"穴作用较弱。

由于脊神经节、后根节、交感神经节前神经元和脊髓后角存在双标记细胞或神经元的放电,不仅使牵涉痛的机制得到进一步的解释,而且表明针刺对内脏功能的调节可在低级中枢(脊髓)进行,针刺穴位(或外周神经)的刺激可通过分支的传入轴突影响到内脏的功能和感觉。

2. 经穴与脏腑传入信息在脑干会聚 有研究观察了大鼠面部和胃肠道伤害性传入信息在延髓内的会聚。他们应用神经元 Fos 样蛋白的表达作为对伤害性传入信息反应的标志,将少量 Formalin 分别注入动物一侧面部软组织或导入胃肠道诱发伤害性刺激,然后用免疫细胞化学双重标记法显示大鼠延髓神经元对面部和胃肠道化学伤害性信息传入的反应及其与儿茶酚胺递质的关系。结果发现来自面部伤害性信息和胃肠道伤害性刺激所诱导的 fos 表达神经元在延髓孤束核(NTS)和延髓腹外侧核(VLM)的分布明显重叠,提示延髓 NTS 和 VLM 是面部和胃肠道伤害性传入信息所会聚的主要区域,其儿茶酚胺能神经元是所会聚的重要成分,它们可能参与面部穴位针刺对胃肠道功能调节的中枢弥漫性伤害的抑制性控制过程。另外也有人采用免疫组织化学方法观察到电针大鼠"四白"穴和胃扩张传入信息在孤束核的会聚,其孤束核内 fos 样免疫反应阳性神经元均主要分布于内侧亚核,以延髓的中尾段分布较多。

🔍 知识链接

三叉神经和迷走神经传入纤维在低位脑干共同投射

三叉神经来自体表,迷走神经属副交感神经,用溃变方法,研究发现在分别切断猫和家兔单侧结状神经节和损毁一侧三叉神经半月节中,观察到三叉神经(头面部感觉)和迷走神经部分溃变纤维共同投射到三叉神经脊束核、孤束核、迷走神经运动背核。同样用溃变方法,在分别切断猫和家兔单侧结状神经节和左侧高位脊髓水平前外侧索(躯体感觉投射),以观察内脏和躯体两种神经纤维溃变踪迹,发现两种动物均有纤维共同投射到孤束核、连合核、延髓中央背侧和三叉神经脊束核等核团。这两项研究结果证明,无论是头部感觉传入或躯干、四肢部位感觉传入,都与支配内脏感觉有关的迷走神经孤束核和运动有关的迷走神经运动背核有关。

从以上研究结果可以看出,头部、躯干、四肢的体表感觉传入和与支配内脏感觉有关的迷走神经孤束核及与运动有关的迷走神经背核有关,在脑干有会聚现象,因此针刺面部、躯干、四肢穴位可以调整迷走性内脏功能可能与这些核团有关。如针刺人中对抑制针麻手术中内脏牵拉反应有良好的效果,针刺四白或颊车有很强的镇痛作用等。

3. 经穴与脏腑传入信息在下丘脑整合 用微电极记录细胞外动作电位的方法,观察下丘脑不同脑区在针刺"内关"抗急性心肌缺血(AMI)中的作用,发现视前区 - 下丘脑前部(PO-AH)和下丘脑后区(PHA)神经元的电活动都能被来自内脏的心肌缺血刺激和电针"内关"穴以及各种躯体刺激所激活或抑制。即急性心肌缺血的信息和电针"内关"穴的信息在下丘脑有关部位发生汇聚,电针"内关"可以从下丘脑水平逆转急性心肌缺血对其的影响。毁损 PO-AH 后,电针"内关"穴效应则大为减弱,提示电针"内关"穴使心脏功能正常化效应有赖于下丘脑的完整性。研究结果证明,下丘脑在电针"内关"穴促进心肌缺血性损伤恢复中起着重要作用。

4. 经穴与脏腑传入信息在大脑皮质整合 有研究通过观察电针"内关"穴与刺激内脏

神经在猫的大脑皮质投射区发现,针刺"内关"穴对皮质痛放电的两种效应:刺激内脏大神经在皮质内脏大神经投射区引起的痛放电,可被电针刺激"内关"穴的传入信号影响而加强,使其放电频率增加,呈增频反应;反之,"内关"穴刺激传入信号也使一些单位痛放电减弱,呈减频反应。表明内脏痛传入信号与"内关"穴刺激的传入信号可以在皮质一些单位发生汇聚,增频者呈兴奋性汇聚,而减频者呈抑制性汇聚。抑制性汇聚电位活动可能是电针抑制内脏痛的生理基础。进一步研究还发现体表和内脏传入在皮质神经元共同汇聚。如用3~5V强度的电脉冲刺激腓浅神经,以引起 α 类纤维兴奋;以 20~30V 强度的电脉冲刺激内脏大神经,玻璃电极在对侧大脑皮质体感 I 区由表到里寻找由于刺激腓浅神经和内脏大神经引起皮质放电的会聚单位,即在一个神经元上,既可以记录到刺激腓浅神经诱发放电,又可记录到刺激内脏大神经所诱发放电,两者在潜伏期、持续时间和波形上均有区别。前者潜伏期较短,持续时间短,第一正峰幅值较大;后者潜伏期较长,第一正峰幅值较小。两种传入信号有相互抑制作用,体表传入对内脏传入的抑制效应大于内脏传入对体表的抑制效应。相互作用与时间间隔有关,先传入中枢的信号,可抑制后传入信号,时间间隔越长,前者对后者的抑制效果越弱。表明来自体表经穴的信号和来自内脏的信号在大脑皮质会聚和交互抑制。

知识链接

大脑皮质内脏痛投射区

以引起 Aδ 和 C 类纤维兴奋强度的矩形电脉冲刺激内脏大神经向中端时,在对侧皮质体感 I 区躯干部(在后乙状回中部靠近十字沟旁)可引导出诱发电位,此区称为内脏大神经投射区。当强电脉冲刺激内脏大神经向中端时,在内脏大神经投射区深部通过微电极可以记录到对自发放电的影响,有的呈增频反应,称皮质内脏痛兴奋单位;有的呈减频反应,称皮质内脏痛抑制单位。无论是诱发电位的晚成分还是皮质单位放电,均可被哌替啶所抑制,说明此两种电活动均与内脏痛有关。

(四)经穴 - 脏腑相关的体液机制

神经和体液两种调节机制相互配合协调,共同完成机体整体联系及各部功能调节以适应外部与内部的环境改变。大量临床实践表明,针灸对全身有广泛调整作用,针灸效应出现的时间较缓慢,针刺麻醉需要诱导一段时间;各类实验表明,在切除或阻断支配穴位神经后,针刺穴位出现减弱,而不是完全消失。说明针灸效应不仅通过神经途径,还可能通过体液途径。经脉作用依赖于神经调节和体液调节,机体内体液的运输有赖于血管、淋巴管等组织的协同作用。因此,经脉作用途径与神经、血管、淋巴管等组织有关,或者说体液因素也是体表 - 内脏联系反射弧中的一个环节。

1. 体液因素与针刺镇痛 采用交叉循环方法,观察到用电刺激两只动物的内脏大神经使它们产生类似于内脏痛的表现。实验用电针刺激供血动物双侧"足三里""内关""肾俞""合谷"等腧穴时,不仅可使供血动物因刺激内脏大神经所引起的皮质痛觉诱发电位受到抑制,而且还可以使受血猫因刺激内脏大神经引起的皮质痛觉诱发电位也受到抑制,其抑制率为 71%~73%。而且观察到电针刺激供血动物腧穴时,使受血动物皮质痛觉诱发电位完全抑制者,针刺后其血浆皮质酮含量亦明显升高,由供血动物流入受血动物动脉内血浆皮质酮含量与这种抑制效应有平行关系,即含量越高,针刺镇痛效果越好。进一步研究发现,给供血动物预先利血平化(耗竭肾上腺素能神经末梢囊泡中的去甲肾上腺素存储量),则电针不能使受血动物皮质痛觉诱发电位获得抑制,但如供血动物不利血平化,虽受血动物已利血平化,则针刺供血动物仍能使受血动物皮质痛觉诱发电位获得抑制。在 34 对交叉循环动物身上共进行了 47 次实验,结果基本一致,表明当电针供血动物腧穴时,使其释放某种体液因素,通过交叉循环作用于受血动物中枢,从而使受血动物皮质痛觉诱发电位获得抑制。进一步研究还证明,此类体液因素为单胺类物质。

📖 **知识链接**

联 体 动 物

联体动物是研究体液机制一个简单、有效而且接近自然状态的经典实验模式。1860 年 Paul Bert 成功将两只大鼠联合在一起为交叉灌流的慢性实验提供了理想模型,此种实验模式被定名为联体动物。常用于联体的动物有大鼠、小鼠、豚鼠、家兔、犬、鸟等。交叉循环一般于联体手术后第四天开始建立。联体动物在内分泌学、免疫学、遗传学、肿瘤学、老年学、放射医学以及肝性昏迷等临床医学中都已得到广泛应用。

2. 体液因素与内脏 - 耳穴反应　同样采用交叉循环方法对内脏 - 耳穴反应中体液因素的作用进行了观察。实验观察到,当电刺激供血动物心脏后,除供血动物的耳穴平均导电量显著增加,两只家兔的增加程度和变化趋势呈一致和同步反应(图 1-21)。被刺激心脏的家兔有心电图改变,说明在内脏 - 耳穴反应中也有体液因素参与。研究还发现,摘除家兔肾上腺后,再刺激内脏,此种内脏 - 耳穴反应明显减弱,提示这种体液因素与肾上腺有关。

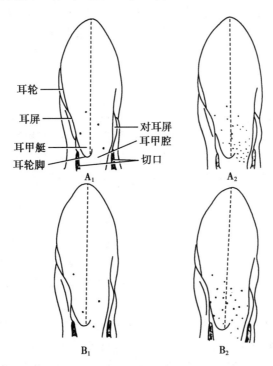

图 1-21　家兔交叉循环(CC)和心脏刺激(CS)后耳屏低电阻点的数量和分布变化
A₁:心脏刺激的家兔(供血者)在 CC 和 CS 前　A₂:CC 和 CS 后第 7 小时
B₁:非心脏刺激的家兔(受血者)在 CC 前　B₂:CC 后第 7 小时

体液因素在针灸经穴调节内脏功能过程中发挥着重要作用,广泛涉及神经系统、心血管系统、呼吸系统、消化系统、泌尿系统、生殖系统、免疫系统等。如针刺"内关""间使"等穴位治疗冠心病的作用中,可以通过促进氢化可的松等肾上腺皮质激素的释放,减轻实验性冠状动脉缺血性心肌细胞坏死程度和坏死面积,降低死亡率。针刺"人中"穴抗休克的作用中,可以阻止休克家兔肾上腺髓质儿茶酚胺的减少。另外,针灸对失血性休克动物的血糖、血浆皮质酮、血清肌酸磷激酶和 5- 羟色胺的升高以及心钠素分泌的减少的调节,也证明针灸抗休克的治疗作用中有神经 - 体液调节的参与。

总之,经穴 - 脏腑相关是经络研究的一个重要方面。大量事实表明,经穴和脏腑之间确有相对的特异性联系。在此基础上,又对一些最有代表性的穴位(内关、足三里等)进行了比较深入的研究,比较系统地研究了针刺上述穴位的效应机制,这不仅为阐释针刺临床疗效提供了确凿的实验证据,也为进一步阐明经脉与脏腑的关系奠定了基础。但是,经穴 - 脏腑相关亦是一个十分复杂的问题,经脉之间,脏腑之间,还有表里、生克、交会、转注等复杂的关系。但这些复杂的关系,在大多数的实验研究中都还没有充分加以考虑。因此,经穴 - 脏腑相关研究还有待进一步深入与剖析。

第三节　经络现象与经络实质

PPT 课件

经络理论不仅是针灸学的理论基础,也是中医理论体系的重要组成部分。经络学说认为,人体内存在着一个联系内外、表里、上下、左右的经络系统,它具有运行气血、传导感应、平衡阴阳、调整虚实、抗御病邪、反映病症的作用,使人体成为一个有机的、统一的整体。从1956 年,自经络研究被列为第一次全国自然科学发展规划的重点项目以来,研究人员遵循"肯定现象、掌握规律、阐明本质、提高疗效"的思路,多学科交叉、多专业合作,从多层次多角度对经络现象和经络实质进行了探索和研究。本节重点介绍经络研究中经络现象与经络实质两部分。

一、经络现象

经络现象是指机体自发或受到各种刺激,沿古典医籍记载的经络循行路线出现的各种生理、病理现象,包括循经感传、循经感觉障碍、循经皮肤病和循经性皮肤血管神经性反应,以及可探测的循经现象等。经络现象是经络活动的外在显现,是古人创立经络学说的重要依据,其基本特征是循经性,最典型和最常见的经络现象是循经感传现象。

（一）循经感传现象

循经感传现象是指以针刺、电脉冲或其他方法刺激人体穴位时,出现一种酸、胀、麻等特殊感觉从受刺激的穴位开始,沿古典医籍记载的经脉循行路线传导的现象。

1. 循经感传的调查与分类　1973 年,国家卫生部颁布了测定循经感传的统一标准及方法,由此开始了大规模的循经感传的调查工作,1979 年报告了对全国 28 个地区和单位共63 228 人的调查结果。

（1）循经感传测定方法:受试者安静平卧或坐 10~20 分钟后,用低频脉冲电刺激器的刺激电极置于所测经脉的井穴(或原穴)上,参考电极固定于一侧小腿部(测上肢感传时)或前臂(测下肢感传时),刺激强度以受试者对电脉冲产生明确的麻胀感为度。记录从刺激开始后受试者所出现的感觉传导路线和距离。测完十二条经脉后,按记录结果将其分型列入统计。

（2）循经感传分级标准：根据感传的不同距离，对循经感传的程度进行了规定：①感传不超过腕、踝关节者，"-"表示；②感传超过腕、踝关节，但不超过肩、髋关节者，"+"表示；③感传超过肩、髋关节，但不能到达经脉终点者，"++"表示；④感传能贯通经脉全程者，"+++"表示。

（3）循经感传显著程度分型：根据刺激穴位时出现循经感传的经数和传导的距离，可将循经感传显著程度可分为四型：①Ⅰ型：显著型或敏感型，受试者有六条以上经脉感传距离达到"+++"，其余经脉均达到"++"的标准。②Ⅱ型：较显著型或较敏感型，受试者有两条以上经脉感传距离达到"+++"，或三条经脉均达到"++"的标准。③Ⅲ型：稍显著型或稍敏感型，受试者有一条经脉感传距离达到"++"，或两条经脉均达到"+"的标准。④Ⅳ型：不显型，受试者只有一条经脉感传距离达到"+"，其余经脉均为"-"的标准。

调查结果表明，循经感传在中国不同地区、民族、性别的人群中普遍存在，出现率为12%~24%，但显著型出现率较低，不到1%。年龄、体质、家族、疾病、季节等对感传出现有一定影响。四种不同感传类型在人群中的分布，按不显著型、稍显著型、较显著型、显著型的顺序依次递减。

2. 循经感传的特征

（1）循经感传的循经性：感传多与古典经络主干循行路线基本相符，但在不同个体、不同经脉、不同经脉线段常发生偏离，表现为不及、超过、串行或不循经等。总的来说，四肢部基本一致，躯干部常有偏离，而在头面部则差异较大。但同一个体的感传路线则基本上是稳定的，可以重复的。循经感传有时还可出现沿十二经脉顺序衔接流注和经脉间交会、交叉的现象，其中任督二脉感传交会的现象比较多见。

（2）循经感传的趋病性：在病理状态下，当感传自四肢出现后，进入躯干有趋病所性，即所谓的"气至病所"。针刺不经过病所的经脉的穴位时，有一些受试者，感传首先沿针刺穴所属经脉的路线循行至病所附近，然后即偏离该经脉转向病所。有的即终止于病所，有的则通过病所继续循行，表现了一定程度的变异。

（3）循经感传的感觉多样性：针刺得气时，大多数受试者可有以酸、胀、麻为主的混合性感觉循经传导；少数受试者可出现流水感、蚁行感、冷感及热感等。感觉的多样性常与刺激方法、部位、个体的差异有关。艾灸时多出现温热感，电刺激时多出现麻感，毫针刺激时多以酸胀感为主，指压刺激多以胀感为主，手法运针时"烧山火"产生热感、"透天凉"产生凉感。针尖到达皮内时常引起痛感，且定位明确，多无感传现象；针尖深入皮下及肌层的时候，常以胀感为主，针尖进入更深的部位时，则出现酸、麻、重、胀或这几种感觉的混合感，并有明显的感觉传导。

（4）循经感传的传导慢速性：感传呈现慢速传导，远较周围神经传导速度慢，每秒数毫米至数厘米不等，一般1~10cm/s。另外循经感传的速度个体差异很大，不同经脉或同一经脉的不同部位其感传速度也各不相同，如前臂、小腿部位比上臂、大腿、躯干、头面部为快。经过肘、肩、膝、髋等大关节或主要穴位时，可出现速度减慢或停顿，停顿时间多为数秒至一分钟，少数可达几分钟。有的受试者，经过一定时间刺激后，方感知感传的出现，一般潜伏期为几秒至十几秒，此期的长短与传导速度呈正比，即传导的速度越快其潜伏期就越短。同一个体感传的速度则大体上是稳定的。循经感传速度受刺激方法、刺激强度、温度等因素影响。一般来说，以下刺激方法引起感传的速度由快到慢依次为手法运针、电针、压迫穴位、艾灸。在受试者可能耐受的范围内，加大刺激强度或增加艾灸壮数可加快感传速度。在针刺穴位或感传经过的部位加热可使感传速度加快，降温则使速度减慢。

（5）循经感传的宽度可变性：循经感传路线的宽度因人而异，大多数人感觉感传呈带状，通常感觉带的宽度范围在 0.5~5cm。在四肢多呈细线状,一般仅数毫米,而在躯干则呈宽带状。感传带可分为中心部和边缘部,中心部较细,感觉强烈、清晰,边缘部分感觉模糊。感传带的宽度在不同个体和经脉间各不相同,也与刺激的方式、方法和强度有关,针刺浅者常呈带状;穴位注射时如针头细、药液少、注射慢,则感传常呈细线状;而针头粗,药液多,注射快者则呈带状。

(6)循经感传的深度变动性:感传路线所处的深度随机体部位而有不同,在四肢末端较浅,似乎位于皮下,随着向心传导,肌肉逐渐丰厚,感传深度也逐渐变深,到达躯干时似乎进入了体腔,到达头面时似乎仍在皮下。

(7)循经感传的单双向传导性:循经感传的传导方向与经脉循行方向一致,但由于刺激的穴位不同,其传导分单向及双向。如刺激井穴、原穴时,感传向躯干方向传导,刺激头面部或躯干部的穴位时,感传向四肢传导,刺激经脉中途的穴位,则感传呈离心性和向心性传导即双向传导。在感传延伸过程中,刺激停止,感传并不消失,而是沿着原路向刺激点回流,到达该穴后才逐渐消失,这种现象称为回流。如果针刺时间较长,尽管刺激并未停止,有些人的感传也自动向针刺穴回流,最终消失。而且在此后的一定时间内再刺激经穴,即使施以更强的刺激亦不会再引起感传,这种现象有人称之为"乏感传期",温热刺激可缩短乏感传期。

(8)循经感传的可阻滞性

1)机械压迫:有效阻滞压强一般为 49~98kPa,其特点是即效性。施加压迫,感传立即被阻断;解除压迫,感传又立即恢复,短时间内可多次重复。压迫感传线上的任何部位,不论是在针刺穴的向心端或离心端,同样都可以使感传阻滞,对十四经脉的观察结果也完全一致。在绝大多数受试者,循经感传均可被机械压迫所阻断,但压力必须施加在感传线上。压迫感传线两侧旁开的对照点和对侧身体的对称部位对循经感传都没有明显的影响。无论是手法运针,电刺激穴位,或艾灸引起的感传均可被机械压迫所阻断。但向肢体末端快速放射的针感或电击感,以及直接刺激神经干所引起的感觉投射则不能被机械压迫所阻断。

2)局部降温:引起感传阻滞的临界温度是 21.26℃±0.4℃,远较哺乳动物外周神经传导阻滞的温度高很多,消除降温后,随着温度的上升,感传则逐渐恢复。

3)局部注射:局部注射生理盐水或盐酸普鲁卡因可阻断感传,其特点是感传的阻滞是即时性的,但感传的恢复则是渐进性的;在未被阻滞的部位(即近针刺穴一侧),感传的增强特别明显,可持续几小时至十几小时之久。有人对注射生理盐水和普鲁卡因的效果进行了比较,两者的作用是相同的。不仅对离心性和向心性感传都有阻滞作用,而且都是即效,没有潜伏期。生理盐水或药物注入 2~25 秒感传即被阻滞,有效阻滞时间 10~25 分钟,同一个体大致相同。这一时程较普鲁卡因麻醉作用的时间短,说明局部注射普鲁卡因和生理盐水对循经感传的阻滞作用,同样都是由于注入的溶液使局部组织内压增高导致的"压迫"所引起,而不是因为普鲁卡因对外周神经的药物作用所造成。局部注射 M 受体阻断剂、α 受体阻断剂或兴奋 β 受体可以阻断循经感传。有学者在一些有循经感传的患者身上观察到,皮内注射阿托品可以立即阻断循经感传,而新斯的明可以翻转阻断作用,使传导逐渐恢复。

4)触觉刺激:用毛刷在拟阻断部位轻轻刷动 15 分钟左右,也可阻滞感传。其中有一些受试者,在触觉刺激作用下,还可出现类似"跨越传导"的现象,即被施加触觉刺激的部位,感传消失,其他部位的感传保持不变。

(9)循经感传的效应:感传不仅可循体表经脉线传导,还能引起相关脏腑的内脏效应。这种效应和针灸效应多数一致。例如针刺足三里等穴位感传上达腹部时,即出现肠鸣音的显著改变,胃蠕动增强,胃电图的波幅增大;针刺内关或中冲等穴位感传上达胸部时,可使心脏收缩力增强,心输出量和心脏指数显著增高,射血前期与左心室射血时间的比值减小,左心功能明显改善;刺激合谷等穴位感传上达胸部时,哮喘患者的哮鸣音迅即显著减少,甚而消失。在针刺镇痛实验中,当感传到达疼痛部位时,痛阈和耐痛阈均提高,但感传被阻滞后针刺镇痛作用即显著降低,当解除阻滞,感传一经恢复,其镇痛效果又迅速表现出来。

3. 循经感传的激发 人群中循经感传出现率为12%~24%,适当采用一些方法,可激发感传,对提高针灸临床疗效及针麻效果有重要意义。

(1)手法导气:反复轻微捻针,伴以小幅度快速提插或辅以沿经撮、提、循、按,可使90%的患者出现感传,其中感传通达经脉全程者占30%以上。说明针刺手法可以激发感传,而感传的显著程度亦随着激发次数的增加而逐步增加。总结相关研究,传统的导气手法对循经感传的影响主要与针刺方向、捻转角度和押手按压三方面有关。

(2)电锟针短程接力:采用锟针刺激井穴,出现短程感传时即在其终止处再加刺激,如此多次接力刺激,使感传达到全程,最后仅刺激井穴,感传即可贯穿全程。有报道此法可使感传出现率提高到84.4%,其中通达全程者占22.1%。

(3)药物激发:有人对67名受试者应用ATP、辅酶A、细胞色素C、活血化瘀中药等,经肌内注射、口服或静脉给药,发现这些药物都可在一定程度上提高循经感传的显著程度。又有人通过185人次测试发现,乙酰胆碱激发的作用最佳,乙酰胆碱导入之后,沿经的皮肤血管扩张,出现一条醒目的红线,并可以使感传的出现率由15%提高到70%;三磷酸腺苷次之,肾上腺素则不能提高感传出现率。

(4)入静诱导:采用入静诱导结合压穴刺激,可促进感传出现率。入静诱导的效果与入静深度呈平行关系,深度入静的受试者感传显著型转化率近100%。入静诱导是一种整体性的效应,这种整体性的转化效应能持续存在相当长的时间。此外,气功中的静功锻炼可不同程度地提高循经感传的出现率。

(5)艾灸:艾灸法的感传出现率可达85%,是行之有效的感传激发方法。

4. 循经感传的影响因素

(1)遗传因素:循经感传调查结果表明,循经感传的出现率与种族有关。黑色人种出现率最高,白色人种次之,黄色人种再次之。在一项对循经感传者的家族调查中发现,父母双方为感传显著型的一组,其子女共24人中感传出现率为87.5%(21人),其中显著型者占45.8%(11人),而父母双方为感传不显著型的一组,其子女共11人中感传出现率为45.4%(5人),其中显著型者占9.1%(1人),两组差异非常显著,提示循经感传可能有遗传的特点。

(2)年龄因素:年龄对循经感传出现率的影响,研究结果并不一致。有研究显示,低频电脉冲诱发的循经感传出现率,中老年高于青少年,而在40岁以下人群中,随着年龄的增长,感传的出现率有增高的趋势。但是经过多次针刺或入静诱发循经感传,青少年的感传出现率大幅增长,高于成年人。

(3)健康因素:健康情况对循经感传出现率的影响,研究结果尚有分歧,但多数调查资料表明患有疾病的人群感传出现率高于健康人。如患有脑血管病、脑炎、截瘫、脊髓灰质炎后遗症、甲状腺功能亢进、高血压、神经症、精神病等的患者感传出现率高于健康人。某些在疾病过程中出现的自发性感传,往往与疾病的转归相关,即恶化时感传增加,好转时感传减少,痊愈时感传消失。故而认为感传的出现与发病的病理过程有关系。

(4)温度因素:温度对循经感传的出现率有明显影响,一般来说,温度较高,感传出现率也升高,降温则相反。例如,夏秋季感传出现率高于冬春季;室温升高,可使感传速度加快、距离延长,感传出现率也提高。有研究显示,在室温15℃时不能激发感传,16~20℃时较难激发感传,21~25℃时较易激发感传,26℃时最易激发感传。在刺激的穴位周围或循经线上加温,也可使感传出现率提高,皮温低于20℃,则感传不易出现。

(5)刺激方法与参数:应用低频脉冲电诱发循经感传时,脉冲电的强度和频率对循经感传的出现率有明显影响。强度过大或过小都难以诱发感传,在一定范围内,刺激强度越大,感传越强,行程越长,但刺激过强则引起疼痛,甚至阻滞感传;而在强度固定时,低频刺激感传形成较快,高频刺激感传形成相对较慢。从刺激方法上说,手法运针快于电针,电针快于压迫穴位,艾灸的感传较慢,在受试者能耐受的范围内,加大刺激强度或增加艾灸壮数可以增加感传速度。

(二)循经感觉障碍

循经感觉障碍是指沿着经脉循行路线自发出现的疼痛、异常感觉或其他感觉障碍,是病理状态下自发出现的一种经络现象。循经感觉障碍的表现特征主要有以下几点:

1. 感觉性质多样性 循经性感觉障碍表现多种多样,包括感觉过敏和感觉迟钝,其中循经性疼痛最为常见,表现为抽痛、灼痛、钝痛或压痛。其他尚有循经麻、酸、热、冷、水流感、气流感和蚁行感等,其中以麻感较多。

2. 循经感觉障碍的分布特点

(1)基本循经性:感觉障碍分布于体表,呈线(带)状,宽度在0.3~3.0cm,当深入体腔时则范围增宽,并趋于弥散,与古典经络循行路线基本吻合,不同于神经、血管、淋巴管走行的路线,与神经病和内脏疾患所引起的皮肤过敏的海氏带也不相同。

(2)循经路径多样性:感觉障碍多数出现于经脉全程,有的仅见于经脉行程一部分,亦有串经现象。出现频率最高的经脉是膀胱经,其余依次是大肠经、督脉、胃经和胆经。

3. 循经感觉障碍的发作特征 一般每日发作1至数次,但也有口发十余次,或数日或数月才发作1次者;发作时从某一恒定的始发点开始,循经扩延一定的距离,扩延速度10~40cm/s,或者更慢,每次发作的持续时间短者数分钟,长者数小时;少数患者,发作时可有精神障碍,内脏危象或其他反应,这些症状多在发作停止后3~4小时内消失。当感觉障碍发作时在始发点或扩延路线施加针刺、艾灸或压迫,可阻止其发作。

(三)循经性皮肤血管功能反应

循经性皮肤血管功能反应是指穴位受到针刺、脉冲电等刺激后,沿古典医籍记载的经脉循行路线出现的红线、白线、丘疹、水疱、皮下出血带、发汗、立毛等现象。这类反应持续时间短,大多自行恢复,无明显后遗症。循经性皮肤血管功能反应的表现特征主要有以下几点:

1. 反应状态多样性 循经性皮肤血管功能反应以红线、白线报道较多,皮疹、皮下出血带较少。红线出现之前,感传经过的部位常有痒、凉、麻木、酸胀和疼痛等感觉,并伴随自主神经症状,如发热、出汗、立毛等。除红线反应以外,还有针刺诱发循经皮下出血的病例报道。

2. 反应时间因人而异 持续时间因人而异,长短不一,潜伏期也不尽一致,有人留针后马上出现,有人次日才出现。出现后历经时间长短不等,短则十几分钟,长则数小时。

3. 循经路径和带宽因反应状态而异 红、白线一般只出现感传线上的某一段,很少有通达全程的。这类线较细,为1~2mm。皮疹线多数较细,少数可宽达1~2cm。

(四)可探测的经络现象

应用生物物理学及化学方法在经脉循行线上探测,发现了经脉具有与周围非经处不同的生物学特性,它包括经脉的电学特性、声学特性、热学特性、光学特性、磁学特性、同位素循经迁移现象、肌电反应、离子和生物活性物质富集现象等。

1. 循经生物物理现象

(1)电学特性

1)循经低电阻特性:20世纪50年代,日本学者中谷义雄用直流电阻测定仪测量到某肾病患者沿肾经有皮肤导电量较高的点分布,随后在其他患者身上也发现了类似的现象,日本学者笹川将这种皮肤导电量较高的点命名为"良导点",由"良导点"连成的线称之为"良导络"。其后我国学者自制了多种测量体表阻抗的仪器,对人体经脉循行线系统地进行了研究,发现经脉循行路线上的皮肤电阻较经脉循行路线两旁为低。其表现特征:皮肤低阻点的分布基本是循经的,但排列并不相连;穴位低电阻点的阻抗一般较其周围非穴点的阻抗值低,一般穴位电阻比非穴位电阻低50%。低阻点的连线绝大多数分布在经脉线上,或在其两侧0.5cm的范围之内,在测试经脉与其两侧相邻经脉之间的对照区内,很少有低电阻点的出现。测试结果受测试电极压力、测试通电时间、重复测试次数、室温高低等因素影响。

2)经脉的伏安特性:国内外学者对人体穴位电阻的大量研究表明人体皮肤电阻呈现非线性特性,故而有学者提出采用伏安特性曲线来描述人体穴位电阻。结果显示,穴位伏安曲线具有非线性特征和低惯性特征。对不同生理病理状态下穴位的伏安特性研究显示,表征穴位电阻大小的伏安面积在反映机体病变方面并不灵敏,穴位低惯性特征则可较敏感地反映人体生理病理变化,此特征随人体生理病理变化而发生明显的改变。有人测定了正常人、寒证患者、热证患者各40例的十二经原穴的伏安特性曲线,结果显示:伏安特性曲线的曲度和经络寒热有很大的相关性,曲度越大,经络越偏向于热;曲度越小,经络越偏向于寒。同时发现伏安特性曲线的曲度和经络自身的寒热属性有很大的相关性,经络属性偏热的,其原穴的伏安特性曲线曲度大;经络属性偏寒的,其原穴的伏安特性曲线曲度小(图1-22、图1-23)。

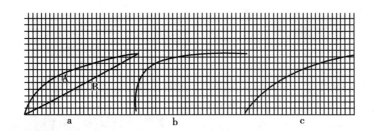

图1-22 经络伏安特性曲线示意图

a为曲度正常的经络;b为曲度过大的经络;c为曲度过小的经络

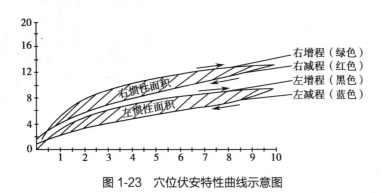

图1-23 穴位伏安特性曲线示意图

3)循经肌电现象:循经感传现象伴有循经肌电的发放,具体表现为穴位处肌电幅值高。针刺刺激穴位发生感传时,感传与循经肌电的步进同时出现,感传轨迹与循经肌电步进在同一位置中,肌电振幅在 10~150μV,但旁开感传线 3~5cm 处肌电不明显,或振幅明显降低。循经肌电信号出现的步进速度为 2.3 ± 0.8cm/s。循经肌电受针刺手法的影响,针法与肌电出现方位的平均符合率为 62%~69%。循经肌电现象产生可能与神经相关,如臂丛神经阻滞后,在上肢出现的循经肌电信号消失。

(2)声学特性:20 世纪 80 年代,经络研究者发现,在人体经穴输入低频声波,用声电传感器在穴位所在经其他穴处可以记录到较经外较强的声信号,这一方法被称为"声测经络"(图 1-24、图 1-25)。

表现特征:①发声特性,即以一定的机械压力作用于经络某一点,则通过该点的振动而发出的声音与非穴位的皮肤所发出的声音有显著差异,声量变大,音调变高,这种变化与受试者主诉的麻、传导感同步;②导声特性,即输入经穴的低频声波在体内具有循经传导的特点,此线约 1mm 宽(称高导声线);③声波循经传导的速度为 10m/s 左右,声波在传导中有衰减,循经传播的最佳频率为 50Hz 左右;④若受试者有病痛,其声波传导受阻,病愈后,经络导声状态恢复;⑤动物实验显示,切断皮肤、皮下浅筋膜对声信号的传导均无明显影响,而切断深筋膜组织后循经声波消失;⑥人体实验显示:循经声波均在人体体表及内脏筋膜类组织上传导。

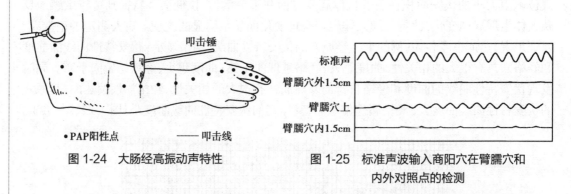

• PAP阳性点	·········· 叩击线

图 1-24 大肠经高振动声特性

图 1-25 标准声波输入商阳穴在臂臑穴和内外对照点的检测

(3)热学特性:1980 年,本山博使用液晶显像方法,发现大肠经循行区域皮肤温度较周围的皮肤上升了 1~2℃。我国学者应用红外辐射示踪仪成功地显示了人体体表的红外辐射轨迹。这些轨迹称为循经红外辐射轨迹(IRRTM),如图 1-26。

表现特征:①红外辐射轨迹基本沿十四经脉线循行,红外辐射的峰值都在 7.5μm 附近,但在 2~2.5μm 处也观察到两个高峰;② IRRTM 具有有无、长短、宽窄等动态变化,同一体区显现多条经脉、全程皮温可接近、左右对称等特点;③ IRRTM 大多为高温带,但也可表现为低温带;室温、季节、人体胖瘦、皮肤温度等影响

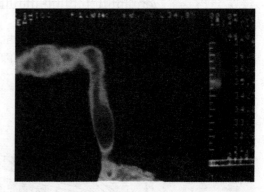

图 1-26 光明穴位局部加热诱发 IRRTM 的过程

IRRTM 的出现率;④针刺可使部分受试者皮肤温度增高,使 IRRTM 延长;⑤局部或经线上加热可诱发或延长 IRRTM;⑥ IRRTM 上皮肤微循环灌注量高于其两侧对照点;⑦病理状态下左右同名穴位温差出现约 0.5℃的温差;⑧刺激穴位时可诱发或改变 IRRTM 的状态与行程,脏腑病变也可诱发出沿相关经脉出现的高温带;⑨与皮下及深部的大血管不相关;⑩如果感传的性质为酸、胀、麻而无冷、热的感觉,则记录不到温度变化的图像。

知识链接

红　外

　　"红外"这一词语来源于光谱学。波长范围介于可见光与微波之间,即0.75~1 000μm的电磁辐射,在光谱图上恰位于红光之外,因而被称为红外辐射。凡是高于热力学温度零度(−273.15℃)的物体,由于分子的热运动,都会发射各种波长的电磁辐射。一定温度下,物体发射的电磁波的波谱是一定的,这种由物体温度决定的电磁辐射被称为热辐射。温度低于500℃时,物体所发出的电磁辐射全部分布在红外范围内。

　　从物理学的角度,可以将人体看作一个自然的红外辐射源,它不断地向周围空间发散红外辐射能。正常人体的辐射能主要分布在红外线长波部分,其波段范围在5~50μm,其中8~14μm占全部人体辐射能的46%。人体辐射能的最大值所在的波长范围文献报道基本一致,认为不论肤色如何,均在略低于10μm处。当人体患病或某些生理状况发生变化时,这种全身或局部的热平衡受到破坏或影响,于是在临床上表现为组织温度的升高或降低。因此,测定人体温度的变化,就成为临床医学诊断疾病的一项重要指标。红外成像技术能够在不干扰人体的情况下捕获其产生的热辐射,观察和测量人体皮肤表面的温度分布,提供了无创研究人体皮肤温度控制功能的工具。

　　(4)光学特性:经脉穴位光学特性探测研究主要是经脉穴位超微弱发光的探测和经脉穴位光传输特性探测。超微弱发光是反映机体代谢状态的一种灵敏性指标。从20世纪70年代起,一些学者对体表经脉、穴位的超微弱发光进行了研究。苏联的研究人员发现,当向经络的一个穴位中照射一束激光,通过一定的偏光检测系统,在十几厘米外的另一处穴位上可检测到光的信号。

　　表现特征:①人体体表存在着14条高发光线,与十四经脉高度重合,高发光线波长为380~420nm,线外两侧(各5mm处)发光强度显著降低;②正常组左右同名穴发光强度基本相等,而疾病组左右两侧相差一倍左右,失血和死亡家兔经穴的发光强度明显下降;③针刺得气可增加发光强度,有循经感传者经穴发光强度上升更明显;④经穴组织对于10~20μm红外光具有较高透过率;⑤沿经光波传输可被一定压力阻滞。

　　(5)磁学特性:通过探测人体磁振动线,发现了循经磁学特性。十二经脉和奇经八脉的循行路线均伴随有磁振动线出现,磁振动线循行线与经脉大致相同。经穴上磁信号普遍大于经穴外,经穴内外磁特性的变化是有规律、有条件的;人体左右磁特性差别非常显著,与性别相关,有"男左女右"的规律。人体健康与疾病等不同功能状态对经穴磁特性影响明显,健康人经穴上磁信号强于病者,且磁信号集中,患者经穴上磁信号分散;针刺可以使这一变化发生逆转,磁振荡的有序性明显增强。在磁振动线与皮肤接触点刺入针灸针后,该处的振动消失,由针柄末端出现的振动代替。这种振动线同样可以向两极传导,其轨迹也与身体长轴相平行。

　　2. 循经生物化学现象

　　(1)同位素循经迁移现象:20世纪60年代初我国学者开始应用放射性同位素检测经脉的循行路线。研究者将过锝酸钠洗脱液(此液为小分子结构,能透过生物膜,半衰期6小时)注入人体的穴位,以大视野γ闪烁照相机自动扫描,记录到放射性同位素迁徙过程的图像。应用正电子断层扫描(PET)技术可记录核素循经的不同运行深度,为经脉运行线的三维定位提供了一定的依据。

表现特征:①在四肢,同位素示踪轨迹与古典经脉路线的符合率约为78%;②同位素沿十二经脉迁徙的距离以足太阴脾经最长,约达85.7cm,手阳明大肠经最短,约33.21cm,平均为(57.36 ± 16.65)cm;③手足三阴经的示踪轨迹在四肢可以走完经脉全程,进入胸腹腔器官即逐渐散开,与《灵枢·经脉》所记述的循行路线基本一致。手足三阳经的示踪轨迹在肱骨、股骨中段的相应穴位即向内侧(阴经)偏移;④正常人十二经脉放射性同位素迁移的平均潜伏期为(37.28 ± 15.63)s,迁移的速度快慢在3.5~76cm/min不等,各经之间有差异;⑤外加100mmHg的压力,可将同位素的循经迁移阻断,解除压迫,同位素立即恢复其正常的迁徙。在经脉循行线皮下注射小剂量普鲁卡因或生理盐水,也可阻滞同位素迁移,且两者无差别;⑥在穴位的不同深度注射同位素,迁移轨迹与经脉线符合率也不尽相同,其中在穴位深部肌肉处找到针感以后,再注入放射性同位素,其移行轨迹与古典经脉线的吻合率最高,为95%;⑦PET对核素示踪轨迹的空间定位结果,有86%的受试者出现了宽3~5mm的示踪影像,走向与所属的经脉路线大致相符。深度在皮肤或皮下2~3mm的部位(图1-27)。

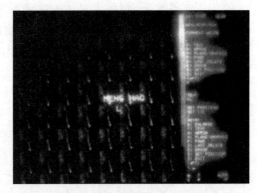

图1-27 肺经核素迁移记录
(注:实时记录;注射穴位:太渊)

(2)循经离子和生物活性物质分布现象:研究发现在循经路线上,与周围非经脉处相比较,有不同的离子和生物活性物质特性。多种离子和生物活性物质与经络活动具有非常密切的关系,是构成经络活动的关键因素之一。

1)钙离子(Ca^{2+}):①经穴处的Ca^{2+}浓度高于非经穴处;②针刺经穴可使本经其他穴位处的Ca^{2+}浓度升高,使旁开部位Ca^{2+}浓度降低;③当脏腑出现病变时,其相应经脉线细胞外的Ca^{2+}浓度明显下降,而且下降的幅度与脏腑的病变程度呈明显正相关关系,随着脏腑病变的痊愈,相应经脉线上的Ca^{2+}浓度也逐渐恢复正常;④当络合针刺穴位处或相应经脉线上某些部位的Ca^{2+}或阻断Ca^{2+}通道后,针刺效应消失。

2)钾离子(K^+):①动物实验发现,家兔腧穴处的K^+浓度高于非经穴处;②针刺经穴或本经非穴点,可使同经穴位K^+浓度升高,而对同经穴位旁开点处的K^+浓度影响不大;③当内脏痛发生后,相应经脉线上的K^+浓度降低,并随着内脏痛的消失而恢复到原有水平;④在足三里、气冲穴注射K^+通道阻断剂后,可使针刺镇痛效应减弱或者消失,而在臀部非穴位处注射K^+通道阻断剂,则不能使针效丧失,表明针刺镇痛效应的产生与K^+有关。

3)钠离子(Na^+):Na^+在穴位与非穴位的分布刚好与K^+相反。Na^+浓度在穴位点比相应旁开0.5cm点低,但针刺经穴同样可使同经穴位处的Na^+浓度上升,针刺旁开点则无变化。

4)氢离子(H^+):①穴位处的H^+浓度比非经非穴处高;②针刺穴位时,在针刺过程中pH值显著下降,停针后逐渐恢复;③在心律失常家兔内关穴H^+浓度变化的动态检测研究中,发现心律失常出现时,心包经、心经及肺经上H^+浓度存在相对非经脉部位的特异性,即H^+浓度呈升高趋势,提示当脏腑发生病变时,在其相关的经穴处存在H^+浓度的特异性变化。

5)氧分压(PO_2):①针刺对经穴PO_2的影响具有双向性,可能与机体的状态有关。有人观察到,针刺合谷穴时,大肠经上偏历、手三里的经皮PO_2都有不同程度的降低。有人采用同步在体检测的方法,观察到经穴、在经非穴、非穴在针刺刺激后其深层组织PO_2的变化不同,表现出经穴PO_2明显升高,在经非穴PO_2有所升高,非穴PO_2升降不显的特点。②在对健康成年志愿者大肠经上3个穴点及其两侧旁开约2cm处的非经脉线对照点深部组织PO_2的实验研究中,发现机械压迫能明显降低针刺时大肠经经线深部组织的 PO_2,而对非经脉线对照点深部组织的 PO_2 影响则不大,而且只有当压迫施加在经线上时,这种阻滞效应才能表现出来。

6)二氧化碳(CO_2)含量:①匈牙利的 Eory 在 1983 年测得心包经劳宫穴的皮肤 CO_2 呼出量显著高于对照区。在 1987 年,他进一步研究了针刺肺经云门穴对肺经若干穴位的 CO_2 呼出量的影响,发现 CO_2 呼出量的值沿经脉线呈波动式传播,其速度为每秒几厘米。②针刺可有效地增加正常人相应经脉线上皮肤的 CO_2 呼出量,这一过程可在经脉线上显著发生,还可波及经脉线外的区域。在停止针刺 5 分钟以后,经脉线上的 CO_2 呼出量较经脉线外显著地下降,且在经脉线上 CO_2 呼出量的恢复比经脉线外也更为迅速。

7)生物活性物质:①儿茶酚胺类物质:针刺可以使经线皮肤循经释放去甲肾上腺素、肾上腺素等儿茶酚胺类物质,其含量明显高于非针刺的经线。拔除经线毛囊和切断经线皮肤都可以明显地阻断针刺效应,穴位注射微量的 α 受体兴奋剂可模拟出针刺效应,或向皮肤切口中滴加液体则能明显地改变再针刺效应。②乙酰胆碱:在循经高温线上乙酰胆碱酯酶活性较强,高温线外酶活性则较弱;循经高温线上乳酸脱氢酶活性比较强,高温线外乳酸脱氢酶活性则较弱。③P 物质:在大鼠背部足太阳膀胱经的部位注入微量 P 物质(SP)或组胺,均可引起传入神经放电明显增多;表明它们可能是经络信息传递的化学物质。同样在小鼠足阳明胃经线路上,发现外周感觉神经 SP 能的末梢和肥大细胞之间有突触样联系,进一步证明了 SP 与针刺信号的传导密切相关。电刺激"足三里"穴可引起循足阳明胃经皮肤和结肠等相关内脏组织的 P 物质含量增高,提示穴位刺激引起的经络活动和相关内脏反应有 P 物质参与,说明了 P 物质参与穴位刺激引发的经络活动。④环核苷酸:研究发现在肾经、任脉、胃经和膀胱经,其 cAMP、cGMP 含量及比值存在一定差异。⑤一氧化氮(NO):研究发现 NO 在经穴组织含量明显增高;组织化学检测显示一氧化氮合酶表达在穴位的神经纤维、轴突、神经元和毛囊处增加;经穴处去甲肾上腺素合成与释放与应用外源性 NO 和 NO 合成抑制剂有关。

(五)循经皮肤病

循经皮肤病是指沿经脉循行路线出现的呈带状的皮肤病损。循经皮肤病的种类有先天性循经皮肤病,包括各种痣、汗孔角化症、鳞状毛囊角化、单纯性血管瘤等 10 种;后天性循经皮肤病包括神经性皮炎、扁平苔藓、湿疹、过敏性紫癜、硬皮病、银屑病、线状色素沉着、带状疱疹、皮下脂肪萎缩等 18 种。这些皮肤病不仅循经性强,有的甚至布满经脉全程。

循经皮肤病可出现于十四正经及带脉,具有循经的基本特征。一般上肢多分布于经脉全程,下肢多分布于股部或者臀部以下,少数可达上腹部。但是皮肤病损的分布也有一定程度的变异,出现偏离、曲折,甚至串经。

循经皮肤病可单经出现,也可多经并发。单经出现者,以肾经最为多见,其次为大肠经、肺经、心经、小肠经、心包经和膀胱经,其他经则较少见。多经并发者,是指一名患者同时并发有 2 条以上的循经皮损,多者可达 5~7 条。其皮肤病损可互相融合,相互连通。皮损多经并发的现象既可见于先天性皮肤病,也可见于后天性皮肤病。

循经皮肤病损的宽窄不一,细者如线,宽者可达 2~3cm,但绝大多数的循经皮损的宽度都在 1cm 以下,呈窄带状。分布于同一条经脉上的皮损,宽窄也不完全一致。在多数情况下,皮损间断分布,并不连续。有一些皮肤病损呈连续的线状或带状。还有一些皮损如丘疹、丘疱疹,虽然孤立存在,但沿经排列成行,经络的路线仍清晰可察。

循经性皮肤病与相关内脏的病变可能有联系。对部分病例的观察发现,足少阴肾经皮损伴发肾脏及神经、精神方面变化为主,足太阴脾经伴发消化不良症状为主,手阳明大肠经伴发胃肠及咽部变化为主,手少阴心经伴发心脏病变为主。

二、经络现象的机制

研究者从经络循行线上的组织结构、经络的生理功能等角度对经络现象的机制进行了一些研究,如有研究认为声波是借助筋膜组织循经传导;而循经的光、磁及离子与活性物质富集现象则可能与经络具有高能量代谢的功能特性相关。这些研究虽然尚不能清楚解释循经出现的各种生理、病理现象形成的机制,但是为进一步探索经络实质提供了一定的支撑。目前循经感传的机制研究相对较多,下面以循经感传为例对经络现象机制进行分析。

自 20 世纪 70 年代以来,许多学者运用现代科学技术从多个角度对循经感传形成的机制进行了研究。循经感传作为一种主观感觉现象,必然涉及神经系统从中枢到外周的各个环节,由于人们的观察侧重点和认识的不同,大致形成了三种观点。

(一)中枢论

主要包括皮质兴奋扩散观点、脊髓 α 运动神经元兴奋传递观点及脊髓脑干神经网络观点。

1. 皮质兴奋扩散观点 这种观点认为,感传的基本过程是在大脑皮质内进行的,即感传的性质是兴奋在大脑皮质上的定向扩散,是"感在皮质,传在皮质"。感觉的产生是大脑皮质的一种功能表现,穴位受到刺激时所产生的特殊感觉沿一定的路线循行,就表明大脑皮质中有相应的神经细胞兴奋,这些神经细胞间兴奋扩散的线路就表现为躯体上的经脉路线。主要依据有:

(1)循经感传是以皮质感觉功能为基础的:现代医学认为,中枢神经细胞兴奋有扩散的现象,刺激大脑皮质体感区可以引起扩布性的感觉扩散,如直接电刺激皮质的第一体感区,可在机体对侧引起蚁行感。大脑皮质或中枢神经系统受到损伤时,循经感传则不能发生。如脊髓横断性完全损伤者的损伤平面以下不能引出感传,硬膜外麻醉患者平面以上穴位可以引发循经感传并可通过或进入麻醉区,但足趾部井穴则无法引发感传。

(2)幻肢感传:针刺某些截肢后幻肢痛或幻肢感的患者,其断肢残端以上的穴位仍能引起循经感传,并能通达已不存在的肢体末端。大多数受试者的感传路线基本循经,速度缓慢,但也有一些受试者无法分清感传的路线和过程。

(3)自发感传:即在对穴位不施加任何刺激的情况下,自发出现的循经感传现象。癫痫、颅内肿瘤等大脑疾患可引起自发性感传和循经感觉异常。

(4)气功诱导入静后出现感传:气功诱导入静后,可使感传出现率显著提高,且练功者易出现自发感传。

但是皮质兴奋扩散观点无法解释循经感传的下列现象:足三阳经的经脉循行和循经感传不过上肢,而大脑皮质感觉投影区却需经过上肢才能到达头面部;人体体觉系统具有的传入性抑制特点使在皮质引起的兴奋仅能扩散几毫米,不能向远处扩散;循经感传的慢速性和可阻滞性;外周出现的循经皮肤病和针刺时在循经感传线上有时会出现的白线、红线、皮丘带、皮下瘀斑、带状出汗、立毛和肌电等反应。

2. 脊髓 α 运动神经元兴奋传递观点 这种观点认为循经感传是脊髓中枢内 α 运动神经元之间的兴奋传递,再通过感觉神经进入大脑。近年来,研究者运用神经生物电生理学方法发现支配穴位某一肌肉的 α 神经元可被同一经其他穴位处的肌肉刺激和皮肤刺激所兴奋,进而应用辣根过氧化物酶逆行性标记的方法发现,支配同一经肌肉的 α 神经元的树突之间有互相投射,并在脊髓中形成有一定严格空间定位的纵行柱状排列,支持了此观点。类似的观点,还有神经肌肉跨节段接续兴奋观点,认为一条肌肉的兴奋活动可以通过搭连的神经或直接的电扩散引起另一条肌肉的兴奋,从而使兴奋接续地跨节段传播,肌肉感受器同时将感觉传入大脑形成循经感传。

脊髓 α 运动神经元兴奋传递观点无法解释的现象：脊髓 α 运动神经元兴奋传递观点很好地解释了足三阳经的经脉循行和循经感传不过上肢的现象，但是对循经感传的可阻滞性、循经皮肤病和感觉障碍等依然无法解释。

3. 脊髓脑干神经网络观点　从生理学角度看，循经感传既然是一种主观感觉，它的形成包括从外周感受器、传入神经到中枢神经活动的全过程，并与兴奋在中枢神经系统内的扩散有关，但无论是大脑皮质或丘脑腹内外侧核，其下肢、躯干和面部的代表区都被上肢的代表区分隔，难以解释足三阳经的感传现象。鉴于脊髓和低位脑干仍保持着节段和类节段的痕迹结构，刺激脊髓脑干某些部位，可出现类似循经感传的感觉传导，以及许多针灸基本效应如针刺镇痛等在脊髓脑干水平则可完成。因此，林文注等根据现代神经解剖学和神经生理学研究资料，在穴位针感、循经感传、针刺镇痛等研究成果的基础上，于 1995 年提出了循经感传的脊髓脑干神经网络观点。

脊髓脑干神经网络观点认为：①脊髓后角胶状质区和低位脑干存在与体表经络相对应的、多突触的、高度并联及互联的神经网络链；②在下行抑制减弱或下行易化增强、神经网络链兴奋性提高和适当的穴位刺激或穴位传入纤维敏感性提高的条件下，脊髓脑干神经网络链内可产生具有循经感传基本特征的兴奋扩布；③这种兴奋扩布，一方面通过相应节段胶状质区的突触三联体等接替，给相应节段的脊髓束神经元传向丘脑和大脑皮质感觉区，产生循经感传的感觉；另一方面接替给相应节段的脊髓前角或侧角的有关神经元产生循经肌电、循经的神经血管反应和改变相应脏腑的功能活动反应。

支持这一观点的临床和实验依据有：①用霍乱毒素亚单位 B- 辣根过氧化物酶（CB-HRP）穴位注射跨神经节追踪研究表明，脊髓和低位脑干胶状质区存在与体表胃经相对应的神经网络链；同一节段的胃经与膀胱经的穴位一级传入终末，在脊髓胶状质区形成了既相互重叠又有一定部位差异的相对特异关系；②计算机仿真表明，该神经网络链在系统的自然频率较高而自然频率差、交联量级差和交联量级为一小量等条件下可产生具有循经感传基本特征的兴奋扩布；③根据计算机仿真结果，应用能提高脊髓胶状质区中间神经元自然放电频率、降低系统自然频率差的脊髓兴奋剂，可在动物体节段性脊髓场电位的基础上诱发出跨越 20 余个脊髓节段的和以 P2N3 波为主的传导性脊髓场电位，初步的工作表明这种脊髓内的兴奋扩布可能与循经感传的产生有一定的关系；④降低下行抑制的入静诱导者和脊髓兴奋性明显提高的不完全性截瘫患者循经感传的出现率明显提高；⑤脊髓腹外侧索损伤的患者几乎不能产生穴位针感和循经感传；⑥刺激周围神经包括离断神经的向心端可诱发出双向性的循经感传，其传入纤维可以是粗纤维也可以是细纤维；⑦在一定条件下感传的距离随刺激强度的增强而延长；⑧穴位肌电和循经肌电都是一种需要中枢神经系统参与的反射性活动。

脊髓脑干神经网络观点无法解释的现象：对循经感传的可阻滞性、循经皮肤病和感觉障碍等依然无法解释。

（二）外周动因激发观点

这种观点认为，循经感传的根本环节在体表。体表存在一种具有多种复杂感受装置的特殊结构的传导系统。循经感传可能是由于体表的多种感受装置被沿经传导着的某种"动因"依次兴奋，冲动相继传入中枢神经系统，从而产生了主观感受到的针感在体表传导的感觉。即"传在体表，感在中枢"。支持该观点的主要依据有：

1. 循经感传的路线特殊性　循经感传的路线与已知的神经、血管、淋巴管的分布很不一致，感传的速度较周围神经的传导速度慢得多。

2. 循经感传的可阻滞性　大量实验观察结果证明，循经感传可被机械压迫、局部冷冻降温等因素所阻滞。感传阻滞对针刺效应有显著影响，感传被阻滞，针效随之显著减弱（甚至完全消失);解除阻滞,感传到达相应的脏腑或部位,针效又很快恢复。

3. **伴随循经感传出现的各种反应** 循经感传线有时会出现白线、红线、皮丘带、皮下瘀斑、带状出汗、立毛和肌电等反应,甚至可以发生循经皮肤病。这说明循经感传并不只是一种单纯的主观感觉现象,在外周还可以引起各种可见的客观变化。

4. **感传可改道** 肌肉、肌腱手术后感传改道,遇到创伤、关节或瘢痕时也会受阻或绕道(称"跨越式传导")。这些现象说明,在体表感觉缺失区内仍有某种依照其固有路线行进的传递过程通过。

5. **感传的路线与体觉系统分域定位的关系不符** 一些研究观察到,针刺足三阳经的膝以下穴位时,感传循行的路线是沿着下肢上行,经过躯干直上头面,而不经过上肢。用现代神经解剖学和生理学有关体觉系统分域定位的知识很难解释足三阳经感传的特殊路线。

外周动因激发观点不能解释的现象:幻肢感传、自发感传。

(三) 外周中枢统一观点

1987 年,在第一次世界针灸学术大会上,我国学者又提出了以外周循经过程为主导的外周中枢统一论的观点。这种观点认为,在循经感传过程,外周和中枢是不可分割的总体,经络如果作为一个实体存在,不应局限于机体的某一局部,应有它从外周到中枢、从低级到高级的谱系。也就是说"外周有循经的实质过程,中枢有循经的功能表现"。在某种情况下中枢环节可能表现出自己的存在和影响,但中枢的特定联系(或经络构型)只是外周实质过程的反应和投射,没有外周的循经性实质过程,也就不可能出现中枢的特定功能联系,亦即在外周和中枢的协调活动中,起决定作用的是外周的实质过程,即外周实质过程是"始动环节"。分析循经感传机制,综合循经感传特征及其他循经生理、病理现象,可以说外周有循经现象,中枢则有循经的投射及特定的功能联系。即循经感传是外周与中枢的协同活动的结果。外周实质过程的"始动环节"的依据主要有:

1. **皮肤神经末梢网络横向传导作用** 皮肤中的神经纤维形成数量极其巨大的纤维末梢,一条神经纤维的末梢间形成复杂的多级多层立体闭合环路网络,不同神经纤维的末梢网络间通过细纤维连接起来,这样,某一点的刺激除沿经典的感觉传入途径传入中枢外,还可以在末梢网络中横向传导,在一定条件下可以传导较远的距离,即感觉横向传导。正常人叩击皮肤后局部扩散的麻木感可能就是这种神经末梢环路的作用。

2. **中枢交感反射作用** 皮肤真皮层中的某些部位分布有丰富的交感神经纤维和大量的儿茶酚胺类物质,这些部位多在经脉循行线上,针刺必然引起交感反射。由于交感反射的范围广泛而弥散,除刺激局部释放儿茶酚胺类物质外,还有远隔部位及内脏的释放效应。这是一个在经典生理学中已知的机制,加上儿茶酚胺类物质在经脉线上的特异分布,交感反射效应具有经络样的线状表现,为针刺后儿茶酚胺类物质的释放包括循经释放提供了一种可能的机制,作为针刺的结果,将引起内脏功能的改变。

3. **局部体液接力作用** 针刺后皮肤可以释放一些内分泌因子或激素,如乙酰胆碱、P 物质等。除针刺附近有释放外,远离针刺部位的经线上也有释放,具有循经的可能性;除针刺过程中有释放外,针刺结束后一段时间里也有释放,其数量可以比针刺过程中还高。针刺点释放的物质可在组织中有限地有序扩散,作用于邻近的组织细胞,产生类似的释放反应,后者再作用于其邻近部位,如此形成一种接力过程或连锁反应,将信号传导下去。这一过程可能包括神经网络的参与。

三、经络实质假说

目前对经络实质的假说大体上有以下三种观点:①经络是以神经系统为主要基础,包括血管、淋巴系统等已知结构的人体功能综合调节系统；②经络是独立于神经、血管、淋巴系统等已知结构之外（但又与之密切相关）的另一个功能调节系统；③经络可能是既包括已知结构，也包括未知结构的综合功能调节系统。围绕经络实质提出了多种假说，这些假说可能都反映了经络实质的某一侧面，但都还不能对经络现象和针灸作用的种种规律做出十分圆满的解释。现将其中一些有代表性的简介如下：

（一）体表 - 皮层 - 内脏相关假说

1981 年，有学者将经络系统命名为体表内脏自主性联系系统，认为经络现代研究发现了现代生理学所没有发现的新功能，即"经穴 - 脏腑相关"。该假说认为，古人所说的经络就是指人体的神经和循环两大系统，前者为联系系统，后者为运输系统。目前，经络现象的研究结果不仅证明了古人在临床实践基础上所概括出来的有关经络生理学的一些主要论述，而且为现代生理学开辟了一个新天地。经络联系可能是以自主性联系为主的混合联系。它同样可能受到各级自主神经中枢（丘脑及脑干）的影响，体液因素也可能参与这一过程。哪些因素可以影响这个调节过程，它的调节规律是否是一种自稳态的生态反馈调节等问题，都是经络生理学需要研究解决的问题。

这个假说的依据：①任何穴位都有神经纤维，即使是在血管周围也不能排除神经末梢，经麻醉阻滞神经传导后，穴位刺激毫无效果；②循经感传的感觉过程必然经过外周神经（也包括自主神经）到达高级中枢，否则就不可能产生感觉（只能产生幻觉）；③"气至而有效"，在效应器产生功能变化（调节），是由穴位刺激经过各级中枢产生的调节反射；④体表穴位因内脏疾患产生病理反应，其他病理生理变化也可以理解为反射现象。⑤从穴位沿经络线到效应器，所有的变化（生理病理变化、生物物理变化等）大多是属于自主性的；⑥形态学、组织化学关于交感神经调节局部血流的研究支持上述假说。

（二）二重反射假说

现代生理学认为，人和动物生理功能的调节是通过神经体液综合调节机制而实现的，但器官功能的神经调节可通过两种形式来完成。其一，是通过中枢神经系统的长反射；其二，是通过位于器官内部的局部神经丛而实现的短反射。基于这些生理学中已知的事实和国内对经络现象研究的结果，有学者于 1977 年提出经络实质的二重反射假说。该假说认为针刺穴位，一方面可以通过中枢神经系统引起反射效应（即长反射）；另一方面，由于局部组织损伤而产生的一些化学物质作用于游离神经末梢，引起一系列短反射，从而引起了循经出现的各种经络现象。

二重反射的基本观点：①经络循行线上的组织存在着相对丰富的血管和淋巴管，其分布可能有特殊的构型；②经络循行线上的皮肤、皮下组织与血管周围有相对丰富的神经丝（网），主要由交感肾上腺素能、胆碱能纤维和传入神经所组成，这些游离的神经末梢可以相互发生影响；③针刺时，由于局部组织损伤而产生的一些化学物质作用于游离神经末梢，可成为引起另一个短反射的动因。如此相继触发，向一定方向推进，从而引起了循经出现的各种经络现象；④在一系列局部短反射相继激发的过程中，每一个反射环节所引起的兴奋，通过传入神经进入中枢，上升为意识。在这些局部短反射的代表区在大脑皮质上相互接通，就形成了经络在大脑皮质上的投影图；⑤在经络循行线上，以神经和血管为基础的局部短反射效应可以认为是一种比较古老、比较低级的外周整合系统，是进化过程中遗留下来的一种比较原始的功能。

（三）轴索反射接力联动假说

1980 年有学者提出了轴索反射接力联动假说。该假说对针刺时循经出现的红线、皮丘带等经络现象与皮肤三联反应的特点进行了分析对比，从组织生理学的角度对循经皮肤反应等经络现象的产生机制和经络的组织结构基础做出了解释。这个假说与二重反射假说有类似之处，但其构思更为具体。

轴索反射接力联动假说认为，穴位中的感觉神经末梢受到各种形式的刺激产生兴奋，神经冲动向中枢传导至该轴索分支的分岔处，然后返转逆向，沿其另一分支传向皮肤，在此分支的终末处释放扩血管物质或其他的效应物质，使皮肤小动脉扩张、微血管通透性增高，并使接近此分支终末的肥大细胞进入活跃状态。小动脉扩张形成潮红，微血管通透性升高形成风团，由穴位直接刺激和由轴索反射引起的肥大细胞活动改变了中间物质的成分和含量。这些中间物质将信息从一个神经元的轴索终末传递给下一个神经元的终末。这些中间物质包括从上一轴索终末释放的递质，微环境中的各种生物活性物质或电解质，以及构成荷电基质的大分子物质。由于中间物质导电能力的增强，激动皮肤中按经络路线排列的、与上一神经元末梢重叠分布的下一个神经元轴索终末产生兴奋，进而使下一神经元进行轴索反射，反射的结果同样形成相应区域的潮红或风团，增强中间物质的导电能力；如此一个接一个地传下去的潮红或风团就从局部延伸成为跨过若干个皮节的红线或（和）皮丘带。那么，在两个相邻的感觉神经元外周轴索终末之间信息传递的物质基础是什么？"联动"假说认为"突触样接头"是满足这一信息传递的结构基础，它包括构成接头的两个或两个以上的轴索终末和介于其间的中间物质。迄今为止，形态学中尚未证实在皮肤内两个感觉末梢之间存在突触关系，而突触样接头虽无化学性突触或电突触的一般构造，却能起到突触样的作用。只有这类能传递信息的单位结构存在，轴索反射之间的联动才有可能。在大鼠背部外周感觉神经末梢上，逆行电刺激相邻脊髓节段感觉神经后，所记录到的外周感觉神经末梢的传入放电明显增加，这种新增加的成分是来自相邻节段的电信息，提示在一定条件下，外周感觉神经末梢之间可以出现跨节段信息传递，这种激活过程可以跨越多个脊髓节段形成远距离的激活和信息传递。研究者发现在人体的足阳明胃经经线上的皮肤中确实存在有两种不同的神经肥大细胞连接。其中一种联动为传出性神经肥大细胞联动，或称之为 A 型连接。此种连接特化地建立在轴突终末和肥大细胞之间，而不是轴突在其行程中与肥大细胞单纯的紧密连接。参与连接的轴突终末有施万细胞相伴与被覆，终末内有囊泡、线粒体、神经丝和复合小体等内容物，肥大细胞表面的皱褶也可参与连接的形成。这种连接可能与轴突反射时感觉神经纤维的传出分支有联系，与肥大细胞形成连接的轴突终末似属 C 纤维。另一种连接可称之为 B 型连接，在构造上与 A 型连接有很大的不同。它的轴突终末不膨大，也不含任何已知的细胞器，突进与偃卧在肥大细胞体的凹窝中。从其结构特点看，这种连接可能是属于传入性的。在小鼠的皮肤中同样也可以观察到神经肥大细胞连接。以上研究结果为"轴联说"提供了一定实验依据，值得进一步深入研究。

（四）第三平衡系统假说

1978 年，有学者在全国生理科学会上提出了"第三平衡系统"说。该学说认为，古代遗留下来的经络图是一种特殊感觉生理线路图，依据它的活动规律，经络系统应列为体内第三平衡系统，其生理功能属于整体区域全息性质。《黄帝内经》所指的经络（主要是经）即循经感传线，书本上的经线是决定于生理上的循经感传线而不是来自解剖形态的观察；《灵枢·脉度》中描述的许多尺寸，实际测量的是十二经的感传线，而不是血管，其中"此气之大经隧也"之"气"也应理解为感传；《灵枢·五十营》中所说的"呼吸定息，气行六寸"，指的是感传速度，"二百七十息，气行十六丈二尺"，其速度合 2.8~3.6cm/s，与循经感传的速度接近，而决非血流速度。鉴于经络的主要作用就在于调节体表和内脏的相互关系，使体表和内脏的功能活动保持相对的平衡，因此经络也是一个平衡系统。它既似神经，又不似神经，好像是一个类神经系统。循经感传的速度为 2.7~8cm/s，较已知的自主神经的传导速度至少要慢 10

余倍。由此可见,经络是不同于目前已知的调节系统,研究者把这个系统命名为第三平衡系统,该系统把人体功能活动的总枢纽分为四个部分(表1-7)。

表1-7 人体四种平衡系统及速度

平衡系统		速度	作用
第一平衡系统	躯体神经	70~120m/s(传导)	快速姿势平衡
第二平衡系统	自主神经	2~14m/s(传导)	内脏活动平衡
第三平衡系统	经络	2.7~8cm/s(感传)	体表内脏间平衡
第四平衡系统	内分泌	以分钟计(作用)	整体平衡

(五)经脉的低流阻通道假说

有学者提出经脉可能是血管外组织液流动的低流阻通道。由于生物组织流阻的检测难度很大,这一经脉假说一直未能得到实验验证。经脉作为一种具有低流阻特性的通道,除了可以使组织液运行外,组织中的化学物质也可以通过这一通道进行运输和交换。另外,一些物理量,如压力、热、电流、电磁波等也可以循着这条通道进行传播。因此,经脉是一种存在于组织间质当中的,具有低流阻性质的,能够运行组织液、化学物质和物理量的多孔介质通道,用简化的语言可称经脉为一种低流阻通道;若强调其运行组织液的功能,亦可称经脉为一种组织液通道;若强调它的流体约束性,则可称经脉为一种液体通道。

第四节 针灸作用基础研究展望

PPT课件

针灸临床根植于经络腧穴学说及经穴-脏腑相关等针灸基础理论。经络、腧穴作为针灸作用产生的重要核心基础,其结构实质、功能基础等一直是针灸研究领域的热点、重点和难点。经过50余年的研究,在揭示其结构、功能及相互作用的物质基础方面取得了不少进展,形成了一些共识。在穴位研究方面,穴位的结构是一个由多种组织构成的立体构筑,目前无尚未被认识的特殊结构,与非穴位组织结构处相比,皮肤、皮下组织、神经、血管、淋巴、筋膜、肌肉、肌腱等结构在穴区配布上存在着某些方面的相对特异性,全身不同部位的穴位中,上述组织的种类、数量和组合形式差别很大,这亦可能是穴位功能特异性产生的外周结构物质基础。在经络研究方面,经过20世纪50~70年代发现经络的主观感传现象,在20世纪80年代客观证实经络现象,在20世纪90年代研究重点转入经络运行气血的原理和物质基础三个阶段的研究,已取得了阶段性成果。肯定了经络现象的存在,其中循经感传现象是常见的重要经络现象,其具有循经性、感觉性质多样性、慢速性,双向性,感传可阻滞性,感传宽度与深度因部位而异,感传激发可控性等特征。在经穴-脏腑相关方面,经过攀登计划的研究,肯定了经穴-脏腑相关是经络研究的重要领域并初步探讨了其生物学机制。研究初步表明神经系统在经穴-脏腑相关机制中居关键地位。

近年来,国家重点基础研究发展计划(973计划)为了解决针灸基础研究领域的重大问题,设立了"基于临床的经穴特异性基础研究""经穴效应循经特异性及关键影响因素基础研究""经脉体表特异性联系的生物学机制及针刺手法量效关系的研究"等项目研究穴位功能特异性及经脉特异性联系。同时国家自然科学基金亦设置重大项目"穴位的敏化研究"以研究穴位功能状态变化的规律及生物学基础。这些研究取得了一系列的新进展,具体如下。

在经穴特异性研究方面：①肯定了经穴效应特异性。采用前瞻性多中心、大样本、随机对照试验，证实了经穴效应存在特异性，并提出经穴效应特异性的基本规律具有循经性、相对性、持续性和条件性特点。②发现经穴效应特异性与穴位状态相关。内脏病变时人体体表相应经穴会出现敏化现象，穴位特异性效应与该穴位敏化（局部微理化环境变化）有关。③经穴效应特异性受针刺手法、介入时机和穴位组织结构不同的影响，不同经穴取得最佳效应时的针刺参数与介入时机不同；经穴效应特异性与经穴局部组织结构差异有关。④确定了穴位特异性产生与穴位处肥大细胞脱颗粒有关。⑤发现经穴特异性的中枢整合以靶向性调节为特征。综合采用 PET/CT、SPECT、fMRI 多种脑功能成像手段，发现经穴与非经穴的中枢响应特征存在靶向调节性的差异。⑥发现经穴对疾病关键代谢产物的调整效应和针对性明显优于非经穴。

在经脉 - 体表特异性联系方面的研究结果显示：①从运动、感觉、腺体功能等多角度证实了"面口合谷收"所蕴涵的体表与体表特异性联系现象在生理状态下是客观存在的，并且这种特异性联系具有单向性特点。②验证了合谷穴区与面口部的特异性联系规律在神经系统的发育、成熟、退化过程中的可塑性。③合谷穴区和面口部感觉信息在脊髓、丘脑和皮质的汇集是"面口合谷收"的生理学基础。④病理状况下大脑皮质面区和合谷穴区的功能重组是"面口合谷收"的生物学机制。同时，该团队还追踪韩国学者苏光燮等人的研究结果，对该研究团队提出的原脉管系统（PVS）及其与经脉的关系进行了深入研究，发现 PVS 的出现受性别、年龄、麻醉方式、腹腔炎症等的影响，在正常状态下比例极低，仅为 10%，而炎症状态下全部出现，结合其细胞学和免疫组织化学的结果证明：PVS 是个炎性病理产物；进一步对其功能的研究表明腹腔内脏表面的 PVS 不参与对胃肠运动的调节，也不参与针刺足三里和中脘对胃肠运动的调节。因此 PVS 与经脉的关系没有直接的证据。

在穴位敏化方面的研究结果显示：①穴位从"沉寂"（生理状态）到"唤醒"（病理状态）的过程即为穴位敏化，主要表现为穴位位置、大小及其理化环境的动态变化，也是机体自稳态调控的触发点。其敏化形式涉及热敏、电敏、痛敏、压敏、化学敏、声敏、光敏等，其中痛敏最多。②内脏病变时人体体表相应经穴会出现敏化现象，穴位效应特异性与该穴位敏化（局部微理化环境变化）有关。③穴位在"开（激活或敏化）"和"合（沉寂）"的不同状态，对相应内脏调整作用的"质"或"量"将会发生变化。④通过对穴位敏化神经机制的研究，发现在外周初级传入神经结构兴奋性可塑性变化造成伤害性刺激传入易化；在脊髓水平 Gly 能神经元介导的前馈回路功能失调以及高位中枢下行抑制 / 易化功能异常均参与了穴位敏化的形成，初步揭示了穴位敏化是中枢敏化的外在表现，中枢神经系统对感受的调节机制是穴位"开—合"转化的关键。

随着针灸基础研究的深入，目前虽然在穴位、经络及经穴 - 脏腑相关的研究中取得了长足进展，但还有许多问题有待深入研究。经络现象及其机制的研究、经络脏腑相关联系途径的研究和经络理化特性的研究等方面的工作应保持连续性。用新的思路，新的方法，新的技术阐明中医经络、穴位的主要科学内涵，仍是未来中医现代化研究的关键科学问题。在今后的研究中有待重点思考和关注的问题包括以下几个方面：

1. 未来关于穴位结构的研究，仍须以"特异性"为核心，重点研究穴位与非穴部位组织结构在空间分布上所存在的特征性差异，以及穴位组织的空间分布与穴位功能的实现之间的关系，为穴位功能特异性提供物质基础。

2. 未来关于穴位功能的研究，应以穴位功效为导向，围绕穴位功能与效应关系，以针灸临床高质量证据支持疾为载体，整合穴位结构、效应器官、刺激方法与穴位配伍，重点研究穴位功能 - 效应的转化特征与规律、功效结构基础及其关联机制，这将是促进穴位基础研究临床转化的关键核心。

3. 穴位作为针灸效应的启动部位，其感受刺激作用的有效功能单元是什么，穴位局部对外加刺激的不同应答模式特征及物质基础是什么都将是今后穴位功能生物学机制研究的重要方向。

4. 围绕穴位敏化，重点关注穴位的状态，以穴位在不同功能条件下的穴位动态变化为核心，研究穴位被激活的特征与发展规律，穴位动态变化的发生机制以及其与针灸效应之间的关系都将是今后穴位本质研究的重要任务。

5. 现有的研究提示，经脉可能是某种具有多元结构的物质，能量和信息的转换和传递的通道，关于这一通道的结构特征、分布状态、动态变化、功能特征及其产生的根本原因将是今后经络研究的重点方向。在实际工作中则须以"循经"为核心，重点研究十二经脉的特殊循行路线及其与人体功能调控的关系这一重要问题。

6. 经络实质的研究应从功能入手，经络功能不可能是某种单一的因素所能实现的，它必然是涉及多种因素、多种结构共同参与的综合作用。以确有临床疗效的经络现象为突破口，重点研究具有临床指导意义的经络功能，揭示其生理基础与生物学机制，是经络实质研究的新方向和新思路。

7. 继续深入研究经穴与脏腑之间如何实现信息的传递与关联，除了已知的神经、体液联系之外，是否还有其他未知的经穴脏腑关联途经均是今后经穴 - 脏腑相关的重要任务。在此基础上，结合脏器间关系，进而开展经脉 - 脏腑相关的研究，以一经司多脏（腑）、多经司一脏（腑）、多经司多脏（腑）为中心研究经脉与脏腑之间的联系特征与途径，重点关注经脉与脏腑之间的交互关系及作用机制。

学习小结

1. 学习内容

（1）穴位的结构是以皮肤、皮下组织、神经、血管、淋巴、筋膜、肌肉、肌腱等已知结构为主，目前无尚未被认识的特殊结构，可以认为穴位的结构是一个由多种组织构成的立体构筑，与非穴位组织结构处相比，以上结构在穴区配布上存在着某些方面的相对特异性，全身不同部位的穴位中，上述组织的种类、数量和组合形式差别很大。

（2）穴位的功能主要表现为感受刺激和反映病证两个方面。穴位可感觉多种形式的刺激，穴位对不同形式的刺激有不同的适应性，也有不同感受阈值。穴位对刺激具有放大作用。在病理情况下，穴位具有反映病证的作用，在穴位处可出现病理反应，常见的病理反应形式有感觉异常、组织形态和色泽的改变、生物物理学特性改变、生物化学特性改变等。穴位病理反应有部位特异性，与脏腑之间有相对特异性，并与脏腑疾病进程相关。穴位病理反应可用于协助诊断疾病和帮助选取穴位。

（3）经穴 - 脏腑相关是经脉功能的重要体现，它反映了经脉腧穴与脏腑之间的一种双向性。即脏腑病理或生理改变可反映到体表的相应经脉或穴位，表现出特定的症状和体征；刺激体表一定的经脉或穴位，又可对相应的脏腑生理功能和病理改变起到调节作用。它是脏腑经络学说的核心内容之一，是指导中医诊断和治疗的重要理论基础。

（4）经穴 - 脏腑相关体现了内在的脏腑和外在的表象之间存在的密切联系及途径，许多学者从神经节段支配、体液、各级中枢整合角度对其机制进行了研究，取得了显著进展。研究发现，经络腧穴的分布主治与神经节段支配关系密切，有其相应一致的规律性。大量研究证明,在脊髓、脑干网状结构、丘脑以及大脑皮质等各级中枢都存在着既来自内脏传入信息的影响,又受来自体表传入信息的影响,或两种传入信息投射在同一部位的会聚现象,这为经穴 - 脏腑相关的各级中枢整合奠定了基础。在经穴 - 脏腑的联系中除了神经机制外,还存有体液因素参与。

(5)经络现象是指机体由于某种原因引起的,沿古典医籍记载的经络循行路线出现的各种生理、病理现象,包括循经感传、循经皮肤病、循经感觉障碍和经物理、化学等手段检测出的循经现象等。其中循经感传现象是较为常见的经络现象,是指针刺、电脉冲或其他方法刺激穴位时,人体出现一种酸、胀、麻等特殊感觉从受刺激的穴位开始,沿古典医籍记载的经脉循行路线传导的现象。能由受试者指明传导途径者称为显性感传,受试者不能直接感知而无法指明传导途径者称为隐性感传。循经感传的特征是感传循经性,感觉性质多样性、慢速性、双向性,感传可阻滞性,感传宽度与深度因部位而异,感传激发可控性等特征。循经感传的机制主要有"中枢兴奋扩散观点""外周动因激发观点""外周中枢统一观点",各种观点都有一定的依据,但都需要进一步深入研究。

(6)目前对经络实质的假说大体上有以下三种观点:①经络是以神经系统为主要基础,包括血管、淋巴系统等已知结构的人体功能综合调节系统;②经络是独立于神经、血管、淋巴系统等已知结构之外(但又与之密切相关)的另一个功能调节系统;③经络可能是既包括已知结构,也包括未知结构的综合功能调节系统。围绕经络实质提出了多种假说,这些假说可能都反映了经络实质的某一侧面,但都还不能对经络现象和针灸作用的种种规律做出十分圆满的解释。

2. 学习方法

本章要结合经络腧穴的临床应用重点理解穴位针感的形成与传导,穴位功能的特征。在经穴 - 脏腑相关的学习中则需以神经生理学知识为基础,重点理解其神经机制。在经络的学习时也应以临床为出发点,加深对经络现象及其机制的理解。

(佘延芬 陈采益 王欣君)

复习思考题

1. 根据所学知识谈一谈你对穴位组织结构的认识。
2. 根据穴位的功能特点谈一下你对穴位动态变化的认识。
3. 什么是经穴 - 脏腑相关?试论述之。
4. 经穴脏腑相关的机制有哪些?如何与针灸临床相联系?
5. 什么是循经感传现象?列举循经感传现象的 5 个特征和 3 个影响因素。
6. 经络现象的电学特征有哪些?有何临床实际应用?
7. 经络实质的假说主要有哪些观点?

◇◇◇ 第二章 ◇◇◇

针灸作用技术

📝 学习目标

通过学习本章节,明确不同针灸作用技术的刺激参数,明了不同针灸作用技术的效应差异,知悉不同针灸作用技术的作用原理,为理解针灸作用技术原理、指导临床应用奠定基础。

针灸作用技术是指针灸临床使用的各种治疗或刺激技术。现代针灸临床治疗手段十分丰富,除传统的针法、灸法之外,还包括脉冲电针、激光针灸等多种新兴技术。针法、灸法均属于物理刺激疗法的范畴,对其刺激参数及效应特征的研究,又称为针法、灸法的量学研究。针法、灸法量学研究不仅可以为针灸作用原理的解释提供线索,而且可促进针灸临床的标准化、规范化,是针灸科研的重要内容。本章将主要通过毫针、艾灸和脉冲电针来阐释针灸作用技术的刺激参数及作用特点。

第一节 毫 针

PPT 课件

毫针手法有广义和狭义之分。广义是指针刺操作的全部施术方法,包括进针、行针、留针、出针等;狭义是指毫针进针后到出针前的行针手法。本节所讲为狭义之毫针手法。

一、毫针手法参数

毫针基本手法是提插、捻转。提插、捻转及它们的不同组合形成各种单、复式针刺补泻手法。对提插、捻转手法参数的研究是毫针手法参数研究的基础和重点。根据研究手段的不同,毫针手法参数可分为离体手法参数及在体手法参数两类。

(一) 离体手法参数研究

离体手法参数研究采用针刺手法信息分析系统,将针刺手法的运动信号转换为电信号,并经数模转换进行数字化处理,通过计算机显示和记录不同针灸临床医生或教师的提插、捻转等手法参数,进行归纳整理,得到客观的针刺手法波形图(图 2-1),并以波幅、周期、频率等参数值分析各种手法特征。

1. 波幅(s) 在提插手法中表示提插的幅度(即位移),在捻转手法中则表示捻针的角度(即力矩)。

2. 周期(t) 表示单次针刺手法所持续的时间。

3. 频率(f) 表示单位时间内完成针刺手法(提插或捻转)的次数。

4. 时相 包括上升段 t_1、下降段 t_2、平台段 t_3、平台段 t_4 四个时相。上升段 t_1 在提插手法中是指提针持续的时间,在捻转手法中是指左捻转持续的时间;下降段 t_2 在提插手法中表示插针所持续的时间,在捻转手法中表示右捻转的时间;平台段 t_3 表示提与插(或左捻与右捻)的转换时间;平台段 t_4 表示两次手法之间的间隔时间。

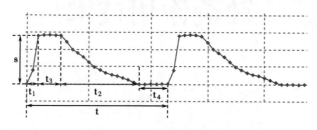

图 2-1　针刺手法波形图

t_1:上升段时间;t_2:下降段时间;t_3:平台段时间;t_4:平台段时间;s:波幅;t:周期

不同针刺手法刺激参数特征如下:

1. 提插补泻　《灵枢·小针解》:"徐而疾则实者,言徐内而疾出也。疾而徐则虚者,言疾内而徐出也。"模拟该手法得到的波形图和数据图(图 2-2)显示:插针速度快、提针速度慢的为补法($t_1>t_2$),提针速度快、插针速度慢的为泻法($t_1<t_2$),补、泻手法的主波正好相反。从以上过程可以看出,急提慢按和慢提紧按最终表现在提插的速度变化上,而提针和插针的不同速度变化组合产生补和泻的结果。

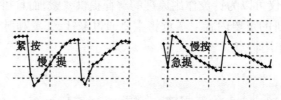

图 2-2　《医学入门》提插补(左图)泻(右图)手法模拟波形图

2. 捻转补泻　根据明代杨继洲《针灸大成》记载:"补针左转大指努出,泻针右转大指收入。"通过对该手法模拟得到的波形图和数据(图 2-3)显示其补泻特征:捻转补法操作方法是以拇指向左捻为主,在波形图上的反映为主波向上,左捻持续时间明显小于右捻时间,即 $t_1<t_2$;捻转泻法的操作方法是以拇指右捻为主,在波形图上的反映为主波向下,右捻持续时间明显小于左捻时间,即 $t_1>t_2$。

3. 平补平泻　《刺法灸法学》记载,平补平泻法的操作要点:"针刺一定深度得气后,缓慢均匀地提插、捻转即可出针。"该手法波形图和数据(图 2-4)显示特点是上升段和下降段的时间相似,即 $t_1≈t_2$,提示提针和插针、左捻和右捻的速度相似,即均匀操作。

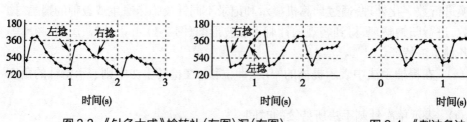

图 2-3　《针灸大成》捻转补(左图)泻(右图)　　图 2-4　《刺法灸法学》提插平补
　　　　　手法模拟波形　　　　　　　　　　　　　　平泻模拟波形

知识链接

关于捻转补泻的不同观点

20 世纪 80 年代学者根据刺激量来决定补泻,刺激量大为泻法,刺激量小为补法。以"刺激量大、抑制机体亢进功能为泻法,刺激量小、兴奋机体低下功能为补法"为理论依据,认为捻转作用力重、角度大、频率快、时间长为泻法,反之为补法;到 20 世纪 90 年代,学者认应以捻转角度和刺激轻重来区分补泻。21 世纪初,有学者提出了反对意见,认为刺激量大小与捻转补泻无对应关系,刺激量大可能为补,也可能为泻,刺激量小可能为泻,也可能为补。同时有学者对捻转角度、频率与补泻的关系做了定量描述,提出捻转角度为 1/2 转(180°)、捻转频率 130 次 /min 以上为补法;捻转角度为 1 转(360°)以上、捻转频率 50~60 次 /min 为泻。这种观点认为捻转补泻与捻转方向、捻转频率和捻转角度有直接关系。有学者结合传统捻转补泻手法和捻转角度、频率提出,大指向前左转时用力重、角度大、速度快为补法,食指向前右转时用力重、角度大、速度快为泻法。

(二) 在体手法参数研究

应用安装在针灸针体上的力和力矩微型传感器系统(图 2-5)测量针刺过程中针体上的受力数值和波形,从而初步实现了在针刺过程中对针体上作用力的定量和客观化的实时监测(图 2-6、图 2-7)。研究发现,同一施针者采用不同手法或同一手法运针时针体上的力有显著性差异,而不同施针者采用同一针法运针时针体上的力几乎没有大的差异。

不同毫针手法的力学波形特征如下:

1. 提插补法的周期波形下降的速度要低于上升的速度,即"插"的过程要比"提"的过程剧烈;通过比较"插"达到的极高点和"提"达到的极低点与基线的距离,得出插的幅度要大于提的幅度的结论,这与提插补法中"重插轻提"的描述是完全吻合的(图 2-8)。

2. 提插泻法的周期波形下降的速度要高于上升的

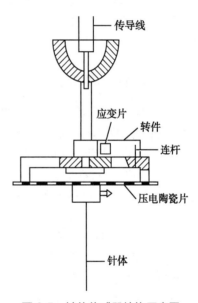

图 2-5　针体传感器结构示意图

速度,即"提"的过程要比"插"的过程剧烈;同样将"插"达到的极高点和"提"达到的极低点与基线比较,可知插的幅度要小于提的幅度,这与提插泻法中"轻插重提"的描述是完全吻合的(图 2-9)。

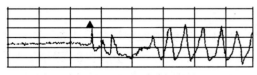

图 2-6　在人体上施均匀提插手法时
针体垂直力波形图

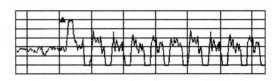

图 2-7　在人体上施均匀捻转手法的
针体扭转力矩波形图

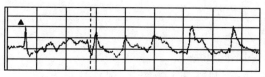

图 2-8 在人体上施提插补法时针体
垂直力波形图

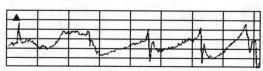

图 2-9 在人体上施提插泻法时针体
垂直力波形图

3. 捻转补法的周期波形其下降的速度要低于上升的速度,即"左转"的过程要比"右转"的过程剧烈;另外,将左转达到的极高点和右转过程中达到的极低点与基线比较,可知左转的幅度要大于右转的幅度,这与捻转补法中"左转为主"的描述是完全吻合的(图 2-10)。

4. 捻转泻法的周期波形其下降的速度要大于上升的速度,即"右转"的过程要比"左转"的过程剧烈;另外,将左转达到的极高点和右转过程中达到的极低点与基线比较,可知右转的幅度要大于左转的幅度,这与捻转泻法中"右转为主"的描述是完全吻合的(图 2-11)。

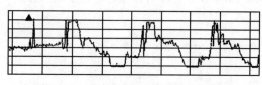

图 2-10 在人体上施捻转补法时针体扭
转力矩波形图

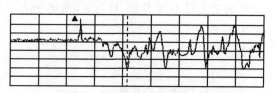

图 2-11 在人体上施捻转泻法时针体扭
转力矩波形图

二、毫针不同手法的作用特点

毫针不同手法不仅具有不同的作用参数,在作用效应上也存在一定的差异,有的表现为量的不同,有的则表现为质的差别,形成了不同的作用特点。

(一)毫针不同手法的作用效应

1. 对局部血流灌注量的影响 各种针刺方法均可提高穴位皮肤血流灌注量,对穴位皮肤血流灌注量的提升效果最为明显的是针刺补法,其次为针刺泻法,再次为平补平泻针刺法,只针刺不施行手法对穴位皮肤血流灌注量提升效果最小。

2. 对局部皮肤温度的影响 针刺补法可以使皮肤温度提高而针刺泻法则可以使皮肤温度降低,平补平泻针法同样可使皮肤温度降低但幅度小于针刺泻法,而不施行手法的单纯针刺则对皮肤温度无明显影响。

3. 对局部氧分压的影响 在合谷穴先施行针刺补法 1 分钟后,连续观察 20 分钟,可见曲池穴氧分压逐渐增加;随后在合谷穴施行针刺泻法 1 分钟,连续观察 20 分钟,则见曲池穴氧分压逐渐降低。

4. 对局部皮肤下电阻的影响 观察针刺补法、针刺泻法和留针法对针刺过程中经穴皮肤下电阻抗值(即针刺穴位下一定深度,在解剖层次上的电阻抗值)的影响,发现三种不同针刺手法均可以显著降低经穴皮肤下电阻抗值,而行针刺泻法过程中经穴皮肤下电阻抗显著高于行针刺补法,行针刺补法显著高于留针法。

5. 对局部肌电的影响 对比提插法、捻转法、烧山火、透天凉四种针刺手法在不同针刺时间段对穴位附近区域表面肌电信号的影响,发现四种手法在行针 2 分钟内的表面肌电图积分肌电(IEMG)值显著高于其他时间段;不同针刺手法对 IEMG 值存在不同的影响,且行针刺激均能有效提高 IEMG 值,相较于单纯提插法及轻插重提法,烧山火的重插轻提手法更能有效地提高静止肌张力。

（二）毫针不同手法作用差异机制

关于针刺补泻效应机制，当前尚未能总结出具有规律性的结论，甚至关于针刺手法补泻与针刺效应之间的关系也还存在一定争议。持肯定观点的学者认为，针刺补泻效应差异是由于针刺手法之间的差异造成的；而持否定观点的学者则提出，针刺的补泻并非通过手法操作来实现，而主要与机体状态有关。除了补泻效应差异之外，对常用针刺手法的作用差异的机制也开展了一些研究。

1. 不同针法对皮肤感受器的距离性影响不同　应用分离神经纤维细束和电生理技术，鉴别家兔股后侧皮神经小腿分布区内的皮肤感受器。对每个单位取 8 个针刺点，以感受野为 0 点，感受野边缘外 2、5、10、15、20、25 和 30mm 各定一个点分别进行不同针术处理，观察单位放电反应。研究发现，不仅针刺感受野可引起兴奋放电，而且于感受野外一定距离之内针刺亦可出现放电反应，不同术式针刺对不同类别感受器的这种距离性影响互有出入。针刺距离性高敏感受器（有髓低阈单位）有 6 类：绒毛、触觉 Ⅱ 型、潘氏小体感受器（对针刺的距离性影响最敏感）；剑毛、触觉 Ⅰ 型、场感受器（对针刺的距离性影响次之）。针刺距离性低敏感受器有 3 类：有髓高阈、无髓低阈、高阈感受器（敏感性最低）。不同针术对高敏感受器的距离性影响的关系：捻转 > 提插、摇针、弹针、刮针。例如：在 0 点外 25mm 与 30mm 处捻针有 50% 以上的反应率，而另外四种针术则需近移至 15mm 处才可产生相似效应。不同针术对低敏感受器的距离性影响的关系：捻转 > 提插、摇针、弹针 > 刮针。例如：引起 50% 反应率的距离，捻转为 5mm，提插、摇针、弹针的距离均小于 2mm，而刮针即使在感受野内行针也只有 64% 的机会有反应。

2. 不同针法诱发皮神经和肌神经中传入冲动纤维类别不同　运用提插、捻转、摇、刮、弹、叩等针法刺激家兔"合阳"或"承筋"穴，以股后侧皮神经为标本，采用阳极阻滞和逆向碰撞两种方法观察神经纤维放电。结果表明诸类针法均可兴奋 Aα、Aβ、Aδ 纤维。叩针和捻转针法能引起 C 类纤维活动。提插和弹针只有部分机会能使 C 类纤维产生诱发冲动。摇针和刮针时 C 类纤维不参与或偶尔参与针刺信息传导；对腓肠肌神经传入神经纤维放电分析结果表明，捻转通常可引起 Ⅰ、Ⅱ、Ⅲ、Ⅳ 四类纤维兴奋。提插和摇刺可以同时兴奋四类纤维的机会约占实验次数的 1/2，刮针，弹针和叩针往往仅有 Ⅰ、Ⅱ、Ⅲ 类纤维参与针刺信息传导。

3. 不同针法诱发穴位感受器兴奋发放的编码信息不同　观察内膝眼穴慢适应感受器（持续压迫感受器或不同感受野放电反应可有规律地持续 10 秒以上，SAR）和时相型感受器（对压迫的反应变化较快，一般只持续数秒钟，PR）对提插捻转、单纯提插、单纯捻转 3 种不同手法的反应形式发现，提插捻转时 SAR 的发放频度高峰主要在 16、15、8、9，频度谱呈多峰型，PR 高峰在 1.2；单纯提插时，SAR 高峰在 4、5、14，频度谱呈双峰型，PR 高峰在 1.0；单纯捻转的 SAR 高峰在 0、1、2，与单纯提插比较高峰明显右移，PR 高峰则突出于 0。穴位同一感受器或不同感受器对不同针法发放的频度谱表明，不同的针法有不同的编码信息传入到中枢神经系统。

4. 不同针刺手法对交感神经紧张度的影响不同　针刺补法可使交感神经紧张度降低、管径增大、血流量增加、血流速度加快，从而使体表温度升高；而泻法则效果相反。针刺还可使一些能控制血管收缩与舒张状态的代谢物质含量发生改变，从而达到调节皮肤温度的作用。而针刺引起的温度变化的机制是否涉及感觉传入系统、体温调节中枢及中枢发热介质、中枢解热介质的活动，仍需进一步研究。

三、毫针作用特点与作用机制

毫针手法属于机械刺激，因此，从现代科学的角度来看，毫针属于物理刺激疗法的范畴。

与现代各种理疗不同的是,毫针针法的操作工具非常简单,其治疗的关键在于操作手法的控制。不同操作手法有不同的刺激参数,不同操作手法及其不同组合产生不同的机体效应及疗效。

目前,已基本明确毫针作用途径。毫针刺入穴位后,通过一定的针刺手法使穴位感受器达到一定阈值,从而产生传入冲动,在脊髓内换元后其二级冲动主要经脊髓丘脑前束和脊髓丘脑侧束向高位中枢传递。此外,进入脊髓后角的针刺信号还可对前角或侧角神经元发生影响而发动躯体 - 内脏反射或躯体 - 躯体反射,经交感纤维或 γ- 传出纤维分别对相同或相邻节段区域内的痛反应和内脏活动进行调控。针刺信息经脊髓上行入脑后,经过丘脑换神经元上行到大脑皮质后才能最后形成针感,经中枢整合调制后,通过传出途径对脏腑器官的活动和痛反应进行调控。已有实验证明,针刺效应的外周传出途径与神经反射性通路和神经 - 体液途径有关(详见第一章)。

知识链接

针刺手法量学

20 世纪 70 年代,针刺手法量学理论由天津中医学院石学敏院士率先提出,明确了针刺作用力方向、大小、施术时间及两次针刺间隔时间为针刺手法量学的四大要素。在捻转手法四大要素量学规范研究中确认:①作用力方向:以任督二脉为正中线,机体左侧顺时针;右侧逆时针捻转用力为补法,反之,机体左侧逆时针;右侧顺时针捻转用力为泻法。②作用力大小:小幅度(捻转幅度 <90°)、高频率(120~160 次 /min)为补法;大幅度(捻转幅度 <180°),低频率(40~60 次 /min)为泻法。③持续施术时间:捻转手法持续施术时间 1~3 分钟为最佳参数。④两次针刺间隔时间:针刺治疗作用一般在机体内存留 6~8 小时后开始衰减,24~48 小时基本恢复到针前水平。

02章02节PPT

PPT 课件

第二节 艾 灸

艾灸疗法的主要材料为艾绒,艾绒由艾叶制作而成。艾绒燃烧产生的温热刺激是艾灸获得疗效的主要因素。艾灸产生的红外光辐射,可直接穿透穴位皮肤等组织,产生一定的生物学效应,对艾灸热传递也十分关键。

一、艾灸材料

(一) 艾叶成分

艾叶的主要有效成分是挥发油类物质,其主要提取方法有水蒸气蒸馏法、超临界 CO_2 萃取法和石油醚提取法。目前已鉴定出的挥发油成分有 40 余种,以小分子萜类化合物为主,此外还有脂肪族类化合物和小分子芳香族化合物。除了挥发油之外,艾叶中还含有多种微量元素,如锶(Sr)、铬(Cr)、钴(Co)、镍(Ni)、锰(Mn)、铜(Cu)、锌(Zn)、铁(Fe)、钠(Na)、钾(K)、钙(Ca)、镁(Mg)等。

(二) 艾叶燃烧热值

物质的燃烧热值又称发热量,是指单位质量(或体积)的燃料完全燃烧时所放出的热量。

艾灸所用的艾绒来源很广,除湖北蕲春的艾叶(蕲艾)之外,五叶艾、野艾蒿、北艾、魁蒿等在不同地区也常以艾叶的名称入药。艾叶、五叶艾、野艾蒿、北艾的燃烧热值较为接近,其值均在 18 000 J/g 左右,魁蒿的燃烧热值稍小,但与燃烧热值最高的野艾蒿的差别也不过 10% 左右。除产地、来源不同导致的艾叶燃烧热值差异之外,艾叶的保存时间及保存方法的不同也将导致其热值的变化。

（三）艾叶燃烧产物

由艾条燃烧产生的艾烟具有复杂成分,色 - 质谱联用分析结果显示,艾烟中除了含有 CO 和 CO_2 外,还含有 20 种挥发性成分,如有萘、乙醇、丁酰胺、醋酸、环己烯、季酮酸等。同艾叶燃烧前所含的有机成分对比,燃烧后的艾叶成分几乎全部破坏,尤其是挥发油。分析结果显示,燃烧每 1g 艾条可产生挥发油 0.022g、重组分 0.29g、灰渣 0.091g。

艾条燃烧后的相对烟气生成率为 126.42%,绝对烟气生成率为 146.17%；相对含灰量为 11.77%,绝对含灰量为 13.95%。有日本学者将艾和艾燃烧产物分别用甲醇提取,发现提取物有清除自由基和过氧化脂质的作用,而且艾燃烧产物的作用较强。另外,对艾烟的安全性研究表明,艾烟对大鼠的半数致死浓度 LC50=11 117mg/m^2,平均致死浓度 95% 可信区间 SLC50=(11 117 ± 735)mg/m^2,最大耐受量 MD=6 584/m^3,位于 WHO 毒性分级标准微毒范围。

二、艾灸温度特征

艾绒燃烧时的焰心温度超过 800℃,供氧充足时其温度特征相对简单、稳定。艾灸通过穴位起作用。受施灸方法、施灸参数影响,艾灸时穴位的温度变化较为复杂、多变。本文的艾灸温度特征是指艾灸时穴位的温度变化过程,也称艾灸温度曲线。

（一）直接灸与隔物灸温度曲线

在艾炷燃尽的情况下:①在皮肤表面,温度曲线呈现图 2-12 所示,直接灸的温度曲线呈速升速降型,峰值温度高；隔物灸温度曲线呈缓升缓降型,温度幅值低,这是由于所隔物品将热量吸收散发所致。隔蒜灸、隔盐灸、隔姜灸、隔附子饼灸都有类似特点的温度曲线。②肌肉浅层,直接灸和隔物灸的温度曲线呈现图 2-13 所示,在肌肉浅层,直接灸的温度也明显高于隔物灸。

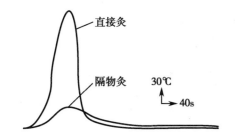

图 2-12　直接灸与隔物灸皮肤表层温度曲线

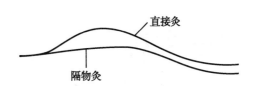

图 2-13　直接灸与隔物灸肌肉浅层温度曲线

（二）不同隔物灸温度曲线

隔盐灸与隔附子饼灸、隔姜灸的温度曲线有明显差异。在相同体积隔物灸中,以隔盐灸峰值温度最高,隔附子饼灸次之,隔姜灸峰值温度最低。隔盐灸升温速度最快、恢复时间也最短。隔附子饼灸和隔姜灸的升温时间和恢复时间基本接近。一般传热快的恢复也快,传热慢恢复也慢,这与间隔物本身的传热性能有关(图 2-14)。临床常用的隔附子饼灸、隔生姜灸与临床基本不用的隔黄芩饼灸温度曲线差别更大。隔黄芩饼灸温度 - 时间曲线的上升段比隔附子、生姜灸陡峭。三种隔物灸温度上升的速度快慢依次为隔黄芩饼灸 > 隔生姜灸

> 隔附子饼灸。隔附子饼灸、隔生姜灸、隔黄芩饼灸温度最大值分别约为(57.20±6.15)℃、(57.03±3.61)℃和(79.53±1.87)℃。隔黄芩饼灸温度最大值显著大于隔附子饼灸和隔生姜灸。隔附子饼灸、隔生姜灸、隔黄芩饼灸温度最大值出现时间分别为(15.33±0.58)分钟、(12.33±0.58)分钟和(13.00±1.00)分钟,隔附子饼灸温度最大值出现时间明显晚于隔生姜灸和隔黄芩饼灸(图2-15)。

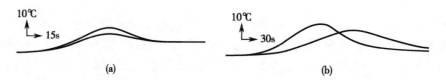

图2-14 隔盐灸与隔附子饼灸与隔姜灸的温度曲线比较

(a)上线:隔附子饼灸,下线:隔姜灸;(b)上线:隔盐灸,下线:隔姜灸

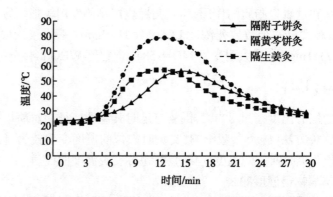

图2-15 隔附子饼灸、隔黄芩饼灸、隔生姜灸温度曲线比较

(三) 不同参数温和灸温度曲线比较

不同粗细的艾条温和灸的温度曲线有很大差别。艾条越细,温度曲线的升温速度越慢,升温幅值越小,最高温越低;艾条越粗,温度曲线升温速度越快,升温幅值越大,最高温越高(图2-16)。不同施灸距离对温度曲线的影响也很大。施灸距离越近,温度曲线升温速度越快,升温幅值越大,最高温越高;反之,施灸距离越远时,温度曲线升温速度越慢,升温幅值越小,最高温越低(图2-17)。

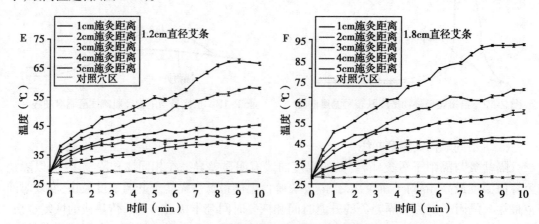

图2-16 不同粗细艾条温和灸温度曲线

(刘磊,王敏君,吴立斌,等.不同艾条直径和施灸距离对大鼠穴区皮肤表面温度的影响[J].针刺研究,2020,45(5):396-401.)

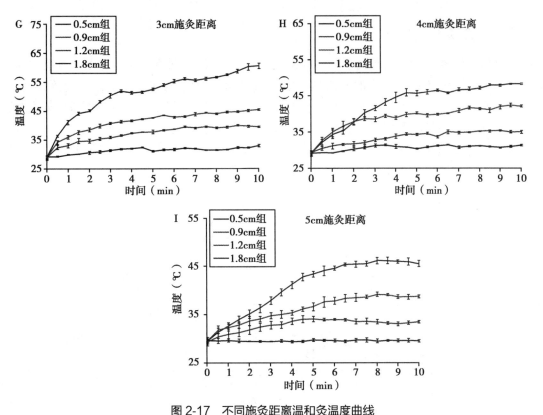

图 2-17 不同施灸距离温和灸温度曲线

（刘磊，王敏君，吴立斌，等．不同艾条直径和施灸距离对大鼠穴区皮肤
表面温度的影响［J］．针刺研究，2020，45（5）：396-401．）

（四）松紧不同的艾炷灸温度曲线

艾炷的松紧程度对燃烧温度的影响很大。相同体积、不同松紧程度的艾炷燃烧时产生的温度曲线完全不同。松艾炷燃烧时，潜伏期短，峰值温度低，持续时间短；而紧艾炷燃烧时的潜伏期长，峰值温度高，持续时间也长（图 2-18）。

（五）多壮直接灸和多壮隔物灸的皮肤温度曲线

在连续多壮灸中，当温度达到受灸者感觉疼痛时换炷再灸，温度曲线所呈现的特点如图 2-19 所示。直接灸和隔物灸的皮下温度曲线均呈现节律性波动。但直接灸温度曲线的波峰与波谷温差较大，连续施灸时温度幅值稍有升高；隔物灸波峰与波谷温差较小，连续施灸时峰值温度逐渐升高较多，波峰的时间间隔也较直接灸长。温度幅值升高是人体对温度逐渐耐受的结果。

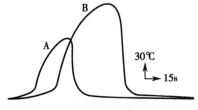

图 2-18 松紧不同的艾炷灸温度曲线
A：松艾炷；B：紧艾炷（注：高度一致，
松艾炷重量为紧艾炷的一半）

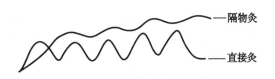

**图 2-19 多壮连续直接灸和隔物灸的
皮肤温度曲线**

三、艾灸光谱特征

物体的红外辐射光谱取决于物体的温度及化学组成,不同灸法的辐射光谱有很大的差异。艾绒(艾条)燃烧时产生的光谱是以中、远红外辐射为主的连续光谱,其辐射峰的波长(特征波长)取决于艾灸温度的高低。经过附子饼、生姜或大蒜等药物的间隔之后,艾灸的红外光谱发生了明显的改变。温和灸的特征波长约为 3.5μm,而临床常用的隔附子饼灸与隔姜灸辐射光谱的理论峰值在 9.5μm 附近,实验测得的红外光谱,其辐射峰则为 10μm 左右。隔物灸的辐射光谱形态与温和灸也有较大差别(图 2-20)。

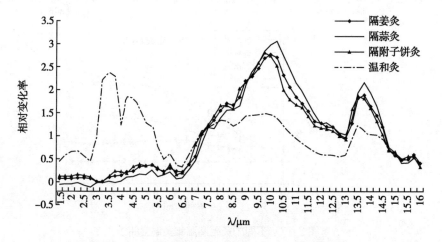

图 2-20　传统隔物灸与艾条温和灸红外辐射光谱

艾灸产生的近红外光谱具有较强的穿透性,穿透穴位组织后可产生一系列的光化反应。但由于此部分光谱占比很低,其在艾灸疗效中所起的作用还有待进一步实验验证。艾灸产生的中、远红外光谱多被穴位组织中的水分所吸收,穿透性差而热效应强。

四、艾灸刺激参数

温热刺激是艾灸获得疗效的关键因素,因此本文主要探讨艾灸的温热刺激参数,主要涉及温度的幅值、温度升降速度、温热刺激作用面积、艾灸壮数、每壮持续时间和间隔时间等。

(一)温度幅值

温度幅值指艾灸部位表面的最高温度。不同灸法的温度幅值不同:①直接灸:a. 无瘢痕灸由于人体被灸痛,至不可忍受时就要撤离燃烧的艾炷,不使局部烧伤,故温度在 45~52℃,皮肤不起疱。b. 瘢痕灸时艾炷将在皮肤上燃烧尽,皮肤被烧焦,温度可达 180℃左右。②隔物灸:a. 艾炷不燃尽,至不能忍受即撤离,温度在 45~55℃,部分穴位可能起疱。b. 艾炷燃尽,由于隔物不同,皮肤温度可达 60~90℃,灸后起水疱。有研究不同灸法温度幅值对比发现,直接灸＞隔盐灸＞隔附子饼灸＞隔姜或隔蒜灸。明确温度幅值,我们可以根据不同人对温度敏感性不同选择艾灸的方法和间隔物质。

不同灸法的温度幅值不同却都能取得临床疗效,其机制可能在于不同的灸法产生的刺激量不同,兴奋的感受器不同,产生神经冲动强弱、频率不同,从而产生不同的效应。研究认为温度感受器是由它们的代谢率的变化所刺激的,温度每改变 1.0℃,可使细胞内化学反应速率的改变提高约 2.3 倍。也就是说,温度的感受不是由直接的物理刺激引起的,而可能是由受温度影响的化学性刺激作用于末梢所引起的。

🔍 **知识链接**

温度感受器

　　人体感受不同的温度等级,至少是通过三种不同类型的感觉末梢器官:冷感受器、温感受器和痛感受器来鉴别的,这三种不同类型神经纤维(冷觉、温觉、痛觉纤维)对不同温度反应是不同的。对每个人来说,不同类型末梢相对刺激程度可确定不同等级的温度觉。例如:在20℃时只有冷觉感受器(克劳泽终球)受到刺激,在40℃时只有温觉感受器(鲁菲尼小体)受到刺激,而在33℃时冷觉和温觉末梢均受到刺激,在50℃时痛觉感受器(鲁菲尼小体)受到刺激(图2-21)。但个体间温度幅值存在一定的差异。温度45℃是人们开始感受到疼痛的平均临界值,也是组织开始被热损伤的温度,若持续时间过长,即可造成组织损伤。因此,热引起的疼痛与其损伤组织的程度密切相关。

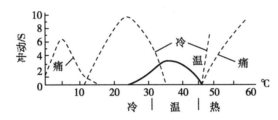

图2-21　不同温度时冷感受器、温感受器和痛感受器的冲动发放频率

(二) 温度升降速度

　　温度升降速度指艾灸部位表面温度变化的速率。速率的快慢与艾灸方法、艾灸补泻、艾炷松紧与更换间隔时间等因素相关。直接灸为速升速降型,间接灸为缓升缓降型。在艾灸过程中,施以补法(毋吹其火)则温度升降速度慢,施以泻法(疾吹其火)则温度升降速度快。就艾炷灸而言,如果艾炷紧实、更换速度快,温度升降速度就快,反之则慢。就间隔药物而言,传热速度较快的药物升温速度较快,如隔盐灸 > 隔生姜灸 > 隔附子饼灸。

　　温度感受器不仅对变温幅度起反应,也能感受变温速度。对某一恒定的温度刺激而言,温度感受器的适应速度是很快的。从这个角度讲,间接灸比直接灸更易导致温度感受器的适应;而隔物灸中升温速度较慢的隔附子饼灸也更容易导致温度感受器的适应。

(三) 温热刺激作用面积

　　温度刺激作用面积与温度感觉的空间总和有关。单位面积内一般温度感受器的个数是一定的,如动物前肢体表每平方厘米平均有冷点 13~15 个、温点 1~2 个,面积越大参加的温度感受器越多,冲动的强度可以叠加,体察温度变化的能力越强,反应也就越强。人体整个体表去体察温度,0.01℃的变化就可被感知(冬天在室内,门被打开,冷觉可立即被感知);1cm² 体表皮肤体察,1℃的变化也不易被感知(用一个指头去感知发烧的患者体温,不易体查,需用整个手去摸,才好区别),相差上百倍。艾炷灸的作用面积与施灸时艾炷的大小、隔物的大小和同时灸部位的多少有关。

(四) 壮数

　　艾灸的壮数不同,其所兴奋的皮肤感受器也可不完全相同。哺乳类皮肤上有两类主要的、高阈的、被认为是接受伤害性刺激的传入单位,即高阈机械感受单位(具有数个分散点组成的感受野和小的有髓或无髓轴突)和多型性伤害性感受单位(具有小带状感受野及无髓轴突)。多型性伤害性感受单位在针刺或加热到伤害性水平时易于激动,而高阈机械感受单位只有 11% 为第一次短时加热至 50~55℃时所激发，其余在出现反应前需 2~6 次的加热。也就是说，高阈机械感受单位常由于重复热刺激而变得敏感，并可能在连续灸疗过程中发挥作用。

用电镜观察施灸后的皮肤组织发现，施灸点周围 4~5mm 范围包绕着珊瑚树状的非常发达的血管网，但灸点处血管网的形成较其周围减弱，呈火山口状稍稍凹陷，用荧光显微镜可检出热力所达组织，随壮数增加，皮肤表面呈同心圆状扩大，荧光的横断面也在增大，透达组织更深，且能观察到分布在真皮及皮下组织的儿茶酚胺阳性神经纤维，且与 P 物质共存。

（五）时间

艾灸中的时间因素主要是指艾条灸时每次施灸持续时间及艾炷灸时每壮持续时间和间隔时间。每壮持续时间与每壮温度升降速度有一定关系，而每壮间隔时间则与整个温度刺激的梯度有关，因而也是应予以考虑的刺激参数之一。每壮间隔时间，决定整个艾炷灸过程中温度曲线的波形。主要表现为温度上升、下降的梯度及两次高峰温度间隔的时间。

观察施灸部位不同施灸时间的小鼠皮肤及肌层组织变化情况，可发现直接灸后施灸部位的中心和周围皮肤组织结构形态变化各异、各时间段的变化不同、血管扩张和细胞浸润的部位和出现时间也不同，直接灸的艾绒量直接影响施灸后真皮微原纤维的粗细，提示施术者应把握好刺激量。

五、艾灸作用特点与作用机制

（一）温热刺激作用

艾灸对局部组织的刺激，主要为一种温热性刺激。在施灸的过程中，患者首先感到的是热，随着施灸时间的延长，热量的积聚，热感才会逐步发展为灼痛感（实际操作中灸以患者局部产生温热感而无灼痛感为宜）。因此，灸热刺激与烫伤引起的过度热刺激不同，是通过温热刺激引起生理性炎症反应，具有维持机体稳态的功能。在灸法的温热刺激下，调整了施灸局部表皮及真皮下的温度和血浆渗透压，使局部血液循环加快。持续施灸能激活多种酶的活性，使血液中白细胞、淋巴细胞、血红蛋白量增加并长期维持，且能增强免疫功能。

知识链接

热休克蛋白、瞬时受体电位

近年，对艾灸温度刺激感受机制的分子水平研究较多关注于热休克蛋白（heat shock proteins，HSP）和瞬时感受器电位（transient receptor potential，TRP）。

HSP 是指细胞在应激原特别是环境高温诱导下所生成的一组功能性相关蛋白质。按照蛋白的大小，热休克蛋白共分为五类，分别为 HSP100、HSP90、HSP70、HSP60 及小分子热休克蛋白 sHSPs。HSP 被认为可能是参与穴位对艾灸温热刺激响应的主要生物分子之一。

TRP 通道蛋白是一类在机体广泛分布的阳离子通道蛋白。TRP 通道的激活受到许多种因素的调节，包括渗透压、pH 值、机械力，以及一些内、外源性配体和细胞内信号分子，参与生物体内感觉信息传递如温度觉、视觉、痛觉和触觉等，调节胞内 Ca^{2+} 平衡等多种重要的生理功能。研究发现 TRP 蛋白是哺乳类动物躯体感觉系统感受温度刺激的初级分子换能器。其中 TRPV1、TRPV2、TRPV3、TRPV4 等能感受温热刺激，不同 TRPV 有不同的温度感受阈值。因此，有学者认为，不同灸法的温度感受模式可能与不同 TRPV 感受参与相关。

（二）光辐射刺激作用

艾条灸燃烧时产生的红外线,由于温度较高,其光谱具有波长短、能量强的特点,它的红外辐射强度较穴位辐射强度要高1 000倍左右,其对人体的穿透深度较深,最多可达10mm,可渗透到表皮、结缔组织、血管、神经,或直接渗透到深层组织,并通过毛细血管网传到更广泛的部位,可增强细胞的吞噬功能,改善血液循环,消除肉芽水肿,又可为机体细胞代谢活动、免疫功能提供必要的能量,也能为能量缺乏的病态细胞提供活化能,进一步调整机体的免疫功能和神经功能,从而促进疾病的恢复。

（三）其他作用

直接灸时,艾燃烧的生成物可附着在皮肤上,通过灸热由皮肤处渗透进去,可能会起到某种治疗作用。间接灸时,除了艾的作用外,所隔姜、蒜受热时姜辣素和大蒜素也发挥一定的作用。在灸治过程中,艾烟的挥发性成分弥漫在空气中,对细菌、病毒、真菌也有一定的抑制作用,从而有利于疾病的康复。但是,艾灸后的化学成分刺激如何起效,目前尚未得到更多的研究阐释。

第三节 脉冲电针

PPT 课件

脉冲电针是在针刺得气的基础上,通过毫针在腧穴上接通适宜的脉冲电流以刺激穴位、防治疾病的一种疗法。因为电脉冲可以精确调节刺激量,适应各种不同患者病症的需要,而且可代替手法运针,节省人力,因此脉冲电针作为针灸新技术在临床的应用较为广泛。

一、脉冲电针仪结构及工作原理

脉冲电针仪类型较多,但其基本结构都比较相似,一般由电源、调控电路、主振电路及输出电路等几部分组成。现以常用的脉冲电针仪为例进行说明(图2-22)。

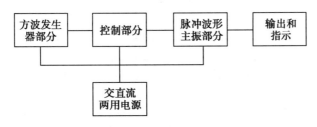

图2-22 脉冲电针仪硬件原理框图

1. 电源部分　由选择开关进行交直流变换,直流电用4~6节电池组成6~9V输出电压;交流电由变压器、晶体二极管、泄放电阻和滤波电容组成整流电路,输出与直流供电一致的输出电压。

2. 发生器部分　由晶体三极管、电阻、电位器和电容组成多谐振荡器,可产生一定频率的非对称双向脉冲波,波的频率由电位器控制。

3. 控制部分　由晶体三极管和电阻组成,将输入的波转成控制间歇振荡器部分的输出波形,当波形选择开关处在不同位置时,可以输出不同的波形。

4. 脉冲波形主振部分　由大功率晶体三极管、变压器、电位器、电阻、电容组成间歇振荡器。当波形选择开关处在连续波的位置时,间歇振荡器输出连续波,调节电位器可改变输出脉冲的频率。

5. 输出和指示部分 由氖灯泡和输出幅度调节电位器组成。

脉冲电针仪主要是通过交流脉冲电工作。脉冲电可在极短时间内出现电压或电流的突然变化,然后恢复常态。根据电压或电流变化的方向是单向或双向,可分为直流脉冲电和交流脉冲电。①直流脉冲电:在直流电的基础上突然发生电量单方向的变化然后恢复常态,或电量为零时突然发生单方向的变化然后恢复为零。因其具有较多的直流成分,不宜用于电针。②交流脉冲电:在电量为零时突然发生电量的变化,方向先指向一端,然后回零,再指向另一端,再回零,完成一个周期。交流脉冲电可以对人体产生刺激,几乎不产热,亦无电解、电泳和极化作用,不会对组织产生损伤,对人体正常的生理功能干预较少,可用于防治疾病。此外,其每一脉冲的波形固定、强度一致,频率可调控,因而便于定量分析各个参数对机体的细微影响。因此,目前所使用的电针仪基本上都是输出交流脉冲电。

二、脉冲电针刺激参数

1. 脉冲波形 脉冲电针仪一般输出的波形多为双向脉冲波(图 2-23)。一个周期可分为三段:①主脉冲:从 0 到最大值,这段时间为脉冲前沿(tg);最大值持续较短一段时间,称峰值时间(tf);然后恢复为 0,为脉冲后沿(th)。②副脉冲:与主脉冲方向相反。③间歇期:从副脉冲结束到第二周期开始的时间。

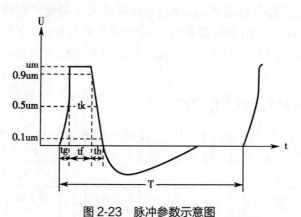

图 2-23 脉冲参数示意图

um:脉冲幅度 tg:脉冲前沿 tk:脉冲宽度

tf:峰值时间 th:脉冲后沿 t:脉冲周期

主脉冲电压较高,持续时间较短;副脉冲电压较低,持续时间较长;两者正负电量相加应该为 0,这样,可消除直流分量的影响,不产生电解、电泳和极化等,仅对穴位产生刺激作用。

2. 脉冲幅度 一般指主脉冲跳变的幅度值,即脉冲电压或电流的最大值与最小值之差,常用电压来表示。在脉冲电针中,脉冲幅度意味着电针的刺激强度。在保证安全的情况下,脉冲幅度越高,刺激强度越大,所能适应的范围越广。

在实际应用中,电针仪的实际输出取决于所接入的两个穴位之间的等效电阻及输出旋钮所处的位置。电针仪上的输出旋钮,只表示了电针仪输出电压即外加于两个穴位之间的电压的大小,而不是作用到人体上的电流大小,因此旋钮位置并不能真正反映实际输出的大小,它仅作为一种相对参考值。人体两个穴位之间的等效电阻约为 1kΩ,一般电针仪在承载 1kΩ 阻抗的情况下输出的主脉冲电压有 50~60V,副脉冲电压有 25~35V,加载在穴位上的电流则为 mA 数量级,能满足绝大多数临床治疗的需要。

知识链接

电针脉冲电流的测量

在电针仪接至人体的导线中串联一个 100Ω 的电阻,电阻的两端各引一导线接至示波器输入端 (图 2-24)。这样在示波器荧光屏上即可显示出电针的脉冲波,测量脉冲的幅度,然后根据欧姆定律即可算出脉冲电流。如脉冲幅度为 0.5V,则其电流为 $0.5V/100\Omega=5mA$。通过脉冲电流的测定,反映了电针仪作用到人体上的实际刺激量,它不受各种外在因素的影响,较之电压有很大的优越性。

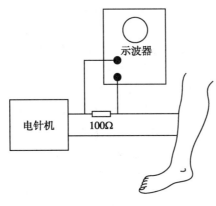

图 2-24　电针脉冲电流的测量

3. 脉冲宽度　脉冲宽度是指主脉冲出现后所持续的时间。由于脉冲顶部和底部宽度往往不一致,所以脉冲宽度一般是指 $0.5\mu s$ 处的宽度,脉冲宽度常以 ms 表示。脉冲宽度越宽,意味着脉冲电针给人体的刺激量越大。一般情况下,电针仪输出的脉冲宽度约在 0.3ms,不能随意调整。

4. 脉冲频率　脉冲频率是指每秒钟内脉冲的个数,用符号 f 表示,其单位为赫兹(Hz)。频率的倒数或相邻两个脉冲之间的间隔称为脉冲周期,用符号 T 表示。例如,如果每秒出现10 个脉冲,即两个脉冲之间相邻 100ms,则脉冲重复频率就是 10Hz,脉冲周期就是 100ms。

电针仪输出的频率范围一般不大于 1 000Hz,在医用低频范围之内。通常把低于 15Hz 称为低频电针,16~1 000Hz 称为高频电针。电针不同频率组合可输出不同波形,可对机体产生不同的效应。临床常用的脉冲电针,一般可输出三类频率,即连续波、疏密波和断续波。①连续波:使用时频率固定不变,即每个脉冲的周期相同,频率从 0.1~1 000Hz 连续可调。②疏密波:两种频率交替出现,各持续若干秒,例如 5/30Hz,频率低者称之为疏波,高者称之为密波,可有各种组合。③断续波:脉冲(频率可大可小)时有时无,各持续若干秒。三种波形的示意图如图所示(图 2-25)。

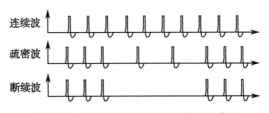

图 2-25　连续波、疏密波和断续波示意图

三、电针刺激参数的效应特点

(一) 不同频率电针可引起释放的神经介质种类不同

电针引起中枢神经肽释放呈频率依赖性,不同频率的电针引起不同种类神经肽的释

放。2Hz电针引起脑啡肽、内啡肽、内吗啡肽及催产素等神经肽释放,100Hz电针引起强啡肽、孤啡肽、胆囊收缩素及血管紧张素等神经肽的释放。例如:①2Hz的电针在大鼠"足三里"穴进行刺激,信号可到达下丘脑弓状核,使腹侧中脑导水管周围灰质释放β-内啡肽,作用于μ型阿片受体,然后再把信息向下传到脊髓,释放脑啡肽,作用于δ型阿片受体引起镇痛。②100Hz的电针传到桥脑臂旁核,再经导水管周围灰质下达脊髓,引起强啡肽释放,作用于κ型阿片受体引起镇痛。③15Hz电针或2Hz和100Hz交替的疏密波电针,可引起这三类阿片肽同时释放,产生协同作用,引起强烈的镇痛作用。④在患者足三里施加2Hz的电针刺激,使腰部脑脊液中脑啡肽类物质含量升高,强啡肽含量不变。100Hz电刺激则使脑脊液中强啡肽含量升高,脑啡肽含量不变。采用2Hz与100Hz交替的疏密波,则可使脑脊液中脑啡肽与强啡肽两者同时升高,并得到强烈的镇痛效果。⑤频率200Hz,采用3V或6V的电针均可使纹状体去甲肾上腺素含量下降;而频率10Hz时,3V或6V的电针均不能使之下降。表明一定频率是引起纹状体去甲肾上腺素含量下降的重要原因。⑥韩济生研究发现,内吗啡肽(EM)抗体可阻碍2Hz电针镇痛的作用,但不影响100Hz电针镇痛,说明低频电针促进EM的释放,而高频电针则无效。⑦万有等利用孤啡肽基因敲除的小鼠为工具,观察内源性孤啡肽在针刺镇痛中的作用,结果显示孤啡肽基因敲除小鼠基础痛阈明显增高,对100Hz电针镇痛反应显著增强,但不影响2Hz电针镇痛。

（二）电针不同频率组合对机体作用的效应不同

1. 连续波　连续波对恢复机体疲劳效果较好,但由于连续波的频率持续不变,机体容易耐受或适应,每次如果较长时间作用于机体,会感觉刺激变小,作用减弱。连续波的低频和高频作用差别表现在:低频可引起肌肉舒缩,产生较强的震颤感,提高肌肉韧带的张力,调节血管的舒缩功能,改善血液循环,促进神经肌肉功能的恢复,对感觉和运动神经的抑制发生较迟,对神经肌肉瘫痪性疾病有良好的效果,常用于治疗痿证,各种肌肉、关节、韧带、肌腱的损伤等。高频(特别是高于500Hz的高频)可以使痛觉神经处于绝对不应期,干扰了痛刺激向中枢的传递,引起较好的局部止痛效果;高频降低神经应激功能,先对感觉神经起抑制作用,接着对运动神经也产生抑制作用,常用于镇静、止痛、针刺麻醉、缓解肌肉和血管痉挛等。

2. 疏密波　疏密波因组织不易出现适应性反应,常被选用。疏密交替出现的电流,能引起肌肉有节奏舒缩,加强血液循环、淋巴循环及离子运转,促进代谢废物从局部运出,消除炎性水肿,调节组织营养,对一些软组织损伤、腰背筋膜劳损及一些神经肌肉麻痹等疾病有一定疗效。常用于疼痛、扭挫伤、关节周围炎、坐骨神经痛、面瘫、肌无力、局部冻伤等。

3. 断续波　断续输出的脉冲电流对人体有强烈的震颤感,特别是密波形成的断续波其动力作用颇强,能提高肌肉组织的兴奋性,对横纹肌有良好的刺激收缩作用,对脑血管意外、乙型脑炎、小儿麻痹症等后遗症和一些周围神经病变引起的肌肉萎缩性疾病,有较好效果,也可用作电体操训练。

（三）不同强度的电针对机体产生不同的效应

目前,临床上电针强度的选择大部分以患者的耐受程度为限,但是实验研究表明,不同强度的电针所产生的效应也不同,临床上也应根据患者的病情科学地选择刺激强度。周杰芳等研究表明不同强度的电针对血压有不同的调节作用,强电针(3.7mA)有兴奋性调整作用,可以使病人血压升高;中强度电针(2.7mA)有抑制性调整作用,使病人血压降低。采用不同强度电针观察其对急性关节炎大鼠的镇痛效果,发现强电针组(5.5mA)和中电针组(3.5mA)的痛阈均有升高,但中电针组的镇痛效果比高强度电针组更优,说明电针止痛所用的强度并非我们平时所认为的在患者能接受的范围内,强度越大,止痛效果越好,对于急性疼痛,中强度电针的镇痛效果优于高强度电针,这种镇痛效果可能与中枢的参与有关。不同电针强度所激活的中枢部位不同。在双侧丘脑中央下核内注射局麻药,明显减弱了强电针对背角伤害感受性神经元反应的抑制效应,而对弱电针的抑制效应无影响;同样的双侧顶盖前区前核局麻可明显减弱弱电针对 C- 反应的抑制效应,但对强电针的抑制效应无明显影响,说明强电针所激活的脑区为丘脑中央下核,而弱电针的止痛效应则由顶盖前区前核参与。景向红团队观察比较不同强度的电针(EA)和经皮穴位电刺激(TEAS)对肌肉炎性痛模型大鼠的镇痛作用,将刺激强度分为激活 A 纤维阈值(Ta)或者激活 C 纤维阈值(Tc),刺激层次采用 TEAS 或电针"梁丘"(达肌肉层)。结果显示 Tc 强度的 TEAS 和 Ta 强度的肌肉层电针梁丘穴均可以减轻肌肉炎性痛模型大鼠疼痛行为和异常肌电发放,说明局部镇痛的效果和穴位局部的层次和神经传入密切相关。

第四节　其他针灸作用技术

PPT 课件

一、经皮穴位电刺激

经皮穴位电刺激疗法(TEAS),是将欧美国家的经皮电神经刺激疗法(TENS)与针灸穴位相结合,经过皮肤将特定的低频脉冲电流输入人体以防治疾病的方法。

（一）作用原理

TEAS 采用断续电流,一般用方波,单向方波是直流电,双向方波为交流电。电刺激有两个主要参数:电压(电流)强度和刺激时间(方波的波宽)。这两个参数存在着近似反比的关系。不同的可兴奋细胞或感受器有不同的强度、时间阈值。对可兴奋细胞而言,到达兴奋阈强度,继续增加刺激强度或波宽,只会增加兴奋范围,不增加兴奋动作电位。对感受器而言,刺激强度和波宽增加会使发生器电位和传入纤维上编码后的兴奋脉冲频率增加。不同的可兴奋细胞、感受器有不同的强度和时间阈值,选择适宜的强度和时间,使之既能达到针灸的疗效,又能避免不必要的感受器或细胞参与兴奋是 TEAS 使用者的研究课题。到目前为止,该点尚缺乏研究与成果。一般来说,痛觉感受器需要较长的刺激时间,所以仪器选择上,较短的波宽可避免产生痛觉。

对于任何感受器,同一形式的刺激,随着刺激时间的延长其兴奋性会下降,这是感受器适应现象。为避免 TEAS 的适应,仪器还设有对输出波的调制,调制形式是改变输出强度、频率和断续输出,选择适当的调制可推迟减轻适应现象。

（二）效应和作用特点

1. TEAS 刺激神经粗纤维,可兴奋脊髓抑制性中间神经元,阻断痛觉传入阀门,有较好的止痛作用。

2. TEAS 可促使神经系统释放吗啡类物质,起到镇痛和其他调节作用。

3. TEAS 可改善局部供血和营养状况,有利于炎症消退,促进水肿吸收,有利于组织修复。

4. TEAS 可强制性促使肌肉收缩,对肌源性、神经性瘫痪有锻炼肌肉、改善肌肉营养(包括信息代谢)、防止肌萎缩等作用。

5. 高频 TEAS 刺激不易产生电击感,但当电流到达一定值时,可产生热效应而起到灸的效果。与传统艾灸比较,由 TEAS 产生的热度可达机体深部。

二、电热针

电热针是以中医针灸理论和刺法中温针、火针("焠刺")方法为基础,结合现代电子技术,通过电热针仪输入电流,使温热感到达组织深部,集针刺、火针、热疗等综合作用于一体以治疗疾病的一种疗法。

（一）工作原理

电热针仪由仪器和热针两部分组成。热针的外观与毫针相似,但是经过特殊手段处理制成。仪器工作原理是,利用一个可调稳压电源,根据治疗需要调节电压和电流的大小,电流通过特制的针具产生热量,使针尖部温度升高,通过热针的反馈,在仪器温度表上显示出热针温度,由仪器调节钮调节电流的强弱,控制热针的温度,保持所需要的恒定温。针温一般控制在 $40\sim200\,^{\circ}\text{C}$,也可达到火针的范围($700\,^{\circ}\text{C}$)。

（二）效应和作用特点

1. 电热针具有针刺、火针、灸疗、电针的综合特点,输入电流后其温热感可透入机体的深部并能传导扩散且不会引起烫伤,随着电流的加大,热度增高,则火针的作用更加突出,且温度更加恒定持久。

2. 针刺感应稳定,热效应时间长,可保持恒定的传导感应,为研究经络感传的定向、定位提供了一种客观观察手段。

3. 电热针通过电能产生热效应,输入电流和温度可以作为刺激量的客观指征。

4. 电热针可以改善局部血液循环,促进炎性物质吸收,电热针具有加强、调节针刺感应的效应,可以提高临床效果。

三、激光穴位照射

激光穴位照射(LAR)是在中医针灸理论基础上,利用低强度激光束进行穴位照射来治疗疾病的一种方法。激光穴位照射又称为激光针灸,根据激光束种类、波长的不同,可分别模拟针刺、艾灸等不同针灸刺激方法。632.8nm 氦氖激光、650nm 半导体激光等的热效应较弱,穿透性较强,主要模拟针刺作用;10.6μm 二氧化碳(CO_2)激光则具有很强的热效应,穿透性很弱,主要模拟艾灸的温热刺激。

（一）工作原理

激光穴位照射仪产生的激光由谐振腔的半反射面的一端辐射出来,既可直接照射穴位,还可以通过光导纤维,随意地将激光引导到体表的任何穴位或通过特制的空心针具导入穴位之内。激光穴位治疗仪一般由 3 个基本部分组成:

1. 激光激发能源　指激发激光工作物质的能源。包括光、电、化学能等激发形式,它是由激光工作物质的性质而选择的,激发能源在特制的激励装置内。

2. 激光工作物质　又称激活介质,指能在两个能级间产生粒子数反转的介质,包括固体、气体、液体、半导体等。不同的激光工作物质产生的激光波长和性能不同。

3. 光学谐振腔　在激光工作物质两端各加上一块相互平行的反射镜即构成光学谐振腔。这是产生激光的重要条件,能起到正反馈、谐振和输出的作用。

（二）效应和作用特点

1. 激光的生物效应

(1)热效应:激光的能量密度高,一定功率的激光可产生热效应。当功率足够大时,数毫秒内即可使组织温度升高到 $200\sim1\,000\,^{\circ}\text{C}$,这种效应会使蛋白变性、凝固,甚至炭化、气化。用于穴位照射的激光针多为数毫瓦的小功率激光,如此小功率的激光对照射局部皮肤的温度影响十分有限;而用于激光灸的 CO_2 激光输出功率在 100mW 左右,加上 CO_2 激光波长为 10.6μm,具有很强的热效应,可迅速引起照射局部温度上升,从而模拟艾灸的热刺激。

(2)机械效应:机械效应是指高功率密度激光,一方面其本身就有光压作用,另一方面使组织发生急剧的热膨胀产生所谓次生冲击波的压力效应。其压强作用是拉长各层细胞,使细胞变得扁平,若压强过大,产生很大机械力,会严重破坏组织。这种现象在较大功率激光作用下方能出现,因此,数毫瓦激光针的机械作用不明显。

(3)光化效应:光化效应是指在光的作用下进行的化学反应。反应速度主要取决于光的强度,而温度的影响则很小,光化效应是某些反应能在生物温度下以相当速率进行的唯一机制。引起光化效应的光谱成分主要是紫外线,可见光次之,红外线最弱。光化效应可影响细胞的通透性,增强组织中酶的活性,进而增强或调节代谢过程。因此,大多认为光化效应是激光对生物机体作用的基础。

(4)电磁效应:激光是在时间上和空间上变化的电磁场。电磁场的效应主要是产生谐波、形成自由基等。谐波可根据激光强度的变化而变化,谐波的效率与激光强度呈特殊的正比关系。小功率激光的能量参数比较接近于活体代谢过程的能量参数。激光的共振作用将使生物等离子体恢复稳定,并使之回到正常能层。也有人认为一定功率密度的激光束的垂直方向伴随着一定强度的交变光频电磁场。这种激光磁场是相干性的,可影响经络穴位点的电磁过程,使失去平衡状态的穴位电磁场参数得到调整,从而起到治疗作用。

(5)刺激作用:用于穴位照射的激光多数是数毫瓦的小功率激光。实验证明,氦氖激光等可刺激真皮层的神经末梢,使神经冲动传递加快,激光作用于中枢神经系统会引起血流动力学的变化。因此,大多数人认为,小功率激光的生物学作用主要是刺激作用,这种刺激作用既是局部的,又是全身的;氦氖激光束又能部分地到达生物组织10~25mm深处。正是这两个特点,使氦氖激光束能够代替针刺对穴位起刺激作用。

2. 激光疗法的特点

(1)累积效应:以一次大剂量照射和多次小剂量照射比较,只要后者总剂量等于前者的剂量,则其引起的生物效应作用大致是一样的。

(2)抛物线特性:一般情况下,小剂量激光的刺激以引起生物体的兴奋效应为主,而大剂量激光的刺激则以引起生物体的抑制效应为主。与此相应,激光穴位照射的疗效 - 剂量关系曲线为类抛物线形。即随刺激次数增加,反应强度有一峰值,再增加刺激次数时,作用强度明显下降。激光照射治疗不同疾病时所能达到的峰值剂量有很大差异,因此临床应用时需针对不同疾病选择合适的刺激剂量,从而确定最佳临床激光穴位照射方案。

四、微波针灸

微波是指波长为 1mm~1m,频率为 300~300 000MHz 的一种特高频电磁波。根据波长范围,可将微波分为分米波(10~100cm)、厘米波(1~10cm)、毫米波(1~10mm)3 个波段。微波针灸是在毫针针刺的基础上,把微波天线接到针柄上,向穴位注入微波或以微波直接照射穴位以治疗疾病的一种方法。

(一)工作原理

微波针灸仪由微波装置和毫针两部分组成。一般的微波装置由直流电源、微波振荡器、输出同轴电缆和微波天线组成。直流电源采用不高于 36V 的人体安全电压。微波振荡器主要元件为磁控管,其电磁能量从谐振腔内发出。输出同轴电缆一般需采用软同轴线输送微波。因毫针长短不一,为了与毫针配合组成天线,同轴天线的外导体是螺旋弹簧。微波天线以毫针作为辐射天线的组成部分,微波能量由振荡器经同轴电缆传至毫针,再辐射治疗部位。

微波振荡器基本工作原理是微波装置的振荡器电路内采用多腔磁控管,在磁控管内产生微波振荡后,用耦合环将微波自谐振腔中引出,经过同轴电缆与微波辐射器连接起来。由于其具有集束特性,故能用反射型或波导型辐射来传输。微波针灸仪工作时,微波电能从磁控管发生后,经电缆到达辐射器中的天线极,再经反射罩集束作用于人体。

（二）效应和作用特点

微波照射人体时,主要产生热效应和非热效应,它与超短波不同之处在于后者是由电流所产生,而前者是由电磁波的作用所产生。

1. 热效应 微波作用可使组织温度升高,因而引起一系列反应。其中最明显的是局部组织动脉、静脉扩张,局部充血,血流速度加快,血液循环量显著增加。这种血流量的增加与微波的辐射强度、组织升高的温度以及作用时间成正比。由于局部血液循环增强,局部的氧和营养物质供给增多,白细胞和抗体的供给增加,可使代谢过程加强,局部组织营养改善,组织再生能力提高,同时代谢产物及炎症产物的排泄也加速,这就增强了防卫免疫能力。所以,在临床上一定剂量的微波辐射具有解痉、止痛和促进炎症消散及加速创口修复过程等作用。

2. 非热效应 微波除了热效应之外,还有非热效应。较低强度（<10mW/cm^2）微波的非热效应表现特别明显。用小剂量的微波辐射葡萄球菌、大肠杆菌及结核杆菌（水和肉汤培养基）1分钟,使混悬液加温到 34℃（不到细菌死亡的温度）,发现微生物分裂停止,而且停止分裂的时间也较一般加温后显著缩短。微波的非热效应不但存在,而且是明显的,但其产生机制目前尚不清楚。

五、红外线灸

红外线灸是使用红外线对人体经络穴位进行照射以防治疾病的一种疗法。红外线为波长 0.76~100μm 的电磁波,因位于可见光谱红色光线之外而得名,是肉眼看不见的光线。

（一）工作原理

产生红外线的装置称为红外线辐射器,共分为两种:

1. 伴发可见光线的红外线辐射器 工作时发出短波红外线、可见光甚至还有少量的紫外线。普通照明用的白炽灯泡即属此类,它发出 95% 的红外线、4.8% 的可见光和 0.1% 的紫外线。还有一种发光的红外线灯,称为石英红外线灯,是由钨丝伸入充气的石英管中组合而成。这种灯辐射效率很高,加热或冷却的时间均不超过 1 秒。发光的红外线灯辐射的波长范围为 350nm~4μm,属红外范围者为 760nm~4μm 的辐射,其中绝大多数为800nm~16μm,故主要是短波红外线。

2. 不伴发可见光线的红外线辐射器 即工作时不发光或仅呈暗红色的辐射器。它是由电阻丝绕在或嵌在耐火土、碳化硅（金刚砂）等物质制成的棒或圆板上组合而成。产生的红外线波长为 770nm~3μm,大部分在 2~3μm,属长波红外线。辐射器的功率为 50~600W。由于铝、铜等金属可以反射 90% 左右的红外线,故红外线灯的反射罩多用铝或铜制成。

红外线灸疗仪的原理比较简单,主要是利用缠在碳化硅棒或碳化硅管（管内装有陶土烧结的螺旋柱）上的铁铬铝（或铁铬镍）电阻丝通电后产生热能,通过红外线漆层,发射出红外线。

（二）效应和作用特点

1. 红外线灸的效应

（1）改善局部血液循环:皮肤吸收红外线后可使局部温度升高,血管扩张,血流加速,代谢增强,局部组织营养得以改善,异常产物的吸收和清除加快。研究认为,红外线引起血管扩张可通过神经、体液两种途径实现。从神经途径来说,一则升温可使血管周围神经丛兴奋引起轴索反射,二则升温可引起下丘脑体温调节中枢中温度敏感神经元的活动,继而抑制交感神经的活动,引起血管扩张。从体液途径来说,升温可使组织细胞蛋白轻度变性,产生组胺或血管活性肽,使血管扩张。

(2)缓解痉挛:可使肌梭中 γ- 传出神经纤维的兴奋性降低,牵张反射减弱,使肌张力下降,肌肉松弛。除横纹肌外,在腹壁局部进行红外线照射时,也可使胃肠平滑肌松弛,胃肠蠕动减弱。

(3)镇痛:红外线促进吸收的作用可使疼痛缓解;红外线改善血液循环、缓解肌肉痉挛的作用可以消除局部缺血或肌肉痉挛而致的疼痛。

(4)消炎:红外线灸除可改善血液循环、促进炎性物质吸收外,还可使小动脉及毛细血管周围出现白细胞移行、浸润,吞噬细胞功能增强,抗体形成增多,免疫功能增强,故对浅层组织的慢性炎症有效。

(5)促进再生:红外线灸可增强修复细胞的功能,有利于组织的修复、愈合。

2. 红外线灸疗法的特点

(1)无损伤:红外线灸采用不足以引起穴位组织损伤的红外线剂量进行穴位照射,是无创伤性穴位疗法之一。

(2)适用范围广:红外线灸的生物学作用基础主要是热效应,它能改善局部血液循环,缓解痉挛,消炎镇痛,适用于内、外、妇、儿各科数十种疾病的治疗,疗效确切,特别对于风寒湿痹疗效更为显著。

六、超声针灸

超声波是一种人耳听不见的声波。正常人的听觉范围为 16~20 000Hz,低于 16Hz 的声波称为次声波,超过 20 000Hz 的声波称为超声波。超声针灸是指利用超声波发生器产生超声物理能,通过特制的声头(直径 1.33~5cm,功率 0.5~2W)作用于人体穴位,以治疗疾病的一种疗法。

(一)工作原理

超声针灸仪主要由主机(电源和高频振荡发生器)和超声治疗头(电 - 声能换能器)两部分组成。

超声针灸仪输出的超声波有连续型、脉冲输出型两种;有单一频率者,有多种频率者,一般为 400~1 200kHz;一般有多个治疗头。脉冲型超声波的频率一般为 100Hz,脉冲占空比有 1∶2、1∶5、1∶10、1∶20 等几种,为消除热积累,占空比需在 1∶5 以上。超声针灸仪是利用反压电效应原理,将高频电场作用于晶体薄片,使之产生相应频率振动而发生超声波,将超声波辐射至人体穴位即产生治疗作用。

临床应用还需要耦合剂,耦合剂是填充于声头与皮肤之间的物质,用于消除反射和其他干扰等因素,促进超声波进入体内。耦合剂必须有较好的超声传导功能,其声阻应接近人体组织的声阻,且清洁、易清理。常用的耦合剂有驱气水、液体石蜡、甘油、液体凝胶、5% 单硬脂酸铝块、凡士林等。

(二)效应和作用特点

1. 超声针灸生物学效应

(1)机械作用:机械作用是指超声波在传播过程中,使介质质点产生交替压缩与伸张的变化,同时伴有压力增大与减小。这种现象发生于行波和驻波中,在行波声场中介质质点因交变振幅压力变化可获得巨大加速度和动态压力。这种压力变化可引起组织细胞产生形态、容积和运动变化,形成对机体组织细胞的按摩作用。超声波的机械作用是热作用与理化作用的基础。

（2）热作用：超声波在介质中传播时会将机械能转化为热能，从而产生治疗作用，称为超声波热作用。介质对超声能的吸收是以界面上超声能反射、驻波形成时的粒子摩擦与空化等方式产生，超声波热作用是一种组织内生热的治疗方式，受许多因素影响，如超声波频率、强度、投用时间、投用方式、界面状态、介质特性及耦合剂等。热量的大小取决于组织对超声波的吸收量，因不同组织对超声波吸收能力不同，所以各种组织产生的热能也不相同。另外，不同频率的超声波在不同组织中产热程度也不相同。

（3）理化作用

1）空化作用：空化作用是超声波在液体介质中的一种动力学现象。当液体所受负压产生的拉力超过内聚力时，液体中会出现细小空腔，在腔内壁有正负电荷分布，压力的变化可使空腔破灭，产生巨大冲力，以致分子化学键断裂，并伴有局部高温、高压、放电、发光等。空化作用对机体有破坏作用，并与超声波的强度和频率有关，在常规理疗中不会出现空化作用。

2）触变作用：在超声波作用下，凝胶状态的物质可转化为溶胶状态，这种作用可使组织软化，改善组织弹性，用于肌肉痉挛、肌腱韧带钙化、强直性脊柱炎、硬皮症等的治疗。

3）弥散作用：是指超声波可以提高生物膜的通透性。这种作用可使组织的物质交换更活跃，代谢增强，组织营养改善，对病理组织作用更明显。弥散作用还可使药物更容易进入细菌体内，提高细菌对药物的敏感性，增强药物的杀菌作用。

4）解聚作用与聚合作用：解聚作用是将大分子物质分解为小分子物质，分为可逆性解聚和不可逆性解聚，前者在超声波作用停止后解聚现象即恢复，后者在超声波作用终止后解聚现象不能恢复。超声波可以粉碎大分子物质，如将淀粉变成糊精，使糖还原，破坏氨基酸，并可脱胺（NH），分裂 NH 链，使蛋白凝固。聚合作用是将许多相同或相近的小分子聚合成较大分子的过程。超声波可将分子解聚，产生许多自由基，这些自由基可引起一系列继发性化学反应，而产生聚合作用。

2. 超声针灸对机体的作用　超声波有镇痛、减轻炎症反应、促进炎症渗出物吸收、促进组织修复、减轻瘢痕形成及肌肉挛缩、改善组织器官营养和功能等治疗作用。如适当剂量的超声波对皮肤是一种柔和的刺激作用，可使皮肤产生轻微刺激感及温热感，皮肤毛囊根部和皮肤附属腺组织扩张，血管扩张，代谢增强，有改善皮肤营养、促进真皮再生、加强上皮形成的作用，并引起汗腺分泌增强；组织横纹肌对超声波相当敏感，但中、小剂量超声波并不引起其形态学变化。结缔组织在超声波作用下有增生作用。超声波可使肌肉与肌腱伸展性增强。骨骼对超声波的吸收能力很强，其吸收系数与超声频率的平方成正比。神经系统对超声波非常敏感，其中中枢神经敏感性高于周围神经，神经元的敏感性又高于胶质细胞和神经纤维。小剂量超声波直接作用于脑实质，即可造成不可逆的形态学改变；中、小剂量超声波作用于周围神经和脊髓有镇痛作用。

七、穴位磁疗

穴位磁疗是运用一种具有南北极向的磁性器在人体的一定穴位（包括反应点、病灶区等）进行适量刺激，以达到防治疾病目的的疗法。

（一）工作原理

目前磁疗器具主要有磁片和各种类型的磁疗机等。

1. 磁场类型　根据磁场强度、方向与时间的关系，把磁场分为以下数种类型：

（1）恒定磁场或称为静磁场，其强度与方向不随时间发生变化，磁场强度保持稳定不变。如各种永磁体及直流电疗机产生的磁场属于此类。

（2）交变磁场,其磁场强度与方向均随时间发生变化,其频率属于低频范围。交变电磁疗机与异名极旋转磁疗机产生的磁场属于此类。

（3）脉冲磁场,其磁场的强度随时间发生变化,磁场强度由零很快上升到峰值,又从峰值很快下降到零。其特点是突然出现,突然消失。在重复出现之前,有一段间歇时间,间歇时间的长短与脉冲频率有关。当频率较高、脉冲宽度较大时,脉冲间歇时间较短;脉冲频率低、脉冲宽度小时,脉冲间歇时间相对较长。

2. 磁场剂量　关于磁疗剂量的标准,虽然尚无一致的认识,但一般均以磁场强度作为磁疗剂量的标准。磁体内部与磁体表面的磁场强度不同。由于磁疗时磁体的一面直接接触患者皮肤,故往往以磁体表面的磁场作为磁疗时的定量标准。磁疗剂量一般以磁片的表面磁场强度大小和人体对磁场的总接受量作为分级的标准。

磁疗剂量的分级:①根据磁片的表面磁场强度分级:小剂量(或称低磁场),每片磁片的表面磁场强度为 20~100mT;中等剂量(或称中磁场),每片磁片的表面磁场强度为 100~200mT;大剂量(或称强磁场),每片磁片的表面磁场强度在 200mT 以上。②根据人体对磁场的总接受量分级:将贴敷于人体的各磁片的磁场强度加起来,根据人体对各磁片磁场的总接受量的多少,把磁疗剂量分为三级。小剂量,人体接受的总磁场强度在 300mT 以下;中等剂量,人体接受的总磁场强度为 300~600mT;大剂量,人体接受的总磁场强度在 600mT 以上。

（二）治疗效应

1. 镇痛作用　磁疗对损伤性刺激所引起的疼痛和某些内脏疾患引起的疼痛有较好的效果,其中对定位明确的浅表部位疼痛效果较好,对灼性神经痛疗效较差。磁疗止痛的起效时间随病种、病程而异,从数分钟到 1~2 天甚至更长时间不等。旋磁法收效较快,静磁法的效果比较持久。

2. 镇静作用　磁场对整个神经中枢,包括单个中枢神经元放电都有抑制作用。有人观察 1 000 例以上的患者,接受磁疗 24 小时后约有 50% 的患者睡眠改善。故磁疗往往用于失眠等病的治疗。

3. 消炎作用　研究证明,磁场有消炎消肿作用,这主要是通过抗渗出以及轻度抑制炎症发展过程,起到改善血液循环,促使某些酶活性增强,降低致炎物质浓度,调节病理过程,提高机体的非特异性免疫功能而起作用。体液磁化后,水分子的缔合链变短,有利于渗出液体的吸收和消散。

4. 降血压作用　磁场可加强大脑皮质的抑制过程,改善患者睡眠,调整中枢神经系统尤其是自主神经系统的功能,使高血压患者血压下降。此外,临床观察到磁疗还可使血脂下降。

第五节　针灸作用技术研究展望

随着现代科学技术的进步,针灸临床诊疗手段的创新研究也在不断发展。深入研究临床常用的针法、灸法特性,不仅可以加深对这些疗法的认识以提高临床疗效,对应用现代科学技术实现针法、灸法的仿真模拟具有十分重要的意义。

一、针法研究

毫针针刺对人体的治疗作用其本质上是一种机械力的刺激作用,针刺产生的力学问题是针刺手法的本质问题,在针法研究中受到大量的重视。毫针作用于穴位时,与穴位组织之间形成了力学相互作用,在针体上既有施术者给予的提插或捻转的作用力,同样受到穴位组织的反作用力。在针体上测量得到的力学特征,是这些作用力与反作用力的综合作用。要全面了解针法的力学特征,对穴位各种组织的力学特征也应有深入的认识。组成穴位的组织包括皮肤(表皮、真皮)、皮下组织、肌肉以及分布于其中血管、神经、淋巴管等。考虑到针刺时应避开神经、血管,穴位组织中对针体起主要力学作用的是皮肤、皮下组织和肌肉,如能对这三种组织弹性模量、压缩系数及摩擦系数等力学参数有较为深入的认识,则对毫针在穴位中的受力过程的认知将更为全面。另一方面,通过对毫针受力过程的监测与分析,也能促进对穴位组织力学性质的认识。

毫针的机械刺激信息必须转换成人体可识别的生物信息后才能被穴位感受器接受,并进而调节内脏的功能。初步研究显示,不同针法所能够兴奋的穴位感受器、传入神经乃至于穴位感受器兴奋时发放的编码信息均有较大的差别。例如,针刺穴位时,除可引起感受野内感受器可发放冲动之外,也可导致感受野外一定距离之内的感受器发放神经冲动。而不同针法对这类距离性高敏感受器及低敏感受器的影响差异很大。不同针法诱发皮神经和肌神经中传入神经纤维的类别同样有很大差别,大部分针法均可兴奋穴区局部的 Aα、Aβ、Aδ 这些粗大神经纤维,而只有少部分针法能够引起较细小的 C 类纤维的活动。

除了穴区压力感受器、张力感受器及相应的神经纤维之外,穴区化学感受器乃至其他小分子物质是否也参与了机械刺激转换成生物信号的过程目前尚不得而知。由于研究对象的不可侵害性,对穴位组织力学特性以及针刺信息在穴位感受器处的信息转换的研究将同其他生命科学课题一样,需要一个较为漫长的过程。此外,在研究与总结不同针法的力学本质过程中,对不同性质的力学刺激与治疗效果之间的关系的观察也应是今后针法研究一个重要的任务。

二、灸法研究

艾灸过程中对穴位的刺激主要有热、光、烟三种主要因素。对灸法的热学性质、光学性质的研究已经有了较为肯定的结论并且获得了一些新的进展,但对灸烟的研究则并未获得一致的意见。灸法热学特性方面,有研究者开展了对艾灸补泻的温度特性研究,结果显示,补法对穴位升温速度较为和缓而泻法则对穴位温度提升速度较快。因此,尽管补法与泻法最终使穴位达到的温度一致,但在施行艾灸泻法时患者更容易感到疼痛。临床可以通过缓慢的升温方式来提高穴位对高温的耐受从而提高灸量并进而提高艾灸的临床疗效。尽管目前已经对不同灸法的温度变化模式有了一定的认识,但目前尚未有证据支持何种灸治模式能产生最佳疗效。不同灸法的温度时空模式与疗效关系的研究,对艾灸最佳参数的确定以及针灸临床的发展有很大的推动作用,应是今后艾灸热学特性研究的一个主要任务。灸法光学特性研究方面,对艾灸不同波段红外光的性质及作用的探讨也较为深入。近红外光的波长短、能量强、穿透力也强,可以渗透到表皮、结缔组织、血管、神经系统并为组织吸收而起到治疗作用;中远红外光波长长、穿透力弱,但有较强的热效应,可以与穴位局部分子产生共振而起治疗作用,有研究者还据此提出了模拟艾灸红外光谱研究特定波长红外灸疗仪的思路。但目前对不同频段红外光的生物学作用仍局限于理论探讨,相关实验研究开展得还不够深入。

艾灸通过穴位起作用。在当前艾灸热、光特性研究已经较为深入的情况下,科学家的研究视角应进一步延伸,对穴位组织热学特性、光学特性特别是穴位组织对热、光的生物利用方面的研究也是艾灸研究者的重要任务。

三、现代针灸技术研究

针灸临床疗法的创新是针灸工作者格外重视的问题,近年来一些新兴的针灸疗法与技术不断涌现。针灸新疗法与新技术研究与开发的主要思路有两类,一类是对已有治疗技术的改良,另一类则是应用现代科学技术对针刺及艾灸进行仿真模拟。针灸临床应用最广、技术最成熟的现代针灸技术当属脉冲电针。对脉冲电针技术进行改良时,重点是考虑如何避免患者对脉冲电刺激的适应问题,现在已有新型脉冲电针仪采用模拟手针的电流输出模式、随机脉冲输出模式、音乐电脉冲输出模式等方法。当然在避免适应的同时也要考虑脉冲刺激的舒适性问题,这就需要对输出模式进行大量的研究。在对艾灸技术进行改良时,可以从减少烟雾污染、防止烫伤等方面入手进行设计,或者考虑在艾绒中添加药物以形成新的灸材,后者需要考虑加入的药材在燃烧后能有多大治疗作用,需要开展的基础研究很多。对艾灸进行仿真模拟时,可以对艾灸的温度模式进行模拟,这种仿真灸疗仪的优点是技术简单,参数容易控制。对艾灸的仿真模拟的另一种设计思路,是对艾灸的光谱进行模拟。临床常用的温和灸与隔物灸光谱差别较大,温和灸光谱的特征波长约为 $3\mu m$,隔物灸光谱的特征波长则约为 $10\mu m$,因此对艾灸光谱进行模拟时,光源的选用可以以这两个特征波长为主进行筛选。

除了对针法、灸法的仿真模拟之外,对临床应用红外线灸、激光针灸、穴位磁疗等现代针灸技术,也需要结合临床对其效应机制开展深入的研究,才能促进这些新技术在临床的推广。

📖 学习小结

1. 学习内容

(1)毫针刺激属于机械刺激,其刺激参数主要是力学参数。提插、捻转及其变换、组合形成的各种复合手法,其力学参数各不相同,产生的效应也有一定差异。

(2)艾灸主要通过艾绒燃烧产生的温热刺激起作用。直接灸、温和灸及隔物灸等不同灸法的温度曲线各有特点,其辐射光谱也有较大差异。

(3)脉冲电针是毫针机械刺激与脉冲电刺激相结合的针灸作用新技术。电针参数主要由脉冲波形、脉冲幅度、脉冲宽度、脉冲频率构成。不同脉冲频率及其组合的生物学效应不同。

(4)经皮穴位电刺激、电热针、激光穴位照射、微波针灸、红外线灸、超声针灸、穴位磁疗等各种针灸作用技术,各有其作用原理和适应证,可根据临床需要选用。

(5)针灸作用技术随科学技术的发展而不断进步。针法研究、灸法研究及现代针灸新技术的创新均需要从总体思路进行思考。

2. 学习方法

针灸作用技术介绍的是针灸临床常用刺激技术的参数特征与作用特点,在学习过程中,应结合《刺法灸法学》所学各种技术,并在临床实际应用中加深理解记忆。

（魏建子 赵 雪 杨志虹）

复习思考题

1. 作为针灸临床最常用的两种治疗方法,针刺与艾灸有何不同的参数特点?

2. 结合穴位感受器的特征及针刺信号传递,谈谈补泻不同针刺手法的效应差异的原因。

3. 穴位感受器对艾灸的适应与对脉冲电针刺激适应有何不同? 如何利用这两种适应来提高临床疗效?

4. 对比分析电针和手针的不同点是什么? 其可能原因或机制是什么?

5. 何谓电热针? 其效应和作用特点是什么?

6. 何谓激光穴位照射? 其仪器的基本结构如何?

7. 激光生物效应的理化基础是什么? 对小功率的激光穴位照射而言,其生物学效应是通过何种作用实现的?

第三章

针灸作用的基本特点及影响因素

学习目标

通过本章学习,明确针灸作用的三个基本特点概念与内涵,以及穴位因素、刺激方法及参数、时间因素和个体因素等针灸作用影响因素对针灸效应的影响,为理解针灸作用规律,指导临床规范运用针灸调治疾病提供科学基础。

第一节　针灸作用的基本特点

针灸通过刺激腧穴、经络,可以发挥疏通经络、调理气血、扶正祛邪和调和阴阳的作用,从而达到排除致病因素,治愈疾病的目的。现代医学研究发现,针灸疗法不同于药物疗法,它不是直接针对病原,也不是直接作用于罹病的器官和组织,而是通过针或灸刺激,应用一定手法或刺激方式,刺激人体的特定部位,从多水平、多途径和多靶点发挥整体、双向和良性调整作用,是通过调动机体自身固有的调节潜能达到治病的目的。目前认为,针灸可以通过复杂的中枢整合调节,并引起自主神经、躯体神经、神经 - 内分泌 - 免疫、肠道菌群和能量代谢等活动的变化,而产生广泛的整体调节效应。针灸的每一种疗效都是机体多水平、多途径复杂调节的结果。

一、整体性

针灸作用的整体性是指针灸对机体的调节作用具有多层次、多水平和多靶点的特点,即可以在不同水平上同时对机体多个器官、系统的功能产生综合调节作用,这与中医的整体观念相一致。《黄帝内经》将人体看作有机统一的整体,提出"十二官者不得相失",强调脏腑等各组织器官不是独立存在的,而是相互联系和制约的。中医学认为人体各个组成部分以五脏为中心,配以六腑,通过经络系统的联络作用把全身各组织器官联结成一个有机整体,并通过气血津液的作用,来完成人体统一协调的功能活动。人体各脏腑有自己独特的生理功能,并保持着功能间的动态平衡;脏腑经络之间有特定的络属(如足厥阴经属肝络胆)关系,在体表有不同的"开窍"(如肺开窍于鼻),在体内各有所主(如脾主运化)。因此,局部可能影响全身,体表可以反映内脏,反之亦然。全身腧穴,尤其是四肢肘膝关节以下的腧穴,每个腧穴的主治作用都十分广泛,如临床常用的合谷、足三里、三阴交等穴,所治疗的病症达数十种,涉及神经、心血管、呼吸、消化、内分泌、免疫等多个系统,这是针灸整体调节作用的具体表现。

针灸作用的整体性特点,一方面表现为针灸穴位可以在不同水平上同时对多个器官、系

85

统功能产生影响,如针刺麻醉,针刺信号可以通过穴区感受器、传入神经,到达脊髓,再上传到低位脑干、丘脑和大脑皮质等不同层面,从整体上对相应组织器官引起的疼痛产生镇痛效应;同时还能增强机体各器官和组织的功能,减少手术对生理功能的干扰,有抗炎、增强免疫的调节免疫功能,促进术后恢复。另一方面则反映了针灸对某一器官功能的调节作用,可以通过该器官所属系统,甚至全身各系统功能的综合调节而实现的,如针刺对心肌损伤的调节,可以通过调节外周传入神经、延髓头端外辐射区、心肌电学和功能,以及血管功能、血流和免疫炎性损伤等,从多个系统发挥对心脏的整体调节作用,说明针刺对心脏功能的调节,既是针刺调节作用的具体表现形式,又是针刺调节作用的综合性结果;又如针灸防病、强壮和抗衰老等效应,常与其调节神经 - 内分泌 - 免疫、改善血液循环系统、调节微量元素代谢、抗自由基损伤等作用相关,表明机体的防御保护系统不是孤立进行的,而是调动全身各系统实现的。

综上所述,针灸整体调节作用特点体现在其整体协调性的作用,它不但包括与现代生物医学相同的对痛证或功能障碍采用的对症治疗,同时具备较系统的整体医学的方法。针灸作用通过调节机体的脏腑经络信息,最终使失衡的机体达到新的整体平衡。这一特点体现了针灸以人为本的健康观、疾病观及治疗观。

二、良性、双向性

针灸作用的双向性是指针灸穴位能产生兴奋或抑制双重效应,即在机体功能状态低下时,针灸可使之增强,机体功能状态亢进时,针灸又可使之降低。针灸作为一种非特异性刺激,可以激发机体固有的调节功能,使失调、紊乱的生理生化过程得到调整,从而使机体的物质代谢、能量代谢向正常水平转化,恢复功能同结构之间、各器官系统之间以及机体同环境之间的协调一致,以维持机体正常的功能。这种良性的双向调整作用表现在各个生理系统,而对正常的生理功能无明显干扰,这就是所谓针灸刺激属于良性刺激的原因所在。针灸通过刺激某些特定的穴位或采用不同的针灸方法与手法,常可治疗性质截然相反的两种疾病,改变机体的虚弱或亢进状态,即现代医学所说的双向调节作用,中医学多将之归纳为调整阴阳或扶正祛邪等作用。针刺足三里既能治胃痉挛,又能治胃弛缓症。针刺百会既可以平肝潜阳治疗高血压,又可以升阳固脱治疗低血压。膏肓俞既可补肺,又可泻肺,因而虚喘、实喘均可治疗。针刺内关、郄门能使心动过速患者心率减慢,又可使心动过缓者心率恢复正常。针刺合谷配复溜既可发汗,又可止汗。针灸三阴交能治疗经闭,又能治疗月经过多等。双向调节的关键在于针灸的作用不会矫枉过正,仅使其恢复正常,即中医所谓的由阴阳的偏胜偏衰恢复到"以平为期"。这种使截然相反的机体状态复归于正常生理状态的作用,我们称之为针灸的双向性作用。但这种双向性作用受诸多因素影响,尤其受机体功能状态的制约。

针灸作用的双向性特点,使得针灸在治疗中具备了一种良性调整作用。古代医书中已明确提出正常机体处于动态平衡中,即处于"阴平阳秘,精神乃治"的健康状态中,一旦阴阳失衡,就会出现病态。针灸治病的关键就在于根据疾病的证候属性,调节阴阳盛衰,使机体转归于阴阳互衡,恢复其正常的生理功能,从而达到治愈疾病的目的。针灸穴位能"激发经气""疏通经络""调整阴阳""处以百病"。针灸学科中的各种疗法,如毫针刺法、灸法、拔罐、刺络放血等,都具有双向调整的特性。《医学入门》所说:"虚者灸之,使火气以助元气也;实者灸之,使实邪随火气而发散也。寒者灸之,使元气之复温也;热者灸之,引郁热之气外发。"表明灸法同样具有双向调整作用。

针灸的临床效果取决于机体的功能状态,不同功能状态下接受针灸,神经 - 内分泌 - 免疫系统所产生的整合作用不仅会与当时的功能状态相适应,而且其效应的强度、维持的时间也只能在生理潜能的范围内,双向效应是一种稳态调节。现代针灸研究发现,针灸调节可以呈现双向调节效应,使失衡的机体状态恢复稳态。既然针灸效应产生于机体自身的多种调节系统,机体内的许多相反相成的因素,如交感神经与副交感神经系统、阿片样物质与抗阿片样物质、环腺苷酸(cAMP)与环鸟苷酸(cGMP)、内皮素(ET)与一氧化氮(NO)等,它们的对立统一、维持着机体自稳状态,所显示的和谐生命的规律,就成为针灸双向调整特性的基础。

总而言之,针灸双向良性调节作用规律可分为3种不同的表现形式:①对不同性质疾病的双向良性调节;②对同一种疾病不同功能或不同功能生物活性物质的双向良性调节;③对同一种功能在不同时间状态的双向调节。

🔍 知识链接

双向调节与穴位的"单元""集元"特征

有研究者指出所谓的针灸具有"双向调节"效应就是以穴位的"单元""集元"特征划分而体现出来的。对胃和空肠运动调节而言,单元穴(如天枢、中脘等)都起抑制作用,而集元穴(如曲池、足三里、上巨虚等)则发挥促进胃和空肠运动的效应。"天枢"穴对胃肠运动具有"双向调节"作用,似乎有助于说明一个穴位具有"双向"作用性质,但详细分析"天枢"穴的这种效应,研究者认为其对单一靶器官作用仍然是"单向"的。天枢穴对胃、十二指肠和空肠运动是起抑制作用的(由于腹泻病变主要发生在小肠,故抑制其过快的运动有助于止泻),这是由于天枢穴的神经节段与胃、十二指肠和空肠的神经节段完全一致,具有"单元"穴的生物学属性;但对胃肠道终端的结肠和直肠而言,它们的神经支配节段却远离了"天枢"穴的神经节段,故它对直结肠运动发挥促进作用(由于便秘病变主要是直结肠的传输减慢,促进其运动有助于治疗便秘),从而表现出天枢具有"集元"穴的生物学属性。因此,所谓的"天枢"具有治疗腹泻和便秘的"双向调节"效应对单一靶器官的作用仍然是"单向"的。

三、功能性、早期性

针灸作为一种良性的功能调节方法,以激发机体自身的调节潜力,调动机体自身的生物学功能而达到治疗的目的。针灸疗法与药物或手术治疗的区别在于它不直接针对病因,而是施于躯体相应部位的一种物理刺激,从而激发或促进机体自身的抗病作用,故属功能调节。针灸治疗提倡未病先防,已病防变,病后康复的科学治疗理念,指出针灸介入应针对疾病发生发展的不同阶段早期适时介入。针灸作用的功能性、早期性特点的优点也正是其局限所在。因为针灸只能激发机体自身的调节潜力,不可能依赖针灸达到机体自身生物功能达不到的调节水平,进而说明人体自身功能调节的生物学极限就是针灸疗效的极限。例如某些严重感染、某些寄生虫疾病、严重的器质性病变等是针灸疗法难以治愈的。而各种功能性疾病或各种疾病患者的某些功能状态的改善则是针灸疗法的适应证。因此,个体功能潜力因体质因素的差异决定针灸疗效的差异,故针灸疗法的个体差异很大。

针灸作用的功能性主要表现在以下两点:①针灸的效应强度只能局限在机体的生理阈值范围内:针灸效应所依赖的是机体自身组织的结构与功能,这不但意味针灸的效应所依赖的相应组织结构必须相对完整,潜在的功能具有足够的强度,而且也提示针灸的效应不可能超越和突破机体的自稳系统。如针刺麻醉可以调动人体自身的抗痛功能,但不可能改变机体对疼痛会产生反应的生理特性,因而不可能像药物麻醉那样达到完全无痛的状态,因此,单纯针刺麻醉的镇痛不全就是十分自然的现象。②每次针灸的效应所能维持的时间是有一定限度的:针灸后的效应有一个发生和渐进发展的过程,针灸的效应可以在高效应的水平上维持一段时间,然后逐渐回落。由于针灸赖以发挥效应的机体功能,其潜力大小各不相同,相应组织系统的生理功能,其盛衰涨落具有时间的节律性,超过一定的时间限度,针灸的效应也会逐渐消失。例如针刺内关穴,可使高血压者的血压降低,但不会导致低血压;在休克急救时可使血压上升,而不会导致高血压。针灸对正常人的功能不产生显著影响,但对异常的功能,或对预先被药物改变了功能的状态,针灸可以产生较为明显的影响,而且其结果总是向生理稳态的方向发生转变。可以理解,针灸调节作用的功能性,其实质也是针灸双向整体调节特性的必然结果。

从医学发展的历史状况分析,功能性治疗的研究要早于结构性治疗。医学研究的最终目的是尽可能恢复人体的各种功能,那么功能性治疗也就是治疗学不可缺少的一部分。从针灸治疗功能性疾病可以证明,针灸通过不同的治疗方式,达到恢复人体脏器和组织的功能。对各种功能性疾病或各种疾病患者的某些功能状态的改善则是针灸疗法的适应证。

当代医学是从疾病医学向健康医学转化的医学,它所关注的将不仅仅只是"已病"人群,还应包括"未病"人群。通常当机体的疾病发展到一般诊断意义的"已病"状态时是对机体病理状态的修复过程,很多疾病难以治愈。如果将临床干预的时机选择在机体尚处在"未病"的过渡状态,及时介入针灸治疗,就能更充分体现针灸治疗的功能性、早期性特点。据此,有学者在针灸防病保健的作用机制研究中提出"针灸良性预应激假说",即针对"未病"人群(如某类疾病的高危易感人群、某类疾病的潜伏期及发病前期、无病体弱人群等)预先在相应的腧穴上给予适宜的针灸刺激,使机体产生适度的应激,启动机体内源性保护机制,对潜在的或早期的功能紊乱进行调整,就能减轻或预防随后疾病的发生与发展,延缓组织器官的退行性改变,提高机体的抵抗与应变能力。针灸适时的介入和适宜的刺激是激发机体自稳调节机制的有效手段。研究证明,针灸预先介入对心、脑的保护作用与一氧化氮(NO)、兴奋性氨基酸谷氨酸(Glu)、超氧化物歧化酶(SOD)活性、成纤维细胞生长因子(bFGF)、即刻早期基因 c-fos 和 c-jun 蛋白、腺苷酸(ATP、ADP、AMP)、血清肌酸激酶(CK)、谷胱甘肽过氧化物酶(GSH-Px)及丙二醛(MDA)活性、阿片肽等有关;对胃肠的保护作用与肿瘤坏死因子(TNF)、氧自由基(OFRs)和前列腺素 E2(PGE2)及表皮生长因子(EGF)、降钙基因相关肽(CGRP)等相关。开展针灸预先介入的研究,不仅能发现和阐明预适应的关键机制和生物活性物质及其相互关系,而且其应用前景将对于推动针灸生物学在临床的应用具有重要指导意义。此外,有研究发现早期介入针灸治疗对疾病调节效果好。如有研究采用"醒脑开窍"针法观察不同时机介入针刺治疗(发病 6 小时之内,发病后 6 小时到 3 天,发病后 3~7 天,发病后 7~14 天)缺血性中风的疗效差异,发现在发病后 6 小时内介入"醒脑开窍"针法可有效改善患者日常生活能力和神经功能缺损程度,提出对于缺血性中风患者越早介入"醒脑开窍"针法越有利于患者预后。

知识链接

品质调节

针灸的品质调节特点是指针灸具有提高体内各调节系统品质(调节系统品质是量度调节系统调节能力大小的一个参量),增强自身调节能力以维持各生理生化参量稳定的作用。机体内存在着一系列维持内环境各生理生化参量相对稳定的复杂调节系统，主要是神经－内分泌－免疫调节系统。能对各种影响内环境稳定的干扰做出主动的调节反应以维持内环境稳定。针灸正是通过激发或诱导体内这些调节系统，调动体内固有的调节潜力，提高其调节品质，增强其调节能力，从而产生双向调节效应、整体调节效应和自限调节效应，使紊乱的生理生化功能恢复正常。从针灸刺激到针灸效应，两者不是直接联系，其中由体内各种调节系统介导。针灸的这一品质调节作用揭示了针灸对偏离正常态的紊乱生理功能呈现双向调节效应，而对正常态生理功能无明显影响这一现象的深层次答案：即针灸对正常态生理功能无影响，并不是对正常态机体功能无作用。无论对机体正常态或病理态，针灸都提高了体内调节系统的调节品质，增强了调节能力，但对不同机体状态表现不同。对病理态呈现双向调节作用（治病作用），而对正常态呈现防病保健作用，表现为对随后受到的干扰因素（致病因素）引起的机体功能紊乱偏离度显著减少。

第二节　针灸作用的影响因素

PPT 课件

　　针灸能够治疗临床各科疾病，为什么针灸治疗范围如此广泛？为什么对于一种病用针灸治疗有时效果好有时效果差？怎样才能发挥针灸的最大疗效？这与针灸作用的影响因素相关。目前的研究表明，穴位、刺激方法及参数、时间和个体差异等是针灸作用的主要影响因素。

一、穴位因素

　　穴位是人体脏腑经络之气输注于体表的特殊部位，是调治疾病的刺激点，也是疾病在体表的反应点。穴位是影响针灸作用的重要因素之一，这种影响主要体现在穴位作用的普遍性、特异性和穴位配伍三方面。

　　（一）穴位作用普遍性

　　1. 穴位作用普遍性的表现　　穴位作用普遍性是从穴位被刺激后能够引起广泛效应这一角度阐述穴位特点的。穴位被刺激后不仅针对单一的靶器官或靶组织产生效应，而且会对多种组织和器官产生作用，甚至会产生全身性的作用，也就是"牵一穴而动全身"。可能不同的穴位这种作用普遍性的强弱有区别，有的穴位对全身的作用太弱，仅显示出对机体某些系统（或器官）有作用，甚至仅显示对某一系统（或器官）起作用。穴位作用普遍性是穴位的共性。

　　针灸临床和动物实验都可以看到这种穴位作用的普遍性。例如，足三里穴是强壮要穴，被刺激后几乎能够协调平衡机体各系统，故能起到强壮作用，防治多种病症。十宣穴治疗昏迷，针刺水沟穴能够纠机体的休克状态，显示出对循环系统、内分泌系统、神经系统等功能的全面调节。

　　2. 穴位作用普遍性的机制　　穴位作用普遍性的机制目前不太明了，可能通过以下几个方面实现：①穴位被刺激后局部或特定组织产生活性物质，这些活性物质通过体液循环到达全身而产生作用。研究发现，穴位被刺激后会引起穴区局部的肥大细胞脱颗粒，而脱颗粒产生的组胺、P 物质等随着体液循环，扩散到周围细胞，又可激活周围区域的肥大细胞脱颗粒反应,从而达到全身的普遍性的调节作用。②穴位被刺激后,产生显性或隐性感传,感传跨越多个体节,不同的体节影响了不同组织和器官,从而产生广泛的作用。临床证明,当感传出现后,针灸效应会大大加强,穴位影响范围扩大,证明了这一机制的存在。③穴位被刺激后,冲动传入高级中枢,经过高级中枢的整合,对全身产生协调,而发挥普遍的作用。神经生理学说明,脑干网状结构、丘脑的中央中核等是身体不同部位和不同感觉的冲动会聚之处,穴位刺激除在此处产生效应外,还会产生广泛的影响,使其他中枢产生协调,引起全身的联动。而且,针刺能够激活某些与疾病密切相关的脑皮质区(脑岛、丘脑等),多数有治疗效应的针刺方法大部分也是由中枢神经系统介导。

有研究者将穴位作用普遍性特点概括为"针灸触发的广谱反应系统",其机制包括针灸对神经内分泌系统的调节作用、针灸触发的神经免疫系统功能反应、针灸作用涉及应激系统等内容。

(二)穴位作用特异性

穴位作用特异性指穴位与非穴位、某一穴位与其他穴位以及穴位的不同状态的差异影响穴位的作用和功能。针灸能发挥作用,穴位特异性起着决定性的作用。穴位特异性既有普遍性,也有相对性。

1. 穴位作用特异性的表现

(1)穴位与非穴位之间的作用不同:针刺穴位一般具有较好的治疗作用,其作用明显而持久;而针刺非穴位一般治疗作用不明显或作用很小。针对具体的靶器官选定一个穴位进行刺激,可以发现这个穴位对靶器官作用明显,而刺激穴位旁开非穴位区,对靶器官作用微弱或没有作用,见表3-1。

表3-1 针灸调节膀胱内压的穴位与非穴位效应差异

观察指标	观察对象	针刺部位	针刺效应
膀胱内压	猫(膀胱内充以等渗温氯化钠50ml)	次髎	膀胱内压升高
		次髎向外旁开1cm	膀胱内压未升高
膀胱内压及下丘脑后部和延髓网状结构单位放电	家兔	膀胱俞	膀胱收缩;下丘脑后部和延髓网状结构兴奋型单位放电增加,抑制型单位放电减少。针1 011次膀胱内压升高有效率达97.82%
		非穴位点	针1 011次膀胱内压升高有效率仅1.50%

通过对抑郁症患者fMRI监测脑功能变化研究发现,针刺太冲穴和太冲穴旁非穴位点,对调节脑区兴奋性的部位、范围存在明显差异,针刺太冲穴能显著抑制双侧额上回、双侧顶下小叶、右侧额中回、右侧楔前叶及左前扣带回皮质等脑区兴奋性(图3-1a),而针刺太冲旁非穴位点,仅能降低双侧顶下小叶、左侧枕叶的兴奋性(图3-1b),结果表明,针刺太冲穴对抑郁症患者额叶的调节作用强于非穴位。

上述研究结果均表明,穴位与非穴位所引起针刺效应存在明显差异,因此,针灸临床治疗疾病时,要提高疗效,应注意取准穴位。

(2)不同经脉上的穴位作用不同:十二经脉各络属其相应脏腑,每条经脉上的穴位各有其不同作用,产生不同效应,这也是穴位特异性的一个方面。在临床中可以看到,同在下肢的足三里穴和阳陵泉穴分别对胃病和胆囊病有特异性的作用。动物实验也发现针刺"足三里"穴可以调节胃肠的蠕动状况,针刺阳陵泉穴则可以调节胆囊的收缩功能,穴位的距离虽然很近但作用有显著的区别。一般来说,穴位效应与其所属经脉的络属规律具有明确的对应关系,本经穴位对其所属脏腑器官的影响较异经明显,即"经络所过,主治所及",这是穴位特异性规律的集中表现。

(3)同一经脉上不同穴位作用不同:从经络联系上说,同一条经脉的穴位有大致相同的治疗作用,但每个穴位又有治疗上的特殊之处,即同一经脉的穴位作用存在差异。如肺经上的穴位有治肺脏病的共性,但又有少商开窍泄热,鱼际行气泄热,太渊培补肺气,列缺宣通肺气等各自特点,互相之间不能完全替代。又如膀胱经,其背部第一侧线的背俞穴及第二侧线相平的腧穴与五脏六腑关系密切,主治与其相关的脏腑病证和有关的组织器官病证。针刺小肠经不同穴位发现,听宫对"听性脑干反应"的影响明显强于其他穴位,后溪和肩贞的作用不明显,但后溪作用略强于肩贞。同一经脉上的不同穴位对其相同的"靶"器官产生效应不同,这反映了同一经脉上不同穴位作用上的差异。

2. 穴位作用特异性的机制 针灸对特定穴位的刺激发生的反应是涉及多靶点、多水平和多通道的综合系统环节。新近的研究在建立动态、同步、多穴位效应数据采集与分析平台的基础上,通过人体与动物实验,以疼痛、循环、消化、脑区血流及形态变化等内脏功能活动为效应指标,并应用功能神经影像技术和代谢组学技术,研究穴位的功能、穴位针灸调整内脏效应的规律性,以揭示穴位作用特异性的作用机制及生物学基础。穴位作用特异性的机制比较复杂,可从以下几个方面探讨。

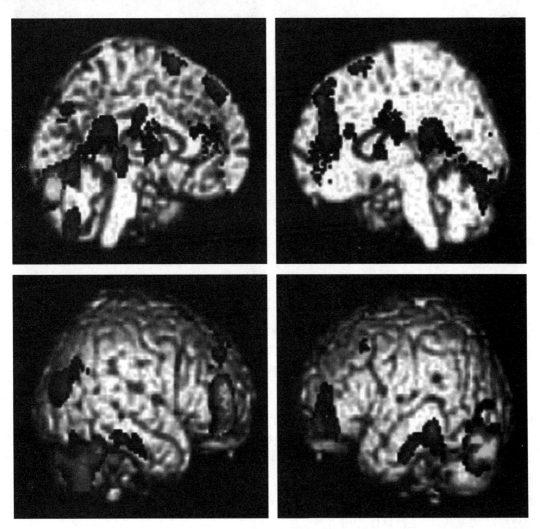

图 3-1a 针刺太冲穴抑制脑区部位图

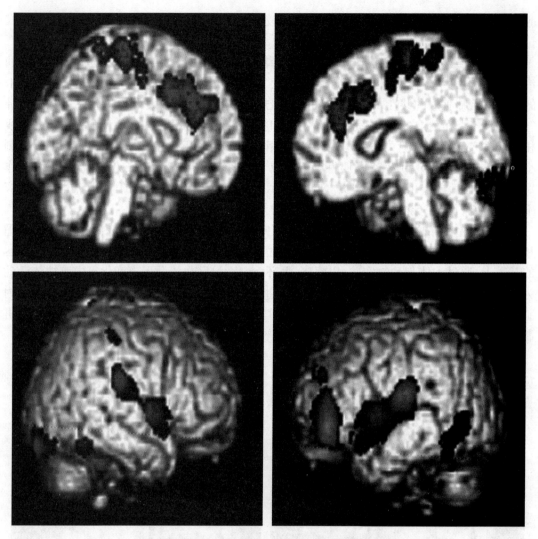

图 3-1b　针刺太冲穴旁非穴位点抑制脑区部位图

图注：图 3-1a 显示，针刺太冲穴时，兴奋性受到抑制的脑区为双侧额上回、双侧顶下小叶、右侧额中回、右侧楔前叶及左前扣带回皮质；图 3-2b 显示，针刺太冲穴旁非穴位点时，兴奋性受到抑制的脑区为双侧顶下小叶、左侧枕叶。(易洋，徐放明，谢鹏，等 . 针刺太冲调节抑郁症脑功能的静息态功能磁共振研究[J]. 中华中医药杂志，2012，27（2）：369-373.)

（1）穴位有各自不同的立体构筑：截至目前，穴位与非穴位相比尚没有发现穴位的特异结构，但可以肯定的是每一穴位立体构筑是不同的，因而，穴位被刺激后产生的效应应该是不完全相同的。

（2）不同穴位联系的体节不尽相同：人体胚胎早期由 40 对体节沿中轴连接而成，类似分节状结构。每一体节由躯体部、内脏部和神经节段三部分组成。躯体部形成未来的四肢和躯干，故在体表划分出有规则的皮节、肌节区；内脏部形成未来的内脏（中空及实质器官）；神经节段向躯体部和内脏部分别发出躯体神经和内脏神经，将三部分连成一个整体。随着胚胎的生长和分化，内脏部无论变成什么形态，躯体部无论怎样向远处变化和转移以及神经部发生怎样重新排列和组合，但在功能上仍保持节段性的联系，每个体节就是一个以神经节段为中心，保持相互联系的表里相关、内外统一的单位。体表穴位被刺激后在这个体节内形成特异性活动关联，产生特异性作用。

(3)在现代文献研究的基础上提出腧穴与非腧穴是相对的,但腧穴内部存在一个腧穴特性相对最强的部位。既往研究发现穴位是以神经、血管、淋巴组织为主的一个空间组成部分。近年来也越来越重视穴位区肥大细胞的聚集和结缔组织对穴位特性的意义。理化特性方面近些年来研究较多的当属穴位的伏安特性和的红外线光谱特性等。

随着高新技术的发展和应用,fMRI、PET、SPECT 等技术越来越多的应用到穴位特异性的研究中,以探讨神经信息的生物学基础。目前,尤其是 973 项目研究中,功能磁共振成像(fMRI)作为一种非侵入性的研究手段被越来越广泛运用于针刺研究,用于观察针刺后不同脑区的激活或抑制,从而直接反映与针刺效应相关的中枢神经通路。用 fMRI 方法研究发现,针刺经穴和非穴位点相比(如支沟、外关等穴),在大脑枕叶等皮质的特异性激活方面有明显差异。

通过 fMRI 技术检测在针灸研究中的进一步应用,研究成果也逐步系统和深入,对于经络系统的神经生物学机制有了进一步的认识,如可直观地观察到热敏灸干预左侧 KOA 患者,治疗后患者右大脑、外核、左小脑、左大脑、白质区的比率低频振幅(fALFF)较治疗前显著升高,中央前回、额叶、枕叶的 fALFF 值较灸前降低;患者丘脑、外核、顶叶脑区的局部一致性(ReHo)较灸前显著升高;右大脑、左大脑、额叶的局部一致性(ReHo)较灸前降低。说明热敏灸引起的多个脑区的显著变化,并非通过单一的脑区而是多个脑区组成的网络来实现。

针刺刺激肺经穴位,在情感、视觉、运动、思维等功能脑区有明显变化,与传统理论的肺经功能有较密切的关系。而肝经的信息传入分布在感觉、运动、视觉、情绪、认知等功能脑区,与肝经功能密切相关,针刺少阳经穴后偏头痛患者右侧脑桥、脑岛、第一躯体感觉区等部位脑功能激活,右侧颞叶、双侧前扣带回、胼胝体下回等部位葡萄糖代谢降低;针刺后脑功能降低区由右侧颞叶增加到双侧颞叶,两侧部位基本对称。足阳明胃经循经取穴针刺后,主要在边缘系统和小脑呈负激活特征。

也有学者研究并得出不同的结论,观察 fMRI 下对不同脑部功能区的激活,结果显示针刺阳陵泉穴和非穴点对各脑区的激活概率没有显著性差异,针刺非穴点对于双侧顶叶、左侧枕叶的激活点数量较针刺阳陵泉为多,针刺非穴点对于左侧小脑的激活强度大于针刺阳陵泉穴。同时在国外的临床研究中,相对于安慰针刺的治疗,也有一些结论认为与安慰针刺并无明显差别。因此对相关结论还需进一步观察。

穴位特异性研究的最终目的是证明针灸的确切效应和起效过程,找到针灸理论的生物学基础,最终指导临床。针灸信号如何传入、传出以及产生效应有无规律可循,不同穴位的组织结构、刺激手法、时间以及刺激强度等与穴位特异性的相关性,已成为中外学者深入开展相关研究的主要思路。

(三)穴位配伍

穴位配伍是指多个穴位配合应用的一种针灸处方方法。在临床中,由于单穴治疗疾病往往在作用强度或范围上达不到理想的治疗效果,需要多穴相配的协同作用才能提高疗效。研究这种配合应用的规律及机制成为当前研究的主要问题之一。研究表明,穴位配伍主要表现为穴位之间的协同或拮抗作用。所谓穴位协同作用是指多穴配伍处方后,效应优于单个穴位或方内穴位组合。如果多穴配伍后效应低于单个穴位,这就是穴位的拮抗作用。因此,如何取穴处方,是针灸作用非常重要的影响因素。古人非常重视穴位的配伍并系统提出了穴位的配伍方法,如上下配穴、左右配穴、前后配穴、远近配穴、本经配穴、表里配穴、同名经配穴、子母配穴等,但是,究竟根据配伍原则进行穴位配伍处方后所有穴位的共同作用是协同还是拮抗,还需要进一步深入研究。

1. 明确单穴作用特征是配伍的基础　从穴位作用普遍性可知,穴位接受某种刺激后会对机体产生广泛的影响。在传统针灸学中列出了每个穴位所能主治的主要病症,某些穴位治疗的病症非常多,但没有注明这些穴位是在某种刺激下的作用,穴位对不同的刺激形式产生的反应可能是不同的。例如"针刺对家兔膀胱内压的影响"实验中,手法运针使膀胱内压提高,而电针则无此效果甚或使其降低。要优化穴位配伍,就必须清楚穴位在什么样的刺激参数下产生什么样的效果。目前,对穴位作用的描述基本是穴位在各式各样刺激下作用的混合,这就很难观察到穴位配伍究竟是协同还是拮抗作用了。这就为我们研究穴位作用提出了新的课题——研究单个穴位在某种参数的刺激下产生的主要作用及机制。

2. 穴位配伍是单穴作用的叠加　穴位配伍应用的目的是穴位作用的叠加。但这种叠加有时表现出协同作用,有时表现出拮抗作用。针对某一靶器官当所有穴位的作用都是使其兴奋(或抑制)时,这就产生了协同作用,如果有的穴位为兴奋,有的穴位为抑制,针灸对这个靶器官作用被抵消,这就是拮抗作用。

3. 穴位配伍的临床意义　由于穴位作用的普遍性,穴位配伍后对全部靶组织的作用非常复杂,就目前的研究资料尚不能够清晰地指导临床,但可以从以下四个方面来认识:

(1)针对单一靶组织的功能状态:如果疾病表现为由单一组织或器官的功能亢进(或低下),可以选用在某种刺激方法下引起抑制(或兴奋)的多个穴位,给予这种刺激,产生协同作用。

(2)针对拮抗靶组织的功能状态:疾病的病理、病机的复杂性是穴位配伍的根本要求。人体很多系统是相互拮抗、对立统一的,如果平衡遭到破坏,一方功能过亢而另一方功能低下而导致的疾病,就要在针灸处方中体现出对亢进的一方给予抑制,对低下的一方给予兴奋,从而恢复机体功能状态的平衡。

(3)多系统疾病的穴位配伍:从穴位作用特异性来讲,某些穴位主要作用可以治疗多系统疾病,靶器官是多样的。如果用这种穴位同时治疗多种疾病,穴位的配伍就显得复杂了,但如果配伍得当还是能达到理想治疗效果。由此可以看到,一般穴位配伍多使用穴位的协同作用,尽量避免拮抗作用,但在特殊的情况下也应用拮抗作用,使针灸处方发挥更好的疗效,这种情况有些类似中药方剂中"佐药"的作用。

(4)利用不同刺激方法改变对靶组织协同或拮抗作用:在穴位配伍中往往有这种情况,两穴相配如果采用相同的刺激参数表现出拮抗(或协同)作用,如果两穴采用不同的刺激参数则可改变这种状态。例如在"针刺对家兔肾泌尿影响"实验中,手法运针刺激"肾俞"穴,可抑制肾泌尿,刺激"照海"穴,可促进肾泌尿,但同时刺激两穴则会表现出拮抗作用;将对"肾俞"穴刺激改为电针,"照海"仍用手针,两穴协同促进肾泌尿,反之,两穴协同抑制肾泌尿。

二、刺激方法及参数

刺激方法和刺激参数是影响针灸作用的重要因素之一。有研究发现,采用相同的针灸处方治疗相同的疾病,由于刺激方法和刺激参数不同,针灸的效应也会出现差别。随着现代科学技术发展,人们在传统毫针、艾灸的基础上,又研发创制了新的针灸技术,如电针疗法、穴位注射疗法、微波疗法、激光穴位照射疗法、穴位磁疗法和仿灸疗法等。各种疗法虽然有各自独特的治疗技术、作用途径,但均涉及一个共同的问题,即针灸技术刺激量。针灸的刺激量如同药物的剂量一样,对疗效的产生具有重要作用。根据现有研究资料及临床和科研的需求,本节就毫针手法、艾灸和其他针灸方法的刺激参数及作用进行论述,电针的刺激参数及作用见第二章电针。

（一）毫针

1. 得气　自《黄帝内经》时期以来，得气便是针灸治疗中的最重要因素。《灵枢·九针十二原》中说："刺之要，气至而有效。"同时现代研究认为得气不等同于针感，而是针刺效应的衡量标准。

得气是针刺穴位后产生的经气感应，包括针感和手下感。针感是指患者针下产生的酸、麻、重、胀等感觉，这种感觉可沿着一定的部位或方向传导；手下感则是指医者手下的徐和、沉紧而不滞重的感觉。针刺不同穴位时会出现不同感受：如捻转针体时，针体对结缔组织的刺激较大，因结缔组织中含大量胶原纤维，组织致密，针下易产生滞重感；针尖或针体牵引、震动含有神经、血管的结缔组织膜就会有酸、胀、重的感觉产生。所以穴位的结构是产生得气的形态学基础。

得气是预测针刺临床疗效、衡量针刺施术技法是否到位的标志之一。得气与针刺镇痛效果有关，有研究通过 600 多例的针麻实验，逐一分析了 29 个针麻常用穴位的镇痛作用，发现针刺得气较强的穴位，镇痛效果较明显；得气较弱的穴位，镇痛效果较差。用局部麻醉剂普鲁卡因封闭穴位，使得气感不明显或缺失时，针刺镇痛效果明显减弱。

值得注意的是，虽然许多基础与临床研究将酸、麻、重、胀、痛等针感视为得气的指征，但并不意味着这些感觉是得气和针灸疗效的绝对标准，如腕踝针、腹针、浮针等针刺疗法，针刺时并不要求出现上述感觉，但也能够取得一定的疗效。有些疾病只要有较弱的得气即可达到"气调"，而有些则需获得较强的得气才能达到"气调"。总之，临床针刺治疗应以"气调"为宗旨，根据疾病的具体情况，采取相应的针刺手法，使得气效应强弱适宜才能有利于疾病治疗，而不是一味追求强烈的得气感。

2. 针刺手法　针刺手法是针灸疗效的重要影响因素之一，其在临床治疗过程中一直发挥着重要的作用。本部分将围绕几个临床常用且具有代表性的针刺手法进行介绍。

（1）提插捻转手法的针刺效应：①有研究显示提插补法可引起大多数受试者针刺局部皮肤温度升高，体表胃电波幅增高、沿经血管舒张、肠鸣音减弱。提插泻法则使针刺局部皮肤温度下降、体表胃电波幅下降、沿经血管收缩、肠鸣音增强。②有学者比较了提插泻法和捻转泻法对急性胃痛的即时镇痛作用，发现虽然提插和捻转手法均有镇痛作用，但是两者相比捻转泻法的疗效优于提插泻法。③比较提插、捻转两种基本针刺手法对家兔心脏单相动作电位的影响，捻转法使 APD10、APD90（复极至 10%、90% 的时程）延长；提插法则使之明显缩短。④采用不同刺激量参数的捻转手法来刺激自发性高血压大鼠（SHR），比较其降压效应及对心肌血管紧张素（Ang）Ⅱ含量的影响，得出轻刺激量捻转手法与中刺激量捻转手法均有显著抑制血压上升的作用，而重刺激量捻转手法抑制血压上升的效果不明显。

（2）徐疾补泻手法的针刺效应：①针刺健康人左合谷、左外关，徐疾补法多引出热感，以升温为主，升温多在针刺局部和距离针刺较近的部位；泻法多引出疼痛感和一部分凉感，以降温反应为主，降温反应面较大。②对于外科手术后吸收热属于实热证的患者，用徐疾泻法有明显的退热作用，补法则不明显，平均体温恢复正常的天数，泻法组在第三天，补法组在第四天，不针刺的对照组在第五天，泻法的退热作用优于补法。③徐疾补泻对大鼠痛阈的影响：补法可显著降低嘶叫阈，而对甩尾阈无明显影响，泻法则使甩尾潜伏期显著提高，对嘶叫阈则无显著影响。

（3）烧山火、透天凉的针刺效应：①烧山火、透天凉针法对体温的影响：烧山火、透天凉对体温的影响不仅有局部变化，而且有全身反应。对慢性病患者或健康人的合谷、内关施以烧山火针法时大多数受试者针刺局部皮肤温度升高，施以透天凉针法时则呈下降反应。在对侧对应穴、同经五输穴、病变部位、口腔、肛门、同经和表里经井穴、脸部、同经经络循行部位等处测温也可以观察到烧山火和透天凉两种针法对该处温度不同程度的升、降反应。②烧山火、透天凉对血管运动的影响：根据病证虚实选用相关穴位，在烧山火手法针下出现热感时，肢体末梢血管多呈舒张反应，而透天凉手法针下出现凉感时，末梢血管则多呈收缩反应。在健康人的特定单穴施术也可得到类似结果，而且先补后泻和先泻后补还可相应地引起血管先舒后缩和先缩后舒的反应。③烧山火、透天凉对血液成分的影响：对正常人足三里穴施以烧山火针法时，可使嗜酸性粒细胞数减少，改施透天凉针法后则使之增加。在促进白细胞吞噬功能方面透天凉针法优于烧山火针法。此外，烧山火针法还可以使血糖与血浆柠檬酸含量明显增高，透天凉手法则使之明显降低，在同一患者身上施行两种针法针刺，也具有相反作用，而施用平补平泻法则无明显影响。

综上所述，各种类型的针刺手法作用于机体时，均可引起各自的规律性效应，尤其是补泻两法引起机体功能变化的效应，存在明显的差异。尽管所援引的资料，只是反映针刺手法作用下机体功能变化的某些方面，但可以得知，针刺手法的补泻作用具有相对的特异性。任何刺激作用于机体所引起的效应，都决定于刺激的性质、强度、作用时间、作用部位与机体反应性的相互关系，所以针刺补泻作用所引起的效应，也必然符合这种关系。正是由于患病机体出现虚、实状态改变了机体的反应性，才把补虚泻实定为针灸治疗的基本原则，并应用补泻手法以纠正改变了的功能状态。

临床上有许多关于手法量化及其效应差异的研究，然而，严密的定性定量的实验分析工作较少，关于针刺手法的研究仍存在诸多疑问与不足。对针灸刺激手法和刺激量与效应的关系研究仍将是今后针刺手法学研究重点之一。

（二）艾灸

艾灸对机体的作用是多种因素的综合效应，包括温热效应、光辐射效应、艾的药物效应。艾灸疗效的产生与灸量关系密不可分，影响艾灸的主要参数包括施灸壮数和施灸时间。

1. 施灸壮数与灸效的关系　施灸壮数与灸效密切相关。据1组879例次的实验结果分析，底面积 $6mm^2$、高 8mm 的艾炷灸，平均 19.6 壮出现循经感传，随着壮数的增加，感传逐渐由线状加宽呈带状，速度也逐渐加快。不同灸量对阳虚动物脱氧核糖核酸合成率也有不同影响，艾灸命门 3 壮组与羟基脲组相比，差别不显著，5 壮组与羟基脲组比较有非常显著的差异。这说明虽然艾灸命门可以纠正阳虚动物的虚损症状，但从脱氧核糖核酸合成率的水平来看，采用 5 壮要比 3 壮为好。

2. 施灸时间与灸效的关系　施灸时间也能影响灸效。有研究观察隔姜灸不同灸量对慢性阻塞性肺病（COPD）稳定期患者的临床疗效，发现不同灸量在一定程度上均能改善呼吸困难状况，但灸 20 分钟疗效优于灸 40 分钟组。另有研究在对小鼠免疫功能方面，灸 15 分钟可显著提高阳虚小鼠 T 淋巴细胞酯酶阳性率，灸 5 分钟作用不明显，灸 25 分钟作用也没有进一步提高，认为灸 5 分钟可能是因为时间短，刺激量不够，不能达到兴奋高级中枢的目的而达不到治疗效果，而灸 25 分钟可能是因为灸治时间过长，机体的反应出现耐受，甚至可使高级中枢的兴奋转向抑制。因此，临证时必须根据不同情况采用不同的灸时。

（三）其他针灸方法

1. 经皮穴位电刺激（transcutaneous electrical acupoint stimulation，TEAS）曾称之为经皮神经电刺激（transcutaneous electrical nerve stimulation，TENS），通过放置在穴位表面的电极输入脉冲电流刺激达到治疗疾病的作用。其治疗作用主要受频率和强度等因素的影响。

（1）不同频率与疗效的关系：在单发性佐剂性关节炎大鼠的足三里穴处用不同间隔时间的 TEAS 给予治疗，对其疗效进行比较观察，发现多次刺激之间的间隔时间是影响多次

TEAS 治疗慢性炎症痛的重要因素。在单发性关节炎发病的不同时期,治疗的适宜间隔时间有所不同。急性期(1~3 周),每周 2 次效果最优;而在稳定的慢性迁延期(4~9 周)内,每周 1 次较好。

(2)不同强度与疗效的关系:①比较不同强度 TEAS 对肌肉炎性痛模型大鼠镇痛作用的影响,发现激活 C 纤维阈值(Tc)的强度经皮电刺激可以减轻肌肉炎性痛模型大鼠的疼痛行为和异常肌电发放,而激活 A 纤维阈值(Ta)强度的 TENS 可能由于刺激强度太低而无法产生明显的镇痛效应。②比较 3 种强度的 TENS 对慢性单发性关节炎症痛的疗效,3 种刺激强度分别是 1-1-2mA(弱)、1-2-3mA(中)、2-3-4mA(强),在每周 1 次和每周 2 次治疗的安排下,对 3 种刺激强度的疗效进行比较,发现多次 TENS 治疗慢性炎症痛时,较弱刺激的疗效较好。

2. 刺络放血疗法 有研究通过比较不同刺血量和刺血间隔时间对气滞血瘀型颈椎病镇痛作用的影响,从而优选刺络放血镇痛的治疗方案,比较了放血量为微量(<1ml)、少量(≥ 1ml,<5ml)、中等量(≥ 5 ml,<10ml)、大量(≥ 10ml);刺血间隔时间为每周 2 次、每周 1 次、2 周 1 次、3 周 1 次的不同交互治疗方案,得出最优方案为每次出血量≥ 10ml、每 2 周 1 次、循经远端瘀络的刺络放血对气滞血瘀型颈椎病的镇痛疗效最好。

三、时间因素

时间因素是影响针灸效应的重要因素之一。几千年前,我国传统医学中就有关于时间因素对针灸效应影响的记载,如子午流注和灵龟八法等。随着现代医学对机体生理病理变化规律的认识,时间因素在针灸效应中的作用再次得到关注和研究。掌握时间因素对针灸效应影响的特点和规律,对优化针灸时间方案,提高针灸临床疗效具有重要意义。

(一) 针灸时效特点

针灸时效是指针灸效应产生的时间规律,以及时间因素对针灸效应的影响。它是在传统针灸子午流注针法的基础上,结合现代时间生物学而发展起来的。针灸效应不仅因机体节律状态的影响具有不同时间针刺的差异变化,其发生、发展过程在时间上还呈现出特定的起落消长规律。针灸效应的产生、呈现的时间过程影响针灸施术时间、针灸间隔时间、疗程设置、累积治疗时间预估等临床实施多个环节的抉择。掌握针灸效应变化过程的时间特征及其影响因素,对临床治疗和实验研究至关重要。

1. 针灸作用的时效过程 针灸效应的产生、呈现需要一定的时间,对穴位进行针灸刺激时,其效应过程总体趋势呈现为一个渐进的时间过程,即经过特定的潜伏期后,针灸效应逐渐显现,并呈上升趋势达最高水平,在该水平维持若干时间后,再逐步回降。以上现象不仅表现于单次针灸过程中,且在多次针灸过程内亦可呈现类似的起落变化。用直角坐标图表示针灸效应与时间的关系称为针灸作用的时间效应曲线(图 3-2)。根据时间效应曲线,可将针灸效应的时间过程分为潜伏期、上升期、高峰期和下降期。各期之间无绝对的界限,但各期却代表着针灸效应的实质性过程。

(1)潜伏期:是指从针灸刺激开始到效应出现的时间段。这时虽无外显的针灸效应,但针灸刺激信息在机体内正积

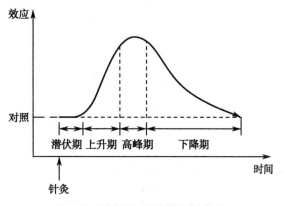

图 3-2 针灸作用的时间效应曲线

极地进行传导、整合等多种生物学活动,以动员机体的抗病能力与调节能力,使之由弱到强,从量上逐渐积累,为效应的显现提供物质准备。不同的器官系统对针灸刺激的反应速度不同,不同性质病理过程也制约着针灸效应显现速度,其表现在针灸效应的潜伏期上也有不同。潜伏期短者,称为针灸的速发性反应,如电针内关对心率、心律的影响,针刺的即时镇痛效应等;反之,潜伏期长者,称为针灸作用的迟发性反应,针灸效应需在施术后数小时或数天后才逐渐呈现和发展至高峰,如电针胃黏膜损伤大鼠"足三里"对胃组织 SOD、MDA 作用的起效时间分别是 3 小时、12 小时。充分了解针灸效应潜伏期,对于制定针灸临床疗程和确定实验研究效应评估时间点,都有非常重要的意义。

(2)上升期:从潜伏期后,效应上升到高水平的时间段称为针效上升期。从曲线上来分析,这一段曲线斜率很高,反映了在单位时间针效增值变化很大,说明在前一阶段量积累基础上出现一个飞跃期,使针效迅速显现出来,达到高水平阶段。

(3)高峰期:是指针灸效应在高水平维持的时间段,它反映了针灸刺激信号在体内发挥了最大的调动能力。随着针效反应系统和机体病变性质不同,高峰期维持长短也有不同。如电针犬的"肾俞穴"对泌尿功能的影响,30 分钟后可达到峰值,1 小时后开始下降,2 小时后才能恢复到针前水平,峰值期约数十分钟。有的高峰期可维持 1 天或数日以上,如针刺人体足三里穴,使白细胞吞噬金黄色葡萄球菌指数增加,约经 24 小时达到峰值,48 小时才开始回落。

(4)下降期:指针效从高峰期后下降到针前水平的时间段。产生这种下降变化的原因,主要是因为停止针灸刺激。

2. 留针时间对针灸效应的影响 留针是针刺手法操作中的重要环节之一。留针时间的长短,对针灸效应的影响不一。关于留针时间对针刺效应的影响已经进行了诸多实验研究,目前比较一致的观点认为留针时间以 20~30 分钟为宜。例如不同留针时间对气虚患者心搏出量影响不同,留针 5 分钟针效差,15~30 分钟针效最为明显。针刺内关留针 20 分钟、40 分钟、60 分钟对 2 型糖尿病的患者心脏自主神经功能变化的结果显示,针刺 20 分钟即有明显的效果,未见随留针时间延长疗效增加的效应。但是在确定留针时间时还需综合考虑患者体质、病情与病程、季节等因素的影响,不可简单地以 20~30 分钟为标准,如对急性软组织损伤的研究结果显示,以留针 30 分钟疗效最佳,而慢性软组织损伤则以留针 60 分钟疗效最佳。针刺镇痛动物实验研究显示,针刺以 30~40 分钟疗效最佳,过长会使镇痛效果逐渐减弱,出现针刺耐受。

3. 针灸间隔时间对针灸效应的影响 由于针灸效应产生、呈现的总体趋势显示针灸效应经过一定时间后便发生回降,并且机体对针灸刺激的敏感性亦会随时间推移而发生变化等特性的存在,确定适当的针灸间隔时间及施术频次,对保证针灸效应的有效积累具有重要意义。目前有关针灸间隔时间的研究尚无定论,针灸治疗间隔时间和次数应视具体情况而定,其中病程长短、疾病性质、疾病种类、体质等都会影响针刺间隔时间和针灸次数的预估和确定。如采用醒脑开窍法,针刺人迎穴治疗脑血管疾病时,施术 3 分钟后脑血流图改变最为明显,施术后 6 小时,脑供血开始衰减,因而提出应 6 小时进行一次针灸治疗,以实现针刺效应的有效蓄积;针灸治疗哮喘发作状态的患者时,施治 3 分钟后,哮鸣音逐渐减少,有效治疗时间持续 3~4 小时,提示 4 小时后需再次针灸治疗。而针对一些慢性疾病,正如《灵枢·终始》"久病者,邪气入深,刺此病者,深内而久留之,间日而复刺之"所言,针灸的间隔时间则相应延长。现代研究也得出相似的结论,如以大鼠慢性神经源性痛为载体,观察每天 1 次、2 天 1 次、3 天 1 次及 4 天 1 次 4 种间隔方式的疗效差异,研究结果提示 3 天 1 次治疗效果最优,电针后镇痛持续时间最长。临床研究也提示在单发关节炎的急性期,每周 2 次效果最好,而在稳定期,则每周 1 次较好。在颈椎病颈痛的治疗中,隔天针刺一次与每天针刺一次都有效果,两者无明显差异。

4. 疗程对针灸效应的影响　在不同疗程阶段,针灸的效应亦有差异。一般情况下,针灸效应与疗程时间成正比,如电针对家兔降血糖作用影响的研究显示,电针 1 天、4 天、7 天后,降血糖的效应随针刺次数的增加而增强。疗程的选择还受病种、病情与病程等因素的影响,如《灵枢·寿夭刚柔》中指出"病九日者,三刺而已,病一月者,十刺而已"。一般情况下,病程短者,针刺累积次数少,疗程应短;反之,针刺累积次数多,疗程宜长。如针刺治疗单纯性肥胖的研究显示,每周 3 次针刺,针刺效应逐渐累积,直到第 12 周时才达到最佳效应,因此针刺治疗单纯性肥胖其疗程至少需 12 周。同时疗程的预估和确定上亦需考虑到针灸效应的累积是有一定限度的,随着针刺疗程的延长,针灸效应亦有可能随之下降。如观察电针"足三里""阑尾穴"对正常大鼠免疫功能影响的时效,电针 3、5、7 天组对刀豆蛋白 A(ConA)刺激的脾淋巴细胞增生反应明显增强,1 天组与对照组相比无显著差异,9 天组回降到针前水平(图 3-3)。

5. 针灸后效应　通常把停止针灸刺激后仍存续的针灸效应称为针灸后效应。针灸后效应的长短、强弱与针灸间隔时间,针灸频次的选择密切相关。近年来的研究发现针刺健康志愿者足三里取针后的第 10、25、40、60 分钟的脑部静息态 fMRI 低频振幅研究发现,针灸后效应对脑部神经活动均产生显著影响,其中取针后第 10 和 25 分钟为针刺后效应重要时间点。进一步开展的脑功能连接影响的研究也提示,取针后 25 分钟脑部广泛区域与双侧后扣带回间存在

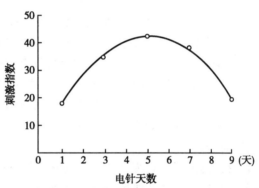

图 3-3　不同电针时间对大鼠脾淋巴细胞增生反应的影响

着功能连接,与针前相比,明显增强。针刺镇痛后效应非常显著,如针刺治疗偏头痛 4 周,在入组后第 16 周与假针组比较仍具有持续性的镇痛效应。此外,单次艾灸镇痛也有显著的后效应,艾灸佐剂关节炎小鼠 30 分钟,在艾灸结束后即刻至 60 分钟内,痛阈维持在较高水平,其镇痛后效应可达 120 分钟。这种后效应的缓慢变化过程与机体内部某些神经介质等化学因素有关。

(二) 针灸时机与针灸效应

针灸治疗介入时间是影响其效应的重要因素之一,针灸时机不同,治疗效应不同。《灵枢·卫气行》中所言"谨候其时,病可与期,失时反候者,百病不治……是故谨候气之所在而刺之,是谓逢时",强调了把握治疗时机的重要性。针灸治疗时机选择的依据有二:一是源于中医的天人相应观和气血流注学说形成的择时针灸方法,择时针灸的科学内涵在针灸研究中得到了一定的揭示,并在与现代时间生物学的融合研究中有了新的进展;二是根据疾病发生发展的不同病理阶段来确定。

1. 人体节律与针灸效应

(1)人体生理节律:生物体内的各种生命活动按一定周期和顺序重复发生的变化称为生物节律,生物节律广泛存在于生物体内,从原始单细胞到最复杂的高等动物,以及在生命活动各个层次,节律也是生命活动的基本特征之一。

早在《黄帝内经》就系统地论述了外界环境中各种周期性变动的因素对人体生理、病理的影响,认为"人以天地之气生,四时之法成",宇宙变化、日月运行、四时八气更替、昼夜的

往复都要作用于人体,而"人亦应之",于是一切生命活动无不随之抑扬起落,彼弛此张,呈现节律性变化。这是中医"天人相应"的基本思想,也是对人体节律产生根本原因的论述,是中医时间医学的核心观点。

中医用阴阳消长变化概括了人体功能周期性变化的状况,如《素问·金匮真言论》中说:"平旦至日中,天之阳,阳中之阳也;日中至黄昏,天之阳,阳中之阴也;合夜至鸡鸣,天之阴,阴中之阴也;鸡鸣至平旦,天之阴,阴中之阳也。故人亦应之。"并由此衍生出了如气血流注、五脏精气活动、子午流注等具有周期性变化的特殊节律现象,为时间针灸学的产生和发展奠定了理论基础。现代时间生物医学认为正常情况下各种生理功能活动的特性表现为具有各种不同振幅、一定相位的周期变化的节律过程,在时间性的协调中实现各种生理系统严格有序的参与适应过程,即实现机体各系统器官功能和状态一定的时间变化规律。如近似昼夜节律、近似月节律、近似年节律等。

1)近似昼夜节律:又称近日节律,指周期为(24±4)小时的生物节律。昼夜交替是作用于生物体内最重要的周期变动环境因子,故昼夜节律在生物体内的生命活动中表现得非常突出。人体内几乎每种生理功能都呈现近日节律,如血压、呼吸、体温、尿液成分、体能、心理功能、免疫功能,以及代谢过程、机体对药物的反应等。

①中医认为人体营卫气血的运行具有近似昼夜节律,卫气昼行于体表经络25周,夜行于五脏25周,营气寅时由肺开始,以后每一个时辰传一经,到肝经结束,如此循环往复,与近似昼夜节律相似。对十二经五输穴皮肤电阻进行连续十二时辰跟踪测定的研究亦提示,发现大多数五输穴电阻值在十二时辰呈现出近似余弦曲线的变化。在巳时、酉时最低,在丑时、寅时最高。

②体温的近似昼夜节律,人体的体温呈近似昼夜节律变化,机体的深部温度或称核心温度能精确反映这种节律性,是最能反映机体节律状态的标志节律之一(图3-4)。

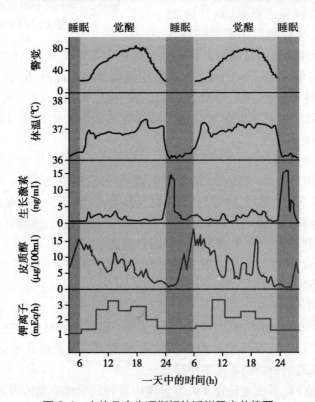

图3-4　人体几个生理指标的近似昼夜节律图

③内分泌的近似昼夜节律:人体内多种分泌激素都有自己的近似昼夜节律模式(图3-4),其峰相位和振幅大小各有不同,糖皮质激素分泌的高峰在清晨,而生长激素的分泌高峰则在夜间伴随睡眠出现。

④此外人体各系都有各自不同的昼夜节律模式,如呼吸系统的近似昼夜节律,人体处于休息状态下的耗氧量,早晨4时最低,午后最高,与体温节律同步;肾脏功能的近似昼夜节律,尿量的昼夜节律很明显,白昼显著多于夜晚;免疫相关活性细胞中性多核白细胞在午后7时,单核白细胞在午后8时,嗜酸性粒细胞在凌晨2时,淋巴细胞在凌晨1时,其中T细胞与之接近,B淋巴细胞却在早晨5时,自然杀伤细胞在上午8时等。

2)亚日节律:指周期长于28小时、变动一次所需时间大于一日生物节律,如7日节律、月节律、年节律等。人体血清皮质醇的浓度、器官移植后的排异反应都是近似7日节律。月经周期,是人类最明显的亚日节律。自然界的"一岁一枯荣",新生儿的出生率多在冬季,西方的犯罪率多在5~7月等,都是年节律。

3)超日节律:指周期小于20小时,变动一次所需时间少于一日的节律,如呼吸、脉搏、脑电、心电和胃电等。人体慢波睡眠与快波睡眠的周期为90~120分钟,是典型的超日节律;神经放电活动的周期更短,只能以毫秒计算。

(2)人体的病理节律:生物节律发生紊乱,形成病理节律,导致疾病的发生。中医对疾病的发生发展、转归预后等节律也有详细论述。疾病的发生以内因为依据,并在感邪性质、发病方式、临床表现等方面,带有相对特异的季节特征,呈现出年节律的变化,如五脏病的"愈、甚、持、起"的年节律,亦有患者病情变化的"旦慧、昼安、夕加、夜甚"的昼夜节律和"慧、静、甚"与死亡的昼夜节律。

现代时间医学也提示了许多疾病的节律现象。例如,对胃腔内液pH值进行持续监测,发现正常人胃腔内液pH值有典型昼夜节律,峰值在下午4时左右,与消化道上皮增厚期重合,胃组织处于最佳保护状态。可是十二指肠溃疡患者,峰值推迟至下午7时左右,黏膜上皮变浅,已不处于最佳保护期,并且pH值出现有8小时为周期的超日节律趋势。胃癌患者,pH峰相位提前至上午8时,并出现有28小时周期的趋势。又如心肌梗死发生高峰在早晨6时至9时,可能与冠状动脉的紧张性早晨较高,狭窄处血流较少,易激发血栓形成,并且此时血小板的凝集能力最强;过敏性哮喘常发作于后半夜,这时呼吸道阻力最大,血中儿茶酚胺、糖皮质激素等浓度最低,而组胺含量最高,患者对致敏原的敏感性最高(图3-5)。

(3)择时针灸的效应差异及其机制:古今医家以针灸治疗时间为切入点,形成了以气血流注、子午流注等为理论基础的古典择时针灸法及结合现代时间生物学理论、方法、技术开展的现代时间针灸研究。

1)古典择时针灸效应差异研究:古典择时针灸效应差异研究涉及纳甲法、纳子法、灵龟八法、飞腾八法等。纳甲法的临床研究显示,逐日开穴治疗对中风后遗症、面瘫、

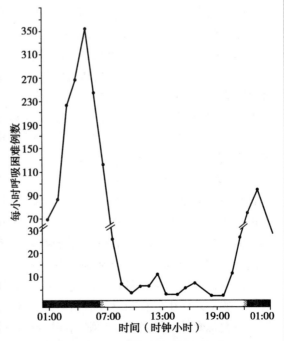

图3-5 呼吸困难发生与时间的关系

高血压、慢性浅表性胃炎、三叉神经痛、坐骨神经痛等症的疗效显著。如以正常在校大学生为对象，按徐凤纳甲法的十日开穴按时取穴法，在相同条件下观察了不同穴位按时电针对正常人心收缩时间间期调整效应的差异。观察到，按时电针的 120 个时辰、66 个穴位中，只有 39 个时辰、33 个穴位的 STI 在电针前后的差异有统计学意义。按纳子法治疗肾虚病，分别比较酉时施刺与非酉时施刺，发现前者有效率高于后者，在调整血浆环腺苷酸 / 环鸟苷酸（cAMP/cGMP）的比值和皮质醇的含量上，前者都优于后者。灵龟八法的临床研究显示，灵龟八法取穴针刺对中风后遗症、胃痛、偏头痛、原发性痛经、哮喘、黄褐斑等疗效显著。实验研究表明，灵龟八法开穴和闭穴存在皮温、痛阈的差异。综上，虽然在古典择时针灸的研究中取得了不少成绩，但是仍需看到其中存在的问题，例如涉及的病种较少、临床研究方案设计的不足、治疗机制的研究缺乏等因素的存在，其研究的广度和深度上都有待加强。

2）时间针灸效应差异及其机制研究：现代时间针灸学结合生物节律等现代时间生物学理论和方法，挖掘古典择时针灸方法的合理内核，建立了以不同时辰针灸效应差异为核心的临床治疗和实验研究体系。自从 20 世纪 70 年代成都中医药大学开展不同时辰针灸效应差异的研究以来，早期现代择时针灸研究的重点集中在解决"不同时辰针灸对机体生理病理状态具有不同影响"这一时间针灸的关键核心内容，如不同时辰针刺，对脑内单胺类神经递质、视上核神经分泌细胞核体积、若干器官的时间形态学、肝脏等组织中的还原谷胱甘肽含量都有不同影响。又如观察子、卯、午、酉四个不同时辰电针双侧足三里穴对正常人唾液淀粉酶活性的作用，研究结果显示，正常状态下 α- 唾液淀粉酶活性有明显的昼夜波动，其峰相位在夜间（约 20 ：00），午时施刺后唾液淀粉酶活性有升高趋势；子、卯、酉时施刺后酶活性有降低趋势，尤以酉时和子时降低明显。此外通过不同时辰电针胆经"环跳穴"研究，亦观察到血浆皮质酮在晚上 11 时针刺后，升高非常明显，在下午 5 时针刺反而有所下降，痛阈变化也在上午 11 时针时上升最高，早晨 5 时最低，大鼠在捆绑固定的应激刺激后，血中 cAMP 和 cGMP 的含量显著上升，各时辰针刺后都有所下降，以酉时下降最明显。对缺血性中风患者，采取不同时辰针刺，观察其血浆血栓素 B_2（TXB_2）和 6- 酮 - 前列腺素 $F1\alpha$（6- 酮 -$PGF1\alpha$）含量的变化，研究表明，辰时针刺能显著降低血浆 TXB_2 水平，且使 6- 酮 -$PGF1\alpha$ 水平略有升高，而戌时针刺则无明显作用，这种作用与过氧化脂质呈负相关，提示辰时针刺能有效地抑制脑缺血时体内血小板的激活，降低过氧化脂质，纠正 TXB_2 和 6- 酮 -$PGF1\alpha$ 的平衡失调，获得较高的疗效。

进一步的实验研究重点则从机体生理、病理节律入手，观察针灸调整节律的作用，从生物节律角度阐释不同时辰针灸效应差异的特征和规律。如不同时辰针刺对金黄地鼠自发活动及体温昼夜节律有不同影响，在接近光 - 暗转换期的卯、酉时针刺能显著影响昼夜节律的峰相位，但作用性质相反，即卯时（暗置末期）针刺使节律相位发生迟后性转移，在酉时（光照末期）针刺使节律相位发生超前性转移；而在接近光照或暗置中期的子、午时针刺对节律中值、振幅有一定影响，但移相作用不明显。本实验结果证明，在光 - 暗周期导引下，针刺对金黄地鼠自发活动及体温昼夜节律的调整作用具有明显的时间规律性，并且在后继的研究中明确了针刺调整昼夜节律的非光性授时因子特性，也就是针刺调整昼夜节律的作用特征与环境中光 - 暗周期的作用相反，其典型特征为表现在主观白天中午、下午针刺可使节律相位超前。这可以为临床运用针刺方法调整人体昼夜节律及治疗疾病提供一定的思路和参考。同时针灸对节律紊乱具有一定的调节作用，如针刺足三里对紊乱的家兔体温昼夜节律有一定的整复作用。针刺脑区的顶中线对倒相活动大鼠体温节律有加速恢复正常的调整作用。用大蒜膏外贴神阙穴对睡眠剥夺所致昼夜节律紊乱的患者在一定程度上维持节律的稳定性，并促进节律的恢复。

知识链接

生物节律的发生与控制

　　生物节律是如何产生的？是外界环境给予的，还是机体自身所拥有的？机体是如何感知到时间变化的……这些问题都曾深深地困扰着时间生物学者。自从柯蒂斯·里克特（Curtis Richter）观察到大鼠的生物节律之后，人类花了 70 多年才找到哺乳动物主生物钟——视交叉上核（suprachiasmatic nucleus，SCN）的位置所在。它是一串位于大脑下丘脑前方的细胞簇，大约由 2 万个细胞组成。SCN 控制机体内的时间程序，产生节律性神经和激素信号，并导引外周的次级振荡器如松果体、心脏等产生行为、生理信号等节律性变化。同时眼睛感受到环境中的光 - 暗周期又可以导引 SCN 调整自身的节律性震荡以适应环境。此外，生理信号、行为等也可以将时间线索反馈致 SCN，并微调整个组织的节律性输出（图 3-6）。

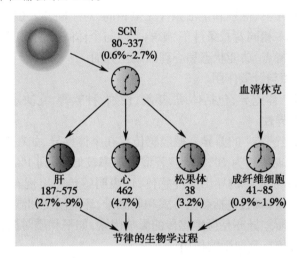

图 3-6　哺乳动物昼夜系统示意图

　　近年来，不少实验研究则着重关注时间针灸的生物学基础研究领域，发现了针刺介入调整节律与一氧化氮合酶（NOS）、血管活性肠肽（VIP）、神经肽 Y（NPY）、5- 羟色胺（5-HT）、即刻早期基因（c-fos）、γ- 氨基丁酸（GABA）等信号分子有关，初步揭示针刺信号进入视交叉上核存在两个途径：一是通过膝状体间小叶（IGL）释放 NPY、GABA，以激活视交叉上核；二是通过中缝核群到视交叉上核的 5-HT 能神经投射，直接调整视交叉上核的活性。并且针刺信号还参与了视交叉上核内分子钟 Per1 基因等的调控。

　　以上实验研究证明了不同时辰针灸的效应不同、针灸对节律紊乱具有一定的调整作用，并对其生物学基础进行了初步的研究。在针灸治疗过程中，正确认识、把握人体功能的节律性，择时针灸，优化针灸时间方案，可望取得最佳针灸疗效。

　　2. 疾病发生发展的不同病理阶段与针灸时机　疾病自身发生发展的病理阶段不同，针灸效应也不同。例如针刺治疗疟疾，一般认为在疟疾发展前 2~3 小时针刺效果好，如在发作后针灸则效果大大降低。大鼠类痛经模型实验表明，即刻电针比预电针有更好的镇痛效应，治疗时机不同，对产生和影响类痛经反应的各种因素的调节作用不同。即刻电针可主要通过神经反射快速启动机体的内源性调节系统，对中枢和外周效应器官内的神经递质类的镇痛物质和子宫平滑肌的调节产生作用。而预先电针则可通过激活内源性痛调制系统、性腺轴、内分泌、子宫局部微循环、机体内源性保护机制,共同加强机体对随后疾病损伤的抵抗与耐受力,具有先期的、整体的调整作用。采用循证医学方法分析近 15 年公开发表的关于周围性面瘫有关针刺治疗时机的研究文献显示,目前证据支持在面瘫早期进行针刺介入治疗,而早期针灸方法支持使用电针、头体针刺、传统针刺等疗法。对中风的研究显示,发病 72 小时、2 周、4 周介入针灸治疗结果比较,发病 72 小时内针灸介入和 2 周介入对中风患者运动功能和日常生活能力改善均优于 4 周介入。

四、个体因素

中医学的显著特点之一,就是重视个体间的差异。因人制宜是中医辨证论治的重要原则。古人早就认识到个体间差异对针灸效应的重要影响,《灵枢·行针》:"百姓之气血,各不同形,或神动而气先针行;或气与针相逢;或针已出,气独行;或数刺乃知;或针发而气逆;或数刺病益剧。"就指出针灸疗效存在个体间的差异。大量针灸临床和现代动物实验研究证明,即使患者或动物的年龄、性别和生活条件完全相同,对于同样穴位,同一针法刺激也可能有不同反应,这种在诸多相同背景条件下,影响个体与个体间针灸效应的差异称为针灸的个体因素,包括个体生理特点、功能状态和心理因素三方面。

(一) 个体生理特点与针灸作用

个体生理特点即个体差异,包括体质、年龄、性别、种族等,它决定了机体在接受针灸刺激时,对针灸反应的差异性。

1. 不同个体"循经感传"的差异 循经感传存在个体差异,如在 20 世纪 70 年代,全国普查循经感传,结果出现率约为 20%,但显著型出现率较低,不到 1%。用同样方式、同样大小刺激量,仅能在小部分人中诱导出循经感传,这表明感传的出现有显著的个体差异。同时,循经感传受多种因素影响,包括刺激方式和刺激量、环境温度和湿度、疾病状态、年龄、心理因素,尤其是个体体质差异亦是循经感传的影响因素,如平和质对循经感传出现起到正向影响,瘀血质对循经感传有负向影响作用。

2. 不同个体针麻效果的差异 针麻效果与个体差异关系非常密切,如在针麻下进行子宫全切除术时,针麻效果与月经周期有关,血清中雌二醇含量升高者,针麻效果好,反之则差。针麻效果术前预测研究表明,凡耐痛阈高的个体、皮肤对电刺激敏感性较差的个体以及耐针(即对针刺耐受性强不易产生耐受)的个体,针麻效果较好。在针麻临床研究中,不同证候患者针麻效果也表现出较大差异,如在对 15 例双侧青光眼患者的先后两次虹膜嵌入巩膜术中,将影响针麻效果的各种因素做了同体对照观察,发现虚寒型效果最好,虚热型次之,实热型最差,且发现个体差异对针麻效果影响大于穴位和刺激方法的作用。用压迫眼球和皮下注射肾上腺素 8μg/kg,观察心率、血压、脉搏波幅变化作为自主神经功能指标,将受试者分为四型,比较其针麻优良率(表 3-2)。

表 3-2 不同类型受试者针麻效果比较

个体生理特点类型	针麻效果
交感与副交感神经均不敏感型	针麻优良率为 37.0%
副交感神经敏感型	针麻优良率为 28.6%
交感神经敏感型	针麻优良率为 16.0%
混合敏感型	针麻优良率为 9.0%

3. 不同个体电针镇痛效应的差异 针刺镇痛是与中枢神经系统的多种物质和通路相

关的多靶点综合效应,涉及遗传背景、基因和蛋白表达水平以及神经-内分泌-免疫网络系统的共同作用。因此既要关注单个基因或蛋白表达在针刺效应中的作用,又要从系统生物学水平出发,从基因组、蛋白组等各个不同层次上,从系统水平上加以归纳和整合,从而阐明针刺镇痛及个体差异性的内在机制。

以 100Hz 电针 30 分钟内辐射热甩尾潜伏期升高百分数之平均值为指标,采用聚类分析方法,将 168 例大鼠分为优针效和劣针效两个群体,其针效至少在两天之内保持相对稳定。结果提示,劣针效鼠群平均针效仅为(16.6±1.93)%,而优针效鼠群平均针效为(93.5±27.7)%(图 3-7)。电针镇痛效果与基础痛阈呈显著正相关,即优针效鼠的基础痛阈显著高于劣针效鼠。采用 cDNA 芯片研究针刺高反应和低反应人群之间镇痛差异的实验也证实针刺高反应人群镇痛效应优于低反应人群,并且上调和下调的基因数量(353/22)也有明显差异。

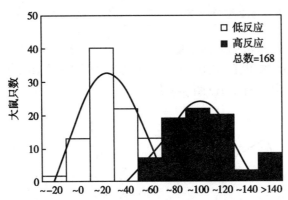

图 3-7　大鼠 100Hz 电针镇痛效果的频度分布图
(纵坐标:大鼠数量;横坐标:100Hz 电针 30 分钟内甩尾升高百分数的均值)
□劣针效者(90 例);■高针效者(78 例)

(二) 功能状态与针灸作用

机体的功能状态在这里主要指机体的病理状态,包括机体功能的偏离、不同辨证证型和腧穴的病理状态等。针灸临床要求辨证施针,就是分析患者功能状态,以便有的放矢,个体化治疗,提高疗效。

1. 不同功能状态针灸效应的差异　同一靶器官在不同病理状态下,针灸呈现不同的效应,具有促进其恢复正常状态的作用。即对亢进的功能状态,针刺呈现的是抑制效应;而对于低下的功能状态,则呈现兴奋效应。临床上针刺内关,对心动过缓者有增加心率的作用,对心动过速者有降低心率的作用,就是一个常见的例子。在针灸实验研究与临床实践过程中,人们常常发现,即使使用同样针灸方法,刺激同样穴位,对亢进的功能状态,针灸呈现抑制性效应,而对低下的功能状态,则呈现兴奋效应(表 3-3)。

表 3-3　不同病理状态对针刺效应的影响

观察指标	病理状态	针灸方法	针灸效应
肾脏泌尿功能	给家兔注射 30% 葡萄糖溶液引起多尿	耳针刺激"肾区"及"膀胱区"	抑制肾脏泌尿
	给家兔注射垂体后叶素引起少尿	耳针刺激"肾区"及"膀胱区"	增加肾脏泌尿

续表

观察指标	病理状态	针灸方法	针灸效应
白细胞计数	白细胞计数在 7×10⁹/L 以上	针刺相关腧穴	白细胞数下降
	白细胞计数低于 7×10⁹/L 者	针刺相关腧穴	白细胞数上升
膀胱收缩功能	家兔膀胱处于高紧张状态	针刺双侧"委中"穴	膀胱松弛
	家兔膀胱处于低紧张状态	针刺双侧"委中"穴	膀胱收缩
胃运动	胃运动波较高者	以平补平泻法针刺犬"足三里""胃俞"	出现抑制性变化
	胃运动波较低者	以平补平泻法针刺犬"足三里""胃俞"	出现兴奋性变化
血糖	注射胰岛素造成低血糖状态	在相同穴位施以同样参数的电针	使高血糖者血糖降低
	注射肾上腺素造成高血糖状态	在相同穴位施以同样参数的电针	而低血糖者血糖升高

如图 3-8 所示,电针对家兔血糖耐量曲线的影响,比较两图可以看到,给予糖负荷后,血糖水平剧烈升高反应动物,电针刺激可使其反应削平(图 3-8 左图);而血糖水平上升不剧烈的动物,电针刺激可使其稍有上升(图 3-8 右图)。

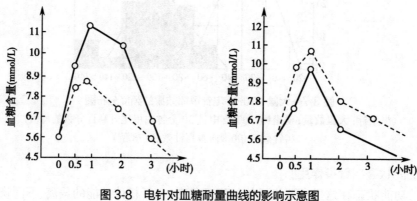

图 3-8 电针对血糖耐量曲线的影响示意图
(○----○:电针组 ；●——●:对照组)

也有研究表明,在一定范围之内,针刺效应的强度与功能状态偏离正常水平的程度呈现出正相关关系,也就是在一定范围之内,针刺前功能状态偏离正常水平越远的针灸效应越明显,而针前越接近正常状态的针灸效应越微弱(图 3-9)。

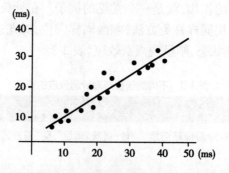

图 3-9 针刺内关穴对冠心病患者射血时间(LVET)的延长效应与针刺前
LVET 偏离正常值的直线正相关关系(r=0.545,P<0.05)

2. 不同证型针灸效应的差异　临床观察表明,针刺与辨证分型密切相关(表 3-4)。

表 3-4　不同证型的针灸效应差异

疾病或针麻术	针灸方法	针灸效应
支气管哮喘	针灸	表证有效率高达 90%,里证有效率仅为 25%
高血压	电针	阳虚证血压下降居多,阴虚证血压下降较少
遗尿证	耳压疗法	肺脾气虚证疗效优于下焦虚寒型
青光眼手术	针麻	虚寒证效果最好,虚热证次之,实热证最差
子宫全切术	针麻	肾阳虚证患者效果优于肾阴虚证
胃大部切除术	针麻	脾胃虚寒型胃溃疡患者效果优于肝气犯胃证
甲状腺手术	针麻	阳虚证效果优于阴虚证

　　上述临床和实验资料表明,针灸的效应取决于机体不同的功能状态,针灸具有促进其从偏离状态恢复到正常状态的功效,对偏离正常状态越明显者其针灸的调节作用越强,且针灸对阳虚型患者的调节作用可能优于其他证型。

　　3. 不同穴位状态的针灸效应差异　近年来,有学者从《黄帝内经》对穴位的原始定义与定位方法及热敏灸、腧穴痛敏现象等临床证据入手,研究发现穴位功能不仅有位置之别,而且有"状态之别",即穴位有静息态与敏化态两种功能状态,它们是相对的,又是统一的,分别关联着机体的健康与疾病两种状态。机体功能状态的改变可以在腧穴上呈现出来,使腧穴处于激活的敏化状态,即"有诸内必形诸外"。同一腧穴由于功能状态的不同,其对针灸效应的影响也不同。选择敏化态的穴位进行针灸治疗能实现"小刺激大反应",激发经气、气至病所,从而提高疗效。有学者观察了慢性腹泻(脾虚证)患者天枢穴热敏态与非热敏态的气至病所出现率,结果表明天枢穴热敏态组气至病所出现率为 86.7%,天枢穴非热敏态组气至病所出现率为 22.4%,差异有统计学意义。表明艾灸热敏态腧穴能高效激发经气,气至病所,提高疗效。在采用神庭、大椎穴热敏灸治疗椎动脉型颈椎病疗效的临床研究中发现,敏化态穴位组在总分项、眩晕项、颈肩痛项等方面显著优于非敏化态穴位组。因此,穴位状态与疗效密切相关,表明重视腧穴状态是提高疗效的关键。

　　(三)心理因素与针灸作用

　　中医学历来把人体作为一个有机的整体,重视精神、心理因素对疾病的影响。早在《黄帝内经》中就有"用针之要,无忘其神","凡刺之真,必先治神"之说,并指出针刺时"必正其神者,欲瞻病人目制其神,令气易行也"。《灵枢·本神》还说:"凡刺之法,先必本于神。是故用针者,察观病人之态,以知精神魂魄之存亡得失之意,五者已伤,针不可治之也。"

　　现代医学认为,人体的生理活动与心理活动同时存在和运行,由于研究的不断深入,由原来单纯的生物医学模式逐渐转换为生物 - 心理 - 社会医学模式,现代研究也表明,患者的心理状态对于治疗的结果能够产生直接的影响,良好的心理状态有利于针灸疗效的发挥,不良的心理状态不利于针灸疗效的发挥。研究者发现,患者经针灸治疗后疗效明确,而情绪稳定、或患者人格因素测定中的恃强性和紧张性越低、心理状态良好者,自主神经系统功能活动也较稳定,针灸治疗效果更为突出,止痛或针刺麻醉的效果更佳,所观测到的各种指标也更为稳定。情绪安定时,循经感传显著程度可以提高,针灸效应大为提高。情绪紧张者进入手术室后,血浆 17- 羟皮质类固醇含量增高,在针麻手术中痛反应大,血压、脉搏、皮肤电波动等生理指标变化大,皱眉、呻吟、呼叫等情绪反应强烈,针麻效果较差。相反,情绪安定时,循经感传显著程度提高,自主神经系统功能活动也较稳定,因而针灸效应大为增强。所以通过控制情绪,可以更加充分地发挥针灸效应。心理安慰因素在针灸过程中不可避免地存在,但是现代的临床和实验研究同时证明,心理因素仅是影响针灸疗效的因素之一而不是决定性因素。随着功能影像技术的发展,运用PET-CT脑功能成像技术研究心理因素对针灸效应的影响也提示,外关穴不透皮假针可激活健康志愿者的左侧颞上回、右侧颞下回、角回,其可能是针灸效应中非特异性效应的部分。暗示对针麻效果也有影响。采用安慰针加语言引导并结合示波器显示针刺刺激波形的暗示方法,观察对照针刺、暗示、针刺结合暗示各组的镇痛效果。结果表明针刺结合暗示组镇痛效果最好,针刺组次之,暗示组再次之,说明暗示对针灸效应有一定的影响。在对暗示这种心理影响的研究中,观察针灸的效应,尤其是针刺镇痛是否是由于暗示作用,曾是国内外研究的热点,在一系列的研究中可证明针刺并非暗示,暗示仅可加强针刺的疗效。

临床研究表明,患者对疗效的期待、对医生的信任度、焦虑、抑郁和个性特征以及等均可影响针刺的疗效。当患者具有战胜疾病的信心,并信赖针灸疗效时,针灸的镇痛效应可以增强,针刺治疗颈椎病的研究提示,有针刺治疗经历以及对针灸疗效信任度高的患者,其疗效要优于其他患者,反之当患者顾虑重重、悲观消沉时,就可能削弱针刺镇痛效果。采用艾森克人格问卷(EPQ)和卡特尔16种人格因素问卷(16PF)评估患者的个性特征与针刺治疗原发性痛经效应相关性时也提示,恃强性与疼痛持续时间减少值呈正相关,紧张性则与之呈负相关,即恃强性越高,紧张性越低者,则疗效较好。另外,分心也有一定作用。若让被试者在注视节拍器摆动并读出摆动数目,以及通过耳机收听音乐的条件下测痛,其痛阈会明显高于一般条件下测得的痛阈。在针刺诱导后,用耳机听音乐,也观察到痛阈、耐痛阈升高的现象。要求受试者迅速计算两位数的方法,也可提高痛感受性或提高针刺镇痛效果。

心理因素对针灸的影响是通过神经 - 内分泌 - 免疫通路,而加强或消弱针灸的治疗效果。研究证实,针灸大鼠不同穴位能有效调节下丘脑 - 垂体 - 内分泌轴的活性,但不同穴位根据其所处部位的神经节段支配的不同,而有不同的调节作用。电针能明显降低血清ACTH、CORT 和 CRH 的浓度,使下丘脑 - 垂体 - 肾上腺轴激素功能恢复正常。针灸可调节5-HT 分泌,增加外周血 5-HT 含量,可提高 DA 含量,通过提高单胺类物质在体内的含量,而起到抗抑郁作用。这正是心理应激通过影响神经 - 内分泌 - 免疫通路而影响针灸疗效的机制之一。现代的临床和实验研究同时证明,心理因素是影响针灸疗效的因素之一,而不是决定性因素。良好的心理状态有利于针灸疗效的发挥,不良的心理状态不利于针灸疗效的发挥。

第三节　针灸作用特点及影响因素研究展望

针灸作用是指针灸刺激对机体生理、病理过程的影响以及这种影响在体内引起的反应。针灸刺激是一种非特异性刺激,通过激发或诱导体内固有的调节系统功能,使失调、紊乱的生理生化过程恢复正常。因此,针灸作用不同于药物,针灸效应并不是针灸刺激直接产生,而是通过机体内固有的调节系统所产生,这就决定了针灸作用是调节作用。大量临床和实验研究证据表明,针灸的调节作用具有整体性、良性、双向性、功能性和早期性的特点。由于针灸效应是由体内固有的调节系统发挥调节功能所产生,因此,在实施针灸疗法过程中必然受到机体内在因素与治疗环节中各种因素的影响。这些影响针灸作用的因素主要包括:穴位因素(如穴位特异性、穴位配伍等)、针灸刺激方法与参数(如穴位的不同刺激方法、得气等)、时间因素(包括针灸时机与针灸时效特点)、个体差异(包括个体生理特点、机体功能状态和心理因素等)。

认识针灸作用的基本特点及影响因素,对于了解针灸治病的机制,掌握针灸治病的规律,合理应用针灸疗法与提高针灸疗效具有非常重要的意义。应用现代科学技术和研究方法,对针灸防病、治病的疗效、影响因素及其作用机制进行了系统的临床观察和实验研究,基本明确了针刺镇痛、针刺麻醉、针灸对神经 - 内分泌 - 免疫和对各脏腑疾病等多层次、多环节、多靶点的调整作用及部分机制,针灸对各系统的调整作用,在很大程度上是通过对神经 - 内分泌 - 免疫网络的调节而实现的,目前也有从能量代谢、肠道菌群等介导针灸对各系统疾病开展研究。针灸是通过调节人体功能而治疗疾病的,说明调节作用是针灸最本质的作用,这阐释了针灸作用的整体性和双向性调节等固有特点。

机体内存在着一系列维持内环境生理生化参量相对稳定的复杂调节系统,主要是神经 - 内分泌 - 免疫调节系统,它能对各种影响内环境稳定的干扰做出主动的调节反应。针灸正是通过激发或诱导体内这些调节系统,调动体内固有的调节潜力,从而产生整体调节效应、双向调节效应和自限调节效应,使紊乱的生理功能恢复正常。近年来有学者提出针灸的品质调节特点,其内涵是指针灸具有提高体内各调节系统品质(调节系统品质是度量调节系统调节能力大小的一个参量),增强自身调节能力以维持各生理生化参量稳定的作用从针灸刺激到针灸效应,两者不是直接联系,而是由体内各种调节系统介导的。针灸预处理可以改善机体的状态,提高系统的调节品质,使针灸更好地发挥其调节作用。针灸的品质调节作用是针灸防病保健作用的内在机制,具有重要的理论与临床意义,是一块待发掘的新领域,对中医中药学科研究也有启发作用。

在临床实践中针灸作用往往受到诸多因素的影响,其治疗的效果表现出很大差异。因此,针灸作用影响因素的研究已逐步受到研究者的高度重视,成为目前的研究热点,这也是最终阐明针灸作用机制的关键环节。近年来,随着国家 973 项目计划的实施,国家自然科学基金重大项目的启动,针灸作用影响因素研究主要取得以下进展:

1. 以经穴效应特异性为研究切入点开展了大量研究,涉及了文献、动物实验、临床、神经信息学等多方面研究,总结了经穴效应特异性具有循经性、相对性、持续性等基本规律,经穴效应特异性的存在受针刺手法、得气、经穴配伍、时间因素等各方面的影响。

2. 以热敏灸感为切入点,遵循基于临床、源于经典、继承创新、提高疗效的研究思路,系统研究了穴位热敏状态对针灸疗效影响的临床规律,提出穴位具有状态(反应性)之别,而不仅是部位之别,强调重视穴位状态是提高针灸疗效的关键,从而创立了原始创新技术——热敏灸。

尽管针灸作用特点及影响因素研究已经取得一定进展,然而还不够全面和深入,怎样运用现代的科学技术加以更好地研究和论证,是摆在现代研究者面前的艰巨而复杂的课题,需要研究者锐意创新,拓宽思路,不断应用科学的实验设计和评定方法揭示中医针灸理论的内涵,正确认识各种因素在针灸治疗过程中的地位和作用,为针灸疗效潜力的发挥创造有利条件,从而促进针灸疗法更好地服务人类健康。就目前针灸作用影响因素研究热点存在的问题提出以下展望:

1. 经穴效应特异性研究有待进一步深化。目前研究多局限于常用的几个经穴,且主要以对现象的观察为主,而经穴效应整体性的研究尚缺乏;研究往往以正常人体为研究主体,而疾病谱研究过窄,多数局限于几类病种的研究;试验设计不够完善,如随机方案不明确、疗效评定标准不统一等。今后经穴效应特异性研究的突破方向是应如何运用现代国际通用的临床研究方法学和可充分反映针灸效应整体性的方法技术对经穴效应特异性的规律及其机制系统研究。

2. 穴位敏化研究。关于穴位敏化方面的研究是近年来针灸研究的热点之一,包括穴位敏化和穴位热敏两个方面。首先,穴位热敏研究多集中在对穴位敏化现象、穴位敏化特性以及穴位敏化规律的观察,虽然开展了一些研究来动态观察穴位敏化现象、监测穴位敏化的客观物质基础以及初步探讨穴位敏化的调控机制,然而基础研究尚处于起步阶段。今后穴位敏化的研究重点是如何应用现代先进科研方法与技术手段进行顶层设计、系统全面研究穴位敏化的关键科学问题:如穴位敏化评分量表的建立? 穴位敏化现象与临床疗效的量学关系? 穴位敏化的生物学机制是什么? 穴位敏化现象与机体生理病理状态的动态联系? 穴位敏化与穴位特异性的相关性? 其次,穴位热敏目前研究多集中在热敏现象的观察;灸位、灸量对灸效的影响等临床规律的提炼,虽然开展了一些热敏现象客观检测研究及动物实验,然而基础研究尚处于起步阶段。今后穴位热敏的研究重点是如何应用现代先进科研方法与技术手段进行顶层设计、系统全面研究穴位热敏的关键科学问题:热敏灸感评分量表如何建立? 热敏现象与临床疗效的量学关系如何? 热敏现象的生物学机制是什么? 穴位热敏与穴位特异性有何相关性?

学习小结

1. 学习内容

(1)针灸作用的基本特点是调节,并具有整体性、良性、双向性、功能性及早期性等特点。

(2)穴位作用具有普遍性和特异性,穴位配伍有协同或拮抗作用。穴位作用的普遍性是从穴位被刺激后能够引起广泛效应这一角度阐述穴位特点的。穴位作用特异性是指每一穴位都有区别于其他穴位作用的特殊点。临床上应利用协同作用提高针灸疗效,也要重视拮抗作用在复杂性疾病治疗中的意义。毫针不同手法及艾灸的不同施灸壮数和不同施灸时间对针灸的作用效应存在差异。

(3)针灸效应发生发展有一定的时间规律,其效应过程总体趋势呈现为一个渐进的时间过程,即经过特定的潜伏期后,针灸效应逐渐显现,并呈上升趋势达最高水平,在该水平维持若干时间后,便逐步回降。针灸效应时间过程可分为潜伏期、上升期、高峰期和下降期。针灸效应发生发展的时间规律影响单次针灸施术时间、针灸间隔时间、疗程设置及积累治疗时间预估等临床实施多个环节的抉择。针灸治疗时机主要依据人体生理病理节律特征及疾病发生发展的不同病理阶段来确定。

(4)个体因素包括个体生理特点、功能状态和心理因素三方面。个体生理特点即个体差异,包括体质、年龄、性别、种族等,它决定了机体在接受针灸刺激时,对针灸反应的差异性。机体的功能状态主要指机体的病理状态,包括机体功能的偏离、不同辨证证型、穴位状态不同作用也不同等,是针灸作用性质的决定因素。心理因素包括情绪、暗示、个性特征、分心等,是影响针灸效应的重要因素。

2. 学习方法

学习本章内容结合临床来理解针灸作用特点和影响因素,对针灸作用影响因素的学习应注意和第二章的知识内容结合。注意把握针灸作用的整体性、良性、双向性、功能性及早期性的特点。

(嵇波 张波 周丹 蔡定均)

复习思考题

1. 针灸作用的基本特点有哪些?
2. 针灸作用的影响因素有哪些?
3. 如何理解穴位作用的普遍性?
4. 什么是穴位作用的特异性,其表现有哪些?
5. 针刺补泻手法与针灸效应的关系?
6. 简述机体功能状态与针灸效应的关系。
7. 运用针灸作用的时效特征论述其临床与科研中的指导意义。

第四章

针灸镇痛效应与机制

04章01节PPT

PPT 课件

第一节　针灸镇痛效应

针灸镇痛是指用针灸及相关技术防止和治疗疼痛的一种方法。它是在传统中医针灸治疗疼痛的基础上,结合现代针刺麻醉和针灸治疗疼痛临床实践及研究发展起来的一种有效的临床治疗技术,对这一技术的作用机制的研究,称为针灸镇痛机制研究。

一、针灸镇痛的范围

(一)针灸治疗的主要疼痛类疾病

《黄帝内经》中"痛"出现 733 次、"疼"11 次,所论述的病症主要有头痛、颈痛、心痛、胸痛、胁痛、胃脘痛、腹痛、小(少)腹痛、肩背痛、四肢、五体(筋脉肉皮骨)及官窍(口、目、耳、茎、卵等)等几乎涉及全身各个部位疼痛,而其治疗方法主要为"刺",如刺郄中血者、刺之三痏、刺飞阳之脉等,鲜有药物治疗的描述。关于针刺治疗疼痛的疗效则做出了"立已""血变而止""刺之血射以黑,见赤血而已"等描述。历代医籍中,也有丰富的针灸治疗疼痛的记载,如南宋的《针灸资生经》中有 29 个疼痛类病症、明代《针灸大成》中有 77 个疼痛性病症的针灸治疗方案。

1996 年世界卫生组织(WHO)米兰会议提出的针灸治疗的 64 个适应证中,有 32 个与疼痛相关。1997 年美国国立卫生研究院(NIH)举行了关于针刺疗法的听证会,形成的共识认为针灸对多种痛症的疗效确切,包括手术后痛、月经痛、网球肘、纤维性肌炎及骨关节炎、头痛等;同时,还认为在大多数情况下针刺是有效的,无效者为少数。

2009 年中国出版的《现代针灸病谱》资料表明,国际文献认为针灸治疗有效的 110 种病症中,有 20 种为疼痛性病症,而与疼痛相关的疾病则有 50 多种,从文献发表的频次分析,出现 10 次以上的优势病种大多以疼痛为主要特征。主要有手术后疼痛、慢性肌筋膜痛、分娩痛、三叉神经痛、妊娠骨盆痛、痛经、坐骨神经痛、非典型面痛、癌症疼痛、牙痛、心绞痛、患肢痛、脊柱疼痛、肾绞痛、慢性骨盆静脉充血导致的骨盆痛、外阴痛、慢性胰腺炎疼痛、烧伤患者的疼痛、血友病下肢关节痛、髌骨疼痛综合征。

针灸可以治疗疼痛,但并不是所有的疼痛均为针灸的优势病种。《现代针灸病谱》"针灸等级病谱分类"中,疼痛性疾病在Ⅰ级病谱中有11种、与疼痛相关的疾病有45种,占45%;Ⅱ级病谱中有5种,相关病种21种,占25%;Ⅲ级病谱中2种,相关病种21种,占32%;疾病相关病种合计87种,占等级病谱病种总数的35%。Ⅰ级病谱是指"可以独立采用针灸治疗并可获得治愈或临床治愈或临床控制的疾病",研究认为紧张性头痛、眶上神经痛、神经性头痛、头痛(非器质性)、血管性头痛(非器质性)、原发性坐骨神经痛、枕神经痛、肛门神经痛、经行乳房胀痛、原发性痛经、原发性红斑性肢痛症等疼痛性疾病是针灸独立治疗有良好效果的病种。

(二) 针灸镇痛的临床疗效

国内研究者对针灸镇痛的临床疗效进行了评价。研究表明,针灸对多种疼痛性疾病具有良好的疗效,但研究报告的质量均有待进一步提高。2009年出版的《循证针灸学》评价了偏头痛、原发痛经、坐骨神经痛、膝骨关节炎、颈椎病、肩关节周围炎、急性腰扭伤等疼痛性疾病的临床研究结果,并推荐了相关的临床治疗方案。2014年出版的《循证针灸治疗学》,有明确的、较高等级证据表明针灸对以下病症中的疼痛具有止痛作用:颈椎病、肩关节周围炎、肱骨外上髁炎、膝骨关节炎、类风湿关节炎、腰椎间盘突出症、纤维肌痛综合征、肌筋膜炎(颈背部)、梨状肌综合征、强直性脊柱炎、原发性头痛、三叉神经痛、股外侧皮神经炎、颞下颌关节紊乱综合征、原发性痛经、泌尿系结石、分娩痛、急性腰扭伤、踝关节扭伤、痛风、带状疱疹、流行性腮腺炎。

国际上针刺镇痛临床研究的成果也在迅速增长,有研究分别对近年来针刺干预急性和慢性痛的疗效进行了系统地分析。在针刺干预急性痛方面,一项针对1966—2007年15篇随机对照临床试验文献的系统综述中发现手术后8小时、24小时、72小时,针刺组较对照组分别少用吗啡3.14mg、8.33mg和9.14mg;用视觉模拟尺(VAS)测痛,在术后8小时和72小时痛觉较对照组显著降低。研究者在脊髓手术(腰椎融合术)围术期不同时间(切皮前30分钟、术后8小时、手术后第一天)施加100Hz经皮电刺激(TENS),试图找出给予TENS的最佳时机,发现术前半小时TENS发挥作用最大。也有报道,术前电针可以减少术中镇痛药用量以及术后吗啡用量。在下腹部手术的观察中,也得到同样的结果,即减少术后吗啡用量及减少不良副作用。在另一研究中,研究者安排了术前半小时电针和术后72小时电针,在这一情况下,术后电针的重要性超过了术前。有意思的是,术中麻醉情况下给予电针,对术后镇痛药用量和术后恶心呕吐似乎影响不大。

在慢性痛的治疗方面,针刺治疗的效果似乎不如急性痛(例如术后痛)那么明确。有资料认为,针刺治疗颈肩腰背痛、膝部骨关节痛的效果似乎只是短期的。一项系统文献综述分析了针刺对于慢性痛(持续3个月以上)的治疗作用,从128篇文献中选出25篇高质量RCT(1 281位患者)研究,有22篇应用无效刺激作为对照,其中13篇显示有效刺激产生较好疗效,有15篇采用多次刺激模式,其中8篇显示真电针效果明显大于对照组。临床资料显示针刺及相关刺激对腰背痛、慢性肩痛、骨关节炎、脊髓损伤、纤维肌痛等常见慢性痛具有良好的疗效。

在癌症相关疼痛的针灸治疗方面,有研究者分析了29篇针灸治疗恶性肿瘤相关疼痛的RCT报告,认为针灸可以有效缓解癌症相关疼痛,尤其是恶性肿瘤相关和手术引起的疼痛,建议针灸可以作为减少癌症相关疼痛的综合方案的一个组成部分。美国医学会会刊2018年报道,在针对226名早期乳腺癌并接受芳香酶抑制剂治疗的绝经后妇女的多中心随机临床试验中,针刺组的患者与假针刺组或等待治疗组相比,治疗6周后与芳香化酶抑制剂相关的关节痛显著降低。

二、针灸治疗疼痛的主要作用

(一)针刺镇痛的一般规律

1. 针刺镇痛作用的性质 针刺既能镇急性痛,又能镇慢性痛;针刺既能抑制体表痛,又能减轻乃至消除深部痛和牵涉痛;针刺既能提高痛阈和耐痛阈,又能降低疼痛的情绪反应;针刺既能降低痛觉分辨率,又能提高报痛标准。

2. 针刺镇痛作用的强度 在适宜的针刺刺激条件下,针刺可使正常人痛阈和耐痛阈提高可达 65%~180%。

3. 针刺镇痛的空间作用范围 针刺具有全身性的镇痛作用,但穴位与针刺镇痛部位之间有相对的特异性。

4. 针刺镇痛作用的时程 在人体从针刺开始至痛阈或耐痛阈升高至最大值一般需 20~40 分钟,继续运针或通电刺激可使镇痛作用持续保持在较高水平上,停针后其痛阈呈指数曲线形式恢复,半衰期为 16 分钟左右。

(二)针灸对伤害反应性疼痛的镇痛作用

针灸对于伤害反应性疼痛具有良好的治疗效果。例如,对于颈椎病,针灸对不同类型颈椎病的疗效并不一致,其疗效的大小依次是颈型 > 神经根型 > 椎动脉型 > 交感、脊髓型。研究表明,毫针治疗颈痛,可以减轻疼痛程度、缩短每日疼痛时间、减少药物服用量,且在治疗后及 8 周随访时明显优于等待治疗组;毫针治疗慢性颈痛,在改善疼痛得分方面优于经皮电刺激组,在得分和颈椎活动度方面则优于假激光组。对于肩关节周围炎,针灸疗效优于假针刺、假电针和等待治疗组,具有减轻肩部疼痛,改善肩关节功能的治疗效果;一个系统评价认为针灸在减轻肩部疼痛和改善活动功能方面有短期的疗效,另一个研究表明,针灸在治疗疼痛、改善肩关节活动功能方面较对照组有效;也有研究表明,电针治疗肩周炎在治疗后及 6 个月随访时效果优于安慰电针组,电针配合消炎止痛药物的疗效优于单纯的药物治疗,此外,温针灸、新砭石疗法、针刀、穴位注射在改善肩周炎疼痛及功能活动方面均取得较好疗效。

2013 年发表的一项对膝骨关节炎的网状 meta 分析报告,纳入 156 篇研究文献,含 114 项实验、22 种物理疗法、9 709 位患者,针灸与经皮电刺激神经疗法、脉冲电刺激疗法等均认为具有确切疗效,且针灸优于肌肉锻炼疗法。

2015 年发表的一项对 122 篇(含 90 篇随机对照研究)多种疗法治疗坐骨神经痛的比较网状 meta 分析表明,针刺与椎间盘手术、硬膜外注射、非阿片类药物一样被认为是确切有效的。

对于原发性痛经,研究表明,针刺的效果优于去痛片、吲哚美辛片等口服镇痛药,且复发性低;针刺较单纯常规药物治疗不但能改善症状,而且能提高患者生活质量;此外,还可减少患者镇痛药的使用量。灸法对于原发性痛经亦有良好疗效,灸法或针灸并用不仅镇痛作用明显,而且能够预防痛经的发生,针灸并用治疗痛经的近期与远期疗效均优于药物对照组,复发率亦低于对照组;有国外研究报告认为,对于目前医学尚无有效的药物,或者有不可接受的副作用,或基于个人选择等原因,意欲停止服用非甾体抗炎药、口服避孕药、镇痛剂的痛经患者来说,针灸是一个可供选择的替代方法。

(三)针灸对非伤害反应性疼痛的镇痛作用

针灸对非伤害反应性疼痛亦有治疗作用。对于糖尿病周围神经病变,针灸的疗效优于维生素类营养药物。2011 年发表的一个系统评价报告,分析了 10 篇论文(696 例患者)的结果,9 篇研究论文比较了使用针灸和药物治疗对糖尿病周围神经病变症状和体征改善的总有效率的影响,结果认为针灸组治疗的有效率明显好于对照组;2 个报告比较了正中运动神经传导速度、3 个报告比较了腓运动神经传导速度的改善状况,针灸组均优于药物组;有 4 个研究报告比较了正中感觉神经传导速度、2 个报告比较了腓感觉神经传导速度的改善情况,也是针灸组优于药物组。目前,用于治疗本病的针灸方法有毫针、艾灸、电针、穴位注射、刺络放血等,多数临床研究报告采用针药结合、针灸并用等综合治疗。

需要指出的是,在临床实践中,患者常表现为不止一种类型的疼痛,例如,患有癌性痛的患者可能有神经病理性疼痛、伤害反应性疼痛以及肌筋膜疼痛。目前,已有证据表明针刺对于癌症疼痛具有一定的疗效。2010 年发表的一个有 7 篇 RCT(634 例患者)的系统评价报告认为:针刺疗法治疗癌痛有一定效果,7 篇研究中有 3 篇认为针药结合疗法的镇痛效果要显著优于单用药物或针刺;1 篇关于耳针疗效的高质量研究报告认为耳针疗效明显优于安慰对照,5 篇与口服西药相比较的研究中,有 3 篇显示针刺治疗优于西药,其中 1 篇还设置了针刺结合西药组,显示针刺结合西药的疗效优于针刺和西药;一个研究显示针刺组近期疗效不如西药组,但远期疗效与西药组相近,且显效率明显优于西药组;另一个研究显示电针镇痛效果与西药相当,电针结合西药的镇痛效果则优于西药;一个与中药相比较的研究显示,单纯针刺疗效与中药疗效相近,针刺与中药结合的疗效显著优于中药。以上结果提示:针刺治疗癌痛的疗效优于或相当于西药镇痛药物的疗效,针药结合的疗效优于单纯针刺治疗。美国国家癌症研究所 2016 年的报告指出,对 20 项随机临床试验的荟萃分析(n = 892)中,没有发现仅针灸会比药物治疗癌症相关的疼痛更好;但是,值得注意的是,针灸与药物联合治疗可能比单独的药物治疗更有效,从而可以更快地缓解疼痛,延长疼痛缓解时间并改善生活质量。

三、针灸镇痛的临床评价方法

针灸镇痛效应的临床评价方法以疼痛医学中成熟的疼痛测量工具为主体,同时可结合具有中医特色的症状量表进行。在临床工作中,没有任何一种工具或手段能完全且客观地测量疼痛。但已发展出一些测量手段评价疼痛中与临床最为相关的方面,包括疼痛影响患者生活的方式。这些工具虽然使用简单,但只限于其所测量的方面(单维量表)或需要花一定时间,并需要心理学知识进行解释(多维量表)。

1. 单维工具、量表　在临床实践中,单维量表和自测评表为评价和监测患者疼痛提供了一种简单、实用且有效的方式。单维量表仅测量疼痛的强度。

(1)数字评分量表(NRS)或口头描述评分量表(VRS):这是评价疼痛最为简单且常用的量表,评分为 0~10 分,0 分代表"一点也不痛",10 分代表"想象中最严重的疼痛",患者选择一个数字描述疼痛的强度。这一评分的优点在于其简单和可重复性,大多数患者都易于理解且可以发现疼痛的微小变化。主要的缺点是除疼痛强度外不能反映任何其他方面。而疼痛对情绪的影响(反之亦然)不是这么简单就能测量的。

(2)视觉模拟评分量表:VAS 与 NRS 非常相似,不同之处是患者在一条无刻度 10cm 直尺上给出分数,直尺的一端标出"一点也不痛",另一端标出"想象中最严重的疼痛"。采用 VAS,疼痛被评为 0~10 分并可依此进行描述。VAS 的优点和缺点与 NRS 相似,但 VAS 在临床疼痛研究中更为常用。VAS 结果并不总是匹配,但其本身的差异也是有用的,因为它促进更为深入的评价。

(3)口头描述评分量表:采用口头描述评分量表,患者被要求反映疼痛强度的一系列形容词中选择描述词描述他们的疼痛。举例来说,一个 5 字评分量表将疼痛表示为轻微、难受、痛苦、可怕或极其痛苦。这一评分的主要局限性是患者往往选择中度而不是极端的描述词以显得更为"理性"，或在他们的痛苦程度非常高时往往会选择极端而不是更为缓和的描述词。这促使人们对混杂因素进行研究，如焦虑或恐惧，这些对疼痛或痛苦水平影响很大。

（4）脸谱疼痛评分量表：对于小于 8 岁的儿童进行疼痛评价尤为困难，因为他们不能充分描述疼痛或理解疼痛评价形式。脸谱疼痛评分量表简单勾画了面部表情的图示，从一个非常愉快的笑脸到一个非常痛苦的哭脸。常用的有若干版本。评价疼痛儿童时，必须将其认知 - 发育水平、疼痛自我评价、疼痛行为以及生理学参数，如血压和心率变化考虑在内。脸谱疼痛评分量表对发育有残疾的患者，认知损害的老年患者及无法找到翻译时的外国患者也十分有用。

2. 多维工具、评分量表　这些工具对患者的疼痛可以提供出比单维工具更为详细的信息。他们对于评价那些痛苦可能有更多因素来源的复杂患者尤为有用。但是，这些工具相对繁琐和费时，且要求专业解释。他们通常专供临床研究或在综合的疼痛中心进行深入多学科评价时使用。疼痛心理学家通常采用一组此类检查联合精神访谈。为了说明，仅在此提几个此类检查。重要的是要再次强调，没有单一一个评价工具能够全面评价一个人的疼痛。这些测量工具在评价神经心理学疼痛时也仅限于辅助地位。这些检查的价值体现在受过专业培训的医生对它们进行适宜的应用。

（1）明尼苏达多相人格量表（MMPI）：这一量表是一份长且复杂的问卷，且要求慎重解释（它的评分是根据一般人群，不是慢性疼痛患者人群）。由于会得到许多分数，可能会对该量表评价疼痛能力的信任度产生错觉。预测治疗结果的能力不定。该检查预测谁不可能重返工作的能力优于其预测谁可能返回工作的能力。因此，这一工具有用的程度大部分取决于使用它的医生的运用、知识和技巧。许多疼痛中心采用一种简化和改良版本，被称为MMPI-2。

（2）McGill 疼痛调查问卷（MPQ）：从历史上说，这是最常用的多维工具之一。患者从按强度顺序排列的词组中选择描述性的词语。并在一个人形图中勾画疼痛的部位。目前和以往的疼痛体验也被记录下来，并且所有这些会被整合到一个对患者疼痛体验的综合分析中。MPQ 要求患者在语言使用方面比较精细，如果不加选择的应用会大大降低该检查的价值。

（3）简明疼痛量表（BPI）：BPI 要求患者将当时所体验到的疼痛评价为强度最重、最轻或一般。并要求患者在一个人体示意图上标出疼痛的部位。BPI 是一个跨文化的工具，在临床疼痛研究中尤为有用。

3. 疼痛评价的意义　评价慢性疼痛患者可能费时而无效，因为医生必须大部分依赖患者的主观陈述和相当有限的客观检查结果。对中枢和外周神经解剖以及病理生理学，内脏支配，以及骨骼肌肉功能的理解对解释通过回顾病史、体格检查以及其他诊断工具所获得的发现是至关重要的。如果正确进行，单单评价即被证实有治疗作用；仅仅是做出诊断就能缓解压力。建立医患关系和治疗依从性是第一步。重要的是永远要倾听并信任你的患者，让他们参与到做决定的过程中去。医生应设身处地地支持患者，并要诚实，既不能允诺太多，又不能带走所有希望。

第二节　针灸镇痛机制

随着针灸逐渐为临床所接受和传播，针灸镇痛的临床疗效已经获得初步的评价和肯定，针灸镇痛的原理也得到了深入的研究。1949 年以来，我国科学工作者在针灸镇痛原理的研究上做出了许多杰出的成就，现已发表了 11 000 多篇文献报告，主要有神经和体液两种观点。由于神经的传导多依赖介质，现在逐渐统一为神经介质的理论。疼痛是人体的一种中枢感觉，涉及多种神经传导通路和各种神经介质，而针灸是一种局部的机械、温热和损伤刺激，产生一些化学物质，再通过神经 - 介质传导通路，作用于中枢产生镇痛效果，这是可以理解的。在体内有多种局部和全身的与痛觉有关的介质，它们相互作用，彼此调节，形成一个复杂的痛和镇痛调节网络。痛和镇痛是神经科学中的一个重大的基础研究课题，其复杂的机制还需要研究许多年才能真正阐明。而针灸镇痛的特点和神奇，关键是针灸镇痛的特异性和靶向性，其机制不仅在"针"和"灸"，而在于"穴"，在于"经络"本身。人体有 14 条经脉，361 个穴位，它们作用的特异性和治疗的靶向性，应该成为针灸镇痛研究最关键、最核心的问题。

一、针刺镇痛原理研究的历程

自 1959 年《针刺麻醉》出版以来，为了科学客观地评价和认识针刺镇痛和针刺麻醉，国内外科学家对针刺麻醉的作用机制进行了长期的、多层次、多角度的深入研究。1965 年，我国著名神经生理学家张香桐教授，在动物实验的基础上，提出了"针刺镇痛是来自穴位和来自痛源部位两种不同传入冲动在脑内相互作用的结果"的假说，并于 1973 年在《中国科学》上发表了《针刺镇痛过程中丘脑的整合作用》的著名论文，这一观点对针刺镇痛原理的研究起到了积极的指导作用；1966 年 2 月在北京召开了针麻研究工作座谈会，会议认为，针麻时，可能是针刺激发了体内抗痛物质，对抗手术时所产生的致痛物质，从而起到镇痛作用，并预言找到这类镇痛物质是可能的；1972 年，北京医学院的韩济生教授，首次应用家兔脑室交叉灌流法证明针刺镇痛过程中，可能产生了某些具有镇痛作用的物质；1974 年 12 月在西安召开的全国针麻专业会议上，将针麻原理研究分为穴位与针感、经络感传现象、体表内脏联系途径、针刺调整作用、针刺镇痛作用五个方面，针刺镇痛原理研究是针麻原理研究的一个主要部分；1975 年美国加州大学的科学家在一次国际疼痛会议上首次报告了"内源性阿片样物质参与针刺镇痛"的研究结果。同期的研究表明，多种神经递质与针刺镇痛有关，并找到了某些相应的中枢神经核团；1978 年上海医科大学曹小定教授发现针刺镇痛时，中央灰质灌流液中的内啡肽明显增加，且与镇痛效果呈正相关，多巴胺对镇痛产生不利的影响；1979 年中科院心理所的研究指出心理因素不是针麻的决定性因素，但在镇痛过程中起一定的作用；1979 年 6 月在北京召开了首届全国针灸针麻学术研究会，对以往的工作进行了全面的总结，会议指出我们已一定程度地把握了针刺麻醉的临床规律和作用原理，特别是针刺镇痛的原理，同时推动了神经生理学、神经化学、神经药理学等学科的研究，在用现代科学技术整理研究中医学遗产方面，迈出了可喜的一步；1984 年，中国中医研究院研究者指出：针刺镇痛的本质是以小痛（针刺）通过脊髓痛负反馈调节机制抑制大痛（疾病或手术引起）；同年韩济生教授依据当时的研究结果，绘制了《针刺镇痛的神经通路和神经递质原理图》，对针刺镇痛的神经生理学、神经化学机制做了理论上的总结，并于 1987 年出版了《针刺镇痛的神经化学原理》；另外，从 1984 年起，韩教授对"电针耐受"过程中"阿片 / 抗阿片"这一对矛盾进行了系统研究，经过 15 年的研究证明：中枢八肽胆囊收缩素的抗阿片作用是决定针刺镇痛和吗啡镇痛有效性的重要因素，认为研究阿片类物质和抗阿片类物质的对立统一关系为今后阐明大脑中多种神经递质之间的相互作用提供了一个可资借鉴的模式，并有助于临床提高针刺镇痛的效果；1997 年 11 月，美国国立卫生研究院主持召开针灸听证会，韩济生教授、曹小定教授代表中国学者分别作《针刺镇痛的神经化学原理》《针刺改善机体免疫抑制的实验及临床验证》报告，进一步促进了针刺疗法在美国主流医学中占有一席之地。该会议结论认为:针刺镇痛是有科学根据的有效治疗方法。1999年,韩济生教授再次出版《针刺镇痛原理》,对针刺镇痛原理的研究进行了全面总结;2008年,韩济生教授编著出版英文版的《针刺镇痛的神经化学基础(第3卷)(1997—2006)》;2010年,美国学者又进一步证明和提出,针刺局部产生的腺苷作用于神经末梢上的腺苷A1受体是针刺镇痛的一个中心环节的观点;2011年《疼痛》发表了《针刺镇痛:共识与质疑》的评论,对针刺镇痛研究及应用进展进行了系统总结。2016年韩济生在《针刺研究》上发表《针麻镇痛研究》,指出:经过半个世纪的实践和发展,针刺具有镇痛作用的事实已得到国际科学界的认可,"针刺辅助麻醉"或"针药复合麻醉"已成为某些特定手术的首选麻醉技术。由于开展针麻镇痛研究而掀起的科研浪潮既促进了针刺疗法在全世界的应用,也推动了针灸疗法本身和神经科学的发展。但理论和实践的转化,基础和临床的交融,是永无止境的。

二、针灸镇痛的局部机制

1. 针刺镇痛效应的局部机制 疼痛的闸门控制学说能够部分解释低强度针灸产生的节段性镇痛效应,随着对慢性痛机制研究的深入和分子疼痛学的发展,暴露的问题也日益增多,需要修正、完善和补充。

谢益宽等在连接闸门控制理论和神经源性炎性反应做了一项很有意义的研究,他们采用大鼠坐骨神经注射蛇毒选择性使有髓纤维脱髓鞘,几乎立刻引起神经源性痛行为反应。电生理学研究表明蛇毒可以阻断A-类纤维的传导,增加C-多觉感受器对非伤害性刺激反应的敏感性,同时触发外周和中枢C-纤维伤害感受器末梢的自发活动。这种敏化的反应可在蛇毒注射点的近心端用连续激活A-纤维强度的电刺激而减少。这些结果提示外周A-纤维的正常活动可能对C-纤维多觉伤害感受器产生抑制性调制;是A-类纤维传入激活闸门控制的一个佐证。

长时程增强(long-term potentiation,LTP)是一种中枢敏化现象。LTP一般是指在条件刺激(多为较高频率的强直刺激)后,相同的测试刺激所引起的诱发突触反应长时间(一般长于半小时)明显增大的现象。这种突触反应在不同的实验条件下可以有不同的表现形式,如可以是场电位、群体兴奋性突触后电位、群体锋电位、兴奋性突触后电位或电流等。由于LTP是发生在突触部位的功能改变,所以它的形成机制研究主要指探讨参与其形成或调节的各种分子,兴奋性酸性氨基酸及其NMDA受体、钙离子通道、蛋白激酶C、早期诱导基因及一氧化氮分别在LTP的触发、产生及维持中起着重要作用。在离体大鼠脊髓切片上用高频条件电刺激背根传入纤维诱导出LTP,随后,人们发现在正常大鼠电刺激或自然伤害性刺激大鼠坐骨神经C-类纤维及直接损伤神经纤维,均可导致脊髓背角C-类纤维诱发场电位的LTP,表明外周传入C-类纤维与脊髓背角伤害性感觉神经元之间突触传递效能的LTP很可能是伤害性刺激及神经损伤引起的神经病理性疼痛的基础。外周神经损伤后,脊髓背角在损伤神经纤维异位电活动的兴奋下产生LTP,引起脊髓背角伤害性感觉神经元的敏感化,从而形成慢性神经病理性疼痛。

在脊髓横片上的研究证明,选择性地低频刺激Aδ纤维可诱发脊髓背角长时程抑制(long-term depression,LTD),且属同突触型LTD。而同突触型LTD则是在同一通路产生抑制,代谢型谷氨酸受体介导这一过程(Chen和Sandkühler,2000)。Liu等(1998)以Aδ-纤维激活强度的持续性高频刺激坐骨神经可对C-纤维引发的场电位产生LTD现象,也抑制C-纤维诱发的LTP场电位的幅度(去增强)。但电刺激Aβ-纤维不能产生LTD,也不能对LTP产生去增强效应。在脊髓化大鼠,持续性Aδ-纤维条件刺激对C-纤维引发的场电位只产生

LTP,而不是 LTD。因此,下行性抑制通路可能决定 C- 纤维介导的突触传递的可塑性变化方向。脊髓使用 NMDA 受体拮抗剂 D-APV 能够阻断完整鼠的 LTD 和脊髓鼠的 LTP。Aδ-纤维对 C- 纤维引发 LTP 产生的 LTD 效应是外周神经刺激镇痛的一种方式,也是针刺镇痛的一种机制。Xing 等(2008)采用 2Hz 的电针刺激脊神经结扎损伤大鼠的足三里和内关穴能引发背角神经元 C- 纤维场电位的 LTD,这种效应可被 NMDA 受体拮抗剂 MK-801 和阿片受体拮抗剂纳洛酮阻断。而 100Hz 电针只能在正常大鼠观察到 LTD 效应,对神经损伤大鼠无效;正常大鼠的这种电针效应是通过内源性 GABA 能和 5-HT 能系统介导的。神经损伤的突触强度的 LTD 的可塑性变化可以说明 2Hz 电针对神经源性疼痛具有持续时间较长的镇痛效应。

2. 腺苷与针刺局部镇痛 研究表明,针刺穴位局部产生的腺苷作用于传入神经上的腺苷 A1 受体,阻断了传入冲动的传输从而发挥镇痛作用。研究者首先比较了小鼠针刺前后"足三里"穴胫骨前肌和皮下组织液中腺苷含量。结果发现,随着针刺的进行,组织液中腺苷水平逐渐升高,到 30 分钟治疗结束时平均提高约 24 倍,此后逐渐下降并在针刺结束后约 1 小时恢复到基线水平。接着,给予慢性痛小鼠(往小鼠右爪内注射完全弗氏试剂)和神经痛小鼠(结扎小鼠的坐骨神经)"足三里"穴位局部应用腺苷 A1 受体激动剂 CCPA(2-chloro-N(6)-cyclopentyladenosine,CCPA)或者给予针刺,结果发现小鼠的局部痛阈显著升高,而上述处理对于腺苷 A1 受体基因敲除小鼠没有任何作用,说明腺苷 A1 受体对于 CCPA 和针刺的局部镇痛作用是必需的,CCPA 通过作用于腺苷 A1 受体发挥镇痛效果。最后,研究人员比较了上述小鼠前扣带回对于疼痛刺激的兴奋性突触后电位(EPSPs),该生理指标可以指示疼痛强弱。结果发现,局部应用 CCPA 和给予针刺均能降低 EPSPs,由此证实了腺苷与 CCPA 一样,也是作用于腺苷 A1 受体而发挥镇痛效果。综合上述实验结果表明,这种局部镇痛作用是由于针刺的伤害作用刺激局部组织释放腺苷,作用于附近传入神经上的腺苷 A1 受体,阻断了传入冲动的传输所致。研究者特别强调了其局部作用,因为该针刺并不影响对侧或远端的痛感受。

3. ATP 与艾灸局部镇痛 研究者对局部注射完全弗氏佐剂诱导的炎性疼痛大鼠模型予以"足三里"艾灸,测定机械痛阈,结果发现:生理状态下,艾灸"足三里"对大鼠的机械痛阈没有影响;病理状态下,艾灸"足三里"可以提高炎性疼痛模型大鼠的机械痛阈,在灸后 30~60 分钟时艾灸镇痛效应最佳,可以维持 2 小时。认为足三里穴位局部的 ATP 参与了艾灸镇痛效应,抑制穴位局部 ATP 降解可以增强艾灸的镇痛效应,反之,促进穴位局部 ATP 降解可以减弱艾灸的镇痛效应。

4. 嘌呤信号与针灸镇痛 嘌呤信号包括嘌呤类物质及其受体嘌呤类物质包括三磷酸腺苷(ATP)及其代谢产物二磷酸腺苷(ADP)、一磷酸腺苷(AMP)和腺苷(ADO)。嘌呤受体包括 P1(腺苷受体,分为 A1、A2、A3)和 P2(腺嘌呤核苷酸受体,又分为 P2X 和 P2Y 两类受体)两大类,P1 受体主要对 ADO 和 AMP 反应性强,P2 嘌呤类受体对 ATP 和 ADP 反应性强。研究表明,在相关穴位进行电针或手针可能诱导 ATP 释放,从而激活局部感觉神经末梢的嘌呤能 P2X 受体,特别是 P2X3 型;这些神经元通过抑制脊髓背角传入神经元的分支来调节疼痛相关通路。在手针或电针期间,定位于中枢神经系统小胶质细胞的非神经元 P2X4 和 / 或 P2X7 受体在脊髓或脊髓上水平被激活,它们分泌生物活性物质,如生长因子、细胞因子、趋化因子、活性氧和 NO,以调节疼痛上行通路。另外,手针与电针在穴位局部释放的 ATP 可能被酶降解为腺苷,刺激局部突触前腺苷 A1 受体,对初级传入纤维产生抑制作用,从而无法将动作电位传导到脊髓背角。手针与电针诱导 ATP/ 腺苷在特定穴位刺激 P2X3、P2X4、P2X7 和腺苷 A1 受体的净效应是镇痛。

5. 穴区感受器与针刺镇痛 研究者采用模式动物酸感受离子通道亚基 3（ASIC3$^{-/-}$）和香草酸瞬时受体亚型 1（TRPV1$^{-/-}$）基因敲除小鼠以及其同源野生型（C57BL/6）对照小鼠，通过测定其机械痛阈和温痛阈，研究不同强度电针和不同温度热灸对这两种感受器受体基因敲除小鼠急性痛抑制效应的影响，以期更加明确电针和热灸对疼痛调制效应的感受器机制。研究结果表明不同感受器敲除小鼠的针灸镇痛效应低于同源野生 C57BL/6 鼠；ASIC3 受体离子通道主要介导了低强度电针激活机械感受器引起的抗机械痛的效应；TRPV1 受体离子通道均主要参与了低强度热灸产生的抗热痛效应。同时也表明，局部取穴仅需用较弱的激活机械感受器就可取得较明显的镇痛效应（如取"阿是"穴时）；远距离取穴则需用较强的针灸刺激才效应明显，而且这两种取穴产生的镇痛效应可能涉及不同的感受器介导，调控的神经环路可能存在不同。

6. 穴区肥大细胞与针刺镇痛 研究者采用大鼠尾部痛阈作为效应指标，在体观察针刺"足三里"提插捻转 30 分钟过程中大鼠的甩尾潜伏期；并通过穴位组织切片染色，离体对照针刺前后穴位处局部肥大细胞脱颗粒率的变化，以及色甘酸钠（肥大细胞膜稳定剂，能抑制其释放介质）注射对其的影响。结果表明手针大鼠"足三里"穴具有显著镇痛作用，效果明显优于针刺旁开对照点；而在色甘酸钠屏蔽穴位肥大细胞的脱颗粒功能后，这种镇痛作用被明显地削弱。针刺后穴位处局部肥大细胞脱颗粒率显著提高；而注射色甘酸钠可以明显减少该脱颗粒现象。研究者认为，穴位组织中的肥大细胞在针刺镇痛效应的产生过程中起着重要作用，肥大细胞脱颗粒参与了针刺镇痛效应的产生过程。研究者综合其他相关研究，进一步分析认为，当针体在穴位处进行提插和捻转手法时，引起穴位处局部结缔组织纤维的缠绕，与此同时针体则通过纤维向周边的细胞传递机械信号：其中包括短期内引起局部肥大细胞脱颗粒，并且通过组织液的定向流动促使其局部释放的介质激活循经脉线上的肥大细胞。由于针刺引起的组胺释放对肥大细胞的脱颗粒为正反馈过程，从而改变血管通透性，导致对人体各个系统、组织、器官进行作用，引发一系列人体生物效应的发生，还可引起局部平滑肌收缩，以致有酸麻胀疼沉、循经感传、气至病所等现象；同时肥大细胞作为免疫细胞的一种，其介质的分泌将对免疫系统产生影响，综合作用后最终起到调节机体多种功能的作用。

7. 结缔组织与针刺镇痛 研究者发现 80% 的穴位及 50% 的经络分布在肌间或肌内结缔组织接口上。传统针法一方面刺激了神经系统的活动，另一方面激发了结缔组织的参与。在腹针与浮针施术过程中，施术者激发针感的手法均采用皮下浅刺，在这种情况下，针刺不会刺激神经纤维的活动，而以结缔组织为主要刺激对象。研究者综合多个研究结果，提出了相关假说（图 4-1）。研究者认为结缔组织在人体内组成一个巨大网络，联系体内各器官、神经、血管和淋巴结等，穴位就是这些网络的枢纽，通过联轴效应（NTC）换能，将信息传递到体内其他部位，是一个直接沟通表里的系统。针刺"得气"时术者针下的所谓"吸针"感，是 NTC 引发的结果；通过 NTC，牵拉胶原纤维，造成间质变形，诱发细胞浆构架重整；又通过间隙结缔组织的胶原蛋白将生物电流传至远程。无论是机械能量还是生物电流，均可启动针刺局部及远程的蛋白质合成，调整病位的生理状况，从而改变上传的疼痛信号。而且在启动机械能量后数秒之间，有关信息便可传到远程，激发细胞活动，转变基因表达、蛋白质合成、微循环和间质改变等现象。因此，无论是体表痛还是内脏痛，针刺均能使机体由病理状态向生理状态转化，兼顾标（痛证）本（功能紊乱）起治疗作用。

知识链接

针刺信号形成和传递的结缔组织假说

当针灸针刺在肱二头肌侧面并进行捻转提插时,可造成缠绕形成胶原、纤维原细胞和肌动蛋白的局部粘连引起基质变形,这种变形一方面刺激感觉神经形成机械或伤害性刺激传入,引起神经调节作用;另一方面通过纤维原细胞的力传导形成两个方面的作用,一是引起细胞外信号调节激酶的磷酸化,从而调节基因表达、蛋白合成和分泌,对细胞外环境进行修正,而这一作用也对神经调节产生影响;二是造成肌动蛋白的聚合作用引起细胞收缩,这一作用引起下一个基质变形从而形成循环性反应,将局部刺激的机械信号传递到远处,同时引起传递到的部位ERK磷酸化对细胞外环境进行修正(Helene M.Langevin,David L.Churchill,et al.Mechanical signaling through connective tissue:a mechanism for the therapeutic effect of acupuncture,FASEB J.2001,15,2275-2282)

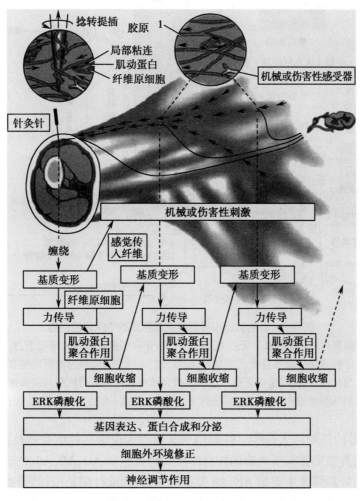

图 4-1　针刺信号形成和传递的结缔组织假说示意图

三、针刺镇痛的神经通路

目前的研究表明,针刺信号在神经系统的多个层次和环节上对疼痛信号产生抑制作用(图 4-2)。

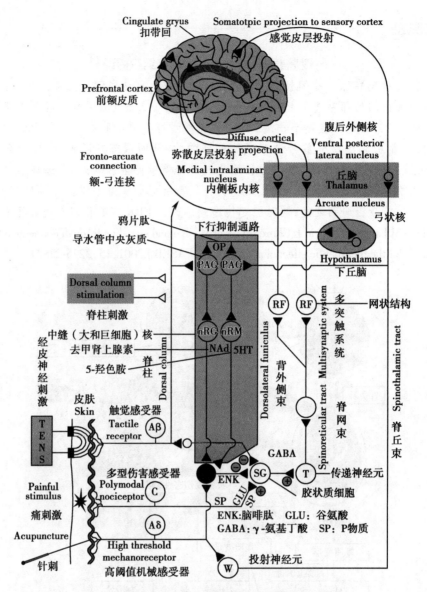

图 4-2 针刺镇痛和经皮电刺激镇痛的中枢调控回路

针刺所产生的引起身体广泛区域的镇痛效应是在刺激强度较大情况下,并由脊髓上中枢介导的镇痛过程所参与的,虽然人们对针刺镇痛机制的研究还有待进一步深化,但这些确凿的证据足已说明针刺镇痛和针刺麻醉机制与脑内抗痛系统的调节和参与有关(朱兵.系统针灸学[M].北京:人民卫生出版社,2015)

1. **针刺信号的外周传入途径** 针刺信号是通过穴位深部的感受器及神经末梢的兴奋传入中枢的。研究表明针刺所兴奋的神经纤维的种类包括 Aα、Aβ、Aδ、C 这 4 类,一般认为患者能够接受的针刺强度主要是 Aβ、Aδ 类纤维兴奋,因此针刺是用较弱的刺激达到镇痛的目的;但也有研究表明 C 类纤维的传入在针刺镇痛中起重要作用。动物实验发现低强度电针(非伤害性刺激)引起的镇痛范围小,而高强度电针(伤害性刺激)引起的镇痛范围大,针刺刺激如果达到兴奋 C 类纤维的强度,即可能是以一种伤害性刺激的方式来抑制另一种伤害性刺激的传入,从而达到镇痛的目的。不过,临床上常用的刺激量是患者能承受的不太强的刺激。

2. **针刺信号的脊髓内传导途径** 针刺引起的传入冲动进入脊髓后,主要交叉到对侧脊髓腹外侧束上行,与痛、温觉传导途径相似,这为针刺信号与痛信号在传入过程中相互作用提供了形态学基础。在脊髓空洞症患者,病损涉及脊髓前联合或腹外侧索,一侧的节段性痛温觉消失,在相应穴位给予针刺则不能引起明显针感,而在脊髓背束受损时,并不影响针感的产生。针刺信号在上行传导时,一方面通过脊髓内节段性联系影响邻近节段所支配的皮肤、内脏的活动以及邻近节段的痛觉传入,更主要的是上行到达脑干、间脑和前脑等部位,通过激活高位中枢发放下行抑制冲动来实现镇痛效应。这种抑制冲动主要沿脊髓背外侧束下行到达脊髓背角。

3. 针刺信号与疼痛信号在脊髓水平的整合 针刺信号沿着传入神经进入脊髓,与来自疼痛部位的伤害性信号发生相互作用。用微电极在脊颈束或背角Ⅴ层细胞可记录到伤害性刺激引起的高频持续放电,这类痛敏细胞放电可以被电针刺激穴位或电刺激神经干所抑制。实验还提示,针刺传入信息和伤害性刺激部位的传入信息在脊髓中的相互作用,有比较明显的节段关系。当针刺部位和伤害性刺激传入纤维到达相同或相近的脊髓节段,则针刺的抑制作用就较明显;如果这两种传入纤维分别到达相距较远的脊髓节段,则针刺的抑制作用就较弱。临床上用颧髎穴做额部手术,用扶突穴做甲状腺手术,由于穴位与手术部位处于相同或相近节段,都取得了较好的镇痛效果。这种发生在相同或相近节段的整合作用,可能是邻近疼痛部位局部取穴的生理基础。

4. 针刺信号与疼痛信号在脑干水平的整合 针刺信号沿着腹外侧索进入延髓网状结构的巨细胞核,引起该核团的单位放电变化,伤害性刺激信号也可到达巨细胞核,这两种信号可以会聚于同一核团、同一细胞,经过相互作用,伤害性刺激引起的反应受到抑制。直接刺激延脑巨细胞核的尾端部分,可以抑制丘脑内侧核群的痛细胞放电,这一效应与电针"足三里"穴的抑制效应十分相似。用微电极在中脑中央灰质、中脑内侧网状结构中央被束区及三叉神经脊束核,都可记录到对伤害性刺激呈长潜伏期和长后放电的反应,这种反应可被电针四肢穴位或面部有关穴位所抑制,抑制的出现与消失均是逐渐发生的,这可能是中医传统的远隔疼痛部位取穴的生理基础之一。

5. 针刺信号与疼痛信号在丘脑水平的整合 用微电极在丘脑内侧核群,特别是束旁核、中央外侧核一带,记录到一种由伤害性刺激引起的特殊形式放电反应,电针"足三里"穴等可以抑制这种痛敏细胞放电。其抑制过程发生缓慢,停止电针后,抑制的后效应也较长。实验又提示,这种针刺对痛敏细胞放电的抑制有可能是经过丘脑中央中核的。因为每秒4~8次的电脉冲刺激中央中核,可明显地抑制束旁核细胞的痛敏细胞放电,有时抑制时程可长达5分钟之久。

6. 针刺激活脑内一些有关的痛觉调制结构 不少研究单位用电刺激及损毁(电解、切除或用药物破坏等)某些中枢结构或引导某些结构电活动的方法,研究了这些结构在针刺镇痛中的作用。实验结果表明,损毁脑内的某些结构如尾核头部、丘脑中央中核、中脑中央灰质及中缝核等,对动物痛阈无明显影响,但却显著地减弱了针刺镇痛效应。针刺穴位或用中等强度电刺激外周神经,可影响上述核团的细胞电活动。

在针刺镇痛原理研究中,人们还发现针刺信息,能在边缘系统一些结构(如海马、扣带回、隔区、杏仁、视前区、下丘脑等)中对伤害性刺激引起的反应进行调制,这可能就是针刺可以减弱痛的情绪反应的生理基础。

7. 大脑皮质对针刺信号与疼痛信号的整合作用 痛觉和针感都是进入意识领域的感觉,从理论上说,传递这些感觉的传入冲动,必然会投射到大脑皮质,并在那里进行相互作用和整合。动物实验表明,去皮层对兔、猫的针刺镇痛效应并无影响,似乎说明大脑皮质在针刺抑制伤害性反应方面并非必需;而有资料表明,一侧感觉皮质局部受损或部分切除的脑外科患者的患侧肢体的穴位的针刺镇痛作用明显减弱,这方面的研究有待进一步深化。大脑皮质的下行调制作用对针刺镇痛的影响主要表现在两个方面:一方面是对伤害性刺激的调控,如刺激感觉运动Ⅰ区,其下行纤维通过释放乙酰胆碱对丘脑束旁核的伤害感受功能产生抑制作用;另一方面,对针刺镇痛效应的下行调节,如电刺激感觉运动Ⅱ区,可通过伏隔核和缰核兴奋中缝大核产生镇痛作用,破坏该区,则电针对中缝大核的抑制作用减弱。

大脑皮质对痛和镇痛的影响是一个复杂的调整作用,对这一作用的阐明有待脑功能研究的进一步发展;同时,针刺镇痛的大脑皮质和边缘系统机制的研究也必将促进脑功能研究的深入。

四、针刺镇痛的神经化学机制

目前的研究表明,多种神经递质、调质在针刺镇痛中发挥作用。

1. 内阿片肽在针刺镇痛中的作用　针刺镇痛是在许多递质或调质共同参与下实现的。针刺镇痛时,脑内的内阿片肽释放增加,其中β- 内啡肽和脑啡肽在脑内具有很强的镇痛效应,脑啡肽与强啡肽在脊髓内有镇痛作用。针刺激活脑内的内阿片肽系统,主要通过以下三方面发挥镇痛作用:①脊髓内的内阿片肽神经元释放相应递质,作用于初级感觉传入末梢的阿片受体,抑制传入末梢释放P物质,抑制脊髓伤害性感受神经元的痛反应;②脑内有关核团中内阿片肽能神经元兴奋,释放递质并通过有关神经元复杂的换元,参与下行抑制系统,起到抑制痛觉传递的作用;③垂体β- 内啡肽释放至血液内也起一定的作用。已有实验证明:2Hz电针主要激活脑和脊髓中的脑啡肽能系统和脑内的β- 内啡肽能系统介导镇痛效应;100Hz电针主要由脊髓强啡肽能介导镇痛效应。

2. 经典神经递质在针刺镇痛中的作用　针刺镇痛时,脑内5- 羟色胺(5-HT)的合成、释放和利用都增加,合成超过利用,因此脑内5-HT含量增加。参与脑内镇痛的中缝背核和中缝大核中含有丰富的5- 羟色胺能神经元,前者的轴突组成上行投射纤维,后者的轴突(即下行抑制系统的一部分)下行至脊髓,损毁此两核团及投射纤维,或用5-HT受体阻断剂阻断5- 羟色胺能通路,都将减弱针刺镇痛效果。去甲肾上腺素上、下行纤维分别投射至脑和脊髓。激活脑内去甲肾上腺素能上行投射系统,对抗针刺镇痛;激活低位脑干发出的去甲肾上腺素能下行投射系统则加强针刺镇痛。但针刺激活多巴胺能系统时,却削弱或对抗针刺镇痛作用。中枢乙酰胆碱能系统被激活时也增加针刺镇痛。递质与调质间的作用是相互影响的,如内阿片肽释放可以通过抑制去甲肾上腺素能神经元的活动而实现其镇痛效应,而多巴胺系统对内阿片肽系统的释放有一定的抑制性作用。

3. 针刺镇痛耐受与八肽胆囊收缩素　针刺镇痛耐受是指由于长时间针刺或反复多次针刺后,针刺镇痛效应降低的一种现象,或简称针刺耐受。实际上,这种耐受现象在针灸临床上是常见的。常规门诊中,针灸隔日一次的治疗、每次针灸的时程、每个疗程的间隔等,均是这一现象的表现形式。目前的研究表明,电针退热过程中也有耐受现象,所以,针刺耐受应为针灸耐受的一部分。针灸耐受是指长时间或反复多次针灸过程中出现的针灸效应降低的现象。韩济生教授等于1979年提出“多次电针可能引起某种程度的耐受”的观点。他们认为,既然脑内存在介导电针镇痛的内源性阿片肽,那么也就可能存在其对立面抗阿片肽。针对这一设想,经过15年的研究,他们得出“中枢八肽胆囊收缩素(CCK-8)是决定针刺镇痛和吗啡镇痛有效性的重要因素”“电针镇痛有效性的个体差异决定于中枢阿片肽与八肽胆囊收缩素的相对平衡”的科学结论,其他的神经递质如5-HT、去甲肾上腺素也参与针刺耐受的过程。

研究表明,CCK-8是对阿片作用的一种负反馈机制,不论是外源性摄入的阿片样物质,或是内源性的阿片肽,如由于电针刺激引起的阿片肽加速释放,都会作用于中枢神经系统的 CCK 神经元,使之释放 CCK-8,从而削弱阿片样物质作用。这种反应可以看作是机体对阿片作用的一种负反馈反应,是一种自动的制约机制。不同个体,CCK 负反馈作用的速度和强度各不相同。速度越快,强度越大,则电针和吗啡的作用就越微弱(称为电针镇痛无效者或吗啡镇痛无效者),镇痛的持续时间也越短暂(容易产生吗啡耐受和电针耐受)。CCK-8 抗阿片的分子机制研究表明,无论在脑或脊髓,CCK-8 都有抗阿片作用,这种作用有受体特异性(抗 μ 和抗 κ,而不抗 δ 阿片镇痛作用)。CCK 受体与阿片受体除了在细胞膜上发生交互影响,还可以在 G 蛋白水平发生交互影响,继而在调节细胞内钙水平上发生相互作用,即阿片类物质抑制细胞外钙通过钙通道内流,而 CCK-8 可通过三磷酸肌醇(IP3)促进胞内钙库释放出游离钙,两者的作用恰恰相反。通过这些途径,CCK-8 对阿片镇痛发生对抗作用,并促进了阿片耐受的发生。

五、针刺镇痛的分子机制研究

1. 不同频率电针对中枢 c-fos 表达的影响　研究者采用 2Hz 和 100Hz 的电针、以 c-fos 表达作为神经元兴奋的标志,通过计数 Fos 样免疫组织化学(FIL)阳性细胞核的方法观察 Fos 蛋白,研究了针刺镇痛的神经通路,取得了与用经典生理学和神经药理学方法研究相同的结果。研究表明:① 2Hz 电针使下丘脑弓状核中出现大量的 FIL,而 100Hz 电针信息很少到达此核;相反,100Hz 电针使臂旁核中出现大量 FIL 细胞,而 2Hz 电针不引起该核团任何阳性反应。②许多核团显示出了频率响应的特异性,下丘脑的许多核团都对 2Hz 有较好的响应性,没有一个核团对高频有较好的响应性;而脑干网状结构的许多核团都对高频有较好的反应。③脑内的 β 内啡肽能神经元主要集中在弓状核,少量集中在孤束核,后者发出的纤维可下达脊髓,因此 2Hz 电针激活的 β 内啡肽系统不仅在脑内,也可能在脊髓内发挥镇痛作用。④脑干的中脑导水管周围灰质、中缝大核和中缝背核在内源性镇痛系统中起重要作用,无论是 2Hz 和 100Hz 的电针都激活这些核团,它们可能是两者共用的最后通路。⑤一般认为在刺激强度固定的情况下,频率越高则刺激越强,反应越大,但实验的结果并不支持这种假设。前脑的很多区域对高、低频率有同样强度的反应;在下丘脑和脑干的一些核团,2Hz 电针引起的反应远远大于 100Hz 电针,表明不同脑区对不同频率信号有所偏好,也可称之为频率响应特异性。⑥有研究者将电针刺激归结为应激刺激,实际上实验中所用的电针强度是有限的(最大不超过 3mA),对比强烈应激刺激所引起的立即早期基因(IEGs)的表达,电针引起的反应要弱得多,中枢反应的范围也要窄得多。2Hz 与 100Hz 的电针反应有如此明显的脑区差别,说明这不是一般的应激反应,而是有某种选择性的特定刺激。

2. 不同频率电针对中枢 3 类阿片肽基因表达的影响　研究者利用原位杂交技术,观察了电针对中枢前脑啡肽原(PPE)、前强啡肽原(PPD)、前阿黑皮素(POMC)mRNA 的影响。结果表明:① 2Hz 电针促进 PPE 表达的作用大于 100Hz 电针。② 100Hz 电针促进 PPD 表达的作用大于 2Hz 电针。③总的说来,2Hz 电针在脑内作用广泛,但它只能促进 PPE 表达;100Hz 电针在脑内作用范围较窄,但主要促进 PPD 表达,但在某些脑区也可促进 PPE 的表达。④两种频率的电针均未能诱导 POMCmRNA 的显著增加。以上研究表明不同频率电针针刺镇痛效应的差异与中枢相关基因的特异性表达有关,说明应用分子生物学理论和技术,可以从更深层次上阐明针刺镇痛的原理。

3. 2Hz 电针和 100Hz 电针由于调节分子的差异,可以看作是两种性质不同的治疗方法　研究表明,2Hz 电刺激使人和大鼠脑脊液中脑啡肽和内啡肽的含量升高,而 100Hz 电刺激则使强啡肽含量升高。这一发现得到其后进行的药理学实验和交叉耐受实验的证明。应用微量注射特异抗体的实验进一步证明,脊髓蛛网膜下腔注射内啡肽抗体可以阻断2Hz电针镇痛,而强啡肽抗体则可选择性阻断100Hz电针镇痛。如果应用2Hz和100Hz交替进行的疏密(DD)波,则可同时释放内啡肽和强啡肽,两者还可发挥协同作用。在大鼠身上获得的资料,在临床上也得到验证。研究发现,在100例全麻妇科手术患者,分别给以三种频率(2Hz、100Hz、2/100Hz)经皮电刺激(TENS),观察手术后患者自控注射(PCA)吗啡的需求量。与安慰TENS对照组相比,2Hz组和100Hz组的吗啡需求量分别降低了32%和35%;而2/100Hz(DD)组降低了53%。有研究者在正常被试者测试其机械痛阈(MPTs)和热痛阈(HPTs),发现只有DD波能使MTPs升高,HPTs则在DD和100Hz时均升高,但另有研究提示并未见到DD波有任何优越性。有证据表明,2Hz和100Hz电针产生疗效的机制不同。但仍然不了解2Hz和100Hz的差别是属于量变抑或质变。有研究发现,在炎症痛大鼠模型,只有2Hz刺激引发脊髓释放5-HT,100Hz无效。反之,只有100Hz抑制脊髓背角释放谷氨酸和天冬氨酸,2Hz无效。对吗啡耐受的大鼠,2Hz不再有效。应用交叉耐受实验方法证明,长期使用2Hz电针引起大鼠对其发生耐受时,100Hz仍然有效,反之亦然,说明两者是由不同种类受体介导的异质现象。长期使用DD波引起耐受后,无论2Hz或100Hz均无效。在临床实践中,2Hz与100Hz的适应证也有不同。在炎症模型大鼠,10Hz激活下丘脑-垂体-肾上腺轴对炎症起抑制作用,100Hz无效。在脊神经结扎导致神经病理性痛大鼠模型上,2Hz电刺激30分钟抑制冷刺激引起的痛敏超过24小时,100Hz无效。这可能与2Hz电针引起脊髓背角细胞长时程抑制有关。有研究者详细研究了低频和高频电针镇痛的中枢神经通路:2Hz电针的信号通过下丘脑弓状核(β内啡肽神经元)、中脑导水管周围灰质(PAG)、延脑(脑啡肽能神经元),到达脊髓背角神经元,抑制其对伤害信号的传递。100Hz电刺激激活一条较短的传导通路,经臂旁核、PAG、延脑,到达脊髓背角神经元,其中有强啡肽能神经元参与。100Hz电针30分钟使脊髓背角强啡肽含量增加10倍之多,但前角强啡肽含量没有明显变化。由此可见,大量证据说明,因为调节分子及效应的差异,两种频率的电针可能是两种不同类型的疼痛治疗方法。

4. 腺苷P2X3受体介导电针镇痛　外周和脊髓中的P2X3受体参与了神经痛的传递,在坐骨神经慢性缩窄性损伤(CCI)模型中,电针逆转了L_4和L_6背根神经节(DRG)神经元中P2X3受体的增加。但是,P2X3受体似乎在不同的慢性疼痛模型中扮演着不同的角色。一项研究表明,在L_5脊神经结扎(SNL)模型中,EA通过逆转神经未损伤的L_4 DRG神经元中P2X3受体的增加而减少慢性疼痛,而对神经损伤的L_5 DRG神经元中P2X3受体的减少却没有影响。P2X3表达的差异可能通过在CCI模型中分离L_4~L_6 DRG神经元来解释,因为第一项研究测试了L_4~L_6 DRG神经元中P2X3受体的总表达,而后一项研究分别观察了L_4和L_5 DRG神经元,关键问题是神经损伤后P2X3表达是增加还是减少。

5. TRPV1与电针镇痛　TRPV1广泛分布于皮肤感觉神经、肥大细胞和上皮细胞中,在皮肤功能和感觉传导中起重要作用。有研究认为穴位皮层下神经纤维TRPV1较非穴位高表达,且电针后TRPV1明显上调,可能介导电针的局部镇痛作用;除了EA的局部疼痛调节,最近的一项研究发现远端穴位EA还通过逆转完全弗氏佐剂(CFA)诱导的炎症性疼痛模型中前额皮质TRPV1表达的增加,显示出镇痛作用。

6. 脊髓胶质细胞在针刺镇痛中的作用　研究表明,电针可通过阻断脊髓胶质细胞的激活而具有镇痛作用。神经损伤或炎症等疼痛状态诱导痛觉感受器分泌胶质调节介质,这导致脊髓背角小胶质细胞和星形胶质细胞的激活。然后小胶质细胞和星形胶质细胞分泌像IL-1β,IL-6,TNFα和前列腺素E2(PGE2)这样的神经调节因子来维持慢性疼痛。针刺可通过下调趋化因子CX3CL1和增加抗炎细胞因子IL-10来抑制胶质细胞的激活。针刺镇痛有两个阶段,在即刻期,针刺主要通过抑制 p38MAPK 和 ERK 通路来抑制小胶质细胞的激活;在慢性期,针刺主要通过阻断 JNK(c-Jun 氨基末端激酶)信号通路抑制星形胶质细胞激活。

7. 食欲肽 A 与针刺镇痛　Orexin A(OXA)是一种新发现的具有潜在镇痛作用的神经肽,通过结合其选择性受体 Orexin-1 受体(OX1R)在中枢神经系统中发挥抗伤害作用。研究发现,2Hz/15Hz 的电刺激可以通过不依赖阿片类系统的脊髓 OXA-OX1R 相互作用减轻剖腹术后疼痛。研究还显示,OX1R 启动花生四烯酰甘油(2-arachidonoylglycerol,2-AG)释放,2-AG 可抑制 PAG 中 GABA 的释放,即它介导 PAG 的去抑制,从而参与正中神经电刺激诱导的镇痛作用。

六、针刺镇痛原理研究的作用和意义

针刺镇痛原理研究,第一次用现代科学的理论和方法证明了我国传统医学针刺疗法的科学性,这极大地推动了针灸学科的现代化和国际化进程,使针灸疗法逐渐被世界主流医学所认同;同时,也促进了我国在疼痛生理学方面的研究,所以说,针刺镇痛的原理研究对促进我国生命科学的发展起到了积极作用。

针刺镇痛原理研究是针灸学走向世界的基础。针刺镇痛原理的研究对针灸学术发展意义主要有三个方面:①传统的针灸技术是可以与现代科学相融合的,只要选准研究切入点,针灸学的实践经验和观点是可以被现代科学所认识的;②传统针灸学所蕴含的对生命活动及疾病治疗规律性的认识,可以给研究者以独到的启示;挖掘、整理及揭示传统针灸学的科学内涵,是针灸学发展的必由之路;③针刺镇痛原理的研究培养了一支既有一定的传统针灸学基础又掌握现代科学理论和研究技术的针灸研究队伍,这是针灸学术深入发展的决定性因素。

课堂讨论

针灸镇痛研究对针灸医学发展的意义何在? 为什么灸法镇痛的机制研究很少?

主要线索:①针灸镇痛原理研究与疼痛医学发展的同步性;②临床需求与科学探索的关系;③疗法自身因素,针刺操作要素与灸法操作要素的差异;④医学临床科学问题解决的复杂性(多学科知识及人员的必要性)。

第三节　电针治疗神经病理性疼痛的研究

04章03节PPT

PPT 课件

电针镇痛起源于传统针灸,其镇痛效果优于传统针刺。目前的研究表明电针在治疗神经病理性疼痛上,具有镇痛、调节交感神经功能、操作简单、损伤小、副作用少、费用合理、易于被患者所接受、容易推广等优点,本节主要介绍电针治疗神经病理性疼痛的相关研究成果。

从欧洲神经病学会联盟(EFNS)关于神经病理性疼痛的神经刺激治疗指南中可以了解到,电针治疗效果同经皮神经电刺激相比,高频经皮电神经刺激效果优于安慰剂,但不及电针。但也有研究认为,经皮电刺激与电针具有同样效果,这可能是由于实验方法不同所致。

一、神经病理性疼痛

疼痛往往是初级伤害性感觉神经元被明确的或潜在的组织损伤性刺激所激活之后的临床表现。这种源于伤害性感觉刺激的疼痛属于生理性疼痛。然而，疼痛也会由一些不足以引起伤害性感觉的刺激作用于感觉神经末梢所致，这种情况称为神经病理性疼痛。国际疼痛研究学会将神经病理性疼痛定义：神经系统原发性损伤或功能异常诱发或导致的疼痛。但这一定义由于缺乏诊断特异性和解剖准确性，已经被该学会下属的神经病理性疼痛专业组所修订，最新的定义是"创伤或疾病累及躯体感觉系统后直接导致的疼痛"。绝大多数神经病理性疼痛可以分为四大类：周围神经系统局部或多处损伤（创伤性、缺血性或炎症性）、全身性周围神经损伤（中毒性、代谢性、遗传性或炎症性）、中枢神经系统损伤和复杂性神经病理性疾病等。

神经病理性疼痛可以严重影响患者的总体健康相关生活质量，尤其是体力和情感方面的功能受限，如丧失工作能力等，因此会造成很大的社会投入。一项德国的研究表明，腰背痛每年的社会投入高达 76 亿欧元。多项评估神经病理性疼痛药物治疗有效性的研究证实，大约只有 50% 的患者可以获得满意的疗效，而且常常会发生不良反应（甚或不能耐受治疗）。神经病理性疼痛患者一方面往往没有得到针对自己疼痛特点、具有明确疗效的药物治疗；另一方面，即使接受了治疗，药物剂量也远远低于研究中证实的有效剂量。此外，单一药物治疗只能使不足半数的患者获得显著疗效，合理的用药方案应该是针对不同疼痛机制的药物的联合应用，但目前缺乏高等级的临床证据支持这些方案。非药物疗法也是本病治疗的不错的选择。传统针灸尽管缺乏相应的研究证据支持，却被广泛应用于本病的治疗，而且由于其相对无害性而常常被应用于药物治疗的辅助方法。

二、电针治疗神经病理性疼痛的方法学研究

实验证实强电针时选用低频较好，而弱电针时选用高频较好，说明电针对脊髓伤害性传递的抑制作用具有强度和频率依赖性。不同强度、不同频率电针涉及的机制不同。

1. 电针强度的选择　许多研究证实电针的强度不同，引起镇痛的中枢机制不同。低强度电针主要通过脊髓机制产生弱的镇痛效应，而高强度的电针还可通过激活脊髓上痛负反馈机制产生强且广泛的镇痛作用，例如 3mA 电针在痛觉过敏上比低强度（1~2mA）更有效。

2. 电针频率的选择　电针在神经病理性疼痛动物模型中的镇痛作用呈频率依赖性，不同频率的电针释放不同的神经肽。2Hz 电针增加脑啡肽、β- 内啡肽和内源性吗啡肽的释放；100Hz 电针选择性地增加强啡肽的释放，两种频率的联合治疗（2/100Hz）刺激 4 种阿片肽的释放达到最佳的治疗效果。高频刺激（100~200Hz）的电针镇痛效应起效快，无累加效应，不能被纳洛酮拮抗，这种镇痛作用可能由去甲肾上腺素、5-HT 及强啡肽所介导，而低频（2~4Hz）及中频（15~30Hz）刺激产生的镇痛效应可被纳洛酮所拮抗，其镇痛作用是由脑啡肽及内啡肽所中介，具有累加效应。2Hz 电针比 100Hz 电针对背角神经元活动的抑制效应更长。低频电针对伤害性感受器疼痛有效，而高频电针对神经源性疼痛更有效。在神经病理性疼痛动物模型，低频（2Hz）电针比高频（100Hz）电针在机械性痛觉异常与热痛觉过敏上更有效，具有更持久的镇痛作用。综上所述，低频率、高强度电针对神经病理性疼痛的治疗效果较好，它可能是通过长环路激活抗伤害性感受器系统。

三、电针治疗神经病理性疼痛的疗效研究

1. 电针与痛觉过敏　研究发现电针的抗痛觉过敏呈参数依赖和穴位特异性。3mA 电

针在痛觉过敏的治疗上比低强度（1~2mA）有效，作用 20 分钟比作用更短或更长时间更有效。在神经病理性疼痛的热痛觉过敏研究中证实，累加的电针具有有效的镇痛效应。通过鞘内反义寡核苷酸的传递，生长因子受体 α-1（GERα-1）在背根神经节的表达下调；给予反义寡核苷酸后，电针的镇痛作用显著减弱，表明电针镇痛过程涉及胶质细胞源性的神经营养因子（GDNF）信号系统。

2. 电针与冷痛觉异常　虽然 2Hz 与 100Hz 的电针都能显著地减轻冷痛觉异常，但低频比高频更有效。脊髓 α_2- 肾上腺素的 5-HT_{1A} 与 5-HT_3 受体在 2Hz 电针减轻神经病理性疼痛的冷痛觉异常中起了重要的作用，而 α_1- 肾上腺素与 5-HT_{2A} 受体与其无关。电针在冷痛觉异常上的作用可能由脊髓肾上腺素与 5-HT 受体介导。

3. 电针与机械性痛觉异常　电针减轻机械性痛觉异常，且这种作用可被纳洛酮所拮抗，说明其与内源性阿片系统相关。有研究证实 2Hz 比 100Hz 的电针作用更有效和持久。脊髓的 μ 与 δ 类阿片受体，而不是 κ 型阿片受体，在 2Hz 诱导的电针减轻机械性痛觉异常上起重要作用。但也有学者认为，κ 型与 μ、δ 型受体拮抗剂一样，能阻滞电针抗伤害性感受器的作用，造成这种差异的原因可能是实验方法的不同。

四、影响电针治疗神经病理性疼痛疗效的因素研究

1. 电针治疗敏感性镇痛效果的个体差异受到基因、环境、心理等许多因素的影响　有研究提示，如果电针对急性疼痛治疗有效，那么对外周神经损伤所致神经病理性疼痛也同样有效，反之亦然。敏感性与缩胆囊素 -A 受体的表达水平、抗阿片肽的缩胆囊素的作用位点及个体差异性密切相关。

2. 抗镇痛系统的激活　电针治疗后吗啡的镇痛作用减弱，这可能是由于内源性抗镇痛系统的激活所致。已知电针刺激产生的抗伤害性感受器效应是由于中枢神经系统内源性阿片肽的释放所致。在动物实验和临床研究中给予外源性的阿片类物质都可产生伤害性感受器效应或使伤害性感受器阈值下降。这些自相矛盾的结果意味着外源性阿片肽能同时激活抗伤害性感受器与伤害性感受器两个系统，最后表现为两个系统的平衡。内源性阿片肽系统的激活，在电针急性抗伤害性感受器效应消退后，在脊髓产生了抗镇痛效应，这种抗镇痛系统可能在潜在的损害情况应答的调节上起了重要的作用。

3. 与药物联合应用　NMDA 受体拮抗剂在动物实验和临床实验研究中能减轻神经病理性疼痛。在对神经病理性疼痛动物模型的研究中发现：电针或腹膜腔内注射氯胺酮减轻了机械性痛觉异常；虽然低剂量注射氯胺酮（1mg/kg）对机械性撤退阈值没有影响，但将此剂量的氯胺酮与电针联合治疗比单用电针治疗具有更有效的抗痛觉异常作用；联合治疗的抗痛觉异常作用能被腹膜腔内注射纳洛酮（2mg/kg）所拮抗。实验结果证明，氯胺酮加强了电针在神经病理性疼痛上的抗痛觉异常作用，可能与内源性阿片系统有关。

五、电针治疗神经病理性疼痛机制

动物实验和临床研究都表明，电针在神经病理性疼痛上具有有效的镇痛作用，但其镇痛机制还不完全清楚。目前认为有阿片机制和非阿片机制，电针通过激活内源性阿片肽系统，诱导脊髓背角伤害性感受的突触传递，产生天门冬氨酸（NMDA）受体依赖性的长时程抑制。

1. 电针对环氧合酶 -2 表达的影响　神经病理性疼痛动物模型中，环氧合酶 -2（COX-2）在脊髓后角的表达增加，推测 COX-2 参与了神经病理性疼痛。免疫细胞化学染色法已证实低频（2Hz）电针可显著减少脊髓 L_4~L_6 背角 COX-2 表达，表明电针减轻神经病理性疼痛痛

觉异常效应,至少部分是由于抑制了脊髓中 COX-2 的表达。

2. 电针对 GDNF 与 GFRα-1 表达的影响　GDNF 调节伤害性感受器的信号,尤其在神经病理性疼痛状态具有重要的作用。研究证实电针在神经病理性疼痛动物模型中激活内源性的 GDNF 与 GFRα-1 系统,使 GDNF 与 GFRα-1 在背根神经节与脊髓背角的表达显著增加。

3. 电针对生长抑素及前生长抑素原信使核糖核酸(ppSOMmRNA)表达的影响　生长抑素(SOM)是一种对啮齿类动物和人体具有镇痛作用的内源性非阿片类神经肽。既往研究表明 SOM 可能参与电针的调节作用。在神经病理性疼痛动物模型中电针能显著增加 SOM 在背根神经节与脊髓后角的表达及 ppSOMmRNA 在背根神经节的水平。

4. 电针对 Fos 表达的影响　研究发现,脊髓背角中由有害刺激引起的 Fos 标记的神经元呈显著增加,反映了脊髓中神经元活化的增加。动物实验研究发现,电针"足三里"穴可减轻热痛觉过敏和机械性痛觉过敏,但在非针刺点的治疗无任何明显效果。电针治疗使脊髓背角中 Fos 表达减少,反映了电针对增加的神经元活化的抑制效应。

5. 电针对脊髓突触可塑性的调节　脊髓神经元可塑性的改变可能在神经病理性疼痛的发展与维持中起作用。神经损伤后,脊髓伤害性感受器突触的可塑性改变,可能与脊髓背角中枢敏化及神经病理性疼痛的发生有关。有研究结果提示神经损伤后,可导致脊髓伤害性感受器突触过度兴奋的传递。这可能与神经病理性疼痛的发展有关;低频或高频电针在脊髓突触的可塑性调节上具有不同的作用。因此,低频或高频电针对脊髓长时程抑制或长时程增强的不同调节,可能是不同频率电针对神经病理性疼痛作用不同的机制之一。

6. 电针对孤啡肽、前孤啡肽原信使核糖核酸(ppOFQmRNA)表达的影响　孤啡肽(OFQ)是一种内源性阿片肽,为阿片受体类似物 1 受体的内源性配体。神经病理性疼痛动物模型中缝大核(NRM)中,前孤啡肽原 OFQmRNA 的表达增加,OFQ 样免疫反应神经元的数目减少。电针治疗后,NRM 中 ppOFQmRNA 阳性的细胞数目显著下降。OFQ 样免疫反应神经元的数目显著增加。证实电针抑制了 OFQ 在 NRM 的水平,对神经病理性疼痛治疗作用可能部分是通过减少 OFQ 在脑内的水平所致。

7. 电针对蛋白表达的影响　对神经病理性疼痛的动物模型采用蛋白质谱分析发现电针治疗后,有 62 种蛋白的表达发生变化,其中 17 种蛋白的表达水平在治疗后增加,45 种蛋白表达水平在治疗后下降。这些蛋白包括细胞因子、细胞生长相关蛋白及信号分子等,涉及信号转导、酶的代谢、免疫应答等过程。

第四节　针刺麻醉

一、针刺麻醉及其临床价值

针刺治疗疾病引起的疼痛是传统针灸学的宝贵经验,把针刺应用于外科手术的针刺麻醉则是 20 世纪 50 年代的创新技术,1958 年上海第一人民医院的研究者公开发表了《针刺替代麻醉为临床麻醉开辟了新道路》的临床研究成果,从而开辟了针刺麻醉和针刺镇痛研究这一新的研究领域,并为针灸走向世界奠定了基础。

在其后的 50 多年中,针刺麻醉经历了由当初的普遍应用到有选择地应用、从单纯针刺麻醉代替药物麻醉到针刺与药物复合麻醉的发展历程,其积累的资料为针灸学术的发展提供了宝贵的经验和教训。

现代麻醉技术是 19 世纪初发明的,极大地推动了外科学的发展,但现代麻醉对人体生理功能的干扰仍不可能完全避免,况且现代手术对患者生理功能的侵袭更非以往可与相比。优良的麻醉处理不仅可保证患者的安全,并能使之平顺而迅速地康复;麻醉处理之不当甚或失误,轻则延迟患者的恢复或引起某些器官的病理改变或功能障碍,重则危及患者的安全。因此,现代麻醉也同样有着风险问题。寻找更符合生理功能状态的麻醉方法一直是临床麻醉学的重大课题。如果说 20 世纪 60 年代初提出的"理想麻醉"即建立在麻醉药理、生理、神经科学和心理医学基础上使患者感觉舒适的一种平衡麻醉只是一种模糊概念,当今"理想麻醉"已有确实的内涵:①手术全程无痛,无恐惧和情绪紧张,全麻过程无意识、无知晓、无术后回忆;②术中对伤害反应抑制适度,机体的循环功能、组织灌注、细胞代谢和内分泌水平保持稳定,肌肉松弛良好;③术后苏醒及时平稳,气管导管拔除平顺,无酸中毒、浑身酸痛、恶心呕吐、瘙痒、便秘、尿潴留等不良反应;④麻醉全程患者满意、外科医生满意、社会满意及麻醉医生自己满意。综观当今的临床麻醉,在可靠性、安全性和舒适性等方面都取得了突破性进展,常规麻醉的死亡率已降低到七十万分之一,即使是心脏病和失血性休克等重症的麻醉死亡率也降低到万分之一以下。以往令人感到惧怕和缺乏可靠性与安全感的状况可以说已不复存在。但是也应该看到,当今的麻醉与"理想麻醉"之间仍有相当的距离,仍存在至今未能有效防范和解决的问题,如全麻术中知晓、麻醉相关并发症及术后伤口疼痛、皮肤瘙痒、恶心呕吐和尿潴留等。

针刺具有哪些优势并可以在现代麻醉中有所作为呢? 现知针刺最大的优势是通过调动机体内在的抗痛机制和其他生理调节作用,无需药物即可产生镇痛作用,恢复和维持机体的生理稳定,主要包括:镇痛、镇静、减轻恶心呕吐、稳定心脏功能和改善胃肠和膀胱排尿功能等。这些恰恰是当今临床麻醉中常常发生又都未能得到很好解决的难题。因此针刺可在以下几方面发挥作用:

1. 麻醉前镇静 由于针刺可使体内释放内源阿片从而提高痛阈和减轻焦虑。例如采用耳部的松弛穴和足三里、合谷、三阴交、阴陵泉等,都能显著减少行结肠镜检查患者术前的焦虑和不适。因此针刺可用于术前镇静,尤其是对麻醉前用药有顾虑的患者。术前针刺镇静还可有助于减少术中麻醉时阿片类药物的使用和减轻术后早期疼痛。

2. 术中辅助麻醉 在动物实验和人的试验显示,针刺可减少氟烷和地氟醚需要量 8.5%~11%。有研究显示针刺可减少手术切皮时瑞芬太尼血浆浓度半数有效量(ED 50)14.3%。有研究显示术中应用针刺镇痛可有效防治瑞芬太尼麻醉后苏醒期患者的疼痛,是很值得借鉴的。当今临床麻醉为了缩短苏醒期,设法尽可能减少麻醉药物的使用,或应用短效阿片制剂如瑞芬太尼等,苏醒过程的确比以往加快了,但术后早期伤口疼痛的发生也随之增加。因此针刺作为辅助麻醉,既可强化术中麻醉,又可减少吸入麻醉药或阿片类药的用量,有助于术后尽快苏醒和减少术后早期发生伤口疼痛,是解决这一问题的最佳途径之一。

3. 术后治疗 针刺还可在术后发挥作为,包括减轻伤口疼痛,减少恶心呕吐和促进胃肠功能恢复等。虽然有矛盾的报道,但多数认为针刺有改善术后疼痛的作用。例如腹部手术患者术后针刺可使术后镇痛吗啡用量减少 50%,术后恶心减少 20%~30%,血浆可的松和肾上腺素水平降低 30%~50%。值得关注的是术后恶心呕吐和胃肠功能恢复等问题,虽然新型麻醉药物和麻醉方法的应用已使恶心呕吐的发生大大减少,但在易感人群的发生率仍高达 70%。针刺内关是减少此类恶心呕吐值得尝试的办法。术后使用阿片镇痛与肠道功能的恢复一直存在矛盾,腹部手术后如果采用针刺足三里,既可产生一定镇痛,又可缓解肠胀气和帮助胃肠功能恢复,应该说是一种两者兼顾的最佳选择。

研究还表明,针刺麻醉对一些有特殊要求的手术有良好的效果。在新喉再造术中,针麻优良率达到95%,发音功能、吞咽功能的成功率达100%,在大脑功能区及深部肿瘤手术中,针麻成功率达到98%,在肾移植手术中,针药复合麻醉优良率为88%,由于手术中有效地减少了麻醉药对循环和呼吸功能的影响,术后泌尿时间明显提前。

研究表明,针刺麻醉具有五个方面的作用:①镇痛作用;②抗内脏牵拉反应的作用;③抗创伤性休克的作用;④抗手术感染的作用;⑤促进术后创伤组织修复的作用。

由于以上的作用及针刺自身的特点,使针麻表现出四个方面的特点:使用安全,适用范围广;便于术中医患的配合;生理干扰少,利于术后恢复;简便、经济、便于推广。

尽管研究表明针刺并不能完全达到临床麻醉的要求,尚有以下几方面的缺陷:①麻醉不全;②不能完全抑制内脏反应;③个体差异较大。但是,针麻在一些手术中所体现的优势却是不可否认的,所以,针麻依然是临床麻醉的有效方法之一。我们不能夸大针麻的作用,也不能否认它的临床价值,关键在于更深入地研究针麻的特点,根据患者的实际情况,利用这一技术的优势,更好地为临床服务。

二、针刺麻醉使用范围

自1958年以来,几乎各种手术如颅脑、五官、额面、颈部、腹部、四肢和垂危休克病例等都先后采用过针麻,其成功率一般可达80%~90%,但是这种"广泛"的有效性,并未能使针麻成为临床麻醉的常用方法,反而使其在临床的应用日渐减少,造成这一后果的原因就是由于对针麻的作用范围没有做出科学的限制,形成针麻的临床滥用。由于针麻的自身特点和个体差异,它并不能完全消除手术中的疼痛,研究表明电针对于急性痛的镇痛作用大约相当于全量麻醉药镇痛的一半,所以有研究者指出:如果仅用针麻而不配合药麻,针麻是难以真正推广的。

目前针麻和针药复合麻醉主要用于头面部、颈部、腹部、妇产科及四肢的手术,麻醉效果较好的手术有甲状腺摘除手术、颞顶枕区及后颅窝手术、前颅凹颅脑手术、颈椎前路骨科手术、肺叶切除术、剖宫产、腹式子宫全切除术、输卵管结扎术、胃大部切除术、全喉切除术、上颌窦根治术、斜视矫正术、拔牙术等。针刺麻醉术对于心、肺、肝、肾等功能不良,以及年老体弱、病情危重,特别是对麻醉药物过敏而不能采用药物麻醉的患者,是一种较为理想的麻醉方法。

三、针刺麻醉方法

1. 术前准备 针麻术实施前,必须从三个方面进行准备:一是术前预测,二是试针,三是患者的心理诱导。

术前预测就是测定患者针刺诱导前后某些生理指标的变化,以此来估计针麻效果,作为麻醉选择的依据之一。术前预测不仅可以指导针麻临床实践,用科学方法选择适宜个体,提高麻醉效果,同时可对进一步探索针麻镇痛原理也有一定的意义。机体在针麻下手术所产生的一系列生理、生化和心理改变,体现了针刺作用的整体性特点,针刺使机体调整功能得到最大地发挥,麻醉效果就好,反之则差。这种调整作用又与机体当时的功能状态有关,涉及许多方面的因素,所以术前预测是有一定困难的,目前主要的方法有:①皮肤感觉-知觉阈测定,包括触觉阈、痛阈和耐痛阈、两点辨别阈等。②自主神经系统功能状态测定:常用的指标有皮肤温度测定、眼心反射测定、肾上腺素皮内试验、呼吸节律波、指端脉搏容积波、心率、皮肤电变化等。③其他如血液中相关的生物活性物质、体液的一些指标、通过相关量表测定的心理学指标亦与人体的痛反应能力相关,可以作为术前预测的参考。实际运用中,经常以多个指标进行检测,相互参考,以尽可能做出合理的判断。

试针是指在针麻效果术前测试的基础上,选择几个穴位进行针刺,以了解患者的针刺得气情况和对针刺的耐受能力,在条件许可的情况下,手术前应试针,以便于手术时采取适当的刺激方式和给予适当的刺激量,对于过去没有接受过针刺的患者,经过试针后可以解除其对针刺的恐惧,以配合手术的进行。

心理诱导是指为了获得较好的针麻效果而对患者进行积极的心理引导。因为在针麻手术中患者处于清醒状态,除痛觉迟钝外,其他感觉运动功能均保持正常状态,积极的精神状态可以通过大脑的调节功能,调动体内各器官组织以协同针刺的镇痛效应。这方面的措施包括向患者介绍针麻的益处及手术中配合的具体方法、调整患者的情绪、建立良好的医患关系使其有安全感等。

2. 针刺麻醉部位的选择　根据针刺选择的部位的不同,针麻可分为体针麻醉、耳针麻醉、面针麻醉、鼻针麻醉、头针麻醉、手针麻醉、足针麻醉等,临床应用以体针和耳针为主,其他方法配合使用。

(1)体针麻醉:通常选用四肢和躯干经穴组成"针麻处方"。处方主要遵循以下4个原则:①循经取穴:根据经络学说选取循行经过手术切口或其附近、与手术所涉及脏腑相关的经脉上的相应穴位,尤其是相关的特定穴。临床研究发现,输穴、合穴、原穴、络穴、郄穴和一些交会穴的镇痛效应较好;②辨证取穴:根据病变和手术所涉及的部位、术中可能出现的各种证候选择相关的穴位,这里的证与患者的病症不同,主要是指手术引起的或可能引起的一组症状;③同神经节段取穴:是依据神经解剖学知识,选取和手术部位同一节段或邻近节段神经分布区的穴位进行麻醉;④经验取穴:是指选取临床易得气、针感较强、操作方便的穴位进行针麻,如足三里、合谷、内关等。

(2)耳针麻醉:是指以选取耳穴为主进行麻醉的方法。选穴时主要遵循两个原则:一是辨证原则,是指根据手术部位在中医理论体系中的与相应脏腑的特定关系选取耳穴中相应的部位。如大部分手术均取肺穴,是因为中医认为肺主皮毛;骨科手术取肾穴,是因为肾主骨;眼部手术取肝穴,是因为肝开窍于目。一是反应点原则,是指选取手术部位或所及脏腑在耳郭上的反应点进行针刺麻醉。此外,与体针一样,一些经验穴也是耳针麻醉是常用的,如神门、交感、脑干、皮质下等。

3. 针刺麻醉的刺激方式　针麻的刺激方式依据所用器具的差异,主要有手针式、电针式、经皮电刺激式三种。

手针式是指针刺得气后,以手指运针的方法维持穴位一定强度的适宜刺激,获得持续的得气感。体针时,运针频率在每分钟几十次至两百多次,捻转幅度在 90°~360°,提插幅度在肌肉丰厚处约 10mm;耳针时,只用捻转法而不宜提插,捻转幅度为 180° 左右,频率为 120Hz 左右。手针式的优点,在于随时根据施术者的手下针感调整运针的方法和强度,以维持良好的得气状态。目前,手法运针仪可以代替手法运针,但得气感无法体现,且单调的刺激易产生气感减弱的现象。

电针式是指针刺得气后,将电麻仪连接到针体上,利用其输出的脉冲电流,维持针感的方式。电脉冲的频率均采用 2Hz 和 100Hz 等,其优点在于能获得相对稳定的刺激,可以对刺激量进行定量控制,但其不能体现手下的针感,不能及时调整针的角度和深度,且易产生针刺耐受。

经皮电刺激式,是指通过特定的电极,而不是针灸针作用于特定部位而获得镇痛效果的方法,它与电针式的区别在于,电针通过针灸针起作用,而前者不用针;经皮电刺激为高频率、小波宽的脉冲,电针为低频率、大波宽的脉冲,两者均可取得良好的镇痛麻醉效果。

四、针药复合麻醉

1. 针刺麻醉的局限性 由于针刺麻醉是在临床外科手术的实践中发明的一种术前防痛、镇痛的方法，所以在命名上使用了"麻醉"一词。这种使用是不够严谨的，"麻醉"一词是 1846 年霍姆斯提出的，它的本意是使无知觉。在医学中，麻醉的具体含义包括了镇痛、遗忘和意识丧失，就是指在麻醉药的影响下失去知觉、痛觉的暂时性消失是其主要目的。所以，药物麻醉的镇痛是指对象因意识丧失而感觉不到疼痛（局麻则是由于药物阻碍了局部感觉传入，即意识对局部感知的丧失）。针刺麻醉的主要特点之一，就是麻醉对象的意识并不丧失，所以它并不是真正意义上的麻醉。其镇痛作用并非是由于对象知觉的丧失而引起的，针刺是通过影响生理性调节机制，降低对象的疼痛敏感性，而产生镇痛效应的，它不可能使机体完全丧失痛觉，研究表明，针刺大约可使手术中的疼痛感减轻一半。

2. 针药复合麻醉 20 世纪 70 年代，在经历针麻研究初期试图以针麻代替药物麻醉后，20 世纪 80 年代开始，更切合临床实际需要的针药复合麻醉（有研究者称其为针刺辅助麻醉），逐渐成为针麻临床和研究的主流。目前，临床麻醉中单用一种麻醉药或一种麻醉方法的情况已不多见，更常用的是多种药物和方法相配合的复合麻醉。针刺作为一种有效的镇痛方法完全可以成为复合麻醉中的一个成分。这样的认识是符合现代麻醉学的发展规律及潮流的，它并没有否定针麻的价值，而是使其成为现代麻醉的有机组成部分，有利于临床的推广和应用。

研究表明，ABA/AAA 具有以下优点：①药物加强针刺镇痛效果，多数情况下患者在手术中处于清醒但基本无痛状态；②针药结合，每个手术平均可节省麻醉药用量 45%~54%，在减轻药物副作用的同时，相应地节省同比例的药物费用；③由于减少了麻醉药的使用，加上针刺本身的整体调整作用，手术中的循环、呼吸功能稳定，术后苏醒时间缩短，并发症减少，住院时间缩短；④某些特殊优越性，如前文所提及的针麻在新喉再造术、大脑功能区深部手术、肾移植手术中发挥的特殊作用。随着临床医学的发展，ABA/AAA 的这种特点将会受到更广泛的重视。

针药复合麻醉，并不是简单地将针刺与麻醉药物的随意组合。只有以针刺为主，加上正常情况下不足以完成手术镇痛要求剂量的麻醉药的麻醉，才可称之为针药复合麻醉。目前的研究表明，具有肯定镇痛作用的一些药物，当它们与针刺结合应用时，却出现了分化，尽管多数药物与针刺具有协同镇痛作用，但也有相当的一些药物，能拮抗针刺的镇痛作用，或对针刺镇痛没有影响。研究者依据药物对针刺镇痛效应的影响，将临床镇痛、麻醉药分为三类：一类是拮抗针刺镇痛效应的药物，称为针刺麻醉减效药，目前发现的有氯胺酮等 6 种；一类是能增加针刺镇痛效应的药物，称为针刺麻醉增效药，目前发现的有芬太尼等 16 种；一类是对针刺麻醉不产生影响的药物，称为针刺麻醉无影响药，已观察到的有舒必利等 3 种。

目前常用的针药复合麻醉方法有以下 4 种：

（1）针刺 - 硬膜外复合麻醉：针刺配合小剂量硬膜外药物麻醉。硬膜外穿刺部位可选择相关的胸椎间隙，向头端插管 3cm 留置。针刺诱导后 5 分钟先注入麻醉药物 5ml，过 15 分钟后开始手术。若镇痛效果不佳，可每隔 15 分钟追加 3ml 药物，直到效果满意为止，以确保手术的顺利进行。麻醉药物通常选用 2% 的利多卡因或利多卡因与 0.3% 的盐酸地卡因混合剂，此法多用于胃部手术。

（2）针刺 - 气体复合麻醉：即针刺配合小剂量气体麻醉药麻醉。针刺诱导后给氧化亚氮和氧气各半的混合气体，穴位刺激可连续数小时，这种方法的镇痛效果良好，常用于体外循环心内直视手术，可使痛觉减弱维持较久，减少麻醉药物用量，术中、术后患者循环系统功能保持相对稳定,各种生理功能也很少受到抑制,术后很少使用镇痛药,康复较快。

(3)针刺 - 硫喷妥钠复合麻醉:是针刺合并硫喷妥钠肌注的一种麻醉方法,多用于儿科手术。小儿外科的特点之一是患儿往往不能配合手术。为此,可先行肌内注射 2.5% 硫喷妥钠 15~20mg/kg 体重作为基础麻醉,再行针刺麻醉。用硫喷妥钠肌注作为基础麻醉,操作简便,效果稳定,诱导迅速平稳,患儿在注药后 5 分钟即可入睡,以后深睡约 1 小时,但对疼痛刺激仍有反应,而需借助于针刺穴位来镇痛。硫喷妥钠可引起呼吸抑制,麻醉过程应严密监护,6 个月以下的婴儿不宜采用此法。

(4)针刺 - 局部复合麻醉:是指在针刺相关穴位镇痛的基础上,多次小剂量注射麻醉药物进行局部浸润或阻滞,从而达到局部麻醉效果的方法。适用于通常情况下仅用针麻或局麻能完成的手术。

第五节　针刺镇痛效应与机制研究展望

04章05节PPT

PPT 课件

2011 年,《疼痛》医学杂志发表《针刺镇痛:共识与质疑》一文,提出对针刺镇痛共识,主要包括:①针刺、电针和经皮穴位电刺激可视为刺激疗法的一个延续群体,可称之为"针刺相关技术(ART)"。②手术前和 / 或手术后应用 ART 可以减轻手术后疼痛和恶心呕吐;在大多数慢性痛情况下,ART 可以减轻疼痛;治疗慢性痛时应用 ART,应考虑多次治疗(例如每周 1~2 次,维持数周),以便发挥其积累效应;对于针刺有效的患者,或患者处于疾病的高敏期,不应采用强刺激,或过于频繁的治疗;有时应用弱刺激或减少刺激次数,反而得到良好疗效。③ ART 引起的镇痛效应中,心理成分(条件反射、期望值)可能起着重要作用;ART 引起的镇痛效应有时可以表现出明显的频率特异性(某种频率特别有效),表明该频率有其特定的生理效应,而不完全是由于心理效应作用,因为患者并不预知何种频率特别有效;不同频率的 ART 所产生的镇痛效果,由脑内不同类型的阿片受体介导。④针刺的局部效应和全身效应可能通过不同的机制介导。但该文亦有其认识上的局限:忽视了针灸操作方法和刺激部位的多样性问题。

针刺镇痛今后有待解决的主要问题:①不同疼痛种类的发生机制不同,而针灸都显示出一定的镇痛效应,其作用机制必有不同,而不可以某一单一机制解释多种类型的镇痛效应。②正确区分多种针灸操作方法的刺激形式,机械刺激、温度刺激、电刺激的作用路径显然不同。③对于同一个疼痛疾病,针灸刺激部位往往有多个选择,且均显示出镇痛效果的相对特异性,似乎其镇痛作用通过了不同的机制产生类似的镇痛效应。④针灸刺激穴位局部的启动机制研究应列为主攻方向,因为这是阐释各种针灸方式、作用部位的镇痛机制的前提。⑤心理因素在针刺镇痛中显然存在,但这决定于该疼痛发病机制中心理因素的成分大小,显然特发性疼痛中针灸镇痛的心理因素较多,而躯体性疼痛中就较少。⑥经络是否具有不同于神经的特异结构基础;是否不应对某一病种定出标准穴位处方,而应该就某一特定病例采用个体辨证取穴,才能达到最大疗效;是否在身体任意部位扎针,均可得到同样针刺效果等。

973 计划项目《基于临床的针麻镇痛的基础研究》的验收报告,反映了本领域研究的一些新的进展:①以往针麻研究有一些人为的夸张因素,此次完全加以纠正。在方法学上按照国际要求做到随机、对照、双盲设计,严格按照现代统计学要求处理数据。严格按照现代麻醉学方法确定麻醉深度,不至于发生针麻时麻醉深度偏浅,患者有痛忍着等不应有的现象。因此成功率可能低于以往报道。例如手术期间麻醉药品的节省量不是 50%,而是 15% 左右,把针麻效果还原到本身应有的实际水平。②再次肯定了针麻的优势,一是在特定的手术品种例如心脏瓣膜手术后不良后作用少,恢复快,减少住院日期,节约经费;二是所有针麻手术,均有节省麻药,术后痛减轻,恶心呕吐少,恢复快等优点。③以往针麻的劣势:一是镇痛不足,二是消耗人力过多。这两个问题已经彻底解决。针药结合不再有镇痛不足问题。关于人力消耗过多,已由电刺激代替手捻针加以解决。患者进入手术室,只要将针麻仪皮肤电极贴在穴位上,打开机器,调至适当强度,即可自动进行最佳参数刺激,只要诱导30分钟,即可满足要求。术后拔除电极,皮肤毫无损伤。麻醉医师和护士经过短期训练,即可展开,不增加医护负担。④该项目还进一步深化了针刺镇痛及针麻的相关机制,研究发现脑内存在针刺镇痛的多个脑区参与的镇痛回路,皮层环路作为整体参与以PAG为核心的下行抑制作用,后顶叶、体感区以及额叶beta和gamma频段功率谱降低;针刺在调节急性痛时,脑内的镇痛回路尤其是前扣带皮层(anterior cingulate cortex,ACC)起到了重要作用。不同频率电针刺激既有共同的效应基因和中枢神经效应区域,又存在与频率密切相关的特异调节基因和中枢神经区域,针刺高反应、低反应小鼠响应基因不同,电针刺激可以引起局部脑血流量和功能连接度的变化,高、低频率TEAS镇痛中枢机制不同,2Hz TEAS可以显著增加大鼠下丘脑的μ阿片受体可用度。针刺麻醉临床今后要解决的主要问题有以下5个方面:针麻的临床操作规范、针刺镇痛的量效关系、时效关系、针刺作用耐受及针刺强度测定等。

在针刺镇痛的分子机制研究中,以下问题有待进一步的研究。第一,在不同的疼痛模型中选择了不同的穴位,但对于为什么有些穴位起作用而另一些则无作用,没有给出解释,应根据科学的临床实践和分子机制研究,制定正确的镇痛取穴原则;第二,目前研究表明穴位与非穴位镇痛效应存在相对差异,但根据中国传统理论,穴位有不同的等级和性质,因此,应着重研究不同类型穴位之间镇痛差异的分子机制;第三,电针镇痛常用的频率有2Hz、15Hz、2/15Hz、100Hz,一些递质的释放,如内源性阿片类物质已被证明是频率依赖性的,但背后的分子机制仍有待深入研究;第四,小胶质细胞和星形胶质细胞参与针刺不同方面的活动,但目前尚不清楚是哪些因素影响了它们不同的活动时间,少突胶质细胞在其中扮演什么角色;第五,在针刺信号假说中,针刺信号通过调节疼痛信号起作用,然而,针刺信号似乎与疼痛信号有着相同的机制,目前还不清楚这种调节是通过疼痛失活(疼痛信号被阻断导致镇痛)还是通过疼痛抑制(疼痛信号被抑制导致镇痛),或者两者兼而有之;最后,部分患者对针灸不敏感,可能与CCK-8活性有关,但其完整机制尚不明确。我们期待更多采用先进技术,从整体角度进行高质量的基础研究,探索针刺镇痛分子机制,为针灸临床应用提供进一步的支持。

学习小结

1. 学习内容

(1)镇痛是针灸临床最常见的治疗效应,针灸镇痛原理研究也是针灸机制研究的典范。目前的研究表明针灸对多种急性痛、慢性痛均有良好的疗效;针灸对伤害反应性和非伤害反应性疼痛及混合型疼痛均有显著的镇痛作用。

(2)针刺镇痛机制研究方面,针刺局部镇痛的腺苷机制得到初步的证明,局部肥大细胞、结缔组织与针刺镇痛的生物学过程得到进一步的阐发;针刺镇痛的多重神经通路、复杂的神经化学和分子生物学机制得到深入。不同频率电针产生不同镇痛效应的机制研究进一步证明了针刺镇痛效应是一种生物学效应而不仅仅是心理效应。

(3)电针治疗病理性神经痛的机制研究表明,电针可能通过调节多种疼痛相关分子在神经系统的表达、调节脊髓突触可塑性及相关的蛋白质组,从而产生镇痛作用。

(4)针刺麻醉是针刺镇痛运用的新发展,经历了从单纯针刺麻醉到针药复合麻醉的发展历程,目前主要用于头面部、颈部、腹部、妇产科及四肢的手术。研究表明,针刺麻醉具有镇痛、抗内脏牵拉反应、抗创伤性休克、抗手术感染、促进术后创伤组织的修复等5个方面的作用。另外,针麻尚存几点缺陷,如:①麻醉不全;②不能完全抑制内脏反应;③个体差异较大。

2. 学习方法

重点加强对生理学教材中有关神经系统内容的温习。结合第一章穴位效应的传入机制,以及针灸临床治疗疼痛的特点进行学习、加深理解。

(徐 斌)

复习思考题

1. 针刺镇痛概念是什么? 与针刺麻醉有何区别与联系?
2. 针灸镇痛的特点表现在哪些方面? 为什么?
3. 试述针刺镇痛规律研究的最新观点。
4. 试述针刺镇痛的局部机制研究的内容,局部机制与整体效应的关系是什么?
5. 试述不同频率镇痛的效应特点及机制的差异及意义。
6. 针刺麻醉的临床意义及进一步研究的主要问题是什么?

05节01节PPT

PPT 课件

第五章

针灸治疗各系统疾病的效应与机制

> ◢ **学习目标**
>
> 　　通过本章学习,加深对针灸治疗各系统疾病效应与机制的认识,加强对针灸临床应用规律的把握,为提高针灸临床水平和针灸机制研究能力奠定基础。

第一节　针灸治疗神经系统疾病的效应与机制

一、针灸治疗神经系统疾病的效应

神经系统(nervous system)是人体中结构和功能最为复杂并起主导作用的调节系统。神经系统分为中枢部和周围部,在结构和功能上二者是一个整体。中枢部包括位于颅腔内的脑和椎管内的脊髓,也称为中枢神经系统。周围部是指遍布全身各处,包括与脑相连的脑神经和与脊髓相连的脊神经,又称周围神经系统。神经系统对体内各器官、系统的功能起到直接或间接调节控制,互相联系、相互影响、密切配合,使人体成为一个完整统一的有机体,实现和维持正常生命活动。研究表明针灸对神经系统功能具有调节作用,可通过对神经系统功能调节从而发挥对机体各器官、系统功能的调节作用。

(一)针灸治疗的主要神经系统疾病

研究表明针灸治疗神经系统疾病有脑血管病、面神经麻痹、坐骨神经痛、小儿脑源性瘫痪等。研究者结合针灸等级疾病谱概念,初步界定神经系统针灸等级疾病谱:Ⅰ级病谱:风湿性舞蹈病(恢复期)、股外侧皮神经炎(感觉异样的股痛)、吉兰-巴雷综合征(恢复期)、紧张性头痛、眶上神经痛、神经性头痛、臀上皮神经炎、头痛(非器质性)、原发性坐骨神经痛、枕神经痛、周围性面神经麻痹。Ⅱ级病谱:多发性(末梢)神经炎、继发性坐骨神经痛、假性延髓麻痹、肋间神经痛、面肌痉挛、偏头痛、原发性三叉神经痛、小儿脑源性瘫痪、中风后遗症(恢复期、后遗症期)。Ⅲ级病谱有多发性硬化、癫痫、肌萎缩侧索硬化症、帕金森病、植物人状态。

(二)针灸对神经系统功能的调节作用

1. 针灸对脑功能的调节作用　通过针灸对脑相关疾病的治疗,利用脑电图、脑磁图、经颅多普勒、MRI、fMRI、PET、CT、SPECT、SPECT/CT 等技术进行检测,证明针灸能改善脑的氧代谢和脑血流量、兴奋对应脑区、改善脑电活动等,从而有效改善患者脑功能活动,提高生活质量。如针刺治疗急性期脑梗死,可改善患者日常生活的功能状态,并可显著提高脑梗死后脑血流量,脑梗死后每100g 脑组织脑血流量显著下降(22.45 ± 5.7)ml/min,脑血管阻力显著升高,针刺治疗后每100g脑组织脑血流量下降(6.39±3.35)ml/min,同时电针还可使脑侧支循环增加、脑血管阻力降低、血氧和葡萄糖的供应增加、一氧化氮量降低。针刺能使癫痫患者脑电波从不平衡向平衡,从异常向正常转化,并可使其异常放电停止或减少。动物实验证明,青霉素置于大鼠大脑皮质感觉运动区所诱发的皮质瘤样放电可被电针一些穴位所抑制,表现为放电频率和波幅减小、时间减少。

2. 针灸促进损伤脊髓功能恢复 脊髓损伤是外力等作用致使脊髓发生不同程度损伤,造成损伤平面以下截瘫及大小便功能障碍的一种疾病。针灸对其进行治疗有一定的疗效,在一定范围内能显著促使受损神经功能的康复。动物实验研究表明,脊髓损伤后局部血流量下降,电针动物"大椎""命门"穴,能改善脊髓损伤后的血流量,抑制血流量的下降,改善损伤部位的循环和组织新陈代谢,从而减轻继发性损害的程度,促进脊髓功能的恢复。

二、针灸治疗神经系统疾病的机制

(一)调节神经电生理活动

1. 调节周围神经电生理活动 针灸可通过影响周围神经电生理活动促使神经功能的恢复,周围神经损伤后其电生理活动会发生相应的改变,针灸对其调节作用体现在对周围神经的运动神经传导速度、感觉神经传导速度或诱发电位的改变上。例如,动物实验研究中,采用电生理学方法动态观察针刺对坐骨神经损伤大鼠瘫痪肢功能活动、诱发电位的影响,结果显示针刺能明显促进坐骨神经损伤后肢体功能活动的恢复,能明显减轻坐骨神经损伤后时间-强度曲线右移程度,明显减轻诱发电位(EP)波幅电压降低程度,并能明显促进组织兴奋性恢复。动物实验中用毫针点刺神经干表面5~30次,可提高该神经的兴奋性,使其支配的肌肉收缩增强,此效应在停针后仍可持续数分钟之久,在兴奋性恢复至原水平之前若再针刺还可使兴奋性进一步提高。针灸能改善周围性面神经麻痹的肌电图,使失去神经支配的肌纤维重新获得神经支配,使病损的神经功能逐渐得以恢复。

2. 调节脑电活动 脑电活动能较好地反映大脑皮质的功能,只要神经细胞功能稍有改变,电活动也即随之改变。针刺对正常机体和病理性机体的脑电均有一定的影响,其影响途径在于针刺对大脑神经元的抑制或兴奋,具体表现在对脑电不同波形、波幅、频率等的改变。对于不同的疾病或功能状态可能作用靶点不同。

(1)针刺对正常人脑电图调节:研究报道不尽一致,有的针刺正常人合谷、外关等穴,使其脑电α节律增强,慢波增加为主,提示大脑皮质抑制过程加强;有的针刺合谷或足三里穴,均呈现α波抑制、β波增强现象,提示大脑皮质兴奋过程加强。研究者认为,这种现象与受试者针刺时大脑皮质的功能状态有关。

(2)针刺对中风患者病灶区神经元脑电调节:中风患者病灶区神经元的功能活动受损,脑电图可发生抑制性变化而出现低幅慢波。针刺治疗后可见部分中风患者α节律增高,α指数增多。大部分患者α波幅增高,调幅规整,持续时间变长,而原有的慢波活动频率及长度减少,提示针刺可改善患者的大脑皮质抑制状态,使代偿功能增强,有效提高皮质细胞的基本电活动。

(3)针灸对癫痫脑电的调节:癫痫的电生理基础是神经元的过度同步放电。研究发现,针灸对癫痫患者的痫性放电有3种即时影响:①异步化:即针刺后高波幅慢波或高波幅棘慢综合波减少或消失,约占72.6%;②同步化:即针后出现短暂的高波幅慢波或慢波增多或出现棘慢综合波,约占4.8%;③混合同步化:即在同一病例中出现同步化或异步化,约占22.6%。

(4)针刺对大脑皮质诱发电位的调节:针刺对皮层体感诱发电位(SEP)、听觉诱发电位、视觉诱发电位的效应时发现较强刺激呈抑制效应而较弱刺激呈易化效应。这种影响主要是通过网状结构非特异投射系统改变了大脑皮质神经元的兴奋水平所致。

（二）调节神经递质

神经递质是从神经元轴突上释放出来的化学物质，能够引起相邻神经元或肌肉细胞的兴奋或抑制。针灸可以对多种神经递质起到调节作用，疾病不同可能针灸所调节的神经递质就不同，而且针灸可以实现对多种神经递质的同时调节作用。

1. 针刺对疼痛相关神经递质的调节 研究发现电针大鼠下肢"足三里"穴后，观察电针后 24 小时大鼠尾壳核、杏仁核、下丘脑室旁核、下丘脑前区、导水管周围灰质 P 物质表达的变化，结果显示电针可引起脑内上述部位 P 物质表达增高。而 P 物质表达的增高在调节机体许多生理功能中起重要作用。

2. 针灸对癫痫相关神经递质的调节 研究显示针刺能明显提高动物脑内乙酰胆碱（AchE）的活性，增加脑内 5-HT 和 GABA 含量而发挥中枢抑制作用，使大脑的兴奋性下降，达到对癫痫的治疗作用。有研究发现针刺可使癫痫模型大鼠脑干内谷氨酸（Glu）降低，升高 GABA 与 Glu 的比值。

3. 针灸对脑缺血相关神经递质的调节 电针局灶性脑缺血大鼠"百会""大椎"穴后，可升高大鼠缺血区（脑皮质）单胺类神经递质，纠正脑缺血后中枢单胺类递质的代谢紊乱，从而保护脑缺血性损害。临床和动物研究都发现缺血性脑卒中时，血浆儿茶酚胺、亮-脑啡肽样物质的含量都高于正常，针刺可使其浓度下降。针刺对大脑中动脉缺血（MCAO）大鼠出现的氨基酸递质异常代谢具有明显的良性调节作用，主要表现为针刺能够明显降低异常升高的谷氨酸（Glu）、天冬氨酸（Asp）含量，从而降低兴奋性氨基酸（EAAs）神经毒性，减轻其损害，同时还可升高海马 α- 氨基丁酸（GABA）水平。

（三）调节神经营养因子

针灸促使损伤神经修复的机制与调节神经营养因子（NTFs）的代谢密切相关。NTFs 对维持神经元胞体存活以及轴突的修复具有重要的生物学作用，其能通过与相应的神经元受体结合，激活相应细胞内信号的传导，使神经细胞从可逆性变性状态向再生状态转变保护受损神经元，减少受损神经元的凋亡。

1. 电针对脊髓损伤模型 NTFs 的调节 电针夹脊穴治疗脊髓损伤的动物实验研究发现，电针夹脊穴可上调神经生长因子（NGF）和脑源性神经生长因子（BDNF）表达。

2. 电针对面神经损伤模型 NTFs 的调节 电针能调节面神经损伤模型的面神经核、表情肌、神经组织等处 NGF 的表达，从而促使神经损伤的恢复。电针刺激面神经压榨伤家兔"翳风""地仓""颊车""四白"等穴，面神经核组织中 NGF、BDNF 及神经营养因子 3（NT-3）mRNA 表达水平显著提高。进一步研究观察证明穴位电针刺激还能明显增强面神经组织酪氨酸激酶 C（TrkC）mRNA 的表达以及表情肌组织中的 NT-3 的表达。

3. 针灸对脑缺血模型 NTFs 的调节 脑缺血后大脑皮质 BDNF、NGF 及其受体表达均增加，并且这种增加与缺血损伤程度有关，即缺血时间越长，损伤越严重，表达越明显。实验发现，一次电针能使 BDNF 在缺血再灌注后的 12 小时内保持高水平，而后又降回对照水平。累加电针可使 BDNF 在缺血后相当长时间内保持较高水平。

（四）调节脑组织的代谢

研究表明，针灸治疗脑血管病的疗效与调节脑组织的代谢密切相关。针灸可通过降低患者总胆固醇和 β- 脂蛋白、增加高密度脂蛋白和 α- 脂蛋白、防止或改善动脉粥样硬化、改善脑血流量、减少红细胞及血小板的聚集、降低全血黏度、扩张脑血管及促进脑血管侧支循环的建立、改善甲皱微循环、提高患者体内超氧化物歧化酶（SOD）活性、调节体内紊乱的神经递质、减少氧自由基对神经细胞的损害等途径实现对脑血管疾病的治疗。

1. 调节脂代谢　针灸通过调节脂代谢改善脑组织的营养代谢。血脂代谢异常是动脉粥样硬化的主要因素,脑动脉粥样硬化是中风发病的重要病理基础。临床观察发现针刺中风患者后,患者的甘油三酯、胆固醇、β-脂蛋白均较针前明显下降。在观察针灸对缺血性脑血管病颈动脉粥样硬化患者的临床疗效研究中,发现针灸对血清胆固醇(TC)及高密度脂蛋白(HDL)具有明显的改善作用,能够显著降低过氧化脂质(LPO)氧化活性,升高 SOD 活性。针刺能降低脑血栓患者血内总胆固醇,增加高密度脂蛋白,以防止或改善动脉粥样硬化,促进脑神经组织的营养代谢。

2. 调节脑组织生化代谢　针灸对脑组织内多种生化指标都有一定的调节功能,就目前的研究资料,将其可能的作用靶点归结如下:

(1)调节血栓素(TXA_2)和前列环素(PGI_2):TXA_2 和 PGI_2 是体内一对生理性拮抗剂。TXA_2 为一种强烈的血管收缩剂,是前凝物质、血小板聚集剂,PGI_2 则具有拮抗 TXA_2 的作用。生理状态下血浆或组织中 TXA_2 和 PGI_2 保持相对平衡,一旦平衡失调,造成血小板聚集、血栓形成及血管痉挛收缩,微血栓形成的原因之一。针刺可以提高 PGI_2 的浓度及 PGI_2/TXA_2 的比值,进而致血小板聚集,降低血液黏滞性,减轻血管痉挛。

(2)调节血浆内皮素(ET):血浆内皮素有缩血管和升压的作用,是重要的器官血流调节因子,脑梗死时,局部 ET 浓度升高引起血管收缩,可加重组织损伤,还可直接损伤神经元及胶质细胞。针刺可以降低血浆 ET-1,使神经功能缺损程度减轻。

(3)调节一氧化氮(NO):NO 参与扩血管效应,脑缺血急性期 NO 升高,NO 在脑缺血中扮演着神经保护和神经毒性的双重角色。针刺可以抑制 NO 代谢,抑制一氧化氮合酶(NOS)的活性,减少 NO 的生成,使 NO 代谢物亚硝酸盐水平下降,降低缺血引起的 NO 神经毒性。

3. 调节 Ca^{2+} 的代谢　目前认为 Ca^{2+} 是人体内重要的生理功能调节因子,Ca^{2+} 内流是神经细胞死亡的最终途径。脑缺血后,往往伴有钙调素(CaM)系统的代谢紊乱。脑缺血或脑损伤后,兴奋性氨基酸胞外堆积可激活细胞膜上 Ca^{2+} 通道,使大量 Ca^{2+} 从细胞膜外进入细胞膜内,造成神经细胞内 Ca^{2+} 稳态失调,胞内 Ca^{2+} 超载,CaM 活性异常增高,Ca^{2+} 与 CaM 结合后可激活一系列靶酶,引起一系列的病理反应,是造成细胞结构与功能细胞死亡的"共同通路"。电针可迅速调节缺血区脑细胞内的 Ca^{2+} 含量,抑制胞内 Ca^{2+} 超载,从而保护脑缺血后继发神经元的损伤。

(五)改善神经组织血液循环

研究表明,针刺可显著提高受损脊髓局部的血流量,改善损伤部位的循环和组织新陈代谢,促进损伤脊髓功能的恢复。针灸能通过调节血管运动平衡,兴奋脑动脉壁上 β 受体,使血管扩张,脑血流量增加,使脑组织氧和能量代谢得以改善,脑组织损伤减轻。另有报道针刺刺激兴奋了交感神经,兴奋脑动脉的 β 受体,直接导致脑血管扩张,从而改善了脑组织的血氧供应使缺血性中风患者脑血流图波幅增高。

针刺改善脑血流效应的机制,可能是针刺刺激了穴位各层组织外周神经感觉末梢,通过外周躯体或自主神经传入系统使针感反射性地作用于神经系统各级水平,调动和激发了机体一系列自我调节机制,最终调整了脑血管壁的自主神经功能,缓解了脑血管痉挛,从而改善了脑供血状态。针灸还可以通过降低全血黏度、红细胞聚集指数和血沉方程 K 值,从而减少红细胞的聚集,降低血液的黏稠度,改善大脑血液循环,保护脑组织。

(六)促进神经再生

针灸可促进受损神经纤维和神经元胞体再生。电针通过促进损伤局部水肿的消退,加速局部变性坏死及崩解产物的消除,改善局部微循环,提高神经细胞的氧利用率,从而促进损伤神经的修复和再生。针灸对大鼠坐骨神经再生和修复研究显示,电针能够改善神经肌肉结构、代谢和功能,改善神经肌肉动作电位,运动神经传导速度以及肌肉收缩力,促进损伤神经再生和神经肌肉的神经再支配,且以低频电针效果最佳。针刺能促使损伤神经组织的修复,可能调节损伤神经组织局部的施万细胞,促使神经生长因子的分泌促进坐骨神经神经元的修复与再生。通过脊髓诱发电位测定和辣根过氧化物酶(HRP)逆行追踪标记证实,针刺可使损伤脊髓内神经纤维再生的数量增多,脊髓断端 HRP 标记的神经细胞明显增多,同时产生拮抗内生性损伤电流激活了细胞的再生靶组织和胞内蛋白酶而阻断了脊髓继发性损害。大鼠脊髓损伤实验研究表明,早期电针治疗可能通过降低 NO 的形成而减轻其介导的神经毒性,从而减轻脊髓继发性损伤,起到一定的神经保护作用。

(七)促进突触可塑性

大量研究结果表明,针灸可有效促进突触可塑性,其作用主要体现在两个方面,一是对突触结构可塑性的影响,二是对突触功能可塑性的影响。有研究运用电针刺激局灶性脑缺血大鼠"百会""大椎"穴,并观察电针在脑缺血损伤发生后多个时间段突触超微结构的变化,结果显示缺血损伤早期大脑皮质突触受损,表现为突触结构破坏,突触数量、面积、界面参数下降,随着缺血时间延长,突触数量、面积、界面参数渐次减少,此后又逐渐发生修复。针灸对突触功能可塑性的影响研究主要采用在体记录突触传递长时程增强(LTP)、长时程抑制(LTD)电生理方法。有研究显示针刺可以纠正缺血同侧海马齿状回(DG)区基本的突触传递降低和单脉冲刺激海马串通纤维引起的齿状回颗粒细胞的共同发放幅度的降低,消除缺血对缺血同侧海马 DG 区突触传递造成的损害,提高由于缺血造成的海马 DG 区 LTP 的幅度,并能提高其斜率,但对缺血后 LTD 的影响不大,说明针刺可通过提高缺血后突触传递的效率来促进脑缺血后突触可塑性的形成,进而影响脑缺血后大脑功能的重组。目前研究表明生长相关蛋白 43(GAP-43)、突触素(SYP)、P38、星形胶质细胞缝隙连接蛋白和谷氨酸转运体作用可能参与到针刺促进突触可塑性。

三、针灸治疗脑血管意外的作用机制及临床意义

脑血管意外又称为急性脑血管病,是指脑血管的急性血液循环障碍而导致的偏瘫、失语、昏迷等急性或亚急性脑损害症状的疾病。各个年龄组均有发病,以中年以上多见,尤多见于高血压、动脉硬化等患者。根据疾病的性质可以分为出血性和缺血性两类,前者包括脑出血与蛛网膜下腔出血,后者包括脑血栓形成和脑栓塞。本病起病急骤,进展迅速,脑受损症状的局灶性与脑血流供应的分布有密切关系。因脑组织的需氧量最大,一旦脑组织的血液供应减少或中断,即可出现脑功能紊乱和脑组织的破坏,甚至导致生命危险和致残。

中医学将脑血管意外归属于"中风"的范畴,病机复杂,急性期以风、火、痰、瘀等标实证候为主,恢复期及后遗症期则表现为虚实夹杂或本虚之证。研究表明针灸治疗脑血管意外具有肯定的临床疗效且方法安全可靠,可明显提高脑血管意外患者的治愈率,减少致残率和死亡率,在国内外得到越来越多的应用,研究者们从多种角度探讨了针灸防治脑血管意外的作用机制。

(一)针灸治疗脑血管意外的作用机制

1. 改善脑水肿　脑出血出现后,血肿对周围组织的压迫及血肿形成的代谢产物的化学刺激,引起周围组织的缺血缺氧,脑血管内皮吞饮作用增强,通透性增高进而出现脑水肿,致使脑组织损伤。近年来研究表明,针刺通过促进脑源性神经营养因子(GDNF)mRNA 表达,抑制水通道蛋白 4(AQP-4)、基质金属蛋白酶 9(MMP-9)表达起到改善脑水肿状态的作

用。GDNF 是一种神经营养因子,可对内源性基因表达产生促进作用,提升组织抗损伤的能力,并促进神经元的自我保护,针刺对神经胶质细胞产生促进作用,使其对 GDNF 的分泌与合成增多,提升 GDNFmRNA 表达水平,对血肿周围神经元的营养环境进行改善,使神经元能够存活,进而达到保护脑组织的效果。MMP-9 属于一种中性蛋白酶,在出血性脑血管损伤性疾病中有所参与。脑出血发生后,血肿周围毛细血管内皮细胞 MMP-9 增多,而针刺可对其分泌与合成产生抑制作用,使 MMP-9 表达水平降低。不仅如此,针刺还能够对 MMP-9 活性产生抑制作用,使中性粒细胞、氧化应激产物释放减少,从而达到抑制脑损伤的效果。AQP-4 是一种水通道蛋白,在脑出血大鼠水肿侧可见高表达,而针刺能对 AQP-4 产生抑制作用,使 AQP-4 合成减少、活性下降,阻断 AQP-4 参与血管源性脑水肿的通路,达到脑保护作用。

2. 改善脑血流量和能量代谢　人脑重量约为体重的 2%,但其耗氧量为机体的 20%,因为大脑无氧和葡萄糖储备,故需血液不断供应,当脑梗死发生时,脑损伤的关键环节为氧和能量的消耗,因此抑制脑代谢被认为是一种神经保护的主要机制,而脑氧摄取率(脑氧摄取率指脑神经细胞自动脉血氧含量中摄取氧的百分比)是反映脑代谢状况的一项重要指标。研究证实,针刺可显著地降低急性脑缺血患者的动脉 - 颈内静脉球部血氧差,并降低脑氧摄取率,增加脑组织对缺血、缺氧的耐受性,有效地维护患者脑氧供需的平衡,从而起到脑保护的作用。研究者观察了中风患者针灸前后脑阻抗血流图(REG)动态变化,发现针刺能增加中风患者病灶的脑血管充盈度、改善大脑血液循环、提高脑组织氧分压、改善病灶周围脑细胞营养供血状态。此外,针灸也可通过改善颈内动脉系统中颈内动脉、大脑前动脉、大脑中动脉供应大脑半球前 3/5 部分血液循环,从而改善供血;研究发现百会透前顶对改善大脑前动脉血液循环,兴奋皮质运动区、皮质感觉区,治疗偏瘫有重要意义;率谷透悬厘对改善大脑中动脉血液循环,治疗上肢及面瘫、舌瘫,尤其是颞叶受累的混合性失语有很好的作用。

3. 改善脑电活动　脑血管意外早期神经细胞形态改变之前,功能已发生严重损害,因此动态脑电活动观察能较好评价损害程度。有研究证明,头针治疗中风后遗症时,可改善大脑皮质血液循环,提高脑组织氧分压,改善病灶周围组织营养,加速脑组织修复及氧、葡萄糖的利用,使脑电图波节律及波幅得到改善;皮层体感诱发电位(SEP)反映了神经躯体感觉通路结构的完整性及其功能状态,可用于估计脑功能损害的变化。有研究用电针刺激中风偏瘫患者井穴,观察对 SEP 影响,结果发现针刺对患者大脑皮质中枢生物电活动有调节作用,异常诱发电位得以改善,能使半暗带区神经细胞复活,缺血区脑皮质代偿功能加强,有利于临床症状好转。

4. 改善血液流变学状态　脑血管意外患者存在不同程度的血液流变学异常,主要表现为血液具有浓稠性、黏滞性、聚集性特点,因此改善血液流变性,有利于血液正常运行,促进脑神经细胞功能恢复。研究表明,针刺可改变血液的高黏状态,降低血小板和红细胞的聚集力及黏滞性,改善血液的高黏、凝聚状态,稳定血液内环境,改善脑微循环。

有研究以针刺阳明经穴为主治疗卒中后遗症,治疗后红细胞电泳时间、血细胞比容、红细胞沉降率、全血黏度、血浆黏度等均较治疗前显著降低,提示针刺后适度减少红细胞总体积,红细胞之间聚集程度得到改善,使红细胞处于分散状态;还有研究观察到头针针刺可降低患者全血黏度、血浆黏度、血细胞比容、红细胞沉降率,同时还可使高切还原黏度、红细胞沉降率、红细胞电泳时间有显著改变,说明针刺可改善血液流变学相关指标,降低血液黏稠度,促进大脑血液循环。有研究表明,脑梗死的发病机制以 6- 酮前列腺素 F1α(6-K-PGF1α)降低为本,血栓素 B2(TXB2)升高为标,通过针刺可降低缺血性中风患者的血浆中 TXB2 和提高 6-K-PGF1α 含量,使 TXA2 与前列环素(PGI2)恢复动态平衡,以此抑制体内血小板聚集,降低血液黏滞度,减轻血管的痉挛,改善脑血液循环,增加脑供血量,消除脑水肿。

5. 调节血脂异常 血脂增高是致脑动脉硬化条件之一,也是脑血管意外危险因素之一。高脂血症可以使动脉硬化,管径狭窄,进一步使血液流变学发生异常,加剧脑血管意外发生。有研究发现大多数脑血管意外患者血清胆固醇(TC)、甘油三酯(TG)、β-脂蛋白和低密度脂蛋白(LDL)显著增高,而高密度脂蛋白(HDL)则下降。针灸调节血脂异常也是治疗脑血管意外的重要措施,有研究发现针刺脑梗死患者后 β-脂蛋白显著下降,TC、TG 亦有下降,而血清中 HDL 及 HDL-C/TC、HDL-C/LDL-C 明显上升。认为针刺可降低血脂,促使胆固醇的转运,影响血脂代谢和调节,从而改善血管弹性,防治脑血管疾病的发生或复发。

6. 抑制自由基损伤 自由基产生过多致过量兴奋性氨基酸、细胞因子、黏附分子等各类物质堆积,致使细胞膜结构破坏、血管痉挛、血小板聚集,最终加重脑组织损伤。国内许多学者对血清过氧化脂质(LPO)及超氧化物歧化酶(SOD)的变化对缺血性脑卒中影响进行了广泛的研究,发现脑缺血时,由于大量氧自由基消耗了 SOD,使 SOD 清除自由基能力下降,过剩的自由基与脑组织生物膜不饱和脂肪酸发生脂质过氧化连锁反应,产生大量丙二醛(MDA),使脑组织生物膜结构与功能受到损伤,从而引起细胞损伤直至死亡。观察百会透刺曲鬓穴治疗脑卒中患者,经治疗后 LPO 水平下降而 SOD 升高,说明针刺能加速自由基清除,对脑损害有保护作用。此外研究发现针刺的抗氧化作用与前列环素(PGI2)呈负相关,针刺风池、曲池、内关、三阴交、足三里可清除脑卒中患者机体内的自由基及 LPO,调节机体内花生四烯酸系统的平衡,提高 PGI2,降低血小板聚集和血黏度,减轻血管痉挛,从而对脑卒中起到治疗作用。

7. 对炎性细胞因子的影响 脑组织缺血后的炎症是由级联反应中的氧自由基和其他介质所致的细胞因子等致炎物质产生的结果,如肿瘤坏死因子(TNF-α)、白介素-6(IL-6)等。有研究表明,外源性肿瘤坏死因子可加重局灶性脑缺血损伤,阻断内源性肿瘤坏死因子,有神经保护作用。急性脑梗死时 TNF-α 和 IL-6 水平明显高于正常组,经针刺治疗后能降低脑卒中患者血清 TNF-α 和 IL-6,以减轻脑损伤,达到保护脑细胞,同时促进患者肌力恢复。

8. 促进神经营养因子表达 多种内源性神经营养因子如神经生长因子(NGF)、脑源性神经营养因子(BDNF)、碱性成纤维细胞生长因子(bFGF)和转化生长因子 β1(TGF-β1)等均通过不同途径参与脑损伤的保护、脑神经营养与再生等。近年来的研究提示,内源性 NGF、BDNF 通过提高自由基清除剂的活力、拮抗兴奋性氨基酸的神经毒性、稳定细胞内钙离子浓度等,达到保护脑损伤的作用。有人观察电针"人中""百会"对大鼠大脑中动脉栓塞缺血皮质 NGF、BDNF 表达的影响,结果两者主要在缺血灶周围的皮质表达。在缺血再灌注后 8 小时内缺血加电针组 NGF、BDNF 免疫阳性细胞的表达高于缺血组,提示可能 NGF、BDNF 高表达对脑缺血后损伤有保护作用。bFGF 有很强的促成纤维细胞、血管内皮细胞、神经元和神经胶质细胞分裂增生,从而促进组织再生,参与神经再生。有研究发现头皮针可促进脑缺血大鼠 bFGF 产生,减轻脑缺血损伤、促进梗死灶周围血管增生,促使肢体功能恢复。有研究发现头针可明显缩小梗死的体积,并明显增强皮层 TGF-β1mRNA 的表达。

(二) 针灸治疗脑血管意外的临床意义

针灸疗法可明显改善脑血管意外患者脑动脉弹性及血液高黏滞状态,纠正血液流变学异常,增加脑组织血流量,提高脑组织的含氧量,改善患者脑功能。现代中医研究表明,针刺治疗可以刺激微血管的新生,同时帮助血管内皮分泌生长因子,对于血管扩张和改善大脑血液循环具有重要意义。同时,针刺治疗能够有效加速病灶周围脑组织及细胞修复,提高大脑中、后动脉的供血,从而减轻脑组织损伤,促进损伤肢体的功能恢复,减少脑血管意外的致残率。

针灸治疗脑血管意外有以下特点:①在西医常规治疗的基础上进行,临床疗效确切,尤其在促神经功能康复方面,如肢体运动、语言、吞咽等功能有独特的作用。②临床多以毫针针刺、电针为主,综合疗法的疗效优于单一疗法。③针灸对神经系统功能的调节具有双向性和早期介入特征,常选用督脉、阳明经,辅以太阳、少阳经穴,腧穴使用频次居前的有百会、曲池、足三里、三阴交、内关等。随着临床相关研究的深入,针刺治疗脑卒中的临床优势逐渐体现,它不仅可以有效改善患者症状、降低脑卒中患者的病死率,还具有治疗费用较低,治疗方便快捷等优点,能够极大地帮助患者减轻经济负担及社会负担。

第二节　针灸治疗呼吸系统疾病的效应与机制

PPT 课件

呼吸系统由鼻、咽喉、气管、支气管、肺以及胸膜等组成。人的整个呼吸过程包括肺与外界的气体交换(肺通气)、肺泡与血液间的气体交换(肺换气)、气体在血液的运输、血液与组织细胞间的气体交换(组织换气)等几个相互联系的环节。

中医认为肺主气、司呼吸,呼吸系统疾病病位主要在肺,但与心脾肾诸脏有关。大量的实验及临床研究证实,针灸对肺通气、肺换气、组织换气和呼吸运动功能等具有良性、双向调节作用,从而实现对呼吸系统疾病的治疗作用。针灸治疗呼吸系统疾病达 10 余种,"中国现代针灸病谱的研究"显示,上呼吸道感染、急慢性支气管炎、支气管哮喘、慢性阻塞性肺疾病等均被纳入呼吸系统病谱中。研究证实,针灸对呼吸系统功能的调节作用主要体现在两个方面,即针灸对肺通气、换气、组织换气的调节和针灸对呼吸运动的调节。

一、针灸治疗呼吸系统疾病的效应

(一) 针灸对肺通气、肺换气、组织换气的调节

肺通气、肺换气、组织换气的正常与呼吸运动的深浅、呼吸道是否通畅、呼吸膜的通透性以及血氧饱和度等密切相关。

1. 针灸对肺通气量和肺容量的调节　针灸对肺通气量和肺容量可以产生明显的影响。针刺正常人的足三里穴,安静通气量比针前分别增加 6.6%~24.9%,耗氧量增加 11.7%~22.8%。针刺和艾灸健康人肺俞穴后,其用力肺活量(FVC)、用力呼气量(FEV1.0)、最大呼气中段流速(MMF)、最大呼气流量(PEFR)明显高于针刺和艾灸前,针刺和艾灸肺俞穴后均可使大气道阻力减少,肺容量增加。针灸除对正常人的肺通气量和肺容量有一定的影响外,对病理性的呼吸系统功能更有明显的改善。Meta 分析结果表明针刺治疗可以显著提高慢性阻塞性肺疾病(COPD)患者的 FEV1、FEV1/FVC,增加 COPD 患者的运动耐量,改善患者的生活质量。运用针刺、穴位贴药等方法对支气管哮喘患者进行治疗,也可观察到患者治疗后肺功能出现明显改善。针刺配合康复治疗慢性阻塞性肺病,治疗后其肺功能改善非常明显。

选用不同的穴位,针灸效应出现的时间和产生的强弱也会有一定的差异。针刺人迎穴可即刻增加肺通气量,而针刺大杼、风门、肺俞等穴,则需连续针刺 1 周后才可增加肺通气量,且一旦获效,此后效应可维持一定时间。针刺治疗慢性支气管炎、支气管哮喘患者,发现肺俞与中府同用对肺功能、肺通气改善最明显,优于单用肺俞穴和中府穴。

笔记栏

2. 针灸对肺换气和组织换气的调节 采用针刺与西药结合治疗肺心病急性加重期患者,可以观察到两者同用可显著增高动脉血氧分压(PaO_2),降低动脉血二氧化碳分压($PaCO_2$)。针刺对血氧饱和度也有调整作用。针刺人工气胸家兔的"郄门""曲池"穴,可使动物血氧饱和度比对照组提高 6.3%。在针麻开胸术中看到手术侧虽有开放性气胸存在,肺脏萎缩,但动脉血中氧分压仍升高,不致缺氧,仅二氧化碳有不同程度的升高。也有人观察到支气管哮喘患者针刺后虽然其通气改善,临床症状也明显减轻或消失,但血氧饱和度反而比针刺前有所降低,之所以出现临床症状和血氧饱和度之间的消长不平衡,可能是由于针刺使患者组织呼吸活化,从而提高了组织的氧利用率。

3. 针灸对呼吸气道阻力的调节 针刺对大气道和小气道功能均有明显的改善作用。针灸可使哮喘患者呼吸道的阻力下降,其效应在治疗 10 分钟后即可出现,并可持续数小时。有人报道针刺 10 分钟后气道阻力下降 24.1%,1 小时后下降 29.9%,2 小时后下降 27.4%。其疗效与针刺时间久暂有一定的相关性。在取穴相同,针刺刺激时间不同的情况下治疗小气道阻塞性疾病患者,都可使患者的小气道功能出现显著性改善,但针刺 40 分钟组和 60 分钟组的疗效优于 20 分钟组,针刺 40 分钟组与 60 分钟组间差异无统计学意义。研究者认为这主要与针刺兴奋的感受器冲动发放频率有关。

针灸的效应与疾病的进程及病情的轻重有一定相关。发病 0.5~5 天的支气管哮喘急性发作患者,温针灸大椎、风门及肺俞等穴后气喘、哮鸣音及最大呼气流速 - 容量曲线出现明显改善。其中单纯性支气管哮喘或轻中度通气功能障碍者的即刻平喘作用较好,并能显著降低小气道阻力。

(二) 针灸对呼吸运动的调节

临床上,针灸能治疗窒息、救治呼吸衰竭患者,说明针灸对呼吸运动有影响。针灸水沟穴(或十宣、素髎、百会等)急救新生儿窒息有效率达 90% 以上。电针素髎、内关、太冲穴及耳穴肾上腺区,针后呼吸频率、节律和各种异常呼吸均有明显改善。在行胃大部切除术中自主呼吸停止的患者,用尼可刹米注射液、洛贝林等治疗无效,改用针刺双侧人迎穴,配合谷穴,治疗后出现自主呼吸。动物实验也证明,针刺动物的"素髎""人中""会阴"穴均可引起呼吸即时性加强。针刺"郄门""鱼际""太溪"等穴,可改善因开胸而引起的纵隔摆动,其效果远比肺门周围神经封闭的方法优越。当实验性休克动物呼吸中断,电针"水沟"穴可使呼吸恢复和血压回升;不用电针的对照组实验性休克动物绝大部分死亡。针灸对救治呼吸衰竭患者虽有较好的效果,但对体质过弱、呼吸中枢严重损害、自动呼吸停止者无效。

针刺还可以调整由于一侧呼吸障碍所造成的两侧呼吸功能不平衡的现象。以肌电描记呼吸活动,观察到针刺膈俞穴对一侧胸、肺疾患(如一侧膈肌痉挛、一侧肺切除等)患者呼吸功能的影响,针刺前患侧呼吸功能减弱、呼吸肌电位降低和健侧代偿性呼吸增加、呼吸肌电位增高等现象,而针刺后受限制的呼吸功能得到提高,呼吸肌的电位也随之增强,而健侧的代偿性呼吸增强却受到抑制。随之两侧呼吸功能恢复了平衡。

针灸对呼吸功能的影响与穴位作用的特异性具有明显的关系。针刺家兔、猫、犬的"素髎""水沟""会阴"等穴,对呼吸中枢产生强烈的影响,对呼吸停止有良好的作用。但针刺"素髎""水沟"穴时,无论在呼吸功能增强的程度上和阳性率上,都较针刺"会阴"穴好。研究中发现,针刺家兔"人中"穴有明显的呼吸起动效应或节律恢复作用,对实验性呼吸节律紊乱有一定调整作用,并较其他对照穴位明显。针刺不同穴位对呼吸功能影响的性质也存在不同。如针刺足三里、冲阳、厉兑、中脘、肺俞等穴,均可不同程度引起呼吸和代谢功能加强,尤以针刺足三里时效果明显;而针刺天枢、梁门等穴,反而会使呼吸及代谢功能呈现抑制效应。

针灸对呼吸功能的影响效应与呼吸中枢的功能状态密切相关。在正常情况下,针刺不能引起呼吸反应,但是动物吸入 CO_2 或给动物造成短时间的人工窒息后,再进行针刺,则可观察到针刺能引起明显的呼吸功能增强,如针刺"水沟"等穴可使动物的呼吸运动即时性增强。由于各种原因(窒息或药物作用等)造成呼吸暂停时,针刺可使呼吸运动恢复。

在呼吸周期的不同时刻进行针刺,针灸的效应也会不同。在吸气末期急刺(进针后立即出针),引起吸气动作的加强;在呼气末期急刺,则引起呼气动作的加强。在一般情况下,针刺不能引起呼吸运动变化的个体,如果吸入一氧化碳,或短时人工窒息,此时由于呼吸中枢的兴奋性提高,针刺便可看到效应。这说明呼吸中枢兴奋性水平对针灸效应有影响。针刺天突、肺俞、太渊和足三里等穴位,无论吸气或呼气阶段的气道阻力,都从增高的状态明显下降,特别是呼气时的气道阻力下降最为明显。

针灸手法也在一定程度上影响针灸的效应。同一动物,采用重雀啄法针刺,可引起动物的主动呼气;而采用轻雀啄法针刺则引起吸气深度减小。值得注意的是,用电针急救实验性休克动物,弱刺激(0.005~0.02mA)对呼吸多呈兴奋作用,而较重的刺激(0.03~0.38mA)呈抑制作用,强度越大,呼吸的抑制越重。这提示应用电针急救休克患者应控制好刺激强度,否则有可能加重呼吸运动的抑制。

二、针灸治疗呼吸系统疾病的机制

尽管一些慢性呼吸系统疾病(如支气管哮喘、慢性阻塞性肺疾病、肺纤维化等)其发病机制尚未完全阐明,学者们仍从不同角度探讨了针刺治疗呼吸系统疾病的作用机制,目前主要集中在抑制炎症反应、调节免疫功能、以及神经调节机制等方面。

(一)抑制炎症反应

很多呼吸系统疾病的与气道炎症有关,是多种炎性细胞、炎症介质、细胞因子相互作用的结果。针灸可以通过减少炎症细胞浸润、阻断炎症介质释放、调节细胞因子作用等达到抑制炎症反应的效果。

(二)调节免疫功能

免疫失衡机制被认为是呼吸系统疾病发病的重要机制,调节免疫功能被认为是针灸防治呼吸系统疾病的重要机制之一。针灸对免疫细胞、免疫分子、免疫应答均有调节作用,能有效纠正机体免疫失衡状态。

(三)神经调节机制

针刺对呼吸系统的调节也离不开神经的参与。如针刺"人中"穴对正常中枢呼吸功能具有特异性影响,对实验性中枢呼吸功能紊乱具有调节作用。有研究者损毁脑桥臂旁内侧核(NPBM)后观察针刺"人中"穴时膈神经放电(PND)活动,发现损毁后针刺刺激不能诱发NPBM 的 PND 效应,而损毁前则可,由此表明,NPBM 可能参与了针刺"人中"穴对呼吸系统的调节效应。

通过对治疗哮喘最常用的经外奇穴喘息穴的解剖观察发现,喘息穴内的浅、深感觉神经与肺及支气管的交感神经在脊髓中同处 T_1 和 T_2 节段内,提示针灸喘息穴所引起的神经冲动是经脊神经的后支、脊髓后角、侧角、交感神经而作用于肺的呼吸功能。中国中医科学院通过观察哮喘患者,针刺治疗前后 15 分钟分别检测肺功能与心率变异性频域指标,研究发现针刺治疗对提高哮喘患者的肺功能具有显著即刻效应,其作用机制可能与机体自主神经调节作用的改善有关。

三、针灸治疗支气管哮喘的作用机制及临床意义

支气管哮喘是临床最常见的呼吸系统疾病之一。它是因过敏原或其他非过敏因素引起的一种支气管反应性过度增高和气道可逆性痉挛、狭窄的疾病。据报道全球约有 3 亿人患有支气管哮喘。在我国哮喘的发病率约为 1%~4%,大约在 1 000 万人以上。在过去几十年,世界各地哮喘的发病率(尤其是儿童)、死亡率呈逐年增高趋势,该现象引起了世界卫生组织(WHO)、世界各国研究者的普遍关注。西医治疗以抗炎和解痉,提高免疫力为主,包括糖皮质激素、β2 受体激动剂等,但不良反应较多、反复使用易产生耐药性。针灸治疗支气管哮喘,具有见效快、疗效佳、费用低、疗程短等特点。尤其是对预防发作和远期疗效上,较西医疗法有明显的优势。

(一) 针灸治疗支气管哮喘的作用机制

1. 抑制炎症反应 针灸对于控制变应性哮喘的发生具有积极的作用,其作用与调节 T 细胞亚群比例、抑制气道炎症细胞释放致炎因子、调节炎症效应细胞有关。国内外的研究发现,针刺可改善 Th1/Th2 细胞亚群功能失衡,升高哮喘患者血清 IL-12、γ- 干扰素水平,降低 IL-4 水平,抑制哮喘患者白三烯 D4(LTD4)和白三烯 C4(LTC4)等炎性介质的产生,诱导肺内和气道黏膜中哮喘炎症的关键效应细胞 EOS 的凋亡,从而减轻气道的炎症反应。

2. 防治气道重塑,改善肺通气功能 支气管哮喘的发病与气道高反应性和气道重塑有关。哮喘急性发作期,在某些细胞因子作用下,能促使气道平滑肌细胞向上皮层移动,形成新的平滑肌束,致气道重塑。针灸能抑制 PI3K/AKT 信号通路的表达,通过抑制气道 TGF-β1 的表达,下调 Smads 及平滑肌肌动蛋白表达来抑制气道重塑,有效改善哮喘患者的肺通气功能。上海中医药大学杨永清团队最新发现金属硫蛋白 -2(MT-2)的比 β2- 激动剂更能有效地降低啮齿动物哮喘模型的肺阻力,放松气道平滑肌细胞(ASMC)。针灸能够使 MT-2 含量上调,并且促进其与下游肌动蛋白结合转运蛋白 -2(TG2)结合,从而使 Ras 同源物基因组成员 A-Rho 蛋白相关卷曲螺旋激酶 - 肌球蛋白磷酸酶靶亚单位 1- 肌球蛋白轻链(RhoA-ROCK-MYPT1-MLC)通路失活,引起 ASMCs 松弛,起到舒张气管,改善肺通气的作用。

3. 调节免疫功能 现代医学认为,呼吸道感染时人体免疫功能低下,而哮喘的发作,部分与变态反应有关。针灸哮喘患者后血清免疫球蛋白 IgA 明显升高,IgG 和 IgM、IgE 均有不同程度的降低,其中 IgE 较治疗前可降低 50% 以上,说明针灸治疗支气管哮喘在一定程度上是通过改善患者体液免疫功能实现的。有研究者用蛋白质组学技术研究分析了针刺抗哮喘的差异表达蛋白,发现多个差异表达蛋白与免疫系统功能密切相关,这些差异表达蛋白显著富集于 RhoA 信号通路、Toll 样受体信号通路、嗜酸性粒细胞 CC 趋化因子受体 3(CCR3)信号通路、T 细胞 IL-2Rβ 活化通路等免疫相关信号通路。

4. 调节神经 - 内分泌网络 针刺可使迷走神经的紧张性降低,交感神经的兴奋性增高,从而使支气管痉挛解除,支气管黏膜的血管收缩,渗出减少,而使气道阻力降低,通气功能得到改善。此外,哮喘患者多存在轻微或潜在的下丘脑 - 垂体 - 肾上腺皮质轴功能低下的状况。针灸在一定程度上调节下丘脑 - 垂体 - 肾上腺皮质轴功能。哮喘急性发作患者,针刺后血浆中即刻皮质醇含量明显升高。针灸能明显降低大鼠哮喘模型的气道阻力,增加肺顺应性,提高血清皮质酮水平。P 物质是广泛分布于细神经纤维内的一种神经肽,可引起神经支配区血管扩张,通透性增加,血浆蛋白外渗等神经源型炎症反应。研究发现针刺疗法可降低哮喘患者血清内 P 物质含量,对支气管哮喘的治疗,尤其是对于改善激素全身性疗法产生的下丘脑 - 垂体 - 肾上腺轴(HPA 轴)的抑制具有重要意义。

> **知识链接**
>
> 三伏贴、三伏灸治疗支气管哮喘
>
> 　　根据"冬病夏治"和"中医治未病"的学术思想,在三伏天采用穴位敷贴疗法或者"三伏灸"是近年来广泛开展的,针对支气管哮喘行之有效的一种方法,对于预防和缓解哮喘的发作有确切的疗效。临床观察发现,穴位敷贴能显著升高血清 r 球蛋白含量和淋巴细胞转化率,能明显提高巨噬细胞的吞噬功能,升高 IgE 和 IgA 的含量,减少嗜酸性粒细胞含量,说明穴位敷贴能提高机体的非特异性免疫和体液免疫功能,改善机体的过敏状态。有人观察哮喘患者穴位敷贴后血清淋巴转化率、IgA、IgG 和 IgM 的含量均明显升高,与治疗前比较有显著性差异。说明针灸治疗支气管哮喘可能是通过补充人体的正气,提高机体的免疫能力来实现的。

(二) 针灸治疗支气管哮喘的临床意义

　　支气管哮喘是呼吸系统的常见病、难治病,西药毒副作用较大。针灸治疗支气管哮喘历史悠久,不仅见效快、疗效显著,且无毒副作用,有着其他疗法无法替代的优势。有研究通过对针刺治疗支气管哮喘的选穴规律及聚类分析,总结出治疗支气管哮喘的常用穴位有肺俞、定喘、大椎、肾俞、风门、膻中、足三里、天突、脾俞、列缺及太溪等。穴位配伍及治法有以下特点:①近治远治并用;②祛邪扶正同举。常用穴位处方:①足三里、膻中、定喘、大椎;②定喘、肺俞、太渊、风门;③鱼际、列缺、丰隆、孔最;④列缺、膏肓、肾俞、天突。刺灸方法方面,除常规针刺之外,还可见火针、小针刀、自血疗法、穴位敷贴等治疗本病的报道,临床可参考应用。

　　综上所述,针灸治疗支气管哮喘的临床疗效肯定,作用机制是通过多途径、多环节、多水平及双向调节等途径来完成的。这种调节作用与机体的功能状态、穴位的特异性以及施术手法等因素密切相关。

第三节　针灸治疗心血管系统疾病的效应与机制

一、针灸治疗心血管系统疾病的效应

05章03节PPT

PPT 课件

　　心血管系统包括心脏和血管,心脏主要功能是泵血,通过心脏节律性的舒缩及瓣膜的导向作用,规律地将静脉内血液吸入心脏,经肺交换氧气后,再进入动脉,并推动血液按一定方向沿血管流动。血管是血液运行的管道,具有运输血液、分配血液及物质交换等功能,心血管系统是保证血液正常运行以及内环境相对稳定重要系统。

　　中医学中"心主血""心合脉""诸血皆归于心"等理论,形象地概括了心血管系统及其功能。心者,君主之官,其"主身之血脉",包括主血和主脉两个方面。主血是指全身的血依赖心气的推动(心脏的搏动),借助于脉而输送全身,发挥其濡养作用,即《素问·五脏生成》:"诸血者,皆属于心。"主脉是指血脉的充盈和通利,如《灵枢·决气》:"壅遏营气,令无所避,是谓脉。"也就是脉的正常形态和功能活动,有赖于心气的充足及心阴、心阳的平衡与协调,由此心、脉、血三者间功能关联性与心血管系统密切相关。心血管系统疾病包括心脏和血管疾病。近年来大量临床与实验研究证明针灸可调整血管运动、血管通透性,且能促进侧支循环建立,增加缺血区血液供应,改善缺血区心脏和血管功能。

（一）针灸治疗的主要心血管系统疾病

目前研究表明,针灸治疗心血管系统疾病有高血压、冠心病、心律失常、动脉硬化等25种。研究者结合针灸等级病谱概念,初步界定心血管系统针灸等级病谱:Ⅰ级病谱:雷诺病(轻度)、原发性红斑性肢痛症。Ⅱ级病谱:单纯型下肢静脉曲张、多发性大动脉炎(头臂动脉型)、低血压、脑动脉硬化症、血栓闭塞性脉管炎、痔疮。Ⅲ级病谱:慢性冠状动脉硬化性心脏病、心肌缺血/心绞痛、休克、原发性高血压。

（二）针灸对心血管系统各器官功能调节作用

1. 针灸对心脏功能的调节作用　针灸对心率和心律具有调整作用,心律失常是指心脏冲动的频率、节律、起源部位、传导速度、激动顺序异常。其原因很多,种类亦常不同,针灸作用效应有差异,如针灸治疗功能性心律失常疗效优于器质性心律失常,心动过缓疗效优于心动过速,室上性心动过速优于室性心动过速,对房颤及传导阻滞疗效差,以上效应差异除与病情、病程等有关,还与腧穴特异性、手法和刺激方法有关。内关为调节心率(心律)最为有效的穴位,对心率有一定良性双向性调整作用,窦性心动过速患者针刺可减慢心率(75次/min以上),反之可增快心率(51次/min以下),而在51~75次/min针刺不起作用,但其调节效应与基础心率有关。

2. 针灸对血管的调节作用　针灸对血管的作用主要通过改善血液流变性、维持血管舒缩功能、促进新生侧支血管形成等调节血管功能。

(1)改善血液流变性:针刺可以调节心脑血管病、高血压患者血中胆固醇、甘油三酯、纤维蛋白原(凝血因子Ⅰ)、血细胞比容、全血黏度比和血浆黏度比及血小板聚集率下降,有效地降低血液的高黏聚状态,减小了血流阻力和凝聚性,促使血流加快,血氧含量增加,甲皱微循环在管襻输入支口径增大,输出支与乳头下静脉丛扩张,淤血减轻,血流速度加快及其球结膜微循环血流速度加快,血细胞聚集程度减轻,微小动脉扩张,减小外周阻力,促进血管局部及全身组织器官血液、氧、营养物质供应,从而调节血管功能。

(2)调节血管舒缩功能:研究表明,针刺健康人足三里、曲池、合谷、外关等穴,均可引起小腿血管容积变化,且以针刺合谷、足三里等穴效应最强。另有研究表明,轻刺激健康人足三里、曲池、合谷等穴,可引起血管收缩反应,重刺激则引起血管扩张反应。可见,不同穴位针刺引起的血管舒缩反应的程度不同,同一穴位不同针刺手法,对同一部位血管引起的反应也不同。

(3)促进侧支新生血管的形成:心肌缺血后梗死区内是否有血管迅速生成或残留的血管是否重新开放,对于改善梗死区血液供应及梗死区心肌的存活具有非常重要的意义,心肌微血管内皮细胞(CMECs)是一类覆盖在组织器官微血管腔内表面的细胞,是血管生成的靶细胞。血管生成建立侧支循环、促进血管新生是保护缺血心肌的重要策略。有研究表明急性心肌缺血后大鼠CMECs发生形态学变化、细胞活力明显降低,凋亡增加。电针双侧"内关"穴能够明显增强缺血CMECs活力,抑制细胞凋亡,通过修复内皮损伤发挥缺血心肌的保护作用。

二、针灸治疗心血管系统疾病的机制

（一）中枢神经在针灸调节心脏效应中起关键作用

1. 下丘脑　下丘脑是内脏活动的高级中枢。实验证实,电针急性心肌缺血模型动物的"内关"穴可促进其心肌损伤的恢复,但是损毁视前区-下丘脑前部(PO-AH)后,发现电针作用被削弱。因此认为视前区-下丘脑前部可能是电针内关促进急性心肌损伤恢复的重要中枢环节。另研究表明,下丘脑后区(PHA)也参与针刺内关对心血管的调节作用,且 PHA 与 PO-AH 在电针"内关"的效应中具有一定的协同作用。有研究发现,电针"神门""内关""太渊"均可促进下丘脑室旁核区单胺类神经递质的释放,改善心脏功能,其中神门穴效果最为显著。以上研究表明,下丘脑在针刺调节心脏效应中起重要作用。针刺心经经穴还可显著降低下丘脑室旁核中间神经元放电活动,激活投射到下丘脑室旁核的锥体神经元活动,且中间神经元与锥体神经元之间存在抑制关系,可能是针刺心经抗心肌缺血效应的重要机制之一。

2. 延髓　延髓是最基本的心血管中枢。有研究者于心肌缺血家兔双侧头端延髓腹外侧区(rVLM)微量注射肾上腺素 $\alpha2$ 受体激动剂和抑制剂,发现激动剂可在一定程度上加强电针对 ST 和左室内压(LVP)的作用,而抑制剂可显著削弱电针对 ST 和 LVP 的作用。表明,延髓是电针"内关"穴保护缺血心肌的重要中枢之一。

3. 胸髓　有学者证实内关穴的传入神经元节段为 $C_5 \sim C_8$ 及 T_1,心脏传入神经元为 C_8 及 $T_1 \sim T_{10}$,内关穴与心脏传入神经元相互重叠在 C_8 至 T_2 节段,同时皆向脊髓投射至 3~5 板层,电针内关穴对胸髓(T_{2-3})背角神经元的电活动主要以兴奋为主,针刺与急性心肌缺血的信息可在胸髓背角发生会聚性反应,表明胸髓背角参与电针内关与急性心肌缺血的信息整合过程。胸髓蛛网膜下腔微量注射去甲肾上腺素和电针均可促进急性心肌缺血后 ST、T 及血压的恢复,且两者有明显的协同作用,表明胸髓中肾上腺素能 A 受体参与电针内关改善急性心肌缺血的作用。因此胸髓是内关 - 心脏联系,从而实现针刺内关对心脏调节效应的重要环节之一。

4. 蓝斑　是脑中合成去甲肾上腺素的主要部位。有研究表明,蓝斑可通过肾上腺素的合成与分泌参与心血管功能活动的调节。蓝斑部位可见密集的含 P 物质的神经纤维,有研究发现将 P 物质注入心肌缺血大鼠蓝斑区后,电针"内关"穴促进心肌缺血损伤恢复的效应可增强,而蓝斑区注射 P 物质拮抗剂后,电针"内关"穴促心肌缺血损伤恢复的作用则被阻断,表明蓝斑的完整在针刺促进心肌缺血恢复效应中有重要作用,是针刺内关促使急性心肌缺血损伤恢复的重要中枢之一。

(二) 传入神经在针灸调节心脏效应中的作用

传入神经是指具有从神经末梢向中枢传导冲动的神经,相当于所有的感觉神经。传入神经在针刺调节心脏效应中起重要作用。正中神经的Ⅱ、Ⅲ类纤维是电针"内关"穴促进急性缺血性心肌恢复的主要传入途径。研究发现"内关"穴的传入神经元节段为 $C_5 \sim C_8$ 及 T_1,与正中神经基本相同,并观察到电针"内关"穴时Ⅱ类神经纤维兴奋时 ST 段恢复情况最佳,Ⅲ类神经纤维次之,Ⅱ、Ⅲ类纤维同时兴奋时 ST 段的恢复最佳,切断正中神经后的效应最差。尺神经、桡神经和肌皮神经也参与针刺调节心脏效应的传入过程。有研究证实封闭或切断水沟、内关、涌泉等穴位的传入神经(双侧三叉神经眶下支、正中神经、坐骨神经),针刺上述穴位的升压效应消失,而直接刺激该神经的向心端仍有升压作用。

在心脏 - 脊背根神经节(DRG)- 内关短反射通路中,脊神经节部分神经元外周突有两条分支,分别分布于躯干和内脏,针刺或穴位注射"内关"穴时,刺激信号沿双支配细胞传至 DRG 再到达心脏,参与调节心脏的各种活动。

(三) 针灸调节心脏效应的实现有赖于完整的内脏神经支配

切除猫的星状神经节(颈胸神经节)或迷走神经后,电针"内关"穴对急性心肌缺血的恢复作用明显减弱,提示支配心脏的交感神经和迷走神经都是内关 - 心脏相关联系途径的重要组成部分,电针效应的产生需要完整的内脏神经支配。

(四) 针灸对体液调节的影响

1. 肾素-血管紧张素-醛固酮系统(RAAS) 针刺开四关加百会穴后患者血压下降,血浆中血管紧张素Ⅱ(Ang Ⅱ)含量减少,提示与降压效应有一定相关性。动物实验发现针刺高血压大鼠双侧"足三里"穴在降低血压的同时,血浆肾素活性(PRA)、Ang Ⅱ、醛固酮(Ald)含量均明显下降,表明针刺通过 RAAS 降低血管紧张性,减轻水钠潴留,进而降低血压。

2. 内源性阿片肽类物质(EOP) EOP 对心血管的效应除中枢性作用外,也作用于外周的阿片受体。血管壁存在阿片受体,在阿片肽作用下血管平滑肌舒张。另外,在交感缩血管纤维末梢也存在接头前阿片受体,激活后可使交感缩血管纤维递质释放减少,进而扩张血管,使血压下降。电针"足三里"穴可以使高血压家兔血压显著降低,但当静脉注射阿片肽受体拮抗剂纳洛酮时发现电针的降压效应减弱。急性心肌缺血家兔延髓中 β-内啡肽含量明显升高,电针"内关"穴后可明显降低其含量。

三、针灸治疗冠心病的作用机制及临床意义

冠心病是指冠状动脉粥样硬化导致心肌缺血缺氧而引起的心脏病,又称为缺血性心脏病,可分为无症状性心肌缺血、心绞痛、心肌梗死、缺血性心肌病、猝死 5 种类型,其基本病理是心肌缺血,主要是由于冠状动脉供血不足与心肌耗氧量剧增之间不平衡所致。近年大量的临床和实验证明,针灸可扩张冠状动脉,改善心肌血氧供应,增强心功能,调整急性期心肌供血引起的调整急性期心肌供血引起的低排高阻状态。针灸治疗适用于急性期、病变初期、病程较短的冠心病患者,疗效较好;而病程长、心肌出现严重形态学改变的冠心病患者,针灸只能作为辅助治疗改善极少部分症状。

(一) 针灸改善冠心病心肌缺血心电稳定性

1. 调节心肌细胞的电位变化 心肌缺血的发生与钠离子通道门控特性的改变有密切关系,电压门控钠通道 Nav1.5 与可兴奋心肌细胞动作电位的产生、钠离子通道激活、细胞外大量钠离子快速内流、心肌细胞去极化有关。如果钠离子通道数量减少或活动降低,不仅会影响心肌细胞去极化,而且会影响其他各期的正常功能。当心肌处于缺血、缺氧状态下,Nav1.5 的蛋白表达量下降,提示缺血后可能造成膜通道损伤,钠离子通道数量下降,钠电流减弱,造成钠离子通道失活和传导减慢。经电针"内关"治疗后,α 亚单位 Nav1.5 的表达水平明显上调,说明针刺"内关"能引起钠离子通道表达数量增加,钠离子通道激活产生的 Na 离子快速内流,形成细胞膜去极化继而启动 L-Ca^{2+} 通道,使膜电位高于逆转电位,启动钠离子通道相关蛋白-钠钙交换体钙外流的正向转运模式。

2. 调节心率变异性 心率变异性(HRV)是指窦性心律在一定的时间内周期性改变的现象,是一项反映心脏自主神经功能状态的无创性检测指标,即自主神经系统交感神经活性和迷走神经活性及两者平衡协调的关系,它们之间的相互协调,维持着心脏的正常活动和心率的正常变化。一旦这种相互作用失调,将导致心血管系统功能紊乱。电针内关、曲池穴,家兔急性心肌缺血早期室颤阈值(VFT)明显升高,切断颈部双侧迷走神经,VFT 再度显著下降,表明电针后 VFT 明显升高的针效与迷走神经结构、功能的完整有关,还发现电针可稳定心率功率谱总变异性(TV)、心率功率谱低频成分与高频成分的比值(LF/HF)在缺血前水平,提示针刺可改善心肌急性缺血所致心率变异性。心率变异率的降低与心力衰竭的转归程度相关,临床试验证明 HRV 越大,心衰的预后相对较好,耳针耳甲区或者针刺内关-人迎、肺俞-心俞,均使慢性心衰患者的 HRV 明显提高,HF 值升高明显,LF/HF 值降低,改善了交感神经与迷走神经功能失衡状态。针刺功能性室性早搏患者的曲泽穴可以引起心率变异性的变化,通过增强迷走神经的兴奋性来降低心率,留针时针刺作用最强,且出针后仍

有针后效应。心脏 X 综合征(CSX)患者存在自主神经系统调节功能紊乱,针刺内关穴后患者 HRV 时域指标均显著升高,说明针刺内关穴对 CSX 患者心脏自主神经功能有明显改善作用。

3. 调节心室晚电位 心室晚电位(VLP)是于 QRS 波终末部 ST 段起始部的 40 毫秒中,记录到的一种高频低幅的碎裂电位,代表了缺血区心肌的电兴奋传导延缓,去极化速度延迟,是发生折返性室性心律失常的重要机制,其阳性提示了产生折返的可能,是发生恶性心律失常的预判指标之一,常见于有自发或诱发的室性心动过速(简称室速或 VT)的冠心病,有研究发现 AMI 患者 VLP 阳性的比例达 50.7%。针刺内关穴能使 VLP 阳性转为阴性的比率提高,从而降低患者室速、室颤的发生和病死率,针刺内关穴对 VLP 的影响可能与调节中枢神经某些递质,使内脏交感和副交感神经达到新的平衡有关。

(二) 针灸改善冠脉血流量,增强心脏泵血功能

左心室收缩压(LVSP)、左心室舒张压(LVEDP)、左室压力上升最大速度(+dp/dtmax)、左室压力下降最大速度(−dp/dtmax)、左室心肌收缩成分实测最大缩短速度(Vpm)、左室心肌收缩成分零负荷时缩短速度(Vmax)是代表心功能的重要指标。当心肌缺血时,心脏功能减弱,LVSP、± dp/dtmax、Vpm、Vmax 降低,LVEDP 升高,有人发现电针内关、神门可拮抗前者的降低,抑制后者的升高,提示针刺能改善左心功能,增强心肌收缩力和顺应性,减轻心肌纤维收缩成分受损的程度,改善缺血区心肌的兴奋状态,易化兴奋在缺血区传导,减少心律失常的发生,另外还可增加急性心肌缺血的动脉压、冠脉压、跨侧支血管压力梯度、冠脉血流量,降低外周总阻力和缺血梗死区血管阻力,对缺血心肌有明显的保护作用。此外针刺可使冠状动脉痉挛解除或使之扩张而增加其血流量,改善心肌缺血、缺氧状态,增强左心功能,心电图 ST 段恢复,T 波提高,心率减慢,说明针刺通过调整心脏后负荷改善了心脏的泵血功能,而且左右内关穴对左心功能的作用相近。针刺郄门穴显著降低急性轻度缺氧所致的心输出量 CO、心脏指数 CI 升高,电针过程中外周血管阻力 SVR、外周血管阻力指数 SVRI 显著升高,心率 HR 减慢,显著改善健康志愿者急性轻度缺氧所致的心功能亢奋状态,提高机体对缺氧的耐受性。温针灸可改善缺血性心律失常大鼠变异的 QRS 波形,降低心率,复率时间缩短。心肌顿抑为心肌缺血后心功能障碍,常见于不稳定性/劳累性心绞痛发作后及各种心脏介入术后等,严重时可引发心衰甚至死亡。电针预处理可以明显改善心肌顿抑引起的 ST 段异常抬高,提高左心室射血分数,增强左心室收缩力,对心肌顿抑引发的心肌缺血性损伤具有一定的保护作用。

(三) 增强氧自由基清除能力

自由基作用是心肌缺血损伤的重要环节,心肌缺血时,氧自由基(OFR)生成增加,清除 OFR 的 SOD 活性降低,造成 OFR 堆积。OFR 最后通过与体内不饱和脂肪酸作用形成脂质过氧化物(LPO),损伤以脂质为主要成分的生物膜,一旦生物膜的完整性被破坏,就会使细胞内外 Ca^{2+} 平衡失调;细胞肿胀破裂;血管内皮细胞损伤,使血小板聚集。血浆 LPO 含量可以反映自由基损伤情况,其代谢产物丙二醛(MDA)可反映体内脂质过氧化的程度,间接反映细胞损伤的程度。使用温通针法、针刺内关、电针心俞等方法治疗后,血清和心肌组织 SOD 活性增强,MDA 降低,说明针刺能提高血清及心肌组织的抗氧化能力,减轻脂质过氧化损伤,从而保护心肌的作用。针刺刺激明显增强预适应拮抗心肌缺血再灌注造成的心肌损伤,针刺和预适应对心脏保护有协同作用。冠心病患者针刺治疗后 SOD 活性明显升高,LPO 含量明显降低。电针预处理,可以减少心肌缺血再灌注损伤(MIRI)大鼠心肌组织 ROS 含量,提升 GSH-Px 活力,抑制氧化应激反应,起到抗氧化应激损伤的作用。线粒体通透性转运孔(mPTP)开放目前被认为是心肌缺血再灌注损伤的关键步骤,研究表明心

肌缺氧使 ATP 生成减少,产生过量的氧自由基,导致 mPTP 的开放,引起线粒体功能障碍,最终引起细胞损伤和死亡。电针预处理"内关"穴通过激活 PKC,增加 ATP 敏感性钾通道(KATP)开放,抑制 mPTP 开放来对抗 MIRI,从而对心肌产生保护作用。电针"内关"穴还能显著提高 SOD 清除心肌内过量的有害氧自由基的能力,减轻 MIRI;同时显著提高线粒体膜电位的稳定性,降低线粒体通透性转换孔的开放,减少心肌细胞的凋亡和坏死,对心肌产生保护作用。MDA 是氧自由基脂质过氧化的最终产物。血清 MDA 的含量可以反映出心肌损伤的程度。研究显示针刺"内关"穴可能通过降低了大鼠心肌组织 CFTR 和 C1C-2 蛋白的浓度,阻断了大鼠心肌组织氯离子通道,减轻由于心肌缺血带来的氧自由基对心肌细胞的损伤,从而实现了防治大鼠心肌缺血的作用。大负荷运动使大鼠自由基的产生超出了谷胱甘肽过氧化物酶的清除能力,堆积的自由基与体内多种物质等发生反应,造成谷胱甘肽过氧化物酶失活,心肌收缩力下降。穴位针刺对提高大鼠心肌抗氧化能力具有一定的效果,其中针刺"大椎"加"足三里"效果最明显。电针预处理可降低心电图 ST 段抬高,降低心肌损伤标志物 cTnT 和 cTnI 的含量,调节 AMP、ATP 和 ADP 之间的传递,通过调节线粒体能量代谢而发挥保护作用。

(四)调节能量代谢

生物体内物质代谢过程中所伴随的能量释放、转移和利用等,称为能量代谢,包括腺苷酸代谢和糖原代谢。心肌缺血缺氧时,有氧代谢减少,能量代谢障碍可导致以下三种变化:①直接影响心肌的舒缩功能,导致心功能下降;②妨碍离子的主动转运,导致胞浆 Ca^{2+} 超载,Na^+ 和水潴留,影响心肌舒缩功能,造成线粒体酶空间位置改变,酶活性降低;③蛋白质合成减少,细胞修复和再生能力减弱。因此改善能量代谢障碍是心肌缺血防治的重要环节之一。

1. 调节腺苷酸代谢 有研究表明心肌缺血时缺血边缘区心肌组织 ATP、ADP 明显降低,并形成电紊乱,电针内关穴使缺血边缘区 ATP 和 ADP 均升高,同时电稳定性明显改善,表明电针可能改善了缺血边缘区的供血状态和能量代谢的维持,稳定心肌电活动,维持心肌正常的舒缩功能,提示 ATP 可能是电针内关穴治疗心肌缺血的物质基础。同时针刺内关对缺血心肌延迟保护作用也通过增加心肌组织中 ATP 合成,抑制氧自由基的产生,扩张血管,从而减轻心肌缺血造成的损伤。

2. 调节糖原代谢 糖原是反映急性心肌缺血的灵敏指标,缺血缺氧心肌糖原含量与心脏功能成正比。急性心肌缺血时,糖原大面积耗竭,磷酸化酶也明显降低和脱失,针刺后缺血心肌糖原合成酶、糖原和磷酸化酶同时增加,三者呈同样的分布形态,说明糖原合成和分解是同步进行,糖原含量的增加对缺血心肌有保护作用。同样在实验中观察到心肌缺血时心肌细胞明显损伤,线粒体排列紊乱;而针刺后线粒体及肌原纤维排列较整齐,有效地减轻了心肌损伤程度和心肌细胞中毒状态,从而有利于氧化磷酸化的进行和高能磷酸键与 ATP 的合成,保证了心肌能量代谢的正常进行和心肌的能量供应,表明针刺可抑制这种损伤,从而有利于供给心肌细胞活动所需的能量。"内关"穴预处理可改善 MIRI 大鼠糖代谢、丙酮酸代谢、氨基酸代谢、酮体代谢、能量代谢的模式,进而对 MIRI 大鼠起到一定的预保护作用。

(五)针灸对血液流变学的影响

血液流变学指标是反映冠心病心肌缺血"标实",即"血瘀",而针灸的基本功效之一就是通调经脉,而"心痛"正是心脉痹阻之证。因此,可用血液流变学来阐明针刺的作用机制。大量研究证实冠心病患者具有血液流变学的异常改变,表现为全血黏度和血浆黏度升高,血小板聚集性增高,这些变化可能是引起冠脉血流灌注不足,加重心肌缺血的重要原因,故降低血液黏稠度,对防止冠心病有着积极作用。而针灸后降低血液黏稠度,血流加速,血管内压力降低,增加冠状动脉血流量,从而改善心肌缺血、缺氧状态。雷火灸、热敏灸、温针灸疗法均能降低冠心病心绞痛患者采用治疗后的血脂指标(CHO、TG、HDL-C 及 LDL-C)、血液流变学指标(全血高切、全血中切、全血低切、血浆黏度及纤维蛋白原),从而改善心肌缺血。

（六）针灸对血液动力学的影响

研究观察针刺冠心病患者耳穴心区前后的各项心脏动力学参数变化,结果心搏出量(SV)、心搏指数(SI)、心搏功指数(SWI)较针刺前有明显增加,说明针刺对冠心病患者心脏的泵血功能具有一定的改善作用,而且这种改善作用和对心脏后负荷的调整是密切相关的。心脏扩张指数(C)明显增加、心脏硬度模量(Ks)明显降低,左心室舒张末期容积(Vi)显著增加,总外周阻力明显降低,损害了心脏泵血功能,耳针可通过调整心脏后负荷改善心脏的泵血功能。

（七）针灸对血管活性物质的影响

血栓素 A2(TXA2)是强烈的血管收缩剂和血小板聚集剂,前列环素(PGI_2)是强烈的血管扩张剂和血小板聚集抑制剂,两者之间的平衡对血管张力和血小板聚集的调节具有重要意义,两者失衡是冠心病发病的重要原因之一。血栓素 B2(TXB2)和 6-酮-前列环素 F1α(6-K-PGF1α)是两者稳定的代谢产物,冠心病患者血浆 TXB2 水平明显增加,6-K-PGF1α 水平下降,TXB2/6-K-PGF1α(T/P)值增高,针刺能调整 TXB2、T/P 比值,缓解冠脉痉挛和闭塞,增加冠脉血流。缺血缺氧、内皮细胞受损,内皮细胞释放舒张因子(NO)的能力减退,而释放收缩因子(ET)的能力加强或不变,使血管舒缩平衡发生改变,从而引发血管痉挛。NOS 是 NO 的限速酶,影响着 N0 的生物效应;腺苷是 ATP 降解过程中的中间产物,能够抑制内皮素、去甲肾上腺素释放,扩张冠脉,抑制血小板凝集。心肌梗死早期 ET 升高而 NO 下降,而针刺内关可以降低 ET 的升高水平,抑制 NO 下降,改善两者的失衡状态,调节缺血区微血管功能状态,开放缺血区吻合支血管而促进冠脉侧支循环,改善心肌缺血而保护心肌。电针、艾灸"内关"穴预处理可以提高兔血清中 N0、NOS 及腺苷的含量,可以增强延迟性保护机制的细胞信号转导通路中触发物质 NO、NOS、腺苷的活性和含量,表明针灸预处理内关穴可以在 48 小时这一延迟时相产生针对缺血再灌注损伤心肌的保护作用。

（八）针灸对炎性物质的影响

炎性反应是心血管疾病发生和进展中的重要环节,中性粒细胞与淋巴细胞比例(NLR)可作为冠心病患者的预后独立标志物,NLR 降低提示冠心病患者动脉粥样硬化程度改善及心绞痛症状的减轻。有研究显示针刺内关可以通过降低 NLR 从而改善慢性稳定型心绞痛患者的心绞痛症状。NF-κB 信号通路参与介导细胞增生、炎症、凋亡等多种生理过程,对于 MIRI 的发生、发展有关键作用,其转录调控的下游炎性因子 IL-1β、IL-10 等在 MIRI 中有重要作用。有研究报道针刺"内关""心俞"穴可显著降低急性 MIRI 大鼠血清 IL-1β 含量及心肌组织 NF-κB、p65 蛋白表达水平,升高 IL-10 含量。高迁移率族蛋白 B1(HMGB1)是一种重要的晚期炎症细胞因子,还可能是致炎细胞因子调控网络中的一个中心环节,能促进 TNF-α、IL-1 的表达。研究发现针灸预处理可使 MIRI 大鼠的心肌细胞病理变化减轻,血浆 HMGB1、TNF-α 表达下降,减少心肌炎症反应,从而减轻 MIRI。

（九）临床意义

针灸治疗冠心病疗效确切,独具优势,干预方式较多,可有效弥补西药治疗的不足,在缓解心绞痛症状、改善心电图、心率、血压、血脂、生活质量等方面有突出表现。特别对于急性期、病变初期、病程较短的冠心病患者,疗效较好;而病程长、心肌出现严重形态学改变的冠心病患者,针灸可以作为辅助治疗改善极少部分症状。

针灸心脏康复中也同样发挥了重要作用,减少了心绞痛发作次数,降低再住院率和心源性死亡率,以及与药物、运动、心理等其他康复方式间的配合达到协同增效的目的。近年来"逆针灸"被应用于冠心病的一级预防对冠心病危险因素进行干预,防止动脉粥样硬化的形成,最终避免冠心病的发生。

笔记栏

PPT 课件

第四节 针灸治疗消化系统疾病的效应与机制

一、针灸治疗消化系统疾病的效应

消化系统在人体具有重要的作用,由消化管和消化腺组成,其基本生理功能是摄取、转运、消化食物和吸收营养、排泄废物,这些生理的完成有利于整个胃肠道协调的生理活动。食物的消化有机械性消化和化学性消化两种方式。机械性消化是通过消化道肌肉的收缩运动将食物磨碎,使食物与消化液充分混合,并将其向前推进的过程;化学性消化是消化腺分泌消化液中的消化酶分别对蛋白质、脂肪、糖类进行化学分解,使之成为可被吸收的小分子物质的过程。这两种消化方式是同时进行,互相配合的。消化系统除具有消化和吸收功能外,还有内分泌功能和免疫功能。

中医认为脾胃为后天之本,气血生化之源,胃主受纳、腐熟水谷,脾主运化水谷精微。两者相辅相成,共同完成机体对水谷精微的消化吸收。脾胃功能失常主要是由于七情刺激,肝气郁结,横逆犯胃;或由于饮食不节,暴饮暴食,过食生冷,损伤脾胃;或禀赋不足,脾胃素虚,饮食稍有不慎,则运化失常。临床通常以疏肝理气、温中散寒、健脾益胃进行治疗,针灸通常采用太冲、足三里、太白、公孙、中脘、脾俞、胃俞等穴来调补脾胃、补益气血。实验研究和临床观察均证明针灸对消化系统疾病的治疗具有较好的疗效,对消化系统的功能具有良好的双向调节作用。

(一)针灸治疗的主要消化系统疾病

针灸治疗的消化系统疾病可达50余种。研究者结合针灸等级病谱的概念,初步界定出消化系统针灸等级病谱:Ⅰ级病谱:膈肌痉挛、便秘、功能性消化不良、急性(单纯性)胃肠痉挛、手术后肠麻痹、术后胃肠功能紊乱、小儿厌食症、肠易激综合征。Ⅱ级病谱:腹泻、胃下垂、慢性胃炎、慢性结肠炎、急性胃肠炎、慢性咽炎、慢性胆囊炎、呕吐、痞积。Ⅲ级病谱:消化性溃疡、胆石症、胆绞痛、肠梗阻、胆道蛔虫症、阑尾炎、肠道蛔虫症、胃扭转。

(二)针灸对消化系统各器官组织功能调节作用

针灸对消化系统各组织器官存在着多途径、多层次、多水平、多环节的调节作用。

1. 针灸对唾液分泌的调节 针刺机体某些穴位,可调节唾液分泌的含量及成分。如针刺健康受试者双侧居髎、颊车、合谷、足三里、三阴交,在非刺激、咀嚼刺激以及枸橼刺激时的唾液量分泌均显著增加。电针分别刺激健康受试者合谷、后溪、外关穴,受试者唾液 α- 淀粉酶活力明显高于针刺前,并且,针刺合谷穴对健康受试者唾液 α- 淀粉酶活力变化率的影响明显高于针刺后溪穴、外关穴。麦粒灸双侧脾俞、胃俞、阴陵泉、足三里能提高脾虚型泄泻患者唾液淀粉酶活性,促进消化功能。梅花针刺激华佗夹脊穴、人迎穴、太溪穴,可有效治疗唾液分泌过多症。

临床观察中还发现,"脾液 - 涎"中 α- 淀粉酶存在昼夜周期性变化,不同时辰针刺对 α- 唾液淀粉酶活性节律参数均发生不同的影响。机体的唾液消化功能有随昼夜变更而发生周期性变化的特点,夜间为 1 天中最旺盛阶段,在子、卯、午、酉 4 个不同时辰分别电针双侧"足三里"穴,对 α- 淀粉酶活性昼夜波动有不同的影响。

一项临床研究发现,针刺廉泉、中脘、气海、列缺(双侧)、鱼际(双侧)、照海(双侧)后,干燥综合征患者的口腔干燥症状评分和口腔干燥 VAS 评分均有所改善,疗效评定结果也表明针灸能够很好地改善原发性干燥综合征的口干症状,这可能是与针刺后,刺激患者口腔唾液分泌,改善静态唾液流率水平,从而达到改善患者的口腔干燥症状的目的。

2. 针灸对食管运动的调节　研究发现,针刺胃食管反流患者内关、太冲、公孙、中脘、足三里可减少胃食管反流单项症状积分、总症状积分、食管括约肌压力的异常率,提高不同吞咽模式下的吞咽成功率,降低食管体部运动功能障碍数。从而认为针灸疗法能有效改善非糜烂性反流病患者的胃食管反流症状,部分改善食管运动障碍。

针刺食管梗阻犬的"胃俞""脾俞""内关"穴后,食管梗阻症状均消失,精神恢复正常,颈、胸、腹部 X 线平片摄影检查,整个食管未见有高密度影像。针刺健康人天突、膻中、合谷、巨阙等穴后,可见其食管内径增宽。针刺健康受试者足三里后,研究人员发现,食管下括约肌静息压力显著降低,与基础测量相比,针刺后残余压、远端潜伏期显著增加。表明针刺足三里可影响食管收缩模式,降低食管静息压力。

研究发现,针刺治疗肝胃不和型胃食管反流病患者的期门、内关、中脘、天枢、太冲、足三里、行间穴,能明显改善患者的胃脘部烧灼、反酸、嗳气以及胸骨后疼痛的临床症状和炎症状态,并且能够改善 IL-8、TNF-α,针刺在联合使用多潘立酮后,生长激素释放肽(ghrelin)、血管活性肠肽(vasoactive intestinal peptide,VIP)含量方面的改善要优于单纯采用西药组。

3. 针灸对胃功能的调节

(1)针灸对胃动力的影响:大量的研究表明针灸具有增强胃动力的功能。在胃扩张状态下,针刺胃俞募配穴后,受试者后扣带回与双侧脑干、丘脑、额上回、楔前叶,右小脑后叶功能连接增强,后扣带回与双侧前扣带回、枕中回功能连接减弱,胃俞募配穴针刺可引起后扣带回与其他脑区功能连接显著改变,后扣带回与楔前叶的功能连接增强与胃俞募配穴针刺的脑功能整合密切相关;针刺可以降低胃轻瘫症状评分、血清跨膜蛋白 16A(ANO1)含量,促进胃动力,改善糖尿病胃轻瘫患者症状。

为观察针灸对人体胃运动的调节,研究者通过胃肠钡餐透检查发现,针刺足三里、上巨虚等穴,94.74% 排空迟缓及障碍者的功能性消化不良患者钡餐可迅速排出。针刺足三里、太溪等穴,使胃潴留液明显减少,胃中间横带宽度缩小,胃蠕动波频率加快,胃蠕动波通过时间缩短。

有学者分别采用电针、针刺与艾灸的方法,刺激大鼠的"天枢"和"足三里"穴,发现电针不同部位的腧穴对胃运动调节效应特征不同:腹部"天枢"穴对胃运动为抑制效应,而下肢"足三里"穴为促进效应胃运动响应不同部位腧穴的时间特点不同:腹部腧穴响应时间短,下肢腧穴响应时间长。对于同一腧穴,电针/艾灸效应方向大致相同,但响应时间及程度不同:胃运动对电针效应响应时间短、程度重,胃运动对艾灸效应响应时间长、程度轻。而针刺/艾灸"天枢"穴对正常大鼠迷走神经胃支放电的影响方向为减少但响应时间、程度不同:大鼠迷走神经胃支放电频率对针刺响应时间长、程度轻,大鼠迷走神经胃支放电对艾灸响应时间短、程度重。针刺/艾灸"足三里"穴对大鼠迷走神经胃支放电的影响方向、响应时间均不同:大鼠迷走神经胃支放电频率对针刺效应方向为增加、响应时间短,大鼠迷走神经胃支放电对艾灸的效应方向为减少、响应时间长。表明电针/针刺与艾灸均能调节胃运动,但是同一部位的腧穴受到不同方法干预,自主神经活动反应方向可能不一致,这可能影响了胃运动效应的强弱程度。

(2)针灸对胃黏膜血液循环的影响:胃、十二指肠黏膜良好的血液循环是保持黏膜完整所必需的,若其发生障碍,会导致黏膜缺血坏死,且在胃酸胃蛋白酶的作用下就有可能形成溃疡。针灸不仅可以改善胃黏膜损伤模型大鼠的胃黏膜损伤指数,增加胃黏膜厚度,而且可以增加胃黏膜血流量(GMBF),从而达到保护胃黏膜的作用。

表皮生长因子(EGF)是一种具有抑制胃酸分泌、促进上皮细胞增生、组织修复和细胞保护作用的内源性物质,通过作用于靶细胞膜上的特异性受体表皮生长因子受体激活调节蛋白及酶促反应而发挥其生物效应,它在保护胃黏膜免受损伤因子破坏,维持胃肠黏膜完整性方面起着非常重要的作用。转化生长因子-α(TGF-α)是另一参与胃黏膜损伤后修复的主要调节肽,主要由黏膜细胞本身合成,是维持黏膜完整性的重要介质,被称为"黏膜完整肽"。有研究发现艾灸可使胃黏膜损伤大鼠胃黏膜 EGF、TGF-α 含量增加,EGF 受体蛋白表达上调。

(3)改善胃黏膜组织形态:研究发现针刺对对应激性胃溃疡大鼠胃黏膜损伤有较好的治疗作用,针刺"中脘"及双侧"足三里"后,大鼠胃黏膜损伤指数明显降低,胃黏膜病理变化有所改善,且效果要优于单纯使用药物组。其机制可能是与针刺上调血清 IL-4 水平、下调 IL-6 水平,部分调控肠道微生物菌群结构有关。

4. 针灸对肝脏功能的调节　针灸对某些肝脏疾病具有一定的疗效。临床资料显示,针灸可改善患者肝功能和肝病的临床体征,临床研究发现针刺非酒精性脂肪性肝炎患者中脘、双侧天枢、双侧带脉、双侧丰隆、双侧足三里后,患者的 BMI、内脏脂肪面积、体脂百分比、肝功能、血脂水平、脂肪衰减值(CAP)改善情况均优于单纯使用药物组。

机制研究发现,针刺双侧"带脉"穴后,腹型肥胖型非酒精性脂肪肝病大鼠的 CT 结果可见腹部内脏脂肪分布减少,肝脏病理形态学可见肝脏脂肪变性程度改善,同时研究发现肝组织匀浆测定丙二醇含量下降、总超氧化物歧化酶和谷胱甘肽过氧化物酶活性升高,表明其机制可能与抑制氧化应激有关。形态学研究也发现,针刺后腹型肥胖大鼠肝细胞内脂滴明显减少,肝细胞胞质内的脂肪空泡减少。

5. 针灸对胆囊功能的调节　针灸治疗胆道系统疾病临床上曾广泛应用。既往大量的研究工作均用 X 线或 B 超观察针刺对胆囊运动功能的影响。研究结果显示,穴位埋线疗法治疗慢性胆囊炎肝郁气滞型有较好的临床疗效,胆囊或胆囊管壁的壁厚、毛糙、透声均有较好改善,穴位埋线法治疗能缓慢持久的调整肝胆神经的作用,使胆囊及胆管的收缩和蠕动功能恢复正常,改善胆囊内环境,胆道系统能够得以调整,促进淤积胆汁的排放,致使胆囊的病理状态得到消除。电针阳陵泉穴对胆囊炎和胆石症患者胆囊收缩功能、胆囊收缩率有一定影响。有人认为不同穴位对胆囊运动有不同的作用。针刺郄穴可使胆囊收缩,针刺井穴却使之扩张,而针刺其他穴位则无明显变化;针刺胆囊穴,足三里穴,胆囊缩小程度明显高于手三里穴和对照组,有非常显著的差异;针刺耳胰胆、迷根穴可使胆囊收缩功能增强,有利结石排出,而选用耳胰胆、交感穴可使胆囊舒张,缓解疼痛。

不同强度的针刺对胆囊、胆总管运动功能有不同的影响,强刺激引起的胆囊收缩幅度、胆总管扩张幅度明显大于弱刺激引起的变化。如取双侧太冲、丘墟穴,针刺强度分为强刺激组即针刺得气后运针,提插幅度为 0.3~0.4 寸、捻转角度为 360°~540°、频率为 80~120 次/min、指力较强、每穴持续运针 3 分钟,和弱刺激组即提插幅度为 0.1~0.2 寸、捻转角度为 180°~270°、频率为 40~60 次/min、指力较弱、每穴持续运针 1 分钟,结果显示强刺激观察对胆囊、胆总管运动功能的影响更大。

针刺对胆道疾病作用配穴规律的研究也在进行之中。有研究比较了针刺期门与期门配阳陵泉对炎性低张力胆囊运动影响的时效规律,结果表明,两组穴位均可使胆囊发生舒缩性变化。两组穴位均可使胆囊出现不同形式的运动变化。尤其在 20 分钟之后,双穴组的变化幅度明显大于单穴组,说明期门与阳陵泉配伍在修复胆囊动力方面具有积极的意义,这从一定层面上也说明了上下配穴法同时适用于慢性胆囊炎的针刺治疗。

6. 针灸对胰腺功能的调节 针灸对胰腺功能具有一定的调节作用。研究发现针刺足三里、中脘治疗重症急性胰腺炎合并肠麻痹阻患者,可使患者改善腹痛、腹胀严重程度评分,缩短患者血尿淀粉酶恢复正常的时间,总有效率达到 86.67%。在治疗非重症胰腺炎方面,针刺足三里、中脘、内关、天枢、上巨虚、下巨虚和经验穴胰腺穴对于非重症胰腺炎患者短期内腹胀症状的缓解效果较好。在超微结构方面,接受电针干预后,糖尿病大鼠的胰腺组织线粒体排列整齐,在空泡变性、线粒体嵴断裂,粗面内质网变形,糖原颗粒减少方面,其异常变化较未治疗明显减轻。

7. 针灸对肠道功能的调节 动物实验研究发现,针刺脊髓损伤大鼠"足三里""上巨虚""下巨虚"后,通过 X 线观察不同时间节点脊髓损伤大鼠胃肠道硫酸钡排空的程度,发现针刺下合穴可改善脊髓损伤肠功能障碍。针刺上巨虚穴能够显著改善慢传输型便秘小鼠便秘症状,提高小鼠结肠组织 Cajal 间质细胞(interstitial cells of Cajal,ICC)数量,其进一步研究发现针刺四单穴(单侧曲池、单侧上巨虚、单侧天枢、单侧大肠俞)时,对慢传输型便秘小鼠结肠运动功能改善作用最为明显。针刺慢传输型便秘小鼠的大肠俞募穴后,采用电镜、光镜观察治疗后结肠组织形态学的差别,运用脱氧核糖核苷酸末端转移酶介导的缺口末端标记法(TUNEL)对凋亡细胞进行计数,发现针刺大肠俞募穴治疗后对慢传输型便秘小鼠结肠组织形态学明显改善,认为其主要机制是通过降低结肠组织中肠神经胶质细胞(enteric glia cell,EGC)的细胞凋亡率,促进受损 EGC 细胞超微结构的修复,从而恢复结肠的传输功能。

针灸对肠道超微结构也具有一定的影响。研究发现对慢传输型便秘大鼠 ICC 形态结构模糊,主要呈长梭状,胞体突起比较少,核固缩明显,胞质中的线粒体较少,有空泡现象。ICC 相互之间的连接开放,被破坏,周围的神经末梢分布较少,与平滑肌细胞(smooth muscle cell,SMC)之间的连接比较松散,缝隙连接比较少,经电针双侧"天枢穴"和"大肠俞穴"治疗后 ICC 形态结构比较清晰,主要呈树枝状,核体较大,胞体突起比较多,胞质中有较多线粒体,有空泡现象,邻近的 ICC 之间紧密联系,ICC 被神经纤维密切包绕,联系密切,神经纤维丰富,ICC 与周围的 SMC 可见缝隙连接。

临床研究发现,外伤性脊髓损伤术后神经源性肠道患者在针刺天枢、支沟、上巨虚、关元、中极、足三里后,患者的肛门括约肌收缩压、直肠压力、直肠肛管压力差较治疗前均明显提高,便意阈值、神经源性肠道评分较治疗前均明显下降,尤其在肛门括约肌收缩压、直肠压力、直肠肛管压力差、便意阈值方面要优于不接受针刺的患者。

二、针灸治疗消化系统疾病的机制

(一)针灸调节胃肠功能与自主神经系统的关系

调节胃肠运动的基本中枢位于脑干和延髓水平。通过大脑诱发电位、正电子发射体层摄影、脑磁波描记术、功能性磁共振成像等手段,用于直肠扩张反射时大脑核团反应的定位检测,发现肠易激综合征(IBS)患者在脑内扣带回前皮质、脑岛皮质、前额叶皮质和丘脑等区域存在着不同的活动过程,目前结论尚不统一。其中丘脑作为脊髓丘脑束和脊髓网状束的传入信号至高级中枢的中继站起着重要作用。

脑中枢有许多神经核团及递质都参与针刺对胃肠运动的调节,针刺通过相应途径使中枢及与胃肠运动密切相关的核团被激活,继而通过迷走神经发挥对胃肠运动的调节作用。研究发现延髓的迷走神经背运动核(DMV)及孤束核(NTS)、蓝斑核(LC)、中缝大核、弓状核、下丘脑室旁核等都参与了针刺对胃肠运动的调节作用,其神经元的活动变化对胃肠的运动产生显著影响。延髓迷走神经运动背核一直被公认为是调节胃运动的最基本中枢核团之一,它发出的迷走神经运动性纤维支配胃的运动功能。针刺可使中枢延髓的孤束核(NTS)及迷走神经背运动核中 Fos 蛋白表达增多,神经元细胞放电频率规整及胃电趋向正常,从而良性调整胃运动。生理状态下针刺足三里穴位能有效激活孤束核神经元放电,从而抑制迷走神经背核的 5-HT 神经元电活动,减弱胃窦活动。孤束核与迷走神经背核合称 DVC,针刺后 Fos 和神经细丝酸性蛋白(CFAP)阳性反应产物集中表达在延髓 DVC 中,这提示由躯体神经传入的针刺信号可能在延髓水平同支配胃运动的神经核团发生联系与整合。由此可推测针刺后神经信息向上传至延髓 DVC 内,进而影响 DVC 内神经元及星状胶质细胞的活动,通过 DMV 发出的迷走神经对大鼠胃运动产生影响。蓝斑核(LC)是脑干中去甲肾上腺素能神经元集中的一个核团,具有自主神经功能,并参与消化系统功能调节。LC 与脑内调节胃肠活动的神经核团有广泛神经联络,起中介信息作用。研究表明,LC 内的去甲肾上腺素递质与针刺抑制胃运动、胃电活动密切相关。中缝大核(NRM)是延脑后部中缝处的一个重要核团,脑内 5-HT 能的神经元胞体主要集中在中缝核群。此外还存在 P 物质、脑啡肽及乙酰胆碱能细胞等,其中 5-HT、阿片肽及 IL-6 参与了针刺对胃肠收缩幅度的抑制性调节。

室旁核位于下丘脑内侧近室周带处,含有多种脑肠肽,并参与消化功能的调节。其中胃动素参与胃运动的调节,清醒动物微量注射胃动素入室旁核可使胃运动的幅度和频率均增大,切断迷走神经后,室旁核注入胃动素对胃运动幅度及频率变化的影响消失。此外室旁核和 DVC 之间有纤维直接投射形成双向联系,提示两者之间极可能存在相互调节。针刺效应在中枢的传导涉及多个部位。中枢神经系统及其核团对针刺效应的影响绝不是孤立单一的。在形态学上,中枢神经系统及其核团之间存在纤维投射,这是他们存在功能上联系的解剖结构基础,通过这种联系对针刺信号进行分析整合,继而对靶器官进行良性调节。这种解剖结构的完整,纤维投射及反射途径的正常是针效产生的必要前提,其中的具体机制也正是针刺研究的热点。

支配胃肠的外周神经包括迷走及交感神经。迷走神经是中枢神经系统调节胃肠运动的桥梁。研究证实,针刺足三里穴经腓总神经、坐骨神经至脊髓、脑干延髓神经中枢中多个核团整合后再由迷走神经至肠神经系统或直接作用与胃肠效应细胞,发挥良性调节作用,而切断腓总神经及坐骨神经后作用消失。交感神经参与胃肠运动的抑制调节。针刺可能通过刺激交感神经,促进肾上腺髓质释放肾上腺素和去甲肾上腺素。这类儿茶酚胺物质对胃运动有明显的抑制作用,并且在减弱胃周期性收缩的振幅和频率方面,肾上腺素比去甲肾上腺素要强 1~2 倍。迷走和交感神经对胃肠协调运动的调节也存在着相互影响。由刺激迷走神经引起的胃肠运动改变在切除内脏大神经后得以加强,表明了交感神经对迷走神经具有抑制作用。外周神经系统是针刺信号传入和针效产生的必要通路。针刺信号传入以躯体传入神经为主导,在针刺对胃的调节中,传入神经主要是腓神经。针刺信号由足三里穴区的游离神经末梢、神经(干、支、束、丛)、血管壁传入神经及包囊感受器产生,然后通过腓深神经→腓总神经→坐骨神经等躯体传入神经上传到达大脑皮质内脏神经投影区,经过中枢神经系统及其核团整合分析后再由躯体传出神经到达胃肠发挥效应。

(二)针灸调节胃肠功能与肠神经系统的关系

肠神经系统(ENS)是独立于交感、副交感神经的外周自主神经系统。ENS 由胃肠道黏膜下神经丛和肌间神经丛组成。前者主要控制胃肠分泌和局部血流,而后者与胃肠道正常张力和蠕动运动的发生关系密切。两者均可接受来自交感和副交感分支的突触支配。目前有证据证明针刺足三里、上巨虚、下巨虚等穴,可以通过兴奋交感神经,继而影响胃壁神经丛的节细胞,使其活动发生改变。ENS 神经网络中大量神经元通过释放不同递质来调节胃的运动。其中包括乙酰胆碱、阿片肽和 5-HT 等兴奋性递质,及血管活性肠肽(VIP)和一氧化氮(NO)等抑制性递质。其中 NO 是 ENS 中独立于交感、副交感神经的一种神经递质,针刺可通过降低诱导型 NO 合酶(iNOS)和 NO 含量及环氧化酶 -2(COX2)的表达对肠道神经系统发挥调整作用。ENS 作为一个完整、独立的整合系统,在胃肠运动调节中有重要意义,同时也是外来神经调节胃运动的解剖结构基础。ENS 功能的实现有赖肠神经、肠道肌肉、上皮细胞结构连接上的完整性,及 Cajal 间质细胞(ICC)、胶质细胞的广泛联系,和中枢神经系统的协调一致。其中 ICC 分布于消化道自主神经末梢与平滑肌细胞之间,两层 ICC 细胞间夹着肌间神经丛,ICC 一边靠胃肠运动神经元,一边靠平滑肌细胞,之间与平滑肌细胞有缝隙连接。现已证实,ICC 是胃肠道起搏细胞,能够产生、传播慢波,并传导肠神经系统至平滑肌的信号。神经胶质细胞也是 ENS 中保证肠神经元功能正常发挥的重要组成部分。消化间期移行性复合运动(MMC)周期的发生是由 ENS 的神经环路和激素信使所调节,同时对胃排空也有延缓作用。

ENS 是肠道本身含有的神经系统,胃肠大多数反射调控活动均由 ENS 操纵。ENS 的运动并不完全依赖中枢神经系统的调控,而是肠神经局部调控、椎前的神经节调控以及中枢神经系统的共同作用,由各级脑中枢及脊髓接受针刺传入信号,经过分析整合,再由交感、副交感神经系统和神经内分泌系统将其传到 ENS 或直接作用于胃效应细胞,肠神经也支配免疫神经内分泌细胞,这种多层次联系肠道与中枢神经系统的神经内分泌网络,也就是脑 - 肠轴,是针刺发挥调节肠效应的基础之一。

(三) 针灸调节胃肠功能与免疫系统的关系

针刺对细胞免疫影响的研究发现,脾虚患者的淋巴细胞转化试验(LTT)显著低于正常儿,通过四缝穴隔姜灸后,LTT 恢复至正常范围,认为隔姜灸四缝穴能够明显提高患儿的 LTT 水平,进而部分改善其细胞免疫功能。针灸对脾虚大鼠 T 细胞亚群数量的影响研究发现,脾虚大鼠外周血中 CD3、CD4 和 CDS 细胞减少,针灸“天枢”穴后,CD3 和 CD4 均有回升,CD4/CDS 比值升高,与改善细胞免疫功能有关。目前对针灸提高体液免疫功能的作用机制大多从细胞因子活性水平这一层面上进行探讨。麦粒灸治疗脾虚泄泻患者,可以提高其唾液淀粉酶的活性,降低血清 SIgA,改善消化功能,侧面反映了麦粒灸对体液免疫的调节作用。针灸对脾虚大鼠肠黏膜组织分泌型免疫球蛋白 A(SIgA)含量的影响时发现,脾虚大鼠 SIgA 减少,针灸“天枢”穴后,SIgA 分泌增多,针灸治疗脾虚泄泻的机制与改善体液免疫功能有关。

淋巴细胞转化率的高低是衡量 T 淋巴细胞功能是否正常和强弱的重要标志之一。大量的临床实验研究表明,针灸可以显著提高机体的 T 淋巴细胞阳性率及淋转率,以增强机体的细胞免疫功能,并具有双向调节作用,其机制可能是通过增加 G2 期细胞和 T 淋巴细胞内酯酶活性而起作用。观察针灸对溃疡性结肠炎(UC)大鼠免疫功能的调节作用时发现,对照组 UC 大鼠脾淋巴细胞转化率明显低于正常组,经不同针灸法治疗后,隔药灸疗法在增强淋巴细胞转化率方面,疗效明显优于温和灸与针刺疗法。

免疫学研究证实,红细胞具有抗原提呈细胞作用,能促进 T 细胞的免疫功能,扩大细胞免疫效应,参与细胞免疫调控。慢性胃炎(CC)组与正常对照组相比,红细胞 C3b 受体花环率、免疫黏附促进因子百分率降低,红细胞免疫复合物花环率与免疫黏附抑制因子百分率增高。研究表明,针刺足三里穴可使机体内 C3b 受体免疫黏附活性显著增强,且与提高 T 淋巴细胞的酸性 α 醋酸萘酯酶(acid-α-naphthalene acetate esterase,ANAE)百分率相一致,认为这与中医脾胃为“后天之本”“气血生化之源”的理论相关。

单核 - 巨噬细胞有很强的吞噬处理和消化异物的功能,参与特异性免疫的建立、调节和

笔记栏

效应等。在治疗消化系统炎症性疾病方面也起着重要作用。穴位注射治疗 CC 患者,研究后指出,在穴位和药物的双重作用下,巨噬细胞的吞噬作用增强,从而使其不断吞噬抗 H 抗体 -C3 复合物,使 HP 逐渐减少直至彻底清除。同时巨噬细胞在吞噬过程中会释放大量的溶酶体酶,可以减轻对组织和胃黏膜的损伤。

三、针灸治疗肠易激综合征的作用机制及临床意义

肠易激综合征(IBS)是一种以持续性或间歇性的腹痛或腹部不适,伴排便习惯或大便性状改变为主要症状的肠功能障碍综合征,临床检查无任何器质性或异常生化指标。曾有"结肠过敏""黏液性肠炎"等易混淆的名称,现在统一用"肠易激综合征"的名称。虽然 IBS 不是一种威胁生命的疾病,但其全球发病率为 15%~20%,造成了医疗卫生资源的巨大消耗。本病按症状大致可以分为腹泻为主型(D-IBS),便秘为主型(C-IBS),腹泻便秘交替型,多见于中青年人,而女性发病率高于男性。IBS 病因尚未完全明了,其涉及的因素较多,一般认为与精神心理因素、胃肠激素分泌失调、免疫功能紊乱、胃肠动力紊乱、内脏高敏感性等因素有关。中医认为本病主要病因病机为情志失调、饮食不节、外邪内侵、素体阴虚或阳虚,导致脏腑阴阳气血失调,而出现气滞、血瘀、寒湿与湿热内生等病理过程。

对 IBS 的治疗,主要是改善症状,消除患者顾虑,提高其生活品质。治疗原则是根据主要症状类型进行对症治疗和根据症状严重程度进行分级治疗。目前,治疗 IBS 的药物包括调节肠道转运类药物、调节内脏感觉药物,调节中枢情感类药物、微生态制剂等。虽然可收到一定的效果,但存在以下问题:①药物不良反应发生率高且严重;②抗药性出现的比率也在逐渐增高,预防用药尚不能完全预防 IBS 发生;③尚无一种具有针对 IBS 所有症状都有效的药物。因此,寻找一种具有预防作用、治疗效果好、不良反应少的治疗方法,是很有必要的。

有研究通过全面检索针灸治疗肠易激综合征相关文献,按照循证医学 5 级标准从高到低选出能够回答对应临床问题的证据,并采用 RevMan5.0 统计结局指标,有 1 项 A 级证据证明针灸治疗肠易激综合征有效;4 项 B 级证据显示针灸与常规西药(匹维溴铵、双歧杆菌三联活菌等)相比可能有治疗优势;1 项 B 级证据(匹维溴铵)、1 项 C 级证据(枯草杆菌二联活菌)显示针灸结合西药可能有增效之功;1 项 C 级证据显示针灸配合其他疗法(如心理疗法等)可能有效,1 项 C 级证据证明不同刺灸法之间疗效可能有差异。有研究通过计算机和手工检索获得近 10 年内关于针灸治疗肠易激综合征的临床随机对照试验研究,并按照循证医学原则对文献质量进行评价,对文献结果进行 Meta 分析,得出针灸治疗组疗效优于西药对症治疗组的结论。

(一)针灸治疗肠易激综合征的作用机制

临床研究证明针灸治疗 IBS 疗效确切,对各项症状均有一定的缓解作用。在肯定疗效的基础上进一步的机制研究也在深入,近年来针灸治疗 IBS 的机制研究主要在以下几个方面。

1. 对脑功能特定区域兴奋性的调节　在 IBS 发病过程中可能存在以下病理过程,一方面胃肠症状反复发作使中枢神经系统的额叶、前扣带回活动增强,异常的中枢神经活动,使脑组织中的神经递质释放、分布发生变化,从而引起颞叶的神经活动受到抑制。另一方面,颞叶神经活化受到抑制,反过来作用于下行中枢神经系统、胃肠系统,加重患者的胃肠症状,这可能是 IBS 患者发生焦虑、抑郁等精神心理障碍的作用途径之一。

研究发现 IBS 患者和健康对照组的脑部激活区存在差异,其中额叶的左侧额中回、右侧额中回、右侧额上回存在活化程度升高,且存在显著差异,而右侧颞中回的活化程度下降,交

互效应显示 IBS 患者较健康人在右侧颞中回、左侧中央后回的活化程度升高,主效应亦显示 IBS 患者的右前扣带回较健康人升高。研究人员继而采用针刺干预,发现针刺治疗前后,患者脑部不同激活区域发生变化,表明针刺能够改善患者的脑部功能活动,其中感兴趣区左侧额中回、前扣带回活化程度的下降,左侧颞上回的活化程度升高,说明针刺疗法可能通过改变患者的脑部神经活动,而改善 IBS 患者的焦虑症状。

IBS 患者在针刺干预下,其左侧额中回、前扣带回的活化程度下降,左侧颞上回的活化程度升高,亦表明针刺对 IBS 患者脑功能的影响可能是通过以上所述中枢神经系统不同脑区之间、中枢神经系统与胃肠神经系统的相互作用达到治疗目的。

2. 对中枢神经递质和脑肠肽表达的影响　脑肠肽是分布在脑和肠的小分子物质,可以调节内脏感觉、胃肠动力和精神心理。常见的导致 IBS 的脑肠肽有 5-HT、P 物质(SP)、神经肽 NPY、促肾上腺皮质激素释放因子(CRF)、血管活性相关肠肽(VIP)等。5-HT 是维持胃肠道稳态的重要物质。不仅参与调节胃肠道蠕动与分泌、还能引起内脏高敏感性、促进炎性反应递质释放和情绪障碍等,95% 的 5-HT 存在于肠道,肠道里 5-HT 增多则会刺激胃肠道上皮细胞分泌,引起胃肠蠕动增快,从而产生腹泻、腹痛等 IBS 症状,与 IBS 的发病密切相关。运用电针刺激 C-IBS 大鼠,并检测大鼠结肠组织 5-HT、5-HT4 受体表达的变化情况,探讨电针治疗便秘型肠易激综合征的作用机制。结果显示在肠道压力为 20 mmHg 时电针组腹部撤回反射评分比西药组高,表明大鼠肠道在电针刺激后敏感性增加,使得大鼠肠道蠕动加强,便秘症状缓解。与此同时检测到电针刺激后大鼠结肠 5-HT4 受体平均光密度增加,5-HT 含量降低有关。SP 是一种兴奋性脑肠肽,能促进消化道平滑肌的收缩、刺激肠道蠕动、肠黏膜分泌水和电解质,从而引起腹泻。中枢系统中的 SP 与痛觉传导有关,还可激活血小板释放 5-HT。研究人员通过对 C-IBS 大鼠进行电针刺激"上巨虚"和"大肠俞"与模型组比较,发现电针可以降低大鼠结肠中 CGRP 和 SP 蛋白的含量,而 CGRP 可以促进 SP 向中枢释放及传递痛觉,导致阵发性剧烈疼痛发作,说明电针降低肠易激综合征大鼠内脏高敏感性电针下调结肠中 CGRP 和 SP 蛋白含量有关。

3. 对免疫系统的调节　越来越多的研究证明免疫系统参与 IBS 的调节,主要表现在免疫细胞及免疫活性物质表达异常,如 T 淋巴细胞及亚群、免疫球蛋白、炎性细胞因子异常等。有研究应用电位治疗器结合针刺治疗 IBS,观察外周血中免疫球蛋白和 T 细胞亚群等指标的变化,结果显示电位治疗器结合针刺治疗后 IBS 患者血清 IgM 含量显著下降,外周血 T8$^+$ 细胞数目显著上升,T4$^+$/T8$^+$ 异常比值得到了较为有效的纠正,提示电位治疗器结合针刺可以通过调节体内的 IgM、T4$^+$/T8$^+$ 达到治疗目的。有人采用隔药饼灸中脘、气海、足三里、大肠俞、天枢、上巨虚等穴治疗 IBS 患者,测定患者血清免疫蛋白 IgM、IgG、IgA 和补体 C3、C4 含量,淋巴细胞转化功能,以及 T 淋巴细胞亚群的变化,结果显示 IBS 患者血清中 IgM 含量明显高于正常对照组,IgG、IgA、补体 C3、C4 含量与正常组比较无显著差异;隔药饼灸治疗后 IgM 含量显著下降,IgG、IgA、补体 C3,C4 含量灸治后变化不明显;IBS 患者淋巴细胞转化功能明显低于正常组,灸治后显著提高接近正常组水平;隔药饼灸后外周血 T8$^+$ 淋巴细胞显著上升,T4$^+$/T8$^+$ 细胞的异常比值得到有效的纠正。这些结果表明隔药饼灸可以调节 IBS 异常的免疫功能。

肥大细胞(mast cell,MC)是引起肠道功能失调和感觉异常的关键细胞,在 IBS 免疫病理变化中扮演了重要角色。肠道黏膜 MC 活化参与了 IBS 内脏致敏形成,是 IBS 发病机制的重要环节。有研究发现 IBS 模型大鼠内脏痛阈显著降低,结肠黏膜中 MC 数目较正常组增多,而电针组 MC 数目较模型组降低,提示电针可以有效调节结肠 MC 的异常状态。

4. 对内分泌系统的调节作用　肠嗜铬细胞(enterochromaffin cell,EC)是肠道最主要的内分泌细胞,其数量最多、分布最广,主要功能是合成和储存5-HT。诸多研究表明,IBS患者结肠黏膜内EC细胞明显增高、功能活跃。有人采用0~4℃生理盐水灌胃制作便秘型IBS大鼠模型,探讨电针对便秘型IBS大鼠结肠组织肠嗜铬细胞(EC)活化的影响。结果显示,模型组大鼠结肠组织EC平均光密度增高,电针治疗组EC平均光密度降低,提示调节结肠黏膜EC的异常状态可能是电针治疗便秘型IBS的作用机制之一。

胃肠激素与神经、免疫系统构成局部网络共同调节胃肠运动。胃肠激素对胃肠运动有广泛的调节作用,与IBS关系密切。大约95%的5-HT来源于肠道黏膜层的嗜铬细胞,参与调节肠道运动、感觉,5-HT信号系统改变是IBS病理生理改变特征之一。在临床中观察腹泻型IBS患者结肠黏膜5-HT变化及隔药饼灸的干预作用,研究发现IBS患者结肠黏膜5-HT的表达异常增高,隔药饼灸能够改善IBS患者的临床症状和异常增高的5-HT水平;在实验研究中,建立慢性内脏高敏感大鼠模型研究电针的干预作用,结果表明电针"天枢""上巨虚"穴可以提高CVH大鼠模型的痛阈,并减少模型结肠组织中异常增高的5-HT浓度,增加5-HT4受体的浓度,但对5-HT3受体浓度没有显著影响。在艾灸干预慢性内脏敏感大鼠的实验中,隔药饼灸和悬灸均可通过降低结肠组织中5-HT浓度来提高内脏痛敏大鼠的痛阈、恢复正常的内脏敏感性。除5-HT分泌增加外,近年来的研究发现IBS患者其他胃肠激素含量如SP、VIP等也发生了变化,它们在IBS的发病机制中发挥重要作用值得进一步探索。

(二)针灸治疗对肠易激综合征临床意义

针灸治疗IBS临床疗效确切,弥补了常规西药治疗存在的药物不良反应发生率高且严重;抗药性出现升高,预防用药疗效尚不明确等不足,是现代疗法治疗IBS的有益补充。

针灸疗法可改善IBS的临床症状,消除患者顾虑,提高患者生活品质。现代研究发现,针灸对IBS患者脑功能特定区域的兴奋性具有调节作用,对中枢神经递质和脑肠肽表达具有一定的影响,以及对免疫和内分泌系统均有一定的作用,以上众多因素的可能是针灸发挥对IBS产生临床效应的理论基础。

随着临床研究的不断深入,众多高质量的临床对照研究的开展,将会使得针刺治疗IBS的临床证据得到不断完善,使得针灸治疗IBS的循证医学证据的等级得到提高,为针灸的现代化和全球化创造有益条件,也将为针灸治疗IBS在更大范围内的推广奠定科学的依据。

第五节　针灸治疗泌尿生殖系统疾病的效应与机制

05章05节PPT

PPT课件

泌尿系统由肾脏、输尿管、膀胱及尿道构成,其功能包括肾脏排泄体内代谢产物维持机体内环境稳定,以及膀胱输尿管的储尿、排尿功能。生殖系统包括生殖腺、生殖管道和附属器官等,主要功能为产生生殖细胞、繁殖后代、分泌性激素等等。临床观察和动物实验研究均证实,针灸对泌尿生殖系统功能失调、生理紊乱及病理改变具有双向良性调节作用,尤其在针刺对肾脏泌尿功能、膀胱储尿、排尿功能,及男女生殖系统功能的调节效应和机制研究方面取得了一定的成果,为指导针灸临床进一步扩大治疗泌尿生殖系统疾病的范围,提高疗效提供了科学依据。

一、针灸治疗泌尿生殖系统疾病的效应

(一)针灸治疗泌尿生殖系统的疾病

针灸对多种泌尿生殖系统疾病均具有较好疗效,结合针灸等级病谱,针灸治疗的泌尿

生殖系统疾病可分为三个等级。Ⅰ级针灸病谱：动力性梗阻所致尿潴留、经前期紧张综合征、经行乳房胀痛、乳腺增生病、原发性痛经、月经不调（功能性）、急性乳腺炎（初期未化脓）、尿道综合征、遗精、遗尿症（非器质性）。Ⅱ级针灸病谱：功能失调性子宫出血、慢性前列腺炎（非细菌性）、尿石病、尿失禁、神经源性膀胱、围绝经期综合征、子宫脱垂（轻中度）。Ⅲ级针灸病谱：闭经（继发性）、不孕症（女性相对不孕症）、机械性梗阻所致的尿潴留、泌尿系感染、慢性附件炎、慢性盆腔炎、慢性前列腺炎（细菌性）、外阴白色病变、外阴营养不良、前列腺肥大。

（二）针灸对泌尿生殖系统的调节作用

1. 针灸对泌尿系统功能的调节作用

（1）针灸对肾脏泌尿功能及输尿管运动功能的调节：肾脏泌尿功能主要是排泄机体新陈代谢过程中的代谢产物，调节水盐代谢，维持酸碱平衡，保证内环境的稳定。尿量、尿蛋白和比重等是检测肾脏泌尿功能的重要指标，也是评价针灸效应的重要依据。针刺肾俞、气海、照海、列缺、太溪、飞扬等穴，可使慢性肾炎患者尿酚红排出量增多，尿蛋白减少，高血压也有下降，并维持2~3小时至数日，有些患者的浮肿减轻，甚至消失。

临床研究发现，温针灸治疗脾肾阳虚型慢性肾小球肾炎疗效显著，还具有明显消除慢性肾衰竭患者肢端局部水肿的作用，且针灸合用利尿剂疗效比单用利尿剂效果明显，针灸治疗肾病综合征也具有较好的临床疗效。针刺"照海"穴也可促进健康人的肾脏泌尿功能，空腹饮水1 500ml后进行针刺，对照组受试者3小时平均排尿量为1 490ml，针刺组为1 790ml。动物实验表明，针灸对慢性肾小球肾炎模型大鼠有显著的治疗作用，可加速尿蛋白的消除，降低血清肌酐、尿素氮的水平。观察电针家兔"三阴交""照海"穴对肾泌尿功能及输尿管运动的影响，发现电针后肾血流量显著增加，输尿管蠕动频率加快、幅度增大，肾脏泌尿量显著增多。基于不同机体功能状态，针灸对肾脏泌尿功能的效应也表现为双向性。给家兔分别注射高渗葡萄糖和垂体后叶素，引起多尿和少尿，针刺"肾""膀胱"等耳穴，发现多尿时针刺可抑制肾脏泌尿，少尿时则促进肾脏泌尿。

针灸对肾泌尿功能的调节，与经脉穴位的特异性作用和不同的针刺手法有关。针刺照海、阴谷等穴，对正常人水负荷后的肾脏泌尿功能具有促进作用，但照海穴最为显著；针刺"肾俞""复溜"穴则表现为抗利尿作用，以"肾俞"尤甚。以胃管向狗的胃内注入30℃水200~700ml，使其泌尿功能增强，当针刺"肾俞"后呈抑制作用，而三焦俞及非穴点则无明显反应。将家兔麻醉后，双输尿管插管收集尿液，观察尿量、肾神经冲动等变化，结果针刺"肾俞"后尿量增加，达到针刺前2.5~17倍，利尿效应维持2~6小时，而刺激对照点无此变化。有研究人员通过测定两肾尿液排泄流量，静脉注射呋塞米引起狗的出现强利尿作用时，用泻法针刺一侧涌泉穴，即可使对侧肾脏利尿作用迅即出现深度抑制，输尿管尿流量减少，当再以补法针刺"肾俞"，则出现对抗涌泉穴的针刺效应。说明针刺补泻手法，不同穴位的作用效应均存在差异。

（2）针灸对膀胱运动功能的调节：膀胱运动功能受大脑皮质、小脑及脑干内各级中枢核团控制，在脊髓水平受交感神经、副交感神经及盆神经节支配，逼尿肌和尿道平滑肌发挥重要作用。在膀胱各个部位活动均是在神经系统控制下运动的，若上述功能失调将导致排尿障碍。在支配膀胱神经完整的状态下，针灸能调节膀胱内的压力、逼尿肌运动。针灸治疗非阻塞性尿潴留取得较好效果，由于盆腔脏器的炎症、创伤、疼痛刺激等引起膀胱括约肌痉挛而造成的反射性尿潴留在针刺后即可迅速改善。临床研究表明，针刺治疗遗尿症（即尿失禁）有效率达97.5%，治疗神经性尿频痊愈率达90.3%。动物实验证实，采用捻转手法针刺"膀胱俞"能使膀胱内压上升达7.8~15.6kPa，使处于节律性收缩状态的膀胱收缩加强，而针刺对照穴点"肾俞"仅出现轻微反应；若给予提插捻转较强手法针刺，则明显抑制膀胱节律性收缩,降低紧张度。宫颈癌术后尿潴留的针刺疗效及尿动力学分析研究表明,针刺能改善患者尿流率、膀胱容量及逼尿肌压力。针灸调节膀胱运动功能,具有显著的穴位特异性,临床选穴膀胱俞、曲骨、次髎、关元、中极、三阴交、阴陵泉、足三里等穴,均能发挥良好调节作用,有效率在80%以上,其中膀胱俞针刺效果最佳,其次为曲骨、次髎、关元、中极穴等穴位。运用不同针刺手法,针效也有差异,对因神经系统疾患引起膀胱功能障碍患者,用泻法针刺中极、横骨等穴既能使紧张性膀胱张力降低,又可使松弛性膀胱张力增高。

2. 针灸对生殖系统功能的调节作用

(1)针灸对女性生殖系统功能的调节:临床和实验研究表明,针灸治疗不孕症,可通过调节下丘脑-垂体-性腺轴功能,对促进卵泡的发育起到重要作用。针刺中极、隐白、太冲穴,并配合头部取穴,可使无排卵型功能失调性子宫出血患者血清中黄体生成素(LH)、卵泡刺激素(FSH)、雌二醇(E_2)、孕酮(P)和催乳素(PRL)等激素含量趋于正常。对功能性月经紊乱、原发性闭经、继发性闭经和原发性不孕症等,针刺肝俞、肾俞穴,在获得临床症状改善的同时,患者的基础体温,连续测定双相率明显提高,阴道上皮细胞成熟指数计数居中与交替出现率明显提高,FSH、LH、E_2、P亦有明显改变,并有促排卵作用。针刺和电针气海、关元、三阴交及水道穴治疗输卵管不通亦获得较好疗效。

针灸对子宫收缩具有双向良性调整作用,对动物母体和胚胎没有其他副反应。产科运用针灸的临床观察证实,针刺具有引产、催产、减轻临产疼痛或减少并发症的作用。针刺合谷、足三里、三阴交等穴对继发性宫缩乏力产妇和过期妊娠产妇进行催产,并与催产素静脉滴注做对照,两组的疗效相当,而针刺催产能够减轻产后宫缩痛,降低胎儿窘迫发生率,且针刺组宫缩强度大,持续时间长,分娩快,产后出血少,对胎儿心率无影响。有报道在耳穴"子宫"穴进行穴位注射,预防人工流产综合反应有效率达96.5%,且阴道出血明显少于对照组。

针刺雌性恒河猴"石门""三阴交"穴,观察实验动物月经周期外周血中LH、FSH、P、E_2和睾酮(T)分泌水平的变化,结果表明,针刺在垂体和卵巢水平上对雌性恒河猴的生殖内分泌产生抑制性调节,说明针刺具有节育效应。针灸治疗功能失调性子宫出血,针灸组总有效率明显高于西药组、中药组。针刺缺乳妇女的合谷、外关、少泽15分钟,并灸膻中、乳根15分钟后,患者血中生乳素含量增加,同时乳汁分泌增加,说明这一作用是针灸通过对垂体前叶生乳素分泌的影响而实现的。

艾灸至阴矫正胎位,古代针灸文献中早有记载,在临床上运用也较广泛,并取得了很好的效果。有研究者使用艾灸至阴穴治疗2 069例胎位不正孕妇,灸治温度以患者有热感但不灼痛为度,结果2 069例中有1 869例得到纠正,有效率达90.3%。有研究者在双侧子宫、肝、脾、肾、脑等耳穴找到敏感点后贴压王不留行籽,治疗胎位不正患者848例,成功率为83.9%,明显高于胸膝卧位法。运用现代针具氦氖激光照射至阴穴矫正围产期臀位,也获得较好转胎效应。

(2)针灸对男性生殖系统功能的调节:针灸对阳痿、不射精症、精子质量异常、遗精、早泄等均具有较好的治疗效果。针刺中极、关元、气海、足三里、太溪,或肾俞、命门、三阴交、复溜,两组交替使用,治疗阳痿患者,总有效率为91%。临床报道,对130例不射精者进行针灸治疗,取穴曲骨、足三里、三阴交,阴茎持久不痿者加太冲;伴阳痿者加针太溪、照海、次髎,灸关元、神阙,并配合性知识教育,痊愈率达90.8%。针灸还可改善精液异常患者精子数目少、活力低下或畸形的状况。隔姜灸关元、气海、命门等穴治愈精子缺少症,临床治疗主穴取关元、中极、命门、肾俞,随症加减,总有效率达85.5%。

此外,针灸对遗精、早泄也有较好的治疗效果。采用列缺穴埋针治疗,心肾不交者配神门、内关、太溪,湿热下注者配行间、丰隆、阴陵泉、会阴,肾虚不固者配关元、大赫、肾俞、志室,所治患者全部有效。穴位注射(关元和中极穴)维生素 B_1;特定电磁波谱(TDP)配合针灸:气海、三阴交、太溪、肾俞、志室、足三里(温针灸),综合治疗早泄总有效率96.77%。针灸治疗急慢性前列腺炎,取会阴、肾俞、前列腺炎特定穴(任脉上会阴至肛门的中点)采用泻法,亦获得满意疗效。

二、针灸治疗泌尿生殖系统疾病的机制

(一)针灸调节泌尿系统功能的作用机制

1. 针灸对肾脏泌尿功能及输尿管运动功能的作用机制　针灸对肾脏泌尿功能的调节效应,主要通过调节肾脏的血液循环、调节肾小管的转运、调节肾脏内分泌功能三方面实现。

(1)调节肾脏的血液循环:肾脏血液循环是维持肾脏正常生理功能的基础,肾血流量(RBC)的大小决定肾小球的滤过率、钠的重吸收及肾组织的耗氧量。采用电针肾俞、三焦俞治疗肾小球肾炎和肾病综合征,结果肾脏炎症反应受抑制,微循环及血管通透性得到改善,也缓解了肾脏组织缺血缺氧,减轻水肿。实验观察电针家兔双侧"三阴交""照海""肾俞"等穴对肾血流量、输尿管运动和肾神经自发放电的影响,结果表明针刺引起的利尿很可能是由于肾血流量增加及通过肾交感神经、体液等多种因素而产生的。

(2)调节肾小管的转运:经肾小球滤出大量各种富含溶质的液体,经肾小管的转运代谢,最终仅以1%的量或尿液排出体外。运用针灸治疗急慢性肾炎,取得满意疗效和良性调节作用,说明针灸在调节肾小管的功能,使水、电解质、酸碱平衡和有机物的排泄正常化,维持机体内环境的稳定发挥作用。

(3)调节肾脏内分泌功能:肾脏是体内重要的内分泌器官,肾脏与肾上腺同被包裹在盖氏筋膜的共同腔内,肾上腺由皮质及髓质组成。所产生的激素和生物活性物质不仅与自身的泌尿功能有关,而且还参与机体许多生理功能的调节。针刺家兔"足三里"穴,数天后可使肾上腺髓质内肾上腺素细胞及去甲肾上腺素细胞明显增加,胞体增大,胞浆反应加深。艾灸"关元""肾俞"等穴,能促进氢化可的松造成的肾上腺重量减轻、肾上腺皮质厚度及束状带细胞面积减少、束状带细胞核及网状带细胞核密度增大等肾上腺皮质萎缩改变的修复。

2. 针灸调节膀胱运动功能的作用机制

(1)调节大脑皮质下丘脑泌尿中枢:大脑皮质有逼尿肌区、阴部神经感觉运动区两个排尿中枢。逼尿肌区是控制逼尿肌的中枢,它既是感觉中枢,也是运动中枢,受意识控制;阴部神经感觉运动区又名尿道周围横纹肌区,是尿道周围横纹肌的中枢,也受意识控制。动物实验证明,当膀胱膨胀时,下丘脑基底部的神经核群出现诱发反应,逼尿肌收缩,去大脑皮质后,丘脑基底节完整,排尿反射仍正常。中风患者中枢神经系统泌尿功能紊乱,常伴有尿潴留、尿失禁现象,采用针灸治疗中风后尿潴留37例,取次髎、肾俞、太溪、三阴交、关元、中极等穴,3周后所有患者均恢复正常排尿。有人对家兔下丘脑后及延髓排尿中枢进行了探索,实验证实下丘脑后部及延髓在排尿中具有整合作用,针刺"膀胱俞"主要反应是膀胱收缩,切除下丘脑后部则针效减半,在脑桥、延髓之间切断后,针效减半,再经延髓-脊髓之间切断后,针刺效应完全消失。还有研究表明,针刺对下丘脑后部及延髓网状结构中单位放电有显著影响,"膀胱俞"在针刺中与该单位放电有恒定联系,而其他对照点则无变化,说明针刺对膀胱储尿、排尿功能的调节是通过调节排尿中枢、神经反射途径实现的。

(2)调节脊髓排尿中枢:T_{10}、L_1灰质的交感神经节前纤维及节后纤维分布于膀胱及后尿道和盆神经节。储尿期交感神经兴奋。在 α 受体作用下,膀胱及尿道近段关闭。排尿期,交感神经抑制,尿道松弛。位于 S_2、S_3、S_4 副交感神经为盆腔神经,副交感神经节前纤维及节后纤维直接分布于膀胱及后尿道及盆神经节,储尿期发生负反馈调节,逼尿肌核呈抑制状态,

使逼尿肌松弛,排尿期逼尿肌核兴奋,逼尿肌的收缩。针灸在脊髓水平对排尿功能的作用,可能是通过调节交感神经与副交感神经传出纤维及盆神经,在储尿期和排尿期对膀胱逼尿肌和内括约肌进行平衡调节,维持正常功能。对骶神经损伤而处于脊髓休克期的患者进行针灸治疗,针刺关元、三阴交治疗脊髓病变所致的尿失禁 240 例患者中,如脊髓损伤平面较高,脊髓横贯性损伤程度较轻,受损神经的功能处于恢复阶段者。

(3)调节神经递质、逼尿肌功能:基底节黑质细胞产生多巴胺,为多巴胺神经元;苍白球产生乙酰胆碱,属乙酰胆碱能神经元。生理状态下,基底节各神经核之间神经纤维互相联系制约,保持平衡。病理状态下,多巴胺与乙酰胆碱失去制约,乙酰胆碱增多,逼尿肌出现无抑制性收缩,可发生运动紧张性尿失禁。针刺对膀胱张力的影响与膀胱逼尿肌本身的功能状态有关。储尿期,膀胱内尿量由少增多,肌张力逐渐增加,产生膀胱压,所以膀胱压、肌张力及膀胱容量密切相关。排尿期,尿量增多使逼尿肌拉长到最佳收缩长度时,在大脑皮质逼尿肌区的作用下,逼尿肌核兴奋,副交感神经释放乙酰胆碱递质,逼尿肌收缩,压力升高,逼尿肌压是排尿的功能。针灸治疗产后尿潴留可减轻产后因腹压骤降,腹壁松弛,膀胱张力降低所致排尿不尽。由于产程过长或因手术导致膀胱受压水肿,阻碍排尿以及会阴破裂,伤口疼痛影响排尿而形成尿潴留。有人以中极透曲骨为主穴,三阴交、地机为配穴,治疗产后尿潴留,经针刺治疗 1~2 次后,多数患者即可自行排尿。

有研究从膀胱感觉神经调控角度探讨电针深刺次髎、中髎穴促进逼尿肌收缩与感觉传导通路的调控关系,从盆神经传出(运动)神经纤维角度探讨运动传导通路。次髎、中髎穴取穴时应刺入骶后孔内,以接近或触及骶神经根前支取得最佳效果。电针深刺"次髎""中髎"穴显著缩短急性尿潴留(acute urinary retention,AUR)大鼠的尿潴留时间、降低初次排尿后膀胱基础压力、减少开始排尿后不稳定收缩的发生率,说明次髎、中髎穴可以兴奋逼尿肌,有效促进膀胱逼尿肌收缩,降低急性尿潴留后膀胱的不稳定收缩,有效调整膀胱功能,具有双向调节作用。"次髎""中髎"穴旁部位深刺加电针不能产生兴奋逼尿肌效应,说明这种兴奋逼尿肌的特异效应只局限于次髎、中髎穴,电针刺激相同神经节段分布区域不能产生同等效果。电针深刺"次髎""中髎"穴可能兴奋盆神经传入、传出神经纤维,进而兴奋盆神经反射神经通路,促进膀胱逼尿肌收缩,促进排尿。

(二)针灸调节生殖系统功能的作用机制

1. 针灸调节女性生殖系统功能的作用机制　针灸治疗不孕症的作用途径:①调节下丘脑 - 垂体 - 性腺轴,即通过调节下丘脑促性腺素释放因子,增加垂体促性腺素分泌,影响卵巢促进卵泡成熟排卵和功能调节。针刺可使无排卵型功能失调性子宫出血患者血清中促黄体激素(LH)、促卵泡激素(FSH)、雌二醇(E_2)、孕酮(P)、催乳素(PRL)等性腺激素含量趋于正常。②提升肾上腺皮质和性腺功能,促使不孕症患者处于低水平的尿 17- 羟和尿 -17 酮含量明显升高。③调节输卵管功能保持畅通,改善输卵管及周围组织血液循环,增强血氧供应,提高组织代谢及酶活性,抑制炎性介质,促进炎性、坏死组织的吸收代谢,获得对输卵管炎、输卵管阻塞不孕的治疗效应。

针灸对下丘脑 - 垂体 - 性腺(HPG)轴的影响,是针灸治疗多囊卵巢综合征的主要机制之一。针刺可通过对低性激素水平的改善及对高性激素水平的抑制,对 HPG 轴产生双向调节作用,对中枢 β- 内啡肽的产生及分泌、神经肽 Y(NPY)等均具有调节作用。针灸可用于防治先兆流产,获得保胎效应,可能是通过提高孕妇血浆中孕酮和皮质类固醇含量、促使胎盘合成孕酮、维持子宫内膜及蜕膜、抑制 T 淋巴细胞、防止母体排斥胎儿、降低宫缩活动等途径实现这一效应的。在针刺引产和流产效应中,三阴交具有特异性作用,研究表明三阴交穴位于 T_5~L_4 神经节段范围,而子宫活动也隶属于该神经节段,针刺三阴交可能通过外周到中枢途径,尤其是在高级神经中枢整合作用及外周 $T_5 \sim L_4$ 节前纤维形成的盆腔丛影响子宫的生理功能,致使子宫收缩增强。而针刺催产可通过对妊娠分娩状态下内分泌激素的调节,降低血浆中孕酮,升高雌二醇、催产素含量而发挥作用。

针刺石门穴有很高的避孕率,动物实验也得到类似结果。艾灸小鼠"石门"穴及背部、臀部非穴位区,隔日 1 次,连续 3~8 次后,令其交配,6 日后处死病检,发现其卵巢中卵泡数减少,黄体增大、增多,但受孕率下降。其作用途径可能是针刺引起孕激素和雌激素的过剩分泌,并借负反馈作用抑制垂体促性腺素的分泌,阻碍卵泡的成熟和排卵,但并不引起其生殖器官组织结构的变化。

艾灸至阴穴矫正胎位相关研究发现:①艾灸过程中皮肤血管持续舒张,血管容积脉搏波幅增大,指端皮肤温度上升,皮肤电活跃,而心率、血压基本正常,中性粒细胞百分数也未见增加。提示交感 - 肾上腺髓系统的活动在艾灸过程中处于较低水平,而交感 - 胆碱能系统则处于较兴奋状态。②孕妇尿中孕二醇排出量无明显变化,血浆中游离皮质醇含量明显升高,尿中 17- 羟及 17- 酮类固醇排量也明显增加。③前列腺素 E 含量也明显增加,同时胎儿心率明显增快,子宫活动频繁,紧张性增高,说明艾灸可能是通过兴奋垂体 - 肾上腺皮质系统,使肾上腺皮质激素分泌增加,通过雌激素 - 前列腺素的调节,提高子宫的紧张性及加强胎儿的活动,从而纠正胎位。④临床观察还发现,胎动艾灸至阴穴后数分钟内即可增强,数小时后仍可有此感觉,表明艾灸增强子宫活动可能具有即时效应、后效应两重效果。

2. 针灸调节男性生殖系统功能的作用机制　目前的研究基本证实针刺穴位可直接兴奋阴茎神经,改善阴茎局部的血液循环,或影响性腺的分泌功能,从而恢复阴茎勃起功能。针灸治疗不射精可能是通过以下途径实现:①刺激腹下神经,兴奋输精管壶腹、前列腺、精囊平滑肌,以及膀胱内括约肌,促进精液外排;②兴奋阴部内神经,促进海绵体肌和坐骨海绵体肌产生节律性的阵挛收缩,使精液排出;③改善局部血液循环,提高性功能;④解除大脑皮质对脊髓下部射精中枢的抑制;⑤调整下丘脑 - 垂体 - 性腺轴,增强睾丸分泌激素。

研究证实,针刺和艾灸"关元"穴均能使雄性小鼠血浆睾酮含量升高,使肛提肌、储精囊及睾丸的重量明显增加。针刺关元、中极、命门、肾俞等穴,可改善精液异常者精子数目少、活力低下或畸形的状况。

男性性功能障碍是一个复杂的生理和心理过程,疾病的发生与各系统脏腑器官活动密切相关,针灸对男性生殖系统在发挥良性调节作用的同时,还包括对神经系统、循环系统、内分泌系统及生殖器官等的协同作用和精神心理因素在内的整合效应。

三、针灸辅助生殖的作用机制及临床意义

针灸辅助生殖是指针灸结合辅助生殖技术(ART)以提高临床妊娠率的针灸发展方向。辅助生殖技术是运用医学技术和方法对配子、合子、胚胎进行人工操作,解决不孕症问题的一系列技术,包括人工授精(AI)、体外受精 - 胚胎移植(IVF-ET)和相关衍生技术,全球超过10% 的夫妇因此项技术而获益,对当前社会众多不孕患者实现生育、促进家庭完整和社会稳定具有重要意义。辅助生殖技术经过 40 多年发展,胚胎种植成功率可达 30%~40%,但临床妊娠率(CPR)和活产率一直无显著改善,自 1999 年报道针灸可提高体外受精临床妊娠率后,针灸辅助生殖在国内外逐渐被认可,受关注程度不断提高,研究发现针灸在改善卵子质量、改善子宫内膜容受性、降低卵巢过度刺激综合征发生率、提高胚胎移植临床受孕率等方面均具有积极作用,具有明确的临床价值和意义。

(一) 针灸辅助生殖的作用机制

1. 针灸改善卵子质量　针灸对卵子质量的调节主要包括促排卵、促卵子成熟、促卵泡

发育、提高受孕率、减少并发症等方面。选用关元、子宫、三阴交为主穴,给接受体外受精-胚胎移植助孕的患者在控制性超排卵前,以及控制性超排卵前的过程中使用电针,发现在体外受精-胚胎移植过程中卵子质量得到改善,优质胚胎率、临床妊娠率提高,研究者还证实,针刺对排卵障碍患者的促排卵效果显著优于口服枸橼酸氯米芬;还发现,促排卵药物联合针刺,取三阴交、血海为主穴,可以显著改善卵子回收率、卵子成熟率、获卵数。

2. 针灸改善子宫内膜容受性 子宫内膜容受性差是辅助生殖妊娠失败的关键因素,良好的子宫内膜容受性是胚泡成功植入的前提,针灸是一种安全有效地改善子宫内膜容受性的治疗手段。研究表明,通过调节与子宫内膜容受性相关的基因和蛋白表达,提高子宫内膜容受性,可显著改善不明原因不孕症的妊娠结局,经皮穴位电针可能会对子宫内膜同源框异型基因 A10(HOXA10)的表达和子宫内膜容受性的超声标志物有积极影响,显著提高胚胎植入率、临床辅助生殖技术后的妊娠率和活产率。临床研究还发现,针灸可增加子宫内膜厚度,降低螺旋动脉血流阻力,上调血清性激素水平等,改善临床结局,并优于枸橼酸氯米芬。

在以体外受精-胚胎移植反复移植失败患者为研究对象的研究中,采用月经期、滤泡期、排卵期、黄体期分期进行针灸治疗,口服戊酸雌二醇片作为对照,发现两组患者子宫内膜厚度均有所增加,但针灸组优于对照组,针灸组临床妊娠率高于对照组,证实了分期针灸能改善子宫内膜厚度,促进子宫内膜生长,有利于胚胎着床,提高临床妊娠率。

3. 针灸降低卵巢过度刺激综合征(OHSS)发生率 卵巢过度刺激综合征(OHSS)是传统药物促排卵过程中较为常见的并发症,对激素的分泌、卵子的发育均有不同程度的不良影响,并有 20% 接受促排卵的患者会并发卵巢过度刺激综合征。在一项 109 例行体外受精患者的对照研究中证实,选择足三里、血海、关元、三阴交、子宫、气海及中极穴进行电针辅助治疗,能有效防治卵巢过度刺激综合征发生,且不影响优胚率和妊娠率。研究还发现,针灸可以有效降低卵巢血清前列腺素 E_2(PGE$_2$)、环氧化酶-2(COX-2),使卵巢前列腺素 $F_{2\alpha}$(PGF$_{2\alpha}$)和 PGE$_{2\alpha}$/PGE$_2$ 比值增加,增生细胞核抗原(PCNA)表达和分布相应减少,增加细胞周期蛋白调节抑制剂 p27 的表达,从而促进黄体功能和结构的消退,降低卵巢过度刺激综合征的发病率。针灸还具有调控炎性细胞因子 IL-6、肿瘤坏死因子 α、单核细胞趋化蛋白 1 表达,促进 β-内啡肽分泌,增强机体抗应激能力,改善卵巢局部血管通透性等作用,同时又不会影响体外受精-胚胎移植的临床结局。

此外,大量研究还证实,针灸联合胚胎移植能提高临床受孕率,改善取卵过程中的疼痛等级、降低疼痛积分,并减少麻药不良反应,针刺神门、内分泌、内生殖器等耳穴可增加滤泡液中神经肽 Y 的水平,改善患者的焦虑状态和抑郁情绪等等。还有研究者关注针刺与精子质量的关系,发现针刺治疗后患者精子活力显著提高,表明针刺有利于弱精症患者精子活力的提高。

(二)针灸辅助生殖的临床意义

针灸辅助生殖临床应用中,在改善卵子质量、改善子宫内膜容受性、降低卵巢过度刺激综合征(OHSS)发生率等都表现出较好的疗效。临床研究发现,对 ART 患者采用针灸治疗,选用三阴交、关元、中极、气海、血海、肾俞,促排卵率可达到 89.4%,在卵子回收率、卵子成熟率、获卵数均优于药物对照组。研究者还发现,相比较于枸橼酸氯米芬,针灸治疗可显著改善子宫内膜厚度、卵巢动脉血流,提高子宫内膜容受性。针灸还能有效防治 IVF 过程中的 OHSS 发生,且不影响 IVF-ET 优胚率及妊娠率,有研究者根据月经周期进行腹针治疗,在患者注射促性腺激素(Gn)第 1 日开始至胚胎移植日不同阶段采用不同针灸方案,结果显著降低了 OHSS 的发生率,同时改善了患者体内各种紊乱的激素水平。

PPT 课件

第六节　针灸治疗内分泌系统疾病的效应与机制

一、针灸治疗内分泌系统疾病的效应

内分泌系统是由机体内分泌腺和分散存在于某些组织器官中的内分泌细胞组成的一个体内信息传递系统,它与神经系统有着密切的联系,相互配合,以调节机体的各种功能,维持机体内环境相对稳定。内分泌腺主要包括垂体、甲状腺、甲状旁腺、肾上腺、胰岛、性腺、松果体和胸腺;内分泌细胞分布比较广泛,心、肾、肺、皮肤、消化道黏膜、下丘脑等都有相应的内分泌细胞。内分泌腺和内分泌细胞产生的化学物质即激素,经血液或组织液传递到靶组织而发挥调节作用,从而使机体处于健康状态。针灸对内分泌系统的调节作用,是指针灸刺激人体后,引起内分泌系统功能及相应的生物活性物质(激素)发生变化,在一定时间内引发机体产生一系列生理、病理改变的效应。

大量的研究证实,针灸对机体内分泌系统有着广泛的调节作用,针灸对机体的多种效应,往往与调节内分泌系统的功能有关。针灸影响内分泌腺或内分泌细胞分泌激素及使激素从产生到发挥作用的每一个环节,从而协调了激素对机体的调节功能。同时,针刺在对内分泌系统的调节中与神经系统有着密切的联系,神经系统的某些机制在这里发挥着重要的作用。

(一) 针灸治疗的主要内分泌系统疾病

研究表明,针灸可以治疗许多内分泌系统疾病。研究者结合针灸等级病谱的概念,界定出内分泌系统疾病针灸等级病谱:Ⅰ级针灸病谱:单纯性甲状腺腺瘤(早期轻度及非甲状腺毒症)。Ⅱ级针灸病谱:肥胖症(单纯性)、痛风、糖尿病并发症。Ⅲ级针灸病谱:单纯性甲状腺肿、高脂血症、甲状腺功能亢进症、甲状腺炎、糖尿病。

(二) 针灸对内分泌系统功能的调节作用

1. 针灸对胰腺功能的调节

(1)针刺可改善糖尿病患者 β 细胞的分泌功能增加胰岛素的含量:糖尿病是以高血糖、糖尿、葡萄糖耐量降低及胰岛素释放试验异常为主要特征的一组病因不明的内分泌代谢性疾病。针灸治疗可通过改善糖尿病患者 β 细胞的分泌功能使糖尿病患者临床症状有不同程度的改善,血糖下降或基本恢复正常,尿糖逐渐转为阴性,糖耐量试验明显改善,"三多"症状明显减轻,甚至消失。针灸对轻、中型非胰岛素依赖性糖尿病疗效较好,而重型非胰岛素依赖性糖尿病疗效差;针灸对降糖药物有协同作用,可减少药物用量,甚至部分患者可停用口服药;配合饮食控制和适当体育运动,可提高疗效。治疗方法多样,有针刺、艾灸、针加灸、耳针、电针、磁极针、激光针、穴位注射、梅花针、平衡针灸等,其中综合疗法的疗效高于单一疗法。

(2)针灸对糖尿病并发症的治疗作用

1)糖尿病伴发周围神经病变:以肢体麻木、疼痛、肌无力和肌萎缩为主要症状的糖尿病周围神经病变是糖尿病最常见的慢性并发症之一,其发病率高达 60%~90%。温针灸双侧"脾俞""肾俞""足三里""环跳"穴后,观察分析糖尿病大鼠坐骨神经病理学和神经诱发电位,结果表明针刺可以延缓或减轻由糖尿病所致的大鼠周围神经损害,即针刺可以防治糖尿病大鼠形成糖尿病周围神经病变。针刺及针刺配合放血、灸法、穴位注射等疗法可以明显改善患者临床症状,提高神经传导功能。

2) 糖尿病胃轻瘫：糖尿病胃轻瘫是糖尿病在消化系统中常见的慢性并发症之一。糖尿病患者中 75% 合并胃轻瘫，患者出现一系列以胃动力低下、胃排空延迟、胃节律紊乱为主要特征的临床综合征，多见有厌食、嗳气、恶心呕吐、上腹胀满、上腹痛等症状，严重影响其生活质量。捏脊结合针刺可调节糖尿病新西兰兔血浆胃泌素和生长抑素水平，从而可有效控制血糖，促进胃肠运动加快排空，对糖尿病胃轻瘫有较好的应用前景。电针中脘、章门、胃俞等穴对患者的各种胃肠道症状有改善作用。

3) 糖尿病皮肤瘙痒症：糖尿病皮肤瘙痒症是由于糖代谢障碍引起的皮肤表现之一，其病因复杂，如血糖快速升降时血浆渗透压快速变化，经常的高血糖状态使皮肤表层细胞发生脱水效应，糖尿病皮肤微循环异常引起缺血缺氧，糖代谢失常造成细胞膜功能障碍、代谢异常以及糖尿病神经功能紊乱使皮脂腺、汗腺分泌异常等，都可以降低皮肤抵抗力并刺激皮肤神经末梢导致皮肤瘙痒的发生。电针刺激使其皮肤屏障受损及皮色改变的情况有所改善，治疗糖尿病皮肤瘙痒症的疗效较好。

4) 糖尿病下肢动脉硬化闭塞症：糖尿病下肢动脉硬化闭塞症是糖尿病常见的大血管并发症，是以下肢大中动脉狭窄或闭塞和血栓形成，造成肢体缺血综合征。取曲池、合谷、中脘、足三里、丰隆、阴陵泉、三阴交、血海、地机、解溪等穴针刺治疗糖尿病下肢动脉硬化闭塞症疗效显著，可降低截肢率。

此外，单纯针刺或针药结合治疗均能使糖尿病血液流变学状态明显改善，对糖尿病性心血管病变、视网膜病变、肾病、高脂血症的治疗也取得较好效果。

2. 针灸对甲状腺功能的调节作用

(1) 针灸对甲状腺的双向调节作用：针灸对甲状腺激素有明显的双向调节作用，即针灸既可治疗甲状腺功能亢进，又可治疗甲状腺功能低下。甲状腺激素水平偏高者，针刺治疗后血清 T_3、T_4 含量明显下降，血清促甲状腺激素(TSH)含量明显上升；同时，针灸对甲亢性心肌病大鼠肥厚心肌有良好的保护作用，能有效地改善肥厚心肌病理组织学的变化。甲亢性突眼症是与甲亢病理变化密切相关的眼眶内及眶周的自身免疫性炎性增生性变态反应和后遗症，以眼球突出、眼球运动障碍、眼睑浮肿上缩、畏光流泪等眼周症候与体征为基本特征，是甲状腺亢进症最常见的甲状腺外表现，其发生率占甲状腺功能亢进症患者的 41%~68.6% 不等。该病尚缺特效药物，采用糖皮质激素和 / 或免疫抑制剂治疗，虽然可以控制活动期炎症发作，但远期随访发现复发率较高，长期服药易产生较多的副作用。针刺眶区穴位、眶周穴位、风池、天柱、太冲，配合口服甲巯咪唑 10mg/d 和左甲状腺素钠片 25μg/d，可有效地改善患者眼球突出度，具有显著的疗效，且副作用少。选取膈俞、膏肓俞、足三里、血海、三阴交等穴位治疗甲亢合并白细胞减少有明显疗效。甲状腺激素水平偏低者，艾灸治疗后血清 T_3、T_4 含量明显上升，血清 TSH 含量明显下降。针刺可提高单位腺组织或腺细胞活动能力，使机体在碘供应不足的情况下仍能维持产生原水平的甲状腺激素，可使已肿大的甲状腺显著缩小，且甲状腺形态的改变早于甲状腺激素水平的变化。

(2) 针刺对甲状旁腺的双向调节作用：电针大鼠"环跳"穴，可见痛阈提高，同时血钙浓度降低，血磷浓度升高，这主要是由于针刺抑制了甲状旁腺的功能所致。针刺可使血钙过低引起痉挛的患者血钙增高、血磷降低、痉挛等症状消失。

3. 针灸对性腺的作用

(1) 调节性激素水平：针刺能激发、促进残余的窦状卵泡功能，加强雌激素的合成能力，从而调节下丘脑 - 垂体 - 卵巢轴功能，提高体内激素内环境的稳定能力，明显改善更年期综合征症状。

电针可以有效地抑制高性激素状态水平，降低血中性激素的浓度，从而改善性腺的功能。如多囊卵巢综合征(PCOS)是一种育龄妇女内分泌和新陈代谢紊乱的常见病,伴有不排卵、高雄激素、肥胖和胰岛素抵抗等症状。内分泌特征是血清雄激素和黄体生成激素(LH)浓度升高,而性激素结合蛋白(SHBG)降低。临床发现,持续的电针治疗可以诱导 1/3 PCOS 患者规律性排卵,体质量指数(BMI)和腰臀围比率(WHR)明显减小,血清睾酮、血清睾酮与 SHBG 比率、血清基础胰岛素浓度显著降低,血清 SHBG 明显升高。使其具有较少的男性化面容,新陈代谢紊乱得到改善,且周期排卵率和妊娠率都显著提高。因此,电针可以作为药物诱导排卵的一种替代疗法。

针灸对围绝经期大鼠卵泡刺激素(FSH)、LH 有调节作用,能降低围绝经期大鼠已升高的血清 FSH、LH 水平。

针刺相同穴位在大鼠动情周期不同阶段对促性腺激素释放激素(GnRH)和 LH 的调节程度不同,以动情间期和动情后期表现更明显;不同穴位在动情周期相同阶段对 GnRH 和 LH 的调节作用不同,关元比内关穴效果更明显;针刺对 GnRH 和 LH 的调节作用表现出时间性,30 分钟比 60 分钟明显;损毁正中隆起后电针对血中 GnRH 水平仍有一定的调节作用,但对 LH 和 E_2 水平的调节作用基本消失。不同频率电针对晚孕大鼠血栓素 B_2(TXB_2)、血清雌二醇(E_2)及孕酮(P)含量的影响不同。其中,2Hz、50Hz 频率电针可升高血清 TXB_2 含量及 E_2/P 比值,更有利于触发宫缩,加快产程。

(2)促进性器官病理改变的修复:针刺和艾灸雄性小鼠"气海"穴,可使性腺重量及性腺激素含量明显增加,针刺治疗高促性腺激素性闭经疗效显著。电针可使去卵巢 4 周大鼠下丘脑 GnRH 神经元数目明显增多,棘型细胞比例增加,纤维膨体密度增加,下丘脑组织 GnRHmRNA 表达增高,垂体 GnRH 受体 mRNA 表达升高。观察纺锤体和极体的位置关系,表明电针干预可以改善卵子质量,提高妊娠率。电针刺激结合腹腔镜治疗输卵管远端阻塞性不孕症,可以有效解决腹腔镜术后输卵管周围粘连和本身病变问题,从而提高妊娠率和输卵管通畅率。温针灸配合长膜汤通过改善子宫内膜厚度、子宫内膜形态、子宫动脉血流,从而提高妊娠率。

4. 针灸对肾上腺的作用

(1)针刺对肾上腺皮质的作用:针灸可改善肾上腺皮质功能,调节肾上腺皮质激素的分泌。针刺正常人合谷、足三里,可使尿 17-羟皮质类固醇(17-OHCS)和 17-酮类固醇(17-KS)排出量增加,并有较长的后效应。针刺对肾上腺皮质功能的影响,不仅是一种双向良性调整作用,而且还与针刺机体状态有关。如针刺风湿性心瓣膜病患者内关穴,可使降低的血浆皮质醇含量升高,亦可使升高的血浆皮质醇含量降低。电针家兔"足三里"穴可抑制捆绑、冷或热刺激等应激状态下肾上腺皮质激素过量分泌。而对连续注射可的松造成肾上腺皮质功能减退的大鼠,弱电针双"肾俞"穴可使其肾上腺皮质功能增强,血浆皮质醇激素含量明显增加。艾灸"足三里""肾俞"穴能够调节慢性疲劳大鼠的血浆 ACTH、CORT、CRH 水平,纠正 HPA 轴功能,从而达到治疗慢性疲劳综合征(CFS)的目的。对不同的肿瘤患者和非肿瘤患者施以针麻诱导后,进行血浆皮质醇的测定,结果胃肠道肿瘤患者大多较针前降低,乳腺肿瘤以及其他肿瘤患者大多较针前升高。天灸治疗能提高阳虚质人群血浆 ACTH 水平并可改善阳虚体质。热补针法能明显改善肾阳虚小鼠肾上腺皮质的结构和功能,抑制肾上腺皮质的萎缩。

针灸可以影响肾上腺重量,调节肾上腺皮质功能。艾灸"关元""肾俞"等穴,能促进因氢化可的松造成的肾上腺重量减轻、肾上腺皮质厚度及束状带细胞面积减少、束网两带细胞核密度增大等肾上腺皮质萎缩改变的修复。更年期模型组大鼠肾上腺重量系数明显降低,皮质总厚度变薄,球状带与网状带增厚,束状带变薄。束状带类脂滴含量明显减少。而电针

"足三里""三阴交""关元"及"太冲"穴后,肾上腺重量系数,肾上腺皮质形态、功能都明显改善。

（2）针刺对肾上腺髓质的作用：针灸对肾上腺髓质功能有良性调节作用。针刺家兔"足三里"穴,不仅可兴奋交感 - 肾上腺系统,使外周血中肾上腺素含量增加,而且在连续数天针刺后,还可使肾上腺髓质内肾上腺素细胞及去甲肾上腺素细胞明显增加,胞体增大,胞浆反应加深。这可能是针刺表现出比较稳定而又比较持久的升压作用的形态学基础。针刺失血性休克模型家兔"人中"穴,可见血压显著升高,并可延缓死亡时间,在荧光显微镜下观察其肾上腺髓质组织的化学变化结果表明,非针刺组儿茶酚胺荧光明显减弱,针刺组儿茶酚胺荧光明显增强,定量分析也证明针刺组荧光强度明显高于非针刺组。这说明针刺家兔"人中"穴可以阻止休克兔肾上腺髓质儿茶酚胺的减少。针刺大鼠"足三里"后,肾上腺髓质含去甲肾上腺素的细胞显著减少,由 10.13% 降至 4.59%,提示去甲肾上腺素的释放过程加强。

二、针灸治疗内分泌系统疾病的机制

（一）针灸调节胰腺功能的主要机制

1. 调节迷走神经的功能　当迷走神经功能低下时,它所支配的胰岛的内分泌腺 β 细胞分泌胰岛素不足,进一步导致血糖过高。针刺可以兴奋迷走神经从而影响胰岛 β 细胞的分泌功能,最终促进胰岛素的分泌,降低血糖。

2. 影响 β 细胞的分泌功能　针刺可以使胰岛 β 细胞受体对葡萄糖的敏感性增强,胰岛素的分泌增加,加快血糖的利用和转化,从而控制血糖的升高或同时提高外周组织对胰岛素的反应性,降低较高的血糖水平。另外,实验也证实针刺可以使由于 β 细胞受损而导致的胰岛组织的透明样变、纤维化和水肿等病理变化得到改善。

3. 改善胰岛素抵抗,调整内分泌代谢异常　胰岛素抵抗是指胰岛素作用的靶器官、组织对胰岛素生物学效应的反应性降低或丧失,是 2 型糖尿病的发病基础。针刺可通过改善胰岛素受体和受体后缺陷、调节下丘脑中枢神经核团的电活动和神经递质水平、降低炎症因子从而改善胰岛素抵抗。针刺还可以增强机体对胰岛素的敏感性。

如针刺可以增加大鼠红细胞和脂肪细胞胰岛素受体数目,提高受体亲和力,增加大鼠脂肪细胞葡萄糖转运能力,并且这一变化与血清胰岛素浓度呈负相关。下丘脑对胰岛素的分泌有调节作用,刺激下丘脑外侧核（LNA）可兴奋迷走神经,使胰岛素分泌增强,血糖下降,食欲提高;刺激下丘脑腹内侧核（vMH）可兴奋交感神经,使胰岛素分泌减少,血糖上升,食欲减弱;运用神经细胞微电极记录方法和脑立体定位技术,对实验性肥胖大鼠 vMH 饱食中枢电活动进行观察,结果针刺可增加 vMH 的兴奋,抑制食欲,减少能量摄入,达到减肥效应。

4. 针灸治疗糖尿病并发症的主要机制　针灸通过改善糖、脂代谢;改善微循环;降低血清、坐骨神经中丙二醛（MDA）水平,降低超敏 C 反应蛋白（hs-CRP）水平,降低血浆中内皮素（ET）含量,增加血管活性物质一氧化氮（NO）含量,提高超氧化物歧化酶（SOD）和总抗氧化能力（TAOC）水平,改善氧化应激状态,减轻周围神经的结构和功能损伤;调节神经免疫内分泌功能;调节血浆胃泌素和生长抑素水平,促进胃肠运动加快排空等主要机制对糖尿病并发神经病变、胃轻瘫、皮肤瘙痒症、下肢动脉硬化闭塞症具有显著疗效。

（二）针灸调节甲状腺功能的主要机制

针灸主要是通过影响下丘脑 - 垂体 - 甲状腺轴和免疫功能来调节甲状腺的功能。

针灸刺激信号经过上传途径到达下丘脑,再兴奋大脑皮质,调节中枢神经系统的功能,提高病理状态下处于抑制状态的下丘脑的兴奋性,增强促甲状腺激素释放激素分泌细胞的分泌活动,通过下丘脑 - 垂体 - 甲状腺轴影响 T_3、T_4 的合成与释放。甲状腺功能低下时可能影响垂体的合成与分泌活动,腺体代偿性增大。电针使甲低大鼠血清 T_3 明显升高,但对 RT_3 无影响,提示甲低大鼠电针后主要对生物活性较高的 T_3 有明显的调整作用,使其含量显著增高,这可能是电针使 5- 脱碘酶活性增强, T_4 转变为 T_3,而对 RT_3 无影响。甲低大鼠电针后血浆 cAMP 明显降低,cGMP 含量升高,使已经升高的 cAMP/cGMP 比值接近正常水平。

针刺可调节血流量,抑制迷走神经,减少促甲状腺激素分泌,而使肿大的甲状腺逐渐缩小。针刺还通过直接调节机体自主神经功能(改善自主神经平衡指数)起到治疗效应。

甲状腺功能亢进症为自身免疫性疾病。甲状腺激素水平偏高的患者血清中存在一种甲状腺刺激免疫球蛋白,与甲状腺细胞膜上 TSH 受体结合,具有 TSH 样作用,从而使甲状腺组织增生,产生过量的 T_3、T_4,出现一系列的功能亢进症。甲状腺激素水平偏低的患者,血清中则有一些破坏甲状腺细胞的抗体,导致 T_3、T_4 合成能力下降,机体呈现甲状腺功能减退的症状。血清 T_3、T_4、TSH 含量的变化,同刺激性抗体的作用有关。针灸可以通过消除或降低患者血清中刺激甲状腺细胞兴奋的促甲状腺激素受体抗体(TSI 或 TSAb)的活性,去除其对甲状腺细胞的病理性刺激,降低血清甲状腺激素含量,促使甲状腺功能恢复正常。针灸还可降低桥本甲状腺炎患者血清中甲状腺球蛋白抗体和甲状腺微粒体抗体,减少它们与甲状腺细胞膜上 TSH 受体的结合率,从而抑制其产生过量的 T_3、T_4,以改善甲状腺功能。

(三) 针灸调节肾上腺功能的主要作用机制

针灸对肾上腺皮质功能的调节主要是通过下丘脑 - 垂体 - 肾上腺轴实现的。

慢性疲劳大鼠模型的双侧肾上腺指数显著增大,肾上腺组织发生肥大,提示在慢性应激的作用下可能导致了模型大鼠肾上腺发生代偿性增大,肾上腺指数增加,肾上腺皮质超微结构显示脂质空泡较少,线粒体管形疏松、轻度肿胀,功能受损出现失调,下丘脑 CRH mRNA 转录水平及血浆中 CRH 的含量水平有明显升高。电针组治疗后慢性疲劳大鼠双侧的肾上腺指数均明显降低,下丘脑 CRH mRNA 水平及血浆 CRH 的含量有下降趋势,说明电针能在一定程度上缓解大鼠肾上腺的肥大,具有减轻大鼠肾上腺功能损害的作用。可能对应激导致的 CRH 转录异常具有一定的调节作用,从而缓解由 CRH 增高引起的相应症状。

耳针 "缘中" 穴可使垂体 ACTH 的分泌和释放增加,下丘脑弓状核内 ACTH 免疫反应神经元胞体的数量明显增多,且在室旁核及视上核内也出现许多 ACTH 免疫反应阳性胞体。针刺大鼠 "足三里" 穴可使外周 ACTH 活性增加,表明针刺可以通过作用于下丘脑激活垂体 - 肾上腺皮质系统。将家兔终纹或下丘脑腹内侧核损毁,再电针 "足三里" 穴,肾上腺皮质激素合成的动态变化没有第一相增加,只有第二相增加。损毁家兔穹隆或弓状核,再电针 "足三里",肾上腺皮质激素的合成与正常家兔电针 "足三里" 穴的变化一样呈现双相性增加。提示终纹和下丘脑腹内侧核在电针 "足三里" 促进肾上腺皮质激素合成的效应中发挥重要作用。

肾上腺髓质直接接受交感神经节前纤维的支配,分泌两种激素即去甲肾上腺素和肾上腺素。通常肾上腺髓质与交感神经系统的生理效应紧密联系,难以分开,所以称之为交感 - 肾上腺髓质系统。针刺通常可增强这一系统功能,促使交感神经兴奋和肾上腺髓质激素分泌。如穴位注射可使失血性休克狗的外周阻力增高,可能就是通过增强交感 - 肾上腺髓质系统活动实现的。

(四) 针灸调节性腺功能的主要作用机制

针刺对性腺功能所产生的调节作用是以下丘脑 - 垂体 - 性腺轴(HPOA)功能变化作为基础的。下丘脑中的 GnRH 神经元是这个内分泌调节轴中的启动因素。针灸可通过调节 GnRH 而对性腺产生作用,以调节性腺激素分泌。

如电针可显著升高去卵巢模型（OVX）大鼠下丘脑中芳香酶活性及其蛋白和 mRNA 的表达，增强脑内芳香化作用，从而影响 GnRH 神经元，提升 OVX 大鼠低下的 HPOA 的功能，血 GnRH、LH、E_2 水平均有不同程度的变化。且调节作用受穴位及以动情周期影响。

针刺能促进小剂量雌激素对生殖内分泌功能的调节作用，如针刺能促进小剂量雌激素对去卵巢大鼠下丘脑 GnRH、G 蛋白偶联受体 54（GPR54）、肿瘤转移抑制因子 -1（Kiss-1）的分泌，从而兴奋下丘脑 Kisspeptin-GPR54 信号通路，使外周血雌激素水平增高；针刺还能促进小剂量雌激素对去卵巢大鼠下丘脑 CRHmRNA 的表达，从而 CRH 释放增多。CRH 释放增多可能导致垂体 ACTH 细胞的反应性增高，进而促使肾上腺皮质功能活跃，血皮质醇水平增高。而肾上腺合成分泌的雄激素可能也同时增多，在外周脂肪、肝脏等组织芳香酶的催化下转化成雌激素增多，使血液中 E_2 水平显著升高。

持续的电针刺激还可显著提高 CRH 的合成和分泌，从而促进提升血中 ACTH 浓度、肾上腺皮质功能、皮质酮水平及血中雌二醇的水平，使其 PVN 中 CRH 神经元的数量显著增多，且在 PVN 中出现 GnRH-ir 物质，可见电针不仅可以提高 OVX 大鼠 CRH 的合成与分泌，且可促进 GnRH 的表达。组织形态学也表明，经电针处理后，去卵巢 4 周大鼠下丘脑 GnRH 神经元数目明显增多，棘型细胞比例增加，纤维膨体密度增加，下丘脑组织 GnRH mRNA 表达增高，垂体 GnRH 受体 mRNA 表达升高。电针能上调围绝经期大鼠卵巢雌激素 β 受体和细胞色素 P450 芳香酶的表达。

三、针灸治疗单纯性肥胖病的作用机制及临床意义

肥胖是由于遗传、环境等特定因素引起的一系列进食调控和能量代谢紊乱，使体内热量摄入大于消耗，能量失衡，体内脂肪积聚过多，体重超常所致的一种常见的内分泌代谢疾病，发病过程十分复杂。体重指数（BMI，体重 / 身高 ^{2}=kg/m^2）是目前国内外比较公认的简单易行的判定方法。亚洲成人 BMI 的正常范围是 18.5~22.9，BMI 大于 25 即为肥胖。

肥胖者高血压、糖尿病、高脂血症及高尿酸血症等肥胖相关疾病的患病率较高，因此，医学界已把肥胖当成一种疾病进行治疗。现常用的治疗方法有非药物治疗（饮食治疗、运动治疗、心理治疗、针灸治疗等）及药物治疗（作用于中枢的食欲抑制药、作用于外周的脂肪酶抑制药、能量消耗增加药）。

对最近 10 年针灸治疗肥胖症文献分析发现，针灸疗法多种多样，有毫针、耳穴、穴位埋线、电针以及由上述各种方法组合而来的综合疗法，如体针配耳穴贴压、针刺加灸法等。其中毫针疗法总有效率为 73.8%~96.7%，疗程为 15~60 天；耳穴疗法总有效率为 62.5%~98.0%，疗程为 35~125 天；穴位埋线疗法总有效率为 91.4%~98.3%，疗程为 55~105 天；电针疗法总有效率为 93.1%~97.8%，疗程为 30~45 天；体针配合耳穴贴压治疗总有效率为 83.3%~95.7%，疗程为 15~30 天。对 38 篇资料用穴统计结果表明穴位出现的频率为天枢 33 频次，中脘 30 频次，足三里 28 频次，三阴交 25 频次，关元 23 频次，丰隆 22 频次，气海 19 频次，大横 17 频次，阴陵泉 14 频次，水分 14 频次，曲池 11 频次，梁丘 9 频次，上巨虚 8 频次，滑肉门 7 频次，带脉 7 频次。耳穴出现的频次从高到低依次为内分泌、肺、脾、三焦、肾、神门、大肠、小肠、饥点、心、胰、胆。

（一）针灸治疗肥胖病的作用机制

肥胖患者机体发生的内分泌紊乱，包括下丘脑、胰岛、脂肪细胞等，针灸可通过纠正上述各环节的紊乱以达到减肥之目的。

1. 调节中枢功能

（1）调节食欲调节网络：下丘脑中存在一个特殊的食欲调节网络，内侧下丘脑区的弓状

核(ARC)、腹内侧核(VMH)、背内侧核(DMN)、室旁核(PVN)、视交叉上核(SCN)和外侧下丘脑区(LHA)均是"网络中心",各个"网络中心"具有生成和接收"文件"的能力,是相互影响、协同合作的单元。下丘脑"食欲调节网络"是一个精细的调节环路,打破其中任何一个单元的信息平衡,皆有可能破坏机体内的能量稳定状态,从而导致食欲亢进或厌食。

针灸可对上述下丘脑"食欲调节网络"的各个环节进行调节。针刺能够提高饱食中枢(VMH)的兴奋性,使饱食中枢的活动水平占据优势,削弱饥饿中枢(LHA)的活动,降低其兴奋性,从而控制了肥胖机体亢进的食欲,减少热量的摄入,促使体内堆积的脂肪被消耗利用占主控的作用。针刺可以纠正肥胖机体弓状核(ARC)神经细胞功能的异常低下,使下丘脑弓状核(ARC)神经细胞自发放电频率显著回升,室旁核(PVN)神经细胞自发放电频率显著回降。

(2)调节激素及神经介质:在"食欲调节网络"中,中枢神经肽、神经递质和激素起着非常重要的作用。有关营养物质的储存、饱腹感、对食物的口感等都通过内分泌激素、营养代谢的信号或是联络大脑与外周的神经通路与脑发生关系。这些信息都由脑整合,并最终转变成食物摄入和能量消耗的反馈信息。研究表明,针灸对这些激素具有显著的调节作用。

1)瘦素:瘦素是一种循环激素,可通过多种途径发挥作用,它的中枢作用主要是通过下丘脑-神经肽通路实现的,即它与中枢神经系统中的瘦素受体(OB-R)结合,进一步发挥生物学效应。临床观察结果显示,单纯性肥胖患者血清瘦素和胰岛素(INS)含量均显著高于正常人水平,说明本组患者具有高瘦素血症和高INS血症,即胰岛素抵抗(IR)和瘦素抵抗(LR)的特征。实验研究表明,肥胖大鼠血清瘦素和INS水平与单纯性肥胖患者相同,这些结果均证明肥胖机体存在着LR和IR的特征。瘦素血脑转运异常和OB-R基因表达的缺陷使下丘脑分泌神经肽(NPY)增强,出现摄食增加,能耗减少,导致高INS血症,使机体内脂肪增多,产生IR;肥胖机体胰岛β细胞OB-R对瘦素的不敏感性,导致瘦素不能有效地抑制胰岛β细胞分泌INS,从而进一步加重高INS血症及IR。高INS血症又会引起瘦素的过度分泌,导致高瘦素血症和LR。这样如此恶性循环必然导致肥胖的加重。针刺治疗后,肥胖大鼠体重、Lee's指数、体脂含量均出现显著回降,说明针刺具有良好的减肥作用。同时肥胖大鼠血清瘦素和INS的含量均出现显著回降,而下丘脑瘦素和INS的含量、脑血的瘦素和INS含量比值以及下丘脑OB-R基因表达均出现显著回升,说明针刺具有降低肥胖机体外周瘦素和INS的含量、升高中枢瘦素和INS的含量、上调OB-R基因表达的作用,从而纠正LR和IR。

2)胆囊收缩素:胆囊收缩素(CCK)是一类作用广泛的胃肠激素,迷走中枢CCK可调节饱感信号,影响摄食行为。在机体能量代谢调节中CCK是一种外周饱和分子,其主要功能是短期控制摄食,即减少摄食量和产生早期的饱行为表向,且CCK饱和效应的调节与能量平衡变化成比例。针刺后肥胖大鼠中枢CCK和血液CCK均有增加趋势,观察与其相关的肥胖指标和能量代谢指标发现,Lee's指数下降,肾周和大网膜脂肪重量减少,脂肪细胞体积缩小,血清TG、TC、LDL含量降低,LPL活性增强,HDL含量升高。

3)中缝核群单胺类递质:肥胖大鼠中枢核群5-HT、5-HT/5-羟吲哚乙酸水平显著低于正常组,而色氨酸、去甲肾上腺素、多巴胺含量却显著高于正常组。中缝背核5-HT含量与肥胖度呈负相关。针刺后,中缝核群中5-HT、5-HT/5-羟吲哚乙酸含量明显回升,色氨酸、多巴胺含量明显回降,说明肥胖大鼠中缝核群功能失调,可能是肥胖的重要发病环节,针刺对中缝核群功能的良性调整作用,可能是针刺实现减肥效应的一个重要因素。

2. 调节脂肪组织肾上腺素能受体功能 肥胖大鼠肥胖指标显著高于正常大鼠,褐色脂肪组织肾上腺素能受体(β-AR)基因表达水平明显低于正常大鼠,且肥胖指标与褐色脂肪组

织 β-AR 基因表达水平呈负相关。针刺可使肥胖大鼠褐色脂肪组织 β-AR 基因表达水平明显回升,针刺促进褐色脂肪组织 β-AR 基因表达可能是针刺减肥的细胞分子机制之一。

3. 调节脂联素(ADI)分泌　调节脂联素是脂肪细胞特异性分泌的蛋白质,是胰岛素敏感性的一个重要的调控因子,可拮抗胰岛素抵抗,能降低血脂、血糖,增加胰岛素介导的对肝糖原输出的抑制。肥胖人群的血清脂联素水平显著低于正常人群,因此脂联素在单纯性肥胖的发生发展过程中起着重要作用。针刺能上调患者血清脂联素水平,对胃热湿阻型单纯性肥胖症有较好的治疗作用。

4. 调节自主神经功能　肥胖患者自主神经平衡指数(Y)低于正常人,自主神经外周介质去甲肾上腺素(NA)、多巴胺(DA)明显低于正常人水平,而全血乙酰胆碱脂酶(AChE)、唾液淀粉酶(S-Am)活性明显高于正常人,针灸治疗后,患者自主神经平衡指数恢复正常,而NA、DA 有所回升,AChE、S-Am 有所下降,且都调整至正常人水平。说明针灸增强了患者交感神经功能,抑制了亢进的副交感神经功能。

耳穴中的针灸减肥有效穴多存在于耳甲腔内,此处迷走神经分布丰富,且与脏腑相对应。耳针能够调整肥胖大鼠的自主神经功能,改善肥胖患者交感神经的抑制和迷走神经的亢进状态,即减肥效应是通过抑制迷走神经使亢进的胃肠功能减弱实现的。此外,耳针对耳神经的机械刺激产生神经冲动,通过迷走神经传至中枢神经系统,这样的冲动还可干扰来自胃肠道的食欲信号,从而使饥饿感减轻,食欲降低,体重下降。

5. 调节内分泌功能　下丘脑-垂体-肾上腺轴(HPA 轴)功能紊乱是抑制其他内分泌功能的主要原因,可以用唾液皮质醇(SCS)来评估 HPA 轴的不同活性和调节变化。单纯性肥胖患者唾液皮质醇和血中皮质醇含量低于正常水平,针刺可以使其含量回升,提示针灸可以改善下丘脑-垂体-肾上腺轴的功能;同时,患者胰岛素分泌增多,对抗血中肾上腺素(AD)、皮质醇、胰高血糖素和生长激素的作用,针灸使 AD 和 CS 含量回升,说明可以增强交感-肾上腺系统的功能,从而提高患者交感神经兴奋性,拮抗副交感神经的作用。胃肠实热型单纯性肥胖患者血中肾上腺素、去甲肾上腺素、促肾上腺皮质激素、唾液皮质醇、甲状腺素、环腺苷酸含量及基础代谢率在针刺前均低于正常水平,表明患者除了某些代谢异常外,还存在着神经、内分泌调节功能方面的改变。针刺后患者上述指标上升,表明针刺可增强患者偏低的下丘脑-垂体-肾上腺系统、交感-肾上腺系统及甲状腺系统功能,从而增加能量消耗,促进体脂的动员与分解。

针灸可增强肥胖患者下丘脑-垂体-甲状腺轴系统的功能,能增加垂体激素、三碘甲状腺原氨酸、甲状腺素等合成,促进新陈代谢,提高肥胖患者偏低的能量代谢水平,促进患者能量消耗,从而获得减肥效应。

6. 调节消化系统功能　针灸可通过对外周组胺(HA)、5-HT、前列腺素 E_2(PGE$_2$)等活性物质的分泌影响调整肥胖患者的消化吸收功能;针刺能降低患者血清胃蛋白酶、胰淀粉酶水平,减少木糖排泄;可以延迟餐后胃排空,抑制肥胖患者亢进的胃肠道消化吸收功能。

肥胖患者胃电活动较为活跃,针刺治疗一段时间后空腹胃电活动降低,易饥感减轻或消失,机体长期能量摄取超过能量消耗状况得到改善。此外,治疗后餐后胃电振幅增高明显延迟,提示餐后胃排空延迟。

7. 改善炎症反应　脂肪组织可产生多种炎性反应因子,这些炎性反应因子可导致机体发生慢性低度炎性反应,并能促进代谢综合征、胰岛素抵抗及心血管疾患的发生和进展。IL-6 作为前炎性细胞因子,不仅由免疫系统的单核-巨噬细胞产生和分泌,而且也由脂肪细胞产生。C 反应蛋白(CRP)作为一种非特异炎症标志物,是重要的机体防御分子,由肝脏产生并分泌。CRP 的生物学作用是通过激活补体导致细胞裂解,与淋巴细胞、单核细胞受体结合,使淋巴细胞活化,分泌淋巴因子,参与体内各种炎症反应。体脂含量与炎性反应因子的水平显著相关。肥胖模型大鼠CRP、IL-6基因表达水平均显著升高,针刺后大鼠脂肪组织CRP、IL-6基因mRNA表达水平明显降低,表明针刺能有效降低肥胖大鼠脂肪组织CRP、IL-6基因mRNA表达水平。而肥胖大鼠最终体重减少,脂代谢改变,可能与降低大鼠CRP、IL-6基因表达的水平,改善了肥胖大鼠机体的炎症反应有关。

综上所述,针灸可通过对上述各环节的功能调整以达到减肥之目的。

（二）针灸治疗单纯性肥胖病的临床意义

根据2018年中国国民健康与营养大数据报告,中国血脂异常人口有1.6亿,高脂血症患者1亿,脂肪肝患者1.2亿,超重或者肥胖症在7 000万~2亿人,因此,研究有效的减肥方法已经成为健康领域的重大课题。但是,目前市场上仍未出现减肥的特效药,多种减肥药物因严重的毒副作用先后撤出市场。

研究表明针灸减肥具有疗效明确、无明显毒副作用的特点,已经成为我国肥胖及相关疾病防治的主要措施之一,中国针灸学会于2015年已经基于临床与机制研究的证据发布了"循证针灸临床实践指南单纯性肥胖病"以指导针灸临床实践。目前针灸治疗肥胖的主要方法有毫针刺法、耳穴压丸疗法、温针疗法、耳针疗法、耳体针结合疗法、电针疗法、头体针结合疗法、针药并用法、穴位埋线法等,临床总效率在75%左右。

针灸减肥效应不仅仅局限于体重、体脂的减少,而且可以防治肥胖相关的并发、伴发病症及继发疾病,临床和基础研究资料表明,针灸不仅可以减肥、减重,还可以对2型糖尿病、高脂血症、脂肪肝等有确切的治疗作用,因此,也成为肥胖相关疾病治疗的重要措施之一。

第七节　针灸治疗免疫系统疾病的效应与机制

05章07节PPT

PPT课件

一、针灸治疗免疫系统疾病的效应

免疫是机体识别和清除外来抗原物质和自身变性物质,以维持机体内环境相对恒定所发生的一系列保护反应。免疫系统的重要生理功能是对"自己"和"非己"（或称"异己"）抗原的识别和应答,从而担负着机体免疫防御、免疫监视和免疫稳定的功能。机体的免疫细胞一方面对病原体或肿瘤细胞进行适当应答,使之从体内清除,从而执行免疫防卫功能。另一方面,免疫细胞出现不适当应答,则对机体有害。例如:应答过高,则造成组织损伤,会引起过敏性疾病;应答过低,则发生免疫缺陷症,出现反复、难治性、持续性感染或形成肿瘤。甚者,在某些情况下,自身耐受性遭受破坏,免疫系统对自身组织成分产生免疫应答反应,超越了生理的限度或持续时间过久,即可造成自身组织损伤,甚至发生自身免疫性疾病。

大量临床观察和实验研究表明针灸具有调节机体免疫功能的作用,对免疫性疾病有治疗作用。针灸的促防卫与调节免疫作用是针灸治疗作用发挥的重要途径之一。

（一）针灸治疗的主要免疫性疾病

研究表明针灸对很多疾病疗效确切。研究者结合针灸等级病谱的概念,界定出针灸治疗的病谱等级如下:Ⅰ级针灸病谱:荨麻疹、血管瘤。Ⅱ级针灸病谱:变态反应性鼻炎、支气管哮喘、慢性支气管炎、慢性非特异性溃疡性结肠炎、白细胞减少症、肿瘤放化疗后不良反应。Ⅲ级针灸病谱:类风湿关节炎、甲状腺功能亢进、癌症发热、疼痛、子宫肌瘤。

（二）针灸对免疫系统功能的调节作用

1. 针灸对免疫细胞与免疫分子的调节作用

（1）针灸对免疫细胞的作用

1）针灸对白细胞的影响：白细胞包括中性粒细胞、嗜酸性粒细胞、嗜碱性粒细胞、单核细胞和淋巴细胞，淋巴细胞又分为 T 细胞、B 细胞、大颗粒细胞（包括 K 细胞、NK 细胞）。研究表明，针灸对白细胞的功能和数量有明显的调节作用。

①针灸对吞噬细胞的影响：吞噬细胞主要包括单核/巨噬细胞系统及多形核粒细胞两大谱系。巨噬细胞胞内富含溶酶体及线粒体，具有很强的吞噬功能，不仅能杀伤胞内病原体，亦能清除体内凋亡的细胞及异物。此外，活化的巨噬细胞可产生细胞因子，具有重要的免疫调节作用。多形核粒细胞主要为中性粒细胞，胞内富含溶酶体、过氧化物酶和各种杀菌物质，对化脓菌有很强的吞噬及清除作用。

针灸对机体内吞噬细胞的数量和吞噬功能均有调整作用，首先，这种作用与机体所处状态密切相关：当机体吞噬功能低下时，针刺可使其吞噬作用增强。当吞噬作用过于活跃时，针刺可使其吞噬作用下降。

艾灸"大椎"穴使注射环磷酰胺的小鼠模型的腹腔巨噬细胞吞噬指数和吞噬百分率显著高于未灸组，而对正常小鼠巨噬细胞吞噬功能有一定的增强作用。灸对荷瘤小鼠巨噬细胞免疫功能有增强作用。

采用细胞形态计量学观察，老年大鼠针刺"足三里""关元"后，肝内巨噬细胞体积增大，数量增多，吞噬功能增强，与对照组相比有显著差异。针刺环磷酰胺免疫抑制大鼠"足三里"穴，6 天后使腹腔巨噬细胞吞噬百分率和吞噬指数显著升高。这种作用受穴位特异性影响：如针刺家兔"足三里""大椎"等穴可使刚果红清除率升高，但针刺"环跳"穴却使刚果红清除率下降。

使用人的结肠黏膜组织作为抗原，诱发免疫反应建立小鼠溃疡性结肠炎的模型，观察电针结合灸法对中性粒细胞的作用，结果发现电针结合灸法能促进肠黏膜组织炎症的消退及中性粒细胞的凋亡。

电针正常家兔双侧"足三里"，针刺后 30 分钟，末梢血液中白细胞总数较针前往往有一个抑制相，而后逐渐上升，针后 3 小时达到高峰，以后又逐渐下降，至 24 小时恢复正常。其中又以中性粒细胞增多最为明显。

抗原提呈细胞是指能捕捉、加工、处理抗原，并将抗原提呈给抗原特异性淋巴细胞的一类免疫细胞。主要包括树突状细胞（DC）、巨噬细胞等。

针灸可调节巨噬细胞的数量和功能，即针灸对抗原提呈细胞具有影响。当机体吞噬功能低下时，针灸可提高巨噬细胞的数量和功能，一方面加强了抗原在机体内的清除，即加强了机体的非特异性免疫应答；另一方面，通过巨噬细胞对抗原提呈，加强了机体对抗原的特异性免疫应答。相反，当机体吞噬功能过分活跃时，针灸一方面可控制炎症的发生，另一方面对机体的特异性免疫应答进行负反馈调节。

②针灸对嗜酸性粒细胞的影响：观察不同时段电针哮喘豚鼠"定喘""肺俞""经渠"的影响，发现按时辰取穴的疗效优于不按时辰治疗者，其机制可能与改善豚鼠气道的嗜酸性粒细胞（Eos）计数与凋亡率有关。将天灸后大鼠的血清通过尾静脉注射于哮喘模型大鼠体内，可明显降低哮喘大鼠外周血和肺支气管组织中 Eos 的数量，具有与天灸疗法相类似的抗哮喘作用。复方穴位贴敷双侧定喘、肺俞、膏肓俞穴治疗哮喘的疗效，与单用白芥子贴敷比较，在降低 Eos 方面，治疗组优于对照组，表明穴位贴敷可通过降低 Eos 改善患者的免疫状态，进而缓解哮喘症状。

③针灸对 B 淋巴细胞的影响：B 淋巴细胞简称 B 细胞，是免疫系统中抗体生成细胞。B 细胞表面抗原识别受体（BCR）及其分泌的抗体均为免疫球蛋白。分泌型的免疫球蛋白执

行多种免疫功能,在特异性体液免疫应答中发挥着重要的作用。针灸对 B 细胞的调节主要影响 B 细胞的抗体生成,体现在针灸对免疫球蛋白的影响上。此外,B 细胞激活时可产生细胞因子,参与各种免疫应答调节。

④针灸对 T 淋巴细胞的影响:T 淋巴细胞作为免疫效应细胞主要执行两方面的功能,即介导迟发性超敏反应和对靶细胞的直接杀伤作用。还可作为免疫调节细胞辅助其他免疫细胞的分化和调节免疫应答。淋巴细胞转化实验是检测 T 淋巴细胞数量和功能的主要手段。佐剂性关节炎模型组与正常组比较脾淋巴细胞转化率明显降低,电针组大鼠脾细胞转化率较模型组有所升高,表明电针对佐剂性关节炎大鼠的脾淋巴细胞转化率有明显的提高效应。

目前常用 $CD4^+$、$CD8^+$ T 细胞评价机体在不同状态下的免疫功能,$CD4^+$、$CD8^+$ 细胞数目的变化,尤其是 $CD4^+/CD8^+$ 比值的异常是许多疾病发生免疫损伤的中心环节。如在化疗前,$CD8^+$ T 细胞处于正常范围的低值状态,$CD4^+$ T 细胞则明显低于正常范围,在化疗期间配合电针治疗,则 T 细胞亚群、NK 细胞活性值非但没有下降,反而均有不同程度的提高。针刺可改善放化疗患者 $CD4^+/CD8^+$ T 细胞的失调,使紊乱的细胞免疫和偏差的补体 C_3 得到一定的调整和纠正,但对正常人无影响。

恶性肿瘤患者免疫功能低下与 T 细胞及其亚群密切相关。主要表现为 T 细胞亚群中 $CD3^+$、$CD4^+$ 降低,$CD8^+$ 降低或正常,从而导致 T 细胞亚群比例失调,细胞免疫处于抑制状态。针刺夹脊穴后,$CD8^+$ 百分率较针刺前有所回升,$CD4^+/CD8^+$ 明显下降,已基本接近正常水平,说明针刺可调节恶性肿瘤患者失衡的免疫功能。麦粒灸可有效调节荷瘤小鼠的免疫功能,促进荷瘤小鼠 Th1 型细胞因子的产生,有效纠正荷瘤导致 Th1/Th2 的失衡,增强机体的抗肿瘤免疫功能。

哮喘患者存在 Th1 和 Th2 细胞亚群功能失调,表现为 Th1 亚群功能低下,Th2 亚群功能亢进。Th1 细胞主要产生 INF-γ,能抑制 IL-4 的产生和拮抗其对靶细胞的效应;Th2 细胞能产生 IL-4。针刺能调节 Th1/Th2 亚群功能失调,降低 IL-4 的产生,进而减少 IgE 的分泌,减轻过敏反应。

佐剂性关节炎组与正常组比较,$CD4^+$、$CD8^+$ 细胞百分率下降,$CD4^+/CD8^+$ 比值升高。电针能明显升高 $CD8^+$ 细胞数目,降低 $CD4^+/CD8^+$ 比值,与模型组相比有显著差异,对 T 细胞亚群的失衡有明显的调节作用。

⑤针灸对自然杀伤(NK)细胞的影响:NK 细胞可以直接杀死病毒感染的靶细胞及某些肿瘤细胞,在机体免疫监视和早期抗感染过程中起重要作用。此外,NK 细胞可分泌干扰素、肿瘤坏死因子和集落刺激因子等各种细胞因子,产生免疫调节作用。针灸能提高机体内 NK 细胞数量,也能提高 NK 细胞的生物活性。子宫内膜异位症存在免疫功能紊乱,主要表现为细胞免疫功能低下,体液免疫反应增强,NK 细胞为腹腔中抵抗子宫内膜细胞异位种植的第一道防线,由于 NK 细胞活性下降,IL-1、IL-6 等分泌过多,致使腹腔内活性子宫内膜未能被清除而定居于腹腔中,从而成为发病的主要原因之一。针刺治疗可使血清 IL-1、IL-6 水平下降及腹腔液 NK 细胞活性升高。

2)针灸对红细胞免疫的影响:体内的红细胞具有若干免疫相关物质,如补体受体等,有黏附、溶缩抗原的能力,可清除体内循环免疫复合物,保护组织免遭循环免疫复合物沉积的影响。研究发现,针刺"曲池""关元"穴可增加小鼠红细胞免疫黏附功能,针刺家兔五脏夹脊穴可提高 C_3 受体花环率,提高红细胞免疫功能。针灸对阳虚模型小鼠、变态反应性关节炎模型大鼠、脾虚证模型动物均可以提高其红细胞免疫功能。采用平补平泻法分别针刺家兔的"涌泉""太溪"及"复溜"穴,可使红细胞免疫黏附功能增强,其中以"复溜"穴作用最强。针灸气虚大鼠"关元""气海""足三里"可使红细胞 C_3b 受体花环率(RBC-C_3bRR)升高,红细胞免疫复合物花环率(RBC-ICRR)升高,使低下的红细胞免疫功能明显提高。刺络放血亦能提高红细胞 C_3b 受体花环率。针灸通过增强红细胞膜脂流动性,提高细胞活性和免疫力。附子饼灸足三里、气海、命门能明显提高老年人红细胞免疫功能,温灸贴敷脐部能提高呼吸道感染小儿的红细胞免疫功能。针刺肾俞穴可使人体红细胞 C_3b 受体(C_3bR)升高,说明红细胞免疫黏附活力增强,同时,红细胞免疫复合物降低。

(2)针灸对免疫分子的作用

1)针灸对免疫球蛋白(Ig)的作用:免疫球蛋白指具有抗体活性或化学结构与抗体相似的球蛋白,人类 Ig 分为 5 类,分别称为 IgG、IgM、IgA、IgD 和 IgE。在过敏性哮喘的迟发反应机制中,SIgA 介导嗜酸性粒细胞脱颗粒也是其原因之一,针灸可明显降低患者唾液和鼻分泌液中 SIgA 含量,从而调节迟发反应的发生。隔药饼灸可能通过提高慢支模型大鼠血清 IgG、IgA 的含量,增强机体免疫能力。悬灸"大椎"穴通过抑制血清 IL-4 的分泌,减轻 IgE 的炎性反应,提高 IFN-γ/IL-4 水平,从而调控哮喘患者细胞免疫反应。慢性荨麻疹患者血清 IgE 水平显著升高,粗针透刺神道穴治疗慢性荨麻疹可以有效降低患者的血清 IgE 水平,且稳定性好,远期效果优于对照组。变态反应性鼻炎属于 I 型变态反应。针刺、发疱灸、敷灸、壮医莲花针背廓拔罐法等可改善症状体征,作用机制可能是通过抑制 Th1 细胞向 Th2 方向分化,调节体内失衡的 Th1/Th2 细胞,从而减少 IgE 的合成来抑制变态反应的发生。手术后因为创伤应激效应,皮质醇、儿茶酚胺等水平升高,导致机体免疫功能抑制,出现 T 细胞亚群、NK 细胞活性降低,体液免疫球蛋白水平下降等变化,针刺足三里、关元、气海、大椎、命门、神阙、合谷等,免疫球蛋白 IgG、IgA、IgM 含量明显升高。电针"足三里""合谷""三阴交"可使 Walker-256 肝癌、胃癌、皮下瘤大鼠外周血明显降低的 IgG、IgM、IgA、C_3 含量恢复正常。周围性面神经麻痹与血清免疫球蛋白的异常有关,患者存在着体液免疫功能异常。给予针刺(风池、翳风、阳白、攒竹、丝竹空、四白、地仓、颊车、颧髎及合谷等)治疗 1 个月后,患者机体 IgG、IgA、IgM 均明显下降,接近正常水平。

2)针灸对补体系统的调节:补体并非单一成分,而是存在于血清、组织液和细胞膜表面的一组具有酶活性的蛋白质,称为补体系统。

无论对正常机体或异常机体而言,针刺一方面可使其血清补体含量增多,另一方面可使补体效应普遍提高。临床研究表明,针刺可使放疗、化疗患者的血清补体升高。壮医药线点灸可使哮喘患者总补体 C_3 升高。针刺外陵、阴陵泉等穴,治疗急性细菌性痢疾,结果发现针治组凝集素平均效价最高且增长最快,电针组次之,但均较药治组为优。给猴胃内灌注 F3 型痢疾菌种,针刺组的猴在痢疾发病后,每天针刺"关元""天枢""足三里""下脘""气海"等穴,结果发现实验猴机体中抗体产生速度较对照组提前 4 天,其凝集素效价较对照组高 2 倍有余,其抗体维持时间也较对照组久。针刺还能使显著降低的抗体重新出现高峰。电针家兔"大椎""陶道""曲池"等穴,发现针后其补体效价普遍升高,由 1:12 上升到 1:32,增高 3 倍多。针灸"关元""气海"穴可提高气虚证小鼠耐疲劳能力,增加 C_3、C_4 水平。

3)针灸对细胞因子的调节:细胞因子是一种存在于细胞外的小分子多肽,由免疫细胞和某些非免疫细胞经刺激而合成、分泌的一类生物活性物质,在介导机体多种免疫效应方面具有重要作用。

电针的抗炎作用与调控炎性因子肿瘤坏死因子 -α(TNF-α)、促炎因子 IL-6 和抗炎因子 IL-2 的水平密切相关。电针可能通过抑制 TNF-α、IL-6 的释放及提高 IL-2 的水平,减缓或阻断了炎性因子的致炎效应,改善细胞因子网络失调,起到抗炎作用。艾灸可抑制胃黏膜局部组织促炎因子 TNF-α,IL-1β、IL-2 释放,促进抑炎因子 IL-10 释放,从而减轻幽门螺杆菌胃炎大鼠胃黏膜炎症反应。针刺"百会"和"大椎"穴可抑制 IL-1β 和 TNF-γ 而改进血管性痴呆大鼠的学习能力；针刺急性脚掌感染模型大鼠"足三里"可抑制 IL-6 的升高,增加 IL-2 和 IFN-γ 水平。

用蛋白微阵列分析方法观察针灸干预角叉藻聚糖引起的小鼠爪掌水肿后细胞因子水平的变化,结果发现 IL-6、β-NGF、基质金属蛋白酶抑制剂 -1(TIMP-1)的表达较模型对照组明显降低,而其他 16 个细胞因子组间无明显差异。

溃疡性结肠炎(UC)大鼠 IL-1βmRNA、IGF-1mRNA 表达异常升高,隔药灸可抑制其异常表达,起到消除炎症的作用。针灸亦可抑制克罗恩病大鼠促炎症细胞因子 TNF-α mRNA 的表达,调整 IL-10 mRNA 与 TNF-α mRNA 之间的平衡,从而减轻或消除肠道炎症。

4)针灸对黏附分子的调节：黏附分子指一类调节细胞与细胞间、细胞与细胞外基质间相互结合,起黏附作用的膜表面糖蛋白。

针刺"百会透曲鬓"可抑制脑缺血再灌注血管内皮细胞表面黏附分子 -1 的表达,从而减轻白细胞与血管内皮细胞间的黏附及白细胞向周围组织的浸润,减少大量炎性递质对脑组织的损伤,避免恶性循环,从而发挥脑保护作用。

急性脑梗死早期大量白细胞的聚集与可溶性细胞间黏附分子 -1(sICAM-1)及可溶性血管细胞黏附分子 -1(sVCAM-1)的表达增强有密切关系,而针刺可下调 sICAM-1、sVCAM-1 的表达水平。

慢性非细菌性前列腺炎模型大鼠前列腺组织中 ICAM-1 表达量明显高于正常对照组。提示动物感染后细胞黏附分子表达增高,加重前列腺组织的炎症反应。针刺治疗后,ICAM-1 相对降低,减轻炎性细胞浸润程度,降低局部的炎症反应。

2. 针灸对免疫应答的调节

(1)针灸对非特异性免疫应答的调节：非特异性免疫应答又称固有性免疫应答,机体遇到病原体后,首先迅速引起防卫免疫作用的应答,在感染早期执行防卫功能。针灸调节非特异性免疫应答的作用主要是通过以下途径实现的：①针灸能提高吞噬细胞的数量及功能；②针灸能促进机体内细胞因子的合成分泌及生物学活性；③针灸能提高血清补体含量及效价；④针灸能提高 NK 细胞数量,特别是能提高 NK 细胞的活性。

(2)针灸对特异性免疫应答的调节：特异性免疫应答由 T 细胞或 B 细胞介导即 T 细胞或 B 细胞识别抗原,并被抗原充分活化,进而生成特异性效应细胞,对被识别的病原体施加杀伤和清除作用；其发生于固有性免疫应答之后,在最终清除病原体、促进疾病痊愈和防止再感染中起主导作用。

在特异性免疫应答调节中,针灸对特异性细胞免疫的影响主要体现在：调节应答过程中细胞因子的合成、分泌,从而调节细胞免疫应答；促进 T 细胞的克隆扩增,以及改善 $CD4^+T$ 细胞 /$CD8^+T$ 细胞比值。针灸对特异性体液免疫的调节主要体现在：促进辅助性 T 淋巴细胞分泌细胞因子；调节各种免疫球蛋白的分泌合成,以及促进 B 细胞的活化、增生及分化。

二、针灸治疗免疫系统疾病的机制

机体是一个有机的整体,免疫系统行使功能时,必然受其他系统的影响和调节,其中影响最大的是神经系统和内分泌系统。一系列实验研究证明,针灸调节免疫的作用有赖于神经系统和内分泌系统功能的完整性。针刺信息必须通过外周神经系统的传入,才能发挥其增强机体免疫能力的作用。手术截断动物针刺部位的传入神经或用药物封闭自主神经的传出冲动之后,针刺不再引起白细胞和网状内皮系统功能的增强。用辣椒素处理新生期小鼠,造成初级感觉神经的 C 类纤维永久性损毁后,电针对免疫应答的调节作用被消除。用谷氨酸单钠特异性破坏下丘脑弓状核 β- 内啡肽神经元和下丘脑中央内侧基底部后,针刺对相应的免疫指标调节作用消失。全麻后,针刺有关腧穴,白细胞的变化不显著。采用神经化学切割剂 6- 羟多巴胺作海马内微量注射,选择性地破坏海马内 NE 能神经的支配,灸疗的抗炎免疫作用被削弱或部分阻断。交感神经通路在电针调节免疫反应中主要起抑制作用,用 6- 羟多巴胺选择性破坏外周交感神经轴突纤维,可使多种免疫指标值明显升高,此时电针对免疫亢进亦无调节作用。副交感神经在针刺调节免疫反应中主要起促进作用,在外周用密胆碱阻断副交感神经的功能活动,可使多种免疫反应水平低下,此时电针对免疫功能调节作用也消失。以去甲肾上腺素或阿托品注射大鼠能增强抗体的生成,也能为注射利血平或新斯的明所抑制。这意味着刺激交感中枢或抑制副交感中枢均增强抗体生成。而交感神经系统的抑制或副交感刺激均抑制抗体生成。由此可见,无论在外周或在中枢,无论是传入纤维还是传出纤维,神经功能的完整性是针灸防卫免疫效应的必要条件。在抑制炎性反应方面,神经系统也具有抵御炎性反应的功能。中枢神经系统中,小神经胶质细胞可以释放 IL-4、IL-10 等抗炎因子;外周神经系统中,迷走神经兴奋时,胆碱能神经细胞释放乙酰胆碱,最终抑制 TNF-α、IL-1、IL-6、IL-8 的产生,起到抗炎作用,这条以迷走神经为主的抗炎途径称为胆碱能抗炎途径。迷走神经 - 肾上腺轴是电针调控炎性因子的重要通路。采用内毒素使小鼠产生细胞因子风暴,随后对小鼠后肢的"足三里"施加低强度的电针(0.5mA)。可发现肾上腺中的嗜铬细胞释放多巴胺,促炎细胞因子表达明显降低,并相较于对照组的小鼠有更高的生存率。除此之外,下丘脑 - 垂体 - 肾上腺轴(HPA)是另一条神经系统控制的抗炎途径。摘除双侧肾上腺的动物,多项免疫反应的基础水平明显升高,此时电针对机体免疫功能的调节作用也消失。针刺必须在肾上腺功能完整的情况下才能提高白细胞总数和白细胞的吞噬功能。

机体内各种免疫应答与免疫活性因子具有非常密切的关系。免疫因子在体内不仅可介导多种免疫反应,而且可发挥多肽激素的作用。而神经内分泌系统所产生的多肽激素既可介导神经内分泌生理反应,也具有免疫活性因子的作用,其中以促肾上腺皮质激素(ACTH)和内啡肽(EP)最具有代表性。据此,有人认为针灸调节免疫的作用是通过神经 - 内分泌 - 免疫网络实现的。此说认为淋巴细胞表面含有脑啡肽和内啡肽受体,针灸可调节内源性阿片肽,并通过其受体介导途径调控免疫细胞的功能,如 β-EP 在生理浓度下能增强淋巴细胞对有丝分裂原的反应。这一途径受神经 - 内分泌 - 免疫网络的综合调节。

由此初步分析,电针信息是通过包括外周感觉神经 C 纤维在内的传入纤维传入中枢的,并激活脑干不同神经递质神经元的活动,经高级中枢特别是下丘脑的功能整合后,分别通过垂体 - 肾上腺皮质系统的体液途径及自主神经系统的传出途径,对整体免疫反应进行调控。

综上所述,针灸可调节机体的免疫功能,包括细胞免疫与体液免疫,且调节作用呈现双向性。针灸的这种调节作用不仅体现于细胞水平,而且体现于分子水平。针灸不仅可促进非特异性免疫应答,而且可调节特异性免疫应答,特别是细胞免疫。针灸对免疫的调节作用具有广阔的应用前景,其机制可能是通过神经 - 内分泌 - 免疫网络实现的。

三、针灸治疗溃疡性结肠炎的作用机制及临床意义

溃疡性结肠炎(ulcerative colitis, UC),简称溃结,是一种原因不明的慢性非特异性炎症性肠病,主要是结肠、直肠黏膜及黏膜下层的持续性、融合性炎症反应。临床表现为复发性黏液脓血便、腹痛、腹泻或合并不同程度的系统性症状。其发病过程缓慢,严重程度不一且容易复发,病程可长达数年甚至数十年。其发病机制未完全清楚,现代医学认为与环境暴

露、免疫、饮食习惯、肠道菌群失调及遗传学等因素有关。

由于病因未明,以往治疗 UC 主要针对临床症状,诱导缓解并维持治疗。近年来,治疗目标主要是提前干预,从临床缓解转向黏膜愈合,降低住院率、手术率和恶化的风险,以提高生活质量,防治并发症。根据病情的严重程度、类型以及病变累及的范围等采取综合化、个体化的治疗措施。

针灸治疗 UC 由来已久,在古代就已有相关资料可以佐证,在 20 世纪 80 年代相关临床报道已经涌现,已有研究证明针灸可通过多环节、多靶点调控从而有效控制肠炎。

(一) 针灸治疗溃疡性结肠炎的作用机制

1. 调节免疫平衡　巨噬细胞是免疫系统的重要组成部分,在消除炎症和维持机体的稳态方面有着重要作用。巨噬细胞和单核细胞皆为吞噬细胞,在脊椎动物体内参与非特异性方位和特异性方位。主要功能是以固定细胞或游离细胞的形式对细胞残片及病原体进行噬菌作用,并激活淋巴细胞或其他免疫细胞,令其对病原体做出反应。巨噬细胞作为炎症阶段的主要吞噬细胞,它一方面造成脂质在血管壁的堆积,导致斑块形成,另一方面巨噬细胞释放大量的炎症介质,加剧斑块形成及其后的斑块破裂。针刺可以使大鼠肝内的巨噬细胞吞噬功能增强,不仅表现在数量上增加,还表现在体积上增大,并且处于激活状态。

T 淋巴细胞亚群及其细胞因子间的相互作用在 UC 的发病及病情进展过程中起着重要作用,其中以 CD4$^+$T 淋巴细胞和 UC 之间关系最为密切。CD4$^+$T 淋巴细胞在 IL-4、IL-12、IFN-γ 的诱导下会进一步分化成 Th1、Th2、Th17、Th22、Treg 等细胞亚群。Th17 细胞主要分泌 IL-17 等,能诱导其他促炎因子与趋化因子表达,参与组织免疫炎性损伤过程,与 UC 的炎症过程密切相关。Th22 主要分泌 IL-22 等,具有免疫抑制与免疫增强的双重免疫调节作用。IL-22 能诱导黏液相关分子表达,修复黏膜屏障,抑制炎症反应,与 UC 密切相关。在美沙拉嗪治疗基础上联合温针灸能有效调节 UC 患者的外周血 Th17、Th22 细胞比例,缓解炎症反应,促进肠黏膜屏障功能的修复。目前已有动物研究证实,针灸能通过调节 UC 炎症反应与免疫应答,抑制炎症反应的激活以及炎症介质的释放,调节 Th1、Th2、Th17、Treg 平衡,进而起到治疗 UC 的作用。

2. 调节炎性水平及其神经内分泌机制　促炎因子与抗炎因子失衡是目前公认的 UC 发病机制之一,IL-4、IL-10、IFN-γ 等抗炎因子生成不足,IL-1β、TNF-α 等促炎因子过度生成进而导致的抗炎因子与促炎因子失衡,可导致肠道紊乱与肠道黏膜炎症性改变。降低促炎因子和增加抗炎因子是治疗 UC 的有效方法之一。针灸能够有效调节结肠促炎与抗炎细胞因子的平衡,控制 UC 已启动的炎症和免疫级联反应,从而促进炎症消除及受损组织修复。隔药灸和电针通过下调结肠组织中 INF-γ、IL-12 水平,上调 IL-4、IL-10 水平,保持 Th1/Th2 细胞间平衡,同时,观察到 IL-1β、IL-6 在肠黏膜组织聚集出现下降,可有效改善结肠局部免疫功能。电针配合迷走神经刺激可通过自主神经机制抑制 IL-1、IL-6 及髓过氧化物酶(myeloperoxidase,MPO)从而改善炎症性肠病大鼠的炎症状态。IFN-γ 是介导肠道炎性反应和黏膜损伤的主要炎性因子,当机体发生炎症时,体内 Th1 和 Th2 细胞比例失衡,IFN-γ 发挥重要的免疫调节作用,降低体内的炎症反应。IL-10 是一种由 Th2 细胞产生的抗炎性细胞因子,能够显著抑制活化的单核细胞、中性粒细胞的产生和聚集,还可以减少粒细胞的趋化性,避免其向炎症部位聚集,具有多种细胞炎症抑制能力和诱导机体免疫耐受的作用。IL-1β 属促炎细胞因子,可促进中性粒细胞浸润,加剧炎症反应。TNF-α 主要是由活化的巨噬细胞、NK 细胞及 T 淋巴细胞产生,是已知的介导机体感染、创伤和炎症反应的促炎细胞因子,主要参与组织免疫炎性损伤过程。TNF-α 可有效介导肠道炎症反应和上调患者机体免疫反应,促进中性粒细胞释放加重局部炎症反应,从而导致黏膜微循环障碍和肠道黏膜的功能障碍。

迷走神经支配大部分的胃肠道并通过其副交感作用在内脏稳态的调节中发挥重要作用,同时在抑制炎性反应方面,神经系统也具有抵御炎性反应的功能。神经内分泌系统和免疫系统有着密切的双向调节联系,免疫细胞上多有神经内分泌激素受体,多种激素可以影响免疫功能,而免疫细胞液可以通过合成神经递质和激素影响内分泌系统。在中枢神经系统中,小神经胶质细胞可以释放 IL-4、IL-10 等一系列的抗炎因子;在外周神经系统中,迷走神经兴奋时,胆碱能神经细胞释放乙酰胆碱,最终抑制 TNF-α、HMGB-1、IL-1、IL-6、IL-8 的产生,起到抗炎作用,这条以迷走神经为主的抗炎途径称为胆碱能抗炎途径。

许多试验证明,针刺信息必须通过外周神经系统的传入,才能发挥其增强免疫力的作用,因此,针刺提高免疫力的作用与神经内分泌机制密不可分。针灸可通过迷走神经介导的胆碱能抗炎通路、脾交感抗炎通路及下丘脑 - 垂体 - 肾上腺轴 3 条抗炎通路进而影响神经内分泌激素和细胞因子的生成和表达,从而调节神经 - 内分泌 - 免疫网络,起到治疗 UC 的作用。内分泌系统在胃肠动力学的影响上也起着非常重要的作用,胃肠道疾病的过程中往往伴有胃肠道激素的升高或降低。研究发现,针刺可通过神经通路影响胃肠动力学,针灸对穴位的刺激信息通过经典的神经传导通路到达胃肠的效应器,对胃肠动力产生影响,使胃肠运动抑制或兴奋,在胃肠运动及相关内分泌系统受到抑制的情况下起到促进作用,处于亢进的状态时,能够起到抑制作用。

3. 保护结肠黏膜　肠道上皮屏障在维持肠道免疫稳态中发挥重要作用,而 UC 患者结肠上皮细胞常会出现异常凋亡现象,存在肠道黏膜受损,上皮屏障失去完整性等情况。大量研究证明,针刺可促进肠黏膜屏障功能的修复,恢复 UC 患者或者 UC 动物模型的肠道屏障功能,对胃黏膜有保护作用,能有效提高胃黏膜血流,减少生长抑素的生成,抑制胃黏膜生长抑素受体基因表达强度,促进黏膜上皮细胞的增生,加速损伤黏膜的修复,明显降低溃疡模型动物的溃疡指数(UI)。

4. 防治结肠纤维化　UC 的发病过程中常会出现肠壁纤维化现象。UC 大鼠结肠成纤维细胞(colonic fibroblast,CFB)增生率显著增高,CFB 内 Ⅰ、Ⅲ、Ⅳ 型胶原合成增加,促使肠壁纤维化形成。有研究发现艾灸能抑制 UC 大鼠 CFB 分泌促细胞外基质细胞因子胰岛素样生长因子 Ⅰ、转化生长因子 β1,减少细胞外基质的积聚,从而起到防治肠纤维化的作用。有学者发现,隔药灸与温和灸可明显抑制 UC 肠纤维化大鼠 CFB 内 Ⅰ、Ⅳ 型胶原的合成,由此认为艾灸通过调节 CFB 细胞内胶原合成抑制 UC 肠纤维化。

5. 调节肠道微生态　UC 患者伴有肠道菌群失调,主要表现为菌群多样性的减少及优势菌群丰度的变化,从而导致肠道机械屏障损伤、免疫失衡而发病。研究发现针灸对肠道微生态 - 宿主代谢表型及其共变效应具有良性调整作用,能够促进肠道菌群多样性的恢复。同时有研究发现,肠道可以通过两条神经解剖学途径与大脑相互作用,实现肠道与大脑的双向沟通,针灸有激活和释放脑肠肽,调控胃肠运动和调节肠道微生态稳定的作用,可以通过调节脑肠轴从而调节肠道菌群。免疫网络实现的。

(二) 针灸治疗溃疡性结肠炎的临床意义

溃疡性结肠炎是一种原因不明的慢性非特异性炎症性肠病,目前尚未有根治的治疗方法。临床上针对 UC 治疗的药物主要有氨基水杨酸、生物制剂、免疫抑制剂等,然而这些药物疗效个体差异较大,且有不同程度的毒副作用。外科治疗需符合手术指征。近年各种新型的治疗方式也不断出现,如纳米载体靶向治疗、选择性白细胞吸附疗法等。针灸通过调整肠道炎症水平、调节免疫平衡、保护肠道黏膜、防止肠道纤维化及调整肠道动力与肠道微生态稳定等多个环节实现对 UC 的治疗,取得较好的治疗效应,且针灸具有副作用小、复发率低与长期疗效好的特点。除了单纯针灸疗法、针灸合并中药口服、中药保留灌肠、推拿、埋线等疗法其临床疗效亦较好,临床可根据患者实际情况选择使用。

第八节　针灸效应与神经 - 内分泌 - 免疫网络

1977 年 Besedovsky 提出"神经 - 内分泌 - 免疫网络"学说,其要点:①动物有机体内存在着神经、免疫、内分泌 3 大系统,调节全身的功能活动;②上述 3 大调节系统之间存在着互相调节的双向回路或网络。免疫系统通过产生神经活性物质或免疫调质作用于神经系统和内分泌系统;神经系统可直接支配免疫器官,或通过合成免疫调质调节免疫系统和内分泌系统的功能;内分泌系统则通过激素及其受体对神经和免疫系统的功能进行调节。越来越多的事实证明,神经 - 内分泌 - 免疫网络不仅调节正常生理活动,而且与许多临床疾病的发生和发展密切相关。1996 年有研究报道认为电针疗法能够调整创伤应激引起的神经 - 免疫 - 内分泌网络的紊乱,针刺的作用涉及整体非特异调节效应,这种效应可通过神经 - 内分泌 - 免疫网络系统发挥作用。2015 年朱兵教授系统总结了神经 - 内分泌 - 免疫系统在针灸效应中的作用,在《系统针灸学》一书中提出了"针灸触发的广谱反应系统"的学术观点,对于探索针灸的作用原理具有重要的意义。

一、针灸效应与穴位局部的神经 - 内分泌 - 免疫网络

皮肤中存在的"皮 - 脑"轴是针灸效应启动的关键因素。作为所有生物最外面的一道屏障,皮肤在漫长的进化过程中必须形成一整套复杂的生物调节系统,以保障生物的自我防范和自我修复的能力。在过去的 20 年中,人们已经注意到皮肤及皮神经、内分泌、免疫系统之间存在着广泛交互作用的生物学网络体系,建立了 skin–brain axis(皮 - 脑轴)完备的现代概念。皮肤中大多数传统的非内分泌细胞中存在具有分泌功能的细胞,通过神经递质、激素或肽类物质传递信息,作用于邻近细胞或自身细胞,产生生理效应。这些具有独立产生内分泌物质的细胞有皮肤角质形成细胞、黑色素细胞、成纤维细胞和 Merkel 细胞等。皮肤细胞分泌的内分泌物质包括肾上腺皮质轴、性腺轴系统、甲状腺轴系统和多种神经活性物质,目前研究最为广泛和成熟的是与中枢相似的下丘脑 - 垂体 - 肾上腺皮质系统。皮肤细胞分泌的免疫活性物质包括有大多数机体免疫系统的细胞成分、细胞因子和分子成分。这些细胞分泌的多种细胞因子组成网络系统,为免疫活性细胞的分化、成熟提供良好的微环境,并对免疫反应起调节作用,保持 T 淋巴细胞亚群 Th1 与 Th2 的平衡,使机体对外界异物产生适度的免疫反应,以达到免疫的自稳性。皮 - 脑轴的存在使生物形成了机体稳态的基本环境,体表的各种刺激如机械、温度、化学、辐射(如阳光)及生物刺激,特别是可以引起皮肤应激反应的各种应激源都可激活这一系统,发挥其一系列生物调控功能。

研究者在最近开展的研究中观察到,针灸刺激可以触发穴位局部皮肤 HPA 轴的明显反应,热灸后糖皮质激素受体 α(GR-α)在人体皮肤的表达:热灸穴位 30 分钟后,GR-α 在表皮角质细胞阳性表达明显高于未给予热灸刺激的对侧穴位;热灸前后人体毛囊根部角质细胞 GR-α 的阳性表达明显增强。研究者还观察到针灸可以引起穴位皮肤 5-HT、SP、HA、BK、CGRP、TRPV-1 等多种生物活性物质和免疫分子的表达变化。

肥大细胞可能是针灸启动穴位局部神经 - 内分泌 - 免疫过程的重要靶点。肥大细胞(mast cell,MC)参与机体过敏、炎症,组织损伤修复、免疫等反应和生理病理过程有关,它的分化、成熟、激活和介质的释放都受到严格的调控。MC 的发育源于骨髓 CD34[+] 前体细胞,

在血管外围成熟并生发出颗粒。MC 作为一种重要的免疫细胞体内分布广泛,其胞浆颗粒内含有多种生物活性物质,如生物胺、肿瘤坏死因子、白三烯、前列腺素、血小板活化因子等,MC 通过释放这些生物活性物质发挥其功能。Botchkarev 等认为皮肤中存在 MC- 神经联合点,且对神经纤维类型有高度的选择性。MC 与神经末梢之间的"突触样"连接,为 MC 与神经纤维之间的信息传递提供了结构基础。

研究者通过实验研究观察到,人皮肤内的神经末梢和 MC 之间存在"突触样"的连接并提出"轴索反射联动说"。一方面当针刺作用于神经末梢而非 MC 时,可以刺激神经末梢释放 P- 物质,P- 物质可作用于邻近的 MC,使其释放组胺、肝素、白三烯等物质;另一方面当针刺作用于 MC 而非神经末梢时,MC 可以释放组胺和 P- 物质等,这些物质又可作用于局部的神经末梢和血管,使血管和神经末梢发生相应的变化。也就是说,不论刺激的是 MC 或是神经末梢,最终针刺的效应信息都会在 MC 与神经之间相互传递,并且根据轴索反射联动假说这种传递可以由神经的一支传导到相连的其他神经侧支。

许多研究表明,针刺通过促进 MC 脱颗粒发挥调节功能,穴位注射 MC 膜稳定剂色甘酸钠阻断 MC 脱颗粒则针刺效应受阻,针刺镇痛效应减弱,而采用穴位注射 Compound48/80 和组胺激活 MC 的方法则具有针刺样作用。

以上表明以"皮 - 脑轴"为核心的多靶点、多环节、多系统的稳态调节可能是针灸发挥效应和对数百种疾病产生一定治疗作用的关键因素。

二、针灸触发的神经 - 免疫系统功能反应

针灸对免疫功能的调节和治疗一些免疫疾病都显示出一定的优越性和较好的疗效。针灸引起的免疫调节作用主要表现:①针灸对免疫细胞的调节作用;②针灸对免疫分子的调节作用;③针刺参与神经 - 免疫反应。本节主要介绍针刺效应与神经 - 免疫的关系。

针刺或电针促进中枢神经系统特定神经递质的释放,特别是阿片类物质,并且激活了交感神经系统或副交感神经系统,这引起了深度的精神 - 物理学反应,包括强效镇痛作用、调节内脏功能,以及免疫调节。

许多动物和人的脑成像研究表明电针治疗激活了下丘脑。下丘脑是神经内分泌 - 免疫调节的初级中枢,同时调节着自主神经系统的活动。电针能够调节正常大鼠 NK 细胞活性,这种作用随着下丘脑侧面区域被破坏而消失。此外,有研究表明,在电针作用下下丘脑释放的 β 内啡肽总量在脾脏和脑中都显著增加,同时,IFN-γ 水平以及 NK 细胞活性也有所增加。纳洛酮(一种阿片类拮抗剂)预处理减弱了电针对 IFN-γ 和 NK 细胞的调节作用。表达在免疫细胞上的阿片受体和阿片肽能够直接调节这些细胞的免疫反应。总之,针刺引起的神经 - 免疫相互作用的机制主要是激活下丘脑以及释放内源性阿片肽。

有证据表明:非阿片类机制,如儿茶酚胺系统和五羟色胺系统,在针刺的免疫调节作用中发挥重要作用。研究者认为中枢阿片类系统和非阿片类系统可能参与电针 GV4 对延迟型超敏反应的抑制性作用。有研究报道,在 DNP-KLH 免疫小鼠中,电针对脾脏中 IL-4 mRNA 水平有显著的抑制效应,这种效应不会被纳洛酮阻止。相同小鼠模型的早期研究也有相似的结论,并且证明了经过酚妥拉明(α 肾上腺素受体拮抗剂)预处理完全阻断了电针对血清特异性 IgE 的抑制作用。血清素激活系统的药理学阻断作用显著地缓解了电针对 DNP-KLH 小鼠的这种作用。还有研究表明电针能够显著增加下丘脑五羟色胺受体 3α 的基因表达,同时提高脾脏 NK 细胞活性。

针刺能激活迷走神经调控炎症反应。胆碱能抗炎通路(the cholinergic anti-inflammatory pathway,CAP)是近些年来发现的以传出性迷走神经为基础的抑制炎症反应的神经免疫通

路。直接刺激迷走神经可以激活此通路,使传出性迷走神经冲动增加,释放乙酰胆碱,进而抑制巨噬细胞等免疫细胞释放炎症相关因子,最终达到控制炎症的目的。中枢神经系统通过神经环路协调生理反射,并且通过神经冲动控制有害的细胞因子反应。经典生理学认为,自主神经系统通过感觉性投射向中枢神经系统传输机体功能状态信号,中枢神经系统通过神经输出调节心率、血压、消化、体温、器官灌流及血糖水平,从而维持机体内稳态。近年来的研究表明机体神经系统存在一个能快速控制细胞因子释放的反射性抗炎通路,即胆碱能抗炎通路。

　　针刺某些穴位可辅助治疗某些免疫性疾病,如哮喘、过敏性鼻炎、炎症性肠病、风湿性关节炎等。近来,人们发现针刺与胆碱能通路的激活存在某种联系。研究者在进行电针"足三里"治疗大鼠感染性休克的研究中发现,电针"足三里"通过激活胆碱能抗炎通路拮抗全身性炎症反应来实现对感染性休克动物的保护作用。有研究者观察到电针"足三里"对失血性休克大鼠有保护作用,认为这种保护作用是通过激活胆碱能抗炎通路而实现的。有研究报道电针刺激"足三里"可激活原癌基因 c-fos 基因(神经活动标志)在中枢迷走神经相关核团中的表达,影响迷走神经传出纤维活动,明显降低急性炎症性内脏痛大鼠的疼痛积分,推迟疼痛高峰时间。研究者应用孤束核及腰髓背角Ⅲ~Ⅷ板层微电极细胞内记录技术,观察到对足三里穴和孤束核电刺激均有反应的脊髓神经元,其中大部分可被孤束核逆向激动,从而认为同一个脊髓背角神经元可接受来自足三里的躯体传入信息,并将其传递给内脏感觉核团孤束核;脊髓背角神经元也可接受孤束核的下行神经支配;躯体传入与内脏传入两种信息可在脊髓背角神经元或孤束核内汇聚和整合。研究者用 HRP 法证实了脊髓(颈、胸、腰、骶)各节段的Ⅲ~Ⅷ板层向孤束核内部的直接投射。

　　研究者分别观察了在内毒素造模 1.5 小时后通过电针"足三里"干预,2 小时、4 小时、6 小时大鼠血清细胞因子含量变化、肺脏组织 NF-κB p65 表达的变化及肝脏组织中致炎性细胞因子 TNF-α 和抗炎性细胞因子 IL-10 mRNA 表达变化。结果表明:与相应时间点的模型组比较,造模 2 小时和 6 小时后,电针组的大鼠血清 TNF-α 含量显著降低;造模 4 小时和 6 小时后,电针组的大鼠血清 IL-1β 含量显著降低。造模 4 小时和 6 小时后,电针组的大鼠肺脏组织 NF-κB p65 阳性细胞表达显著减少,同时,造模 4 小时和 6 小时,电针组的大鼠肝脏组织 TNF-α mRNA 表达明显减少,而 IL-10 mRNA 表达明显增加。这些结果表明电针"足三里"对血清致炎性细胞因子具有一定的抑制作用,同时抑制了 NF-κB p65 的激活,影响肝脏致炎因子的转录表达,提高了肝脏抗炎因子的转录水平,电针"足三里"的这些抗炎效应多在造模 4 小时以后出现。切断迷走神经或应用 N 型胆碱能受体阻断剂后,"足三里"抑制 TNF-α 的效应消失,这说明"足三里"的抗炎作用与迷走神经通路密切相关。

　　基于有关"足三里"与迷走神经中枢联系的相关报道,研究者认为,针刺"足三里"穴引起躯体性感受器兴奋,产生的冲动主要由躯体性神经纤维向中枢传递,到达脊髓背角神经元,针刺信息由此通过上行投射纤维到达孤束核等中枢核团,经中枢加工后,通过迷走神经背核向下发出神经冲动,使得迷走神经传出冲动增加,由此激活了胆碱能抗炎通路。由于针刺信号在脊髓水平要通过脊髓背角神经元进行换元,然后才经由脊髓发出的上行纤维到达孤束核,再通过迷走神经背核启动传出性迷走神经的激活,研究者认为这相当于对胆碱能抗炎通路的间接激活,因此电针"足三里"抑制细胞因子及 NF-κB 通路的作用时间较直接刺激迷走神经或电针耳甲区所启动的抗炎效应略为延迟;而在针对一些抗炎指标的评估上,电针"足三里"与直接刺激迷走神经或电针耳甲区的抑制炎症效果有显著差异。

　　研究者系统整理了相关研究,归纳总结了针刺抗炎的神经免疫学机制。他们认为自主神经系统和先天免疫系统之间存在负反馈环路,针刺通过激活传出性迷走神经并灭活炎症巨噬细胞,直接或间接地抑制系统性炎症反应。研究者以内毒素血症模型大鼠为研究对象,观察电针"合谷"穴对模型动物生存率以及炎症反应的影响。结果表明,电针"合谷"穴显著缓解了模型动物的系统性炎症反应,并且明显提高了模型动物的生存率。电针的这种抗炎作用有赖于中枢神经系统毒蕈碱型受体的激活,与交感神经的活动无关;在外周神经系统中,电针的抗炎作用是交感神经和副交感神经(迷走神经)共同作用的结果。

2014年有研究者以内毒素血症模型小鼠和多细菌性腹膜炎模型小鼠为研究对象,观察电针的抗炎效应;并通过采用特定基因敲除小鼠、特定器官组织切除动物、特异性选择性激动剂与拮抗剂等干预措施,系统探讨了电针抑制炎症反应、调控炎症进程的作用机制。他们观察到,电针"足三里"可降低内毒素血症模型小鼠血清中包括 TNF、单核细胞趋化蛋白 1、IL-6 及 INF 在内的多种细胞因子水平。手术切断坐骨神经或迷走神经以及切除肾上腺可以阻断电针"足三里"的抗炎效应。通过采用选择性激动剂或拮抗剂的方法确定了儿茶酚胺类物质多巴胺(dopamine)以及多巴胺 1 型受体(D1)在电针调控炎症中的重要作用。研究者描绘出一条有别于胆碱能抗炎通路的电针激活迷走神经进而调控炎症的抗炎通路,即电针"足三里"穴激活坐骨神经,传入信号经中枢神经系统整合,进而激活传出性迷走神经,促使肾上腺释放多巴胺,多巴胺作用于 D1 受体,抑制炎症因子,从而调控炎症反应。

还有研究者以 β2 肾上腺素受体敲除小鼠或淋巴细胞缺失的小鼠为研究对象,观察到在敲除 β2 肾上腺素受体或缺失淋巴细胞的情况下,迷走神经刺激抑制细胞因子的作用被破坏。他们认为在迷走神经介导的抗炎作用中,调节性淋巴细胞上的 β2 肾上腺素受体是不可或缺的重要环节,即迷走神经作用于脾脏调节性淋巴细胞,进而激活 β2 肾上腺素受体调控炎症反应,这为探讨"针刺-迷走神经-调控炎症"的作用机制提供了新的研究靶点和潜在的干预环节。

三、针灸效应中的应激成分与神经-内分泌-免疫网络

国内外对针刺效应与应激效应之间关系的研究多集中在针刺镇痛与应激镇痛关系的分析基础之上。机体"应激"是一个难以表述的名词,而对应激刺激更难下一个确切的定义。Mayer 和 Watkins 认为,所有能引起镇痛效应的环境刺激都是应激刺激。而针灸能引起明确的镇痛效应,从这点上说,针刺也就属于应激刺激。如果从 Pomeranz 的观点来看,凡是非痛的刺激就是非应激性的,那么针灸刺激就难以简单地和应激刺激相提并论。因为针刺涉及不同的针刺手法,刺激量也就存在明显的不同。大幅度的捻转提插就包含有伤害性刺激的成分。而电针刺激,根据所使用的频率和电流大小也存在伤害与非伤害之分。一般认为,能产生身体广泛区域的镇痛效应的针灸刺激能够激活传入神经的较细纤维,因而有疼痛的成分加入;而仅产生节段性镇痛效应的针灸刺激在激活传入神经中的 A 类纤维就会有效,因而可以没有疼痛成分的加入。

有研究者把针刺刺激作为应激刺激作用的一部分,他们通过实验和文献分析认为针刺刺激与长时间足爪部电击、活动限制性束缚(都属应激刺激)所引起的镇痛效应机制相似,属激素-阿片类物质介导的一种镇痛类型。纳洛酮可以翻转这种镇痛,脑垂体切除也能降低针刺镇痛效应。它和对抗刺激引起的镇痛效应一样,可以激活体内的阿片和非阿片镇痛系统。研究者采用"强电针"(刺激电流 12.5~15mA)刺激实验家兔的"合谷"和"外关"穴,可使动物发生挣扎、激动不安,经过一段时间的电针诱导,可使这种反应逐渐安静下来。强电针刺激可使动物的耐痛阈(用钾离子透入法测痛)比针前提高150%,与此同时,血浆中皮质醇含量、去甲肾上腺素和环腺苷酸浓度升高,而小剂量纳洛酮难以完全拮抗这种效应。强电针引起的镇痛作用与应激镇痛效应有关,内啡肽不是强电针镇痛效应的主要原因。很多研

究者都赞同这种观点,认为针刺在某些情况下以较强刺激激活内源性镇痛系统,通过弥漫性伤害抑制性控制系统发挥作用,产生较强的升高全身痛阈、降低痛反应的效果。

根据目前的知识至少可以认为在强(电)刺激情况下针刺效应与应激效应之间存在许多类似的生理学基础:①某些公认的应激刺激形式如经皮电刺激、足底电击、三叉神经刺激等与针刺(包括电针)所涉及的传入途径、激活中枢神经系统的部位、发放的下行性作用途径大致相同。②针刺和应激刺激都能促进心血管系统的功能、升高血压、增加心输出量、改善循环状态、促进心功能的代偿性变化。③针刺和应激刺激都能促进下丘脑 - 垂体前叶 - 肾上腺皮质轴的功能,促进 ACTH 分泌,增加肾上腺皮质的重量,升高血中皮质醇含量;加强肾上腺髓质 - 交感神经系统的兴奋状态,释放肾上腺素和去甲肾上腺素。④针刺和应激刺激都能促进内源性吗啡样物质(如内啡肽等)的释放,而其拮抗剂纳洛酮都能部分对抗针刺和应激产生的效应,提示神经 - 内分泌系统参与了这两类刺激产生的效应。⑤针刺和应激刺激都能产生明确的镇痛效应,降低对痛觉的分辨能力,升高全身各区域的痛阈,提高抗痛能力。

但是在一些情况下,特别是针刺(包括电针)强度比较柔和的情况下,刺激效应与其他应激刺激产生的效应还有所不同。研究者(Pomeranz)根据一系列实验和分析认为针刺镇痛和应激引起的镇痛可能存在不同的生理学过程。首先,这两者之间缺乏共同的机制,虽然他们之间可能存在某些相似性;其次,研究者在动物实验及人体观察中都尽量采用了避免产生应激效应的针刺,使之不混淆这两种现象。提供的证据:①假针刺组(应该是非穴位针刺组)不能产生镇痛效应,在清醒的动物和人类,针刺穴位能产生镇痛效应,这两组实验处于同等量的应激状态。②给予清醒动物不同频率的电针产生不同的效应,而这些动物也处于同等量的应激背景下,用仅激活 Aβ 类纤维的低强度电针,在 0.2Hz 时不产生任何可检测出的镇痛效应;4Hz 的电针出现镇痛效应,这种效应可被纳洛酮翻转,提示有内啡肽参与这种镇痛过程;200Hz 的电针镇痛效应主要由 5-HT 介导。在人类也观察到同样的结果。③在清醒状态下的马穴位针刺可引起血中皮质醇含量的升高,而假电针组缺乏这种效应;而这两组实验中的动物应激状态也是同等的。④针刺镇痛效应在麻醉动物也存在,由于动物处于无意识状态,所涉及的应激反应很小。⑤针刺镇痛效应在兴奋 Aβ 类传入纤维情况下就可产生,因此是非痛的和非应激性的。⑥针刺镇痛区的分布是有节段性的(研究者在动物和人的实验观察所选用的穴位是合谷,测痛部位在颈部和面部),远节段的部位(下肢)观察不到镇痛效应;而应激产生的镇痛区域遍布全身。可以认为,Pomeranz 采用的针刺镇痛的手法是轻柔的,少伤害的,产生的镇痛区域也是局限性的,因而涉及的应激因素不是主要的。类似的结果许绍芬等也曾观察到,他们选用一种弱电流(7.5~8.0mA)电针刺激家兔"合谷"及"外关"穴,这种刺激强度,兔前肢轻微抖动,动物基本保持安静。结果发现,这种强度的电针 20 分钟能使痛阈提高 140%,弱电针的这种镇痛效应可被静脉注射纳洛酮(0.4mg/kg)对抗。弱电针情况下血浆皮质醇、去甲肾上腺素和环腺苷酸含量有所下降,因此他们认为这种强度的电针效应不属于或很少涉及应激产生的效应。

针灸可改善创伤应激所导致的免疫功能抑制,使大鼠脾淋巴细胞增生率增强及脾淋巴细胞诱生 IL-2 活性水平提高,使 NK 细胞活性抑制的状况得以改善。对手术应激引起的免疫抑制具有提高其免疫力的作用。此外,研究表明针灸也有提高运动训练小鼠补体 C3、C4含量的效应。

综上所述,针刺效应与应激效应之间的关系主要取决于针刺手法和电针强度。在低强度的针灸条件下,针刺产生的效应并不主要涉及机体应激效应;而在高强度(受试者可以耐受的最大刺激)针刺条件下,其效应的发挥与应激效应有一定的联系,或两者之间有某些类似的生理学基础。

需要强调的是,在针灸研究中特别是在清醒条件下通过捆绑束缚给予针灸的实验动物是处于应激状态的,外科手术也可引起动物的创伤性应激反应,强针灸刺激也包含有疼痛性应激成分。实验过程中任何引起动物应激的反应都可能出现"类针灸样"效应,这将直接导致对针灸效应的误判;而采用适当的麻醉方法是避免动物应激反应的最简单、最有效的方法,因为在麻醉情况下是不会发生应激的。

四、针灸的神经免疫调节效应与生物电子医学

2016 年 10 月美国国立卫生院启动了"刺激外周神经缓解疾病症状"(SPARC)的研究计划,目的在于开发新的神经刺激装置和刺激方案通过对终末器官系统功能的精准神经控制来治疗疾病和病症。有研究者将这一计划和针灸作用机制的研究做了比较,认为 SPARC 重在绘制出支配内脏的神经图谱揭示调节内脏功能的神经编码,而针刺研究也希望找到针刺刺激的神经编码和对内脏调控过程的解码,从而调节刺激参数达到对内脏功能的精准调节,二者的科学基础在外周调控的机制上是一致的。不同之处在于针灸治疗通过寻找和刺激内脏病变的反应点(穴位),调节内脏的功能,其间要经过多重神经环路,有多个神经反馈参与,是基于体表刺激调动机体内稳态的调节,调节效应安全却有限;SPARC 直接作用于外周神经,可以达到精准高效的调节,但是没有反馈的环路调控,难免会产生机体耐受或者不良反应。因此,在触发刺激这一始动环节和靶器官效应的反馈抑制等方面,还有很多的工作要做,SPARC 计划一定是揭示针灸作用机制的一个强有力的推手。

基于外周、中枢神经刺激调节机体功能、治疗疾病的研究的快速进展,国际上于 2019 年4 月在日内瓦成立了"促进生物电子医学联盟",它将生物电子医学定义为探索靶向电子信号如何利用人体的自然机制来诊断和治疗一系列疾病;并认为生物电子医学利用人体自身的稳态机制来针对特定的疾病原因,从而避免了需要进行侵入性医疗程序或使用有副作用的药物。

这一定义与我们对针灸作用特点的认识非常相似,在第三章中,我们这样描述针灸的作用特点:针灸疗法不同于药物疗法,它不是直接针对病原,也不是直接作用于罹病的器官和组织,而是通过针或灸刺激,应用一定手法或刺激方式,刺激人体的特定部位,从多水平、多途径和多靶点发挥整体、双向和良性调整作用,是通过调动机体自身固有的调节潜能达到治病的目的。

实验针灸学的研究已经表明,无论是电针还是手针或灸等针灸方法治疗疾病的主要机制就在于神经 - 免疫调节。生物电子医学就是建立在神经与免疫相互作用的前沿知识基础上的。

当前的研究表明,免疫系统和神经系统已经进化到能够感知内在和外在刺激,从而产生有助于宿主健康和生存的复杂反应。免疫细胞在体内循环,并能转移到需要感应和响应刺激的地方,以恢复组织稳态;反过来,神经细胞虽然静止不动,却可以利用一种组织良好的环路在一定距离内接收和传递来自免疫细胞的信息。这两个系统之间的密切关系正在形成,并且已经为健康和疾病中的神经免疫回路提供了许多新见解。神经免疫细胞单位已经在多个器官中被确认,不同的神经细胞和免疫细胞群相互作用于多种生理过程。因此,在整个进化过程中,协调的神经免疫相互作用可能被选择和保留,以确保对环境挑战的有效反应,同时保持组织稳态。

对神经免疫相互作用的更详细的了解正在产生新的研究方向,这将需要新的跨学科方法。研究外周器官神经元活动的传统方法,包括物理损伤、药理和化学抑制剂以及电刺激,

提供了神经元信号可以影响免疫反应的初步证据。然而,这些方法不足以阐明神经免疫细胞相互作用的组织自主和细胞内在机制。未来结合组织特异性光遗传学、化学遗传学和细胞间标记系统的使用可能有助于阐明这种双向电路的功能原理。最后,另一个重要的挑战是在免疫和神经元疾病的背景下,神经免疫相互作用的治疗潜力。刺激迷走神经的药理学和生物电子方法已被测试用于调节炎症反射,显示出潜在的治疗益处。例如,电刺激坐骨神经导致肾上腺髓质分泌多巴胺,抑制全身炎症,提高脓毒症患者的生存率。因此,对周围神经免疫回路的更详细的了解有望揭示炎症、神经、代谢和致癌条件下的新的治疗靶点。

　　免疫细胞与神经元的双向或三向(与细菌)交流贯穿全身和大脑。需要构建一幅神经免疫连接或连接体的全面图景,以了解这些通信是如何工作的。为实现这一目标,需要做出协调一致的努力:首先,确定一系列影响神经免疫通信的环境因素;第二,充分了解免疫细胞和神经元在周围的相互作用;第三,阐明免疫分子在大脑中塑造神经反应的机制。环境因素包括但不限于共生细菌、饮食、感染和污染物。免疫细胞和神经元可以相互作用,可能通过形成密切的物理相互作用或通过配体受体相互作用交换可溶性因子。对这些相互作用的结构和功能鉴定,以及对介导细胞间信号级联的新配体(及其受体)的阐明,将有助于充分描述神经免疫相互作用的特征。许多细胞因子和趋化因子受体均由大脑中的神经元和非神经元细胞表达。细胞因子和趋化因子如何作用于这些受体并调节脑回路水平活动的问题需要进一步的研究。神经免疫连接体将增加我们对神经免疫相互作用如何在响应外部和内部刺激中发挥作用的理解,并将提供系统水平的机制洞悉大脑功能如何受到疾病和内稳态免疫系统的影响

　　总之,阐明神经免疫相互作用有望成为未来几年生物医学研究的一个重要领域。这些努力将有可能揭示新的和可转化的生物学基础,这些基础可在癌症,炎性,神经系统和代谢性疾病等疾病的治疗中加以利用。

　　目前,生物电子医学的潜在应用范围非常广泛,包括心律失常、自身免疫疾病、神经系统疾病、糖尿病、关节炎、高血压、疼痛管理、癌症等;在医疗设备市场,2019 年的规模已经达到229 亿美元,预计 2029 年将超过 600 亿美元;预期周围神经刺激和视网膜植入物的市场将比中枢神经刺激、心脏解决方案和人工耳蜗的增长更快速。针灸医学能否基于这类研究揭示的机制与规律创造出更有效的医疗模式(方案与设备)以促进自身的高水平发展,是我们针灸研究者正面临的一个重大挑战。

学习小结

1. 学习内容

　　目前的研究表明,针灸对一些临床疾病具有显著的治疗优势,研究者从临床治疗规律、疗效呈现特点、组织器官水平、分子水平探索了针灸作用的机制,研究表明针灸对主要疾病的核心病理环节及过程有显著的改善和调节作用,这种调节的机制不仅是针对疾病的病理因素,更主要是通过神经 - 内分泌 - 免疫网络这一整体调节的核心环节发挥的。这充分彰显了针灸作用的独特优势:即对人的调节优于对病的调节。

　　机体各个功能系统的划分是人们认识机体功能的基本模式,但是疾病过程,并不因为系统的人为划分而仅表现为一个系统的病变,它应该是机体各个系统的均衡及调节状态针对具体系统的调节失效的表现,因此治疗理念也必须是整体的。因此,尽管目前对具体腧穴、针灸方法的功能研究更为明确,但不能以穴 - 病、法 - 病对应的方法运用针灸解决临床问题,这也是本章每个系统疾病针灸治疗机制研究涉及机体各个系

统的调节功能的根本原因。

尽管针灸治疗各系统疾病的疗效及机制研究,已经取得了显著进步,但是距离基于这些机制提高临床疗效,这一最终目标的完全实现还有漫长的探索过程。是否存在一个针灸作用的独立系统或未知系统,目前的研究并未发现,针灸更可能的机制是整合,这种整合过程的阐明有等系统生物学或系统生物医学的进一步发展。

2. 学习方法

本章是针灸临床与机制的融合,对针灸作用效应的学习与把握,应紧密结合针灸临床;对针灸作用机制的把握应在结合临床的基础上,了解一定的现代医学或生命科学相关的理论和技术知识,也可结合实验针灸学的具体实验进一步加深理解。

(李　梦　卢　岩　刘海静　张小卿　刘　奇　陈新旺　黄思琴　唐纯志)

复习思考题

1. 针灸治疗神经系统疾病的机制有哪些?
2. 针灸治疗脑血管疾病的作用机制体现在哪些方面?
3. 试述穴位敷贴疗法在支气管哮喘治疗中的应用。
4. 针灸治疗冠心病的作用机制主要体现在哪些方面?
5. 针灸对消化系统的哪些器官组织功发挥调节作用?
6. 针灸治疗消化系统疾病的作用机制体现在哪些方面?
7. 针灸治疗肠易激综合征的作用机制研究有哪些?
8. 针灸对泌尿生殖系统的调节作用有哪些?
9. 请简述针灸辅助生殖的作用机制。
10. 针灸治疗糖尿病的主要作用是什么?
11. 针灸减肥的主要作用机制有哪些?
12. 针灸等级病谱分为哪几类?
13. 针灸对免疫系统功能的调节作用包括哪几个方面?
14. 试述针灸治疗免疫系统疾病的机制。
15. 试述针灸治疗溃疡性结肠炎的机制研究。

第六章

实验针灸学研究方法

✏️ **学习目标**

通过本章学习,明确实验针灸的基本研究方法和程序,知悉实验针灸科研设计的原则,明了实验针灸科研设计的流程和组织实施方法,为今后开展针灸实验研究提供方法学支撑。

第一节　针灸研究的基本类型

06章01节PPT

PPT 课件

在针灸学研究中,根据研究目的、受试对象的不同可以分为基础研究、临床研究、文献研究和转化研究。进行科研设计时,各类型的科研设计和研究方法将有很大差别。

一、基础研究

针灸学的基础研究主要以增加科学技术知识,解决未知领域的理论问题为目的,探索在中医针灸领域中,带有全局性和一般规律的科学研究。如中医针灸学中的经络现象、经络实质、腧穴功能与结构、经脉腧穴与脏腑相关、针灸作用的规律和原理、时效和量效等研究,这类研究一般不以具体应用为目的,探索性强,自由度大,风险高。由于未知因素多,基础研究的科研设计实验内容涉及的学科复杂,研究技术要求高,实验检测技术多样,对研究手段要求高,也十分关注具体的研究方法、实验步骤、技术路线、创新点等内容,这方面的研究成果常常对整个中医针灸领域甚至可能对生命科学产生深刻的影响。

在基础研究中,最好以人为研究对象,但是受到实验条件、研究方法等的限制,往往选择大鼠、小鼠、兔子等实验动物为研究对象。任何使用实验动物甚至动物组织的研究,都必须使用符合质量要求的实验动物,否则研究结果的可信度受到影响,无法进行科学研究和分析。实验针灸实验动物的选择应根据具体实验内容有针对性地注意种类、品系、级别、年龄(月龄)、性别、体重等情况。无特定病原体实验动物即三级(SPF 级)动物是实验针灸学经常使用的实验动物。

💻 **知识链接**

实验动物分级

在我国,实验动物按微生物学控制标准,或根据微生物净化程度,可分为普通动物、清洁动物、无特定病原体实验动物和无菌动物。

1. 普通动物亦称一级动物（CV）　不携带所规定的人兽共患病病原和动物烈性传染病的病原。

2. 清洁动物亦称二级动物（CL）　除普通动物应排除的病原外，不携带对动物危害大和对科研干扰大的病原。

3. 无特定病原体实验动物（SPF 级动物）　除清洁动物应排除的病原外，不携带主要潜在感染或条件致病和科研试验干扰的病原。无特定病原体动物是指机体内无特定的微生物和寄生虫存在的动物，但非特定的微生物和寄生虫是容许存在的。一般指无传染病的健康动物，是目前国外使用最广泛的实验动物。

4. 无菌动物（CF）　现有的技术在动物体内外均检不出任何活的微生物和寄生虫的动物。

二、临床研究

临床研究以人为研究对象，通过治疗对该疗法进行疗效评价。虽然针灸已为数千年的临床实践所证实，然而针灸的使用却主要是基于传统及个人的经验，针灸临床研究可以为传统经验提供新的科学依据；也可以通过研究来证实针灸穴位新的适应证或证实新的配穴方法的疗效；还可以研究比较不同穴位的疗效或多组穴位的疗效；可以分析研究多种针法以比较其效应。1995 年，世界卫生组织西太区办公室起草了《针灸临床研究规范》（附录二），为针灸临床研究方法学发展奠定了基础。近年来，随着循证医学的引入和发展，针灸正逐渐向现代循证医学模式转化。

（一）临床研究的分类

针灸临床研究分为前瞻性研究和回顾性研究。前瞻性研究是指选定研究对象，预定研究方式，根据这些因素去做持续的追踪研究，分析判断，把符合原来设计方法的所有患者都要列入统计，选择的结果经过计算，最后在原订计划的时间内做出评估。前瞻性研究的特点就是按照原定计划，进行周密而详实的研究。回顾性研究就是根据过去的临床资料进行整理、分析、归纳，从中总结经验、找出规律、指导实践的研究，是一种由"果"至"因"的研究方法。

（二）针灸临床研究方案

针灸临床研究方案包括的主要内容有：

1. 临床研究目的、目标；

2. 研究将要进行的场所与设施；

3. 研究的种类以及试验设计（平行组、随机方法与步骤）；

4. 受试者的纳入、排除标准（可以以西医或中医的诊断标准为基础）；

5. 为达到研究目的所需的受试者数目（以统计学方面的考虑为基础）；

6. 主观与客观的临床观察以及实验室检查在研究过程中的记录；

7. 用于研究所选的针灸穴位，选穴依据（从传统和 / 或现代针灸诊断技术出发），以及临床取穴方法的描述；

8. 研究所用针具与型号；

9. 针刺技术包括进针方向、角度、深度、留针时间、患者体位、行针情况如捻转提插、频率与幅度，其他辅助行针方法（补法、泻法）等，以及针刺得气情况。如果使用电针，要描述电针仪的型号、厂家、电刺激波型、脉冲时间、电压或电流、频率与电刺激的极性等。

10. 不良反应的记录;

11. 对照组的设立方法;

12. 治疗日程,治疗时间;

13. 记录病情反应的方法,测验方法,测验时间,以及随访步骤;

14. 成果评价的方法(如关于退出研究的患者/参与者的统计方法与报告);

15. 需告知受试者的信息;

16. 需告知研究工作人员的信息;

17. 研究完成的时间表;

18. 与研究有关的道德方面的考虑与措施;

19. 与有关管理机构的相关交流情况;

20. 研究方案涉及的参考文献目录。

此外,与其他临床研究一样,针灸临床研究也要强调对数据资料的管理规范、伦理道德考察委员会的审议,统计分析方法的科学性以及临床研究的质量控制与监察。

（三）循证针灸学

针灸是我国传统医学的重要组成部分,大量的临床报道和古今医学文献都记载了针灸的临床疗效。随着循证医学的兴起,循证方法对中现代医学的渗透,循证医学系统评价方法已经被引入针灸临床疗效评价中,并逐渐建立了循证针灸学。

循证针灸学即遵循证据的针灸学,它是将循证医学的方法与原理应用于针灸的临床实践、医疗决策和科学研究等方面,强调对患者的针灸诊断、治疗、预防、康复和其他决策应建立在当前最佳研究证据、临床专业知识技能及患者需求三者有机结合的基础之上。

1. 循证针灸学实践的基本原则　循证针灸学的实践遵循循证医学的三个基本原则,如果脱离了这三个基本原则,那就是经验医学。

（1）最佳证据:即参考当前所能得到的、最好的研究证据。这些证据通常来自于基础医学的研究,但更偏重于以患者为中心的临床研究,如关于诊断试验(包括临床检验)的准确性研究,预后标志物的把握度研究,治疗、康复和预防措施的有效性和安全性研究。在现阶段,对针灸临床诊治疗效的评价以及次优方案的选择,针灸古代医籍是不可忽略的最佳证据来源之一。

（2）结合决策者的经验:是指医生利用临床技能和既往经验快速评价患者的健康状况、进行诊断、估计治疗的可能风险和效益,以及分析患者的个体情况和期望的能力。临床经验有不同的层面,一是进行医疗活动的基本能力,如望、闻、问、切诊和操作施术的能力,二是综合判断各种因素进行决策的能力,三是关于治疗效果的经验积累。

（3）尊重决策实施对象的选择:是指每个患者对其治疗的选择、关注和期望。真正为患者服务的临床决定中应当整合患者的价值观。

2. 循证针灸学实践的步骤与方法　完整的循证针灸学实践包括五个步骤,其中每个步骤都具有丰富的内涵和科学的方法,它们之间是相互联系的整体,如果在任何方面存在着缺陷或不足,都会影响实践的质量。

（1）将所需要的信息(关于预防、诊断、预后、治疗、因果关系等)转化为一个可以回答的问题。

（2）采用多渠道的检索方法尽可能地查找可以回答这一问题的最佳证据。

（3）运用严谨的、获得公认的评价工具严格评估证据的有效性(真实性)、效果(效应大小)和适用性(在临床诊疗中的可用性)。

（4）把严格评价的结果与医师的临床经验、患者独特的生物特性、价值观和个体情况相结合,用于指导医疗决策。

(5)评估执行第一步到第四步过程的效果和效率,并寻求改善方案,以便今后更好地应用。

> **知识链接**
>
> 循证医学的证据分级
>
> 　　循证医学是"遵循证据的医学",因此非常重视对证据评估和分级。证据分级是根据证据强度,即结果的真实性和可应用性进行分类排序。目前最为适合针灸证据的分级系统是2004年制定出国际统一的证据质量分级和推荐强度标准GRADE。该标准从使用者而非研究者角度,综合考虑研究设计、研究质量、研究结果的一致性和证据的直接性,将证据质量分为高、中、低、极低四个等级,将推荐意见简化为强、弱两级。
>
> GRADE 证据质量等级及其定义
>
> | 质量等级 | 定义 |
> | --- | --- |
> | 高 | 未来研究几乎不可能改变现有疗效评价结果的可信度 |
> | 中 | 未来研究可能对现有疗效评估有重要影响,可能改变评价结果的可信度 |
> | 低 | 未来研究很有可能对现有疗效评估有重要影响,改变评价结果可信度的可能性较大 |
> | 极低 | 任何疗效的评估都很不确定 |
>
> GRADE 推荐强度
>
> | 推荐强度 | 具体描述 |
> | --- | --- |
> | 强 | 明确显示干预措施利大于弊或者弊大于利 |
> | 弱 | 利弊不确定或无论质量高低的证据均显示利弊相当 |

三、文献研究

文献研究是根据研究目标的需要,通过检索和查阅各种文献来获得相关资料,系统、全面、正确了解相关领域的研究动态,从中发现问题,总结出研究内容关键点的一种研究方法。文献研究是科研工作中最常用的方法,几乎所有的科研工作都要先进行文献研究,通过文献研究可以掌握相关研究领域的科研动态,指导制订今后的科研方案。针灸文献研究可分为针灸古代文献学研究、针灸数据挖掘研究及针灸文献评价研究等。

(一)针灸古代文献研究

针灸古代文献研究是有关中国古代针灸典籍的研究与整理,主要进行古籍整理,侧重校勘与考证,医理阐释等方面。针灸古代文献研究主要是指采用校勘、辑佚、训诂、句读、语译等传统的"文献学"研究方法,对中医古籍辨伪存真、存优汰劣,恢复古医籍的原貌,并用现代语言解释、翻译,使之通俗、可读。古代文献研究还包括对中医古籍的类编研究,即对中医古籍文献按特定的体例进行分类编排。分类编排的主要结果形式是工具书。如《黄帝内经太素》实际上是对《黄帝内经》进行类编的结果。编写目录、索引,也是类编研究的重要内容。目录将各科各类图书分类编次得井井有条,使我们得以清晰地了解到中医学的学术大纲和著述源流,认识图书的内容与价值,了解各种版本的优劣。

(二) 针灸数据挖掘研究

针灸数据挖掘研究是从海量的针灸文献数据中获取有效、新颖、具有潜在应用价值信息的过程。针灸学数千年的发展历程中所积累的历史文献和现代科技期刊文献、报纸、书籍中富含海量的针灸信息,这些信息具有多源性、多模式性、名称多样性、不完整性、时序性、冗余性等特点。如何才能不被这些复杂的信息淹没,而是从中提取出有学术价值的信息,指导临床决策和科研设计,是针灸文献研究重点关注的内容。将数据挖掘技术引入,有效提取针灸文献信息,开拓出针灸数据挖掘研究新领域。数据挖掘技术是指采用特定的技术及算法从数据中抽取知识和规律。数据挖掘的实施步骤可分为以下三步:

1. 数据准备　数据准备是指消除数据噪声和与挖掘主题明显无关的数据,完成对数据的筛选、变换和预处理。

2. 数据挖掘　针对要挖掘的问题的具体情况和对挖掘算法的具体要求(如针灸治疗偏头痛处方信息中外关穴的应用频次等),选择合适的数据挖掘工具对预处理后的数据进行数据挖掘。

3. 结果分析　在数据挖掘中得到的模式可能是没有实际意义或没有使用价值的,也有可能不准确反映数据的真实意义,因此要对数据挖掘的结果进行解释和评估,转换为用户可被理解的知识。

(三) 文献评价研究

文献评价研究中最常采用的方法是系统评价。系统评价是一种严格评价文献的方法。高质量的系统评价可以为临床实践和循证决策提供有价值的二级证据。系统评价的基本方法和步骤主要有以下几步:

1. 提出可以回答的临床问题　系统评价的题目来源于临床医疗实践,主要涉及疾病防治方面不肯定、有争论的重要临床问题,以帮助临床医师进行医疗决策。例如针灸能否预防慢性头痛的发生等。

2. 收集文献　系统、全面地收集与临床问题相关的所有文献资料是系统评价与叙述性文献综述的重要区别之一。

3. 选择文献　所有收集到的文献,都要根据计划书拟定的纳入标准,从题目、摘要、全文进行逐一分析与评价,以确定是否合格,能否入选。

4. 评价文献　对于纳入的文献,采用临床流行病学方法对文献质量进行评价。文献质量的评价重点在:①内在真实性,即是否存在各种偏倚因素及其影响程度;②外在真实性,即结果的实用价值与推广应用的条件,主要与研究对象的特征、研究措施和结果的选择标准密切相关;③影响结果解释的因素,如针灸方案的合理性、施术者的资格和资历、疗程及依从性等因素。

5. 收集数据　制订数据资料提取表格,录入评价的题目、评价者的姓名、原始文献编号和来源等,提取研究的设计方案、研究方法、偏倚的防止措施等,研究对象的特征和数量,干预措施的内容和实施情况,主要的试验结果等。

6. 分析资料　对于收集的数据资料,采用定性分析或定量分析,以获得相应的结果。

7. 报告和解释研究结果　对于系统评价的结果,就其论证的强度、适用范围、临床意义、对今后研究的价值以及对患者的利弊关系和卫生经济评价等进行讨论,为医务工作者或政策制定者的决策提供二级证据。

四、转化研究

转化研究是将基础研究、以患者为导向的临床研究及以人口为基础的研究三者相结合，将医学生物学基础研究成果快速有效地转化为可应用于疾病治疗和预防的医学技术（理论、诊断技术、方法、药物、疫苗、医疗设备等）研究，最终能改善人们的健康水平，是促进从实验室到病房间知识转化的过程，是一门多学科多方向交叉合作的新型医学模式，是循证医学发展的必然需求。

现代生命科学研究大部分从实验医学到临床医学，从宏观到微观发展，更加注重组织、细胞、分子等相关机制研究，逐渐忽视和远离临床，造成基础研究与临床治疗间严重脱节，如近百年对肿瘤、糖尿病、心脑血管疾病等开展大量基础研究，但以上疾病依然得不到有效的治疗而致死亡率和病残率仍然居高不下。此外疾病谱的转变使医疗成本加大，基础研究、新药（器械）开发与临床实践之间需要整合等，在这样的背景下，转化医学研究应运而生。国内外政府及研究机构均重视转化医学研究，如何以患者的需求为导向，提高解决医学重大问题的效率为目标，开展医学科学实践是转化医学研究根本目的，因此如何促进基础医学与临床应用之间的快速转化成为全世界学者关注的重点。

（一）转化医学研究内容及模式

1. 转化医学研究内容

（1）生物标志物的鉴定与应用：生物标志物是一类可供客观测定和评价的一个或某几个普通生理/病理或治疗过程中的某种特征性的生化指标，通常是特殊的小分子、蛋白质或核酸序列，通过对它们的测定可以获知机体当前所处的生物学状态或进程，有助于疾病的鉴别、早期诊断及预防。

（2）药物基因组学及个体化用药：随着基因组测序成本的降低，临床医师可以通过对患者个体的疾病类型、基因分型及分子生物学情况进行综合分析，合理选择最优化的治疗方案，即"根据每位患者具体情形而采用恰当的药物及剂量进行治疗"，以达到高效率、低成本、低风险的治疗效果。

（3）疾病治疗反应、预后评估及预测：由于遗传、营养、免疫等因素的差别，同一种疾病的患者，对同一种治疗方法或同一种药物的效果和预后可表现出较大的差异。在分子生物学研究的基础上，利用经评估有效的生物标志物，如患者的基因分裂、生化各种表型指标等，进行患者药物敏感性和预后的预测，选择敏感的药物和适当的剂量，以提高疗效，改善预后。

2. 转化医学的研究模式　　转化医学的研究模式经历了以下三个阶段，从最初的"实验室-病床"模式，到"基础研究-临床研究-人群"的T1-T2模式，再到"人类-患者-实践-人群"的T1-T2-T3模式（表6-1）。

表6-1　转化医学研究模式

T1模式	基础研究的成果转化为有效的临床治疗手段
T2模式	将研究结果、结论应用到临床及健康保健工作中
T3模式	将循证治疗、个体化治疗和预防等措施有效地提供给所有临床患者

（二）中医针灸转化研究

目前全世界生物医药发展的重要趋势是转化医学，而中医的发展也存在大量基础研究成果不能应用于临床；中医临床的经验医学得不到认可的现状，如何运用转化医学研究的新方法、新理念更好地发展中医成为更多中医学者的研究焦点。目前中医的转化医学研究已经起步，2010年9月在北京召开了首次中医药转化医学学术研讨会，并由中国中医科学院中药研究所牵头联合中国科学院成立中医药界首个转化医学研究中心。随后，上海中医药大学、辽宁中医药大学、黑龙江中医药大学先后成立中医转化研究中心。

转化医学所倡导的理念与中医传统的学术思想有许多相似之处，例如转化医学倡导以患者个体为中心的个体化医学体现了中医的辨证思想；转化医学开始重视以预防为主的医学发展模式与中医的"治未病"思想；转化医学强调多学科交叉合作与中医的整体观念。现代中医的发展中也有转化医学思想理念的体现，如东晋葛洪所著的《肘后备急方》中记载了中草药青蒿可以用来治疗疟疾，中国学者屠呦呦受其启发，在青蒿中提取了抗疟新药青蒿素，被广泛使用于世界各地，屠呦呦并因此获得2015年诺贝尔医学奖。中国中医科学院针灸研究所所长朱兵研究员鉴于电针依赖外加电流（电压）的作用来兴奋穴位组织易产生耐受（传入神经发放稳定地衰减）缺点，根据生物信息反馈疗法原理开发了能针对不同患者个体准确表达和量化针刺手法作用方式与强度的针刺手法仪器，这就是针灸基础研究成果转化为针灸临床防治疾病诊疗设备重要体现；还有针刺镇痛方面的基础研究成果已经转化应用到甲状腺等手术中针刺麻醉中；针灸的临床疗效不容置疑，但单从基础研究方面评价针灸治疗效果及其机制较为局限，如果将针灸的临床实践经验与针灸基础研究相结合，再把基础研究成果运用到临床，是我们针灸发展需要思考和解决的问题。

第二节　实验针灸研究的基本程序

PPT 课件

实验针灸研究主要运用实验的方法有目的、有计划地进行针灸机制及效应研究与探索。要确保实验研究得到可靠的科学证据，就必须按照科学研究的基本程序。科学研究的基本程序主要包括立题、检索文献、实验设计、组织实施及形成结论这五个基本步骤，其中文献检索贯穿始终，整个科研过程中均应给予高度重视。

一、立题

（一）选题

选题就是选择和确定要研究的中心问题。科学研究是不断提出问题和解决问题的探索过程，选择什么问题进行研究和探索是整个科研活动的第一步。科研选题在整个科学研究中占有非常重要的地位，决定着科研工作的主攻方向、奋斗目标以及科学价值，在一定程度上规定了科学研究应采取的方法与途径，对日后的科研工作具有战略指导意义。能否提出正确的科学问题，与研究者对科学文献的把握程度、科学研究的实践情况、相关学科的知识掌握情况及科学思维能力大小密切相关。实验针灸学的科研选题是在传统中医理论与现代科学发展的基础上，采用多种研究方法对针灸基础理论、针灸临床等方面存在的各种问题进行研究，探索和揭示针灸作用的科学基础与规律，为针灸临床提供有益指导，亦或形成针灸行业规范，促进中医针灸理论的传承和发展。

1. 选题的来源　在整个科研工作中，提出问题往往比解决问题更困难，就研究者本身而言，在自己研究领域内发现和提出一个有科学意义的问题，本身就是不断深入和探索的成果。正如爱因斯坦所说：提出一个问题往往比解决一个问题更重要，因为解决一个问题也许仅仅是一个数学上的或实验上的技能而已，而提出新问题，从新的角度去看旧的问题，却需要有创造性的想象力，而且标志着科学的真正进步。因此，提出重要的科学问题更能昭示科学所蕴含的创造性。通常，科研选题有多种来源，根据针灸学的特点，实验针灸学的主要选题途径有：

(1) 从临床实践中选题：临床工作中需要解决的实际应用问题或理论问题是实验针灸学科研选题的首要来源。在临床工作中认真观察、用心思考，会产生许多有价值的选题。这主要包括：①确定针灸的适宜病种和优势病种；②分析针灸产生疗效的原理与机制；③优化针灸临床诊疗方案；④建立行业标准或规范；⑤针灸新疗法、新方案的运用和推广；⑥针灸与其他医疗手段配合使用的疗效和机制等。

(2) 从文献查阅中选题：无论是中医经典古籍还是现代文献均是人们长期积累的宝贵财富，借助文献打开思路，汲取精华获得启发，是实验针灸科研选题的又一重要途径。主要包括：①从中医古籍的继承与创新中选题；②从现代文献的空白点出发选题；③从针灸诊疗规律的文献挖掘、针灸疗效的系统评价中选题。

(3) 从学科交叉与渗透中选题：现代科学更加注重学科间的相互渗透与交叉，因此从实验针灸学与其他学科的交叉点入手会发现有大量新课题可供选择。此外，由于不同学科理论体系之间的矛盾，很有必要借鉴现代科学技术深入阐释传统针灸理论的现代科学内涵和实质。例如，传统针灸学认为经络是联络脏腑肢节、沟通上下内外、运行气血、协调阴阳、调节人体各部的通路，但无法从现代生理学、解剖学、病理学中找到确凿的依据，因此，从现代生命科学的角度认识和理解经络的实质及其生物学基础就成为新的科学问题。

(4) 从学术争论或理论内部矛盾中选题：科学研究是一种探索性的创造性思维，学术界对同一观点、同一现象或同一过程往往存在着不同的看法甚至争论，这是经常发生的事情。这种学术争论是学术繁荣的表现，其本身就是推动学术纵深发展的一种原动力，例如，近年来学术界有关经穴效应特异性的研讨就极大地促进了针灸的国际化和现代化。此外，科学理论本身具有一定的适用范围和相对性，如果出现科学理论不能完全解释新现象或新事实与科学理论相悖，则表明该理论具有局限性，针对这一矛盾事实提出新问题，采用更为先进的方法检验已有理论的相对正确性，或重新建立新的理论也是选题的重要途径。

2. 选题的原则 提出问题固然重要，但只有选择合适的问题进行研究才能解决科学问题。在实验针灸学研究中如何选择正确的科学问题，必须遵循以下四个原则：

(1) 需求性原则：科学问题来源于社会实践或科技自身发展的需要，最终仍用于指导实践，推动原有理论或技术的进一步发展。针灸学现代研究要解决的基本问题往往是影响针灸发展或临床实践中所遇到的最基本问题，因此需求原则是针灸学选题的首要原则。如针刺镇痛在中国已有几千年的历史，但其镇痛机制是什么？有何物质基础？这一问题成为20世纪中后期迫切需要解决的问题。再如最近几年，国外学者对经穴效应特异性问题提出了质疑，认为经穴与非经穴的作用效果是一样的，为深入探讨这一问题，我国在2006年立项的国家重点基础研究发展计划(973计划)中就专门对此问题进行了深入研究。在选题中贯彻需求性原则，应当注意以下几方面的问题：①需结合国家中长期发展规划选择实用性强，关注度高，适应医疗健康发展需要的课题；②注意边缘学科、交叉技术等在针灸学领域的运用；③选择具有区域特色或传统优势的课题进行研究；④积极开展和承担协作课题。

(2) 科学性原则：是指研究的问题必须有科学理论和事实依据作为支撑，符合辩证唯物主义实事求是的原则，不能违背已确认的基本科学规律，不能脱离基本的实践经验或事实，这样课题研究才有科学价值。例如，近几十年来，研究者对针刺镇痛与神经系统的关系、针刺的刺激性质、针刺的穴位感受装置、外周传入纤维、脊髓传导途径和中枢整合以及脑和脊髓内调控机制等问题均进行了大量分析，今后针刺镇痛的相关选题就应多从这些已知的成果出发，而不只是停留在肤浅重复的层面。当然，对事实和理论的理解应当是辩证的，随着实践的不断深化发展，旧的理论可能会与新事实出现矛盾，因此在选题时应当注意采取辩证分析的态度。

（3）创新性原则：创新是所有科学工作的精髓，创新意味着要有新发现、新观点、新认识、新成果、新产品等前人未涉及的开创性工作，缺乏创新性，就会失去科研立题的前提。实验针灸学虽然是以传统针灸学理论为指导，但选题也必须体现创新性原则，不能达到原始创新，也需集成创新，由此才能体现课题研究的价值和意义。要做到创新，就必须继承和总结过去本学科或本领域的实践成果，没有这个基础，任何新发展、新突破都是不可能的。实验针灸学本身就是运用现代科学技术阐释传统理论的一门学科，因此它是体现继承与创新最为具体的学科之一。所以，仔细研读针灸经典著作，广泛查阅针灸现代研究文献，全面掌握针灸国内外目前已达到的水平和已取得的成果就显得非常重要，在此基础上再认真审视自己的研究工作，对其理论的完备性、研究方法的科学性等方面进行评判性分析，才能找准自己研究的着眼点，只有在原有研究成果基础上的突破和创新，才具有研究的意义。

（4）可行性原则：是指所选择的科学问题必须具备可能完成的主客观条件。科研选题必须与自己具有的理论水平、技术能力、研究条件等相适应，应考虑到研究对象、研究方法、研究人员、研究设备、资助经费、研究期限、医学伦理等多方面因素。选题要从实际出发，量力而行，实事求是，不具备可行性的立题，没有任何完成的可能，也无从论及科学意义。一般来说，可以从两个层次考虑课题的可行性：①主观条件：指研究者具有的知识结构、研究能力、研究基础、技术专长等，也要考虑课题组成员的专业方向、年龄结构等是否合理，注意优势互补，扬长避短；②客观条件：指研究必要的仪器设备、研究时间、研究经费、技术水平、协作条件等，对于开发研究还应考虑到成果的开发、推广应用范围以及用户采纳接受条件等。

（二）建立假说

假说是指人们根据已知的科学知识和原理，对某种现象进行观察，通过分析与综合、归纳与演绎等科学的抽象概括思维过程，形成对所需探索问题提出初步的、推测性的一种理论解释。假说是通向科学理论的桥梁，科学理论的发展过程，也就是假说的不断自我完善和连续更替的过程。提出科学问题后，研究者必须基于已有的专业知识和对问题的全面理解，通过科学思维对科学问题可能的答案进行推测，在理论上对所研究问题进行合理和充分的解释，这一过程就是建立假说的过程。假说是科学发展的一种重要形式，是科学理论形成的前奏或雏形，是科学研究的主线，假说的创造性和逻辑性决定了所研究课题的价值。

1. 假说的特点

（1）科学性：假说必须基于已知的科学理论、基本事实以及实践经验之上，对前人研究存在的问题提出可能的解释；或根据问题的指向和预期的应答域，利用理性思维方法对已知的相关科学现象和规律进行正反两方面的思考，建立关于解决问题的假定性说明。假说需接受逻辑论证和实践检验，它在逻辑结构上的合理性及其在实践中的可检验性是假说科学性的又一重要保证。

（2）假设性：对自然现象的本质和规律进行科学推理的过程中建立的，这些不确定的因素均有待于科学实验的检验和验证，需要经过去伪存真的验证过程，最后提炼出系统性理论。针灸假说同样有不确定的成分存在而有待检验。对于经络的实质，有研究者认为"细胞通讯的广泛性、自组织性、自我调节性，生物进化中的原始性和能够让信息在其中流动不止并能控制信息流动的特性均与经典描述的经络非常相似"，从而提出了"触发点-细胞通讯-神经系统-细胞通讯假说"。但是，目前对细胞通讯的研究还很不深入，在人体是否存在已经在昆虫身上发现的条带状通讯区或与经络一致的通讯区带还有待进一步研究。因此,上述对经络实质的阐述就是一个典型的从功能相似而进行推测的假说。

(3)系统性:假说是基于已有的科学知识和新的科学事实对所研究的未知问题的进行推断性陈述,不是简单的推理过程。在某种程度上假说的系统性决定了假说的生命力。

(4)可变性:任何一种理论的诞生,都要经过多角度的研究后,不断得到修改和整理。根据研究者的经验、知识结构、视角、实验条件不同,对同一事物会产生不同的认识,是一个"仁者见仁,智者见智"的过程。任何一种理论都不是永恒的,在不同的历史时期由于研究技术的发展,有些被认为是真理的理论,也会被证实有不正确的成分。任何科学假说都是在"百家争鸣,百花齐放"的过程中得到完善的,在这一过程当中形成的假说自然具有可变性。如针刺对疼痛干预的基础研究,最初始于针灸镇痛机制研究,随着针刺麻醉成功,开始进行针刺麻醉机制的研究,进而形成了针刺既可以止痛,也可以达到预防性的提高痛阈而起到针刺麻醉效果的结论。

(5)多样性:对于同一现象,往往多个假说并存。比如对于经络实质的认识就一直存在"二重反射说""轴突反射接力联动说""第三平衡系统说"等多种假说。

2. 科学假说建立的方法 假说的形成必须经过一个严密、艰苦的逻辑思维过程。常用的基本逻辑推理方法有下述几种:

(1)归纳演绎法:人们对事物的认识存在两个过程:由个别到一般和由一般到个别;前者称为归纳,后者谓之演绎。归纳是演绎的基础,演绎是归纳的指导,例如经穴的低电阻学说,就是从测量个别经穴具有低电阻特性这一例证中归纳概括出的一个假说。与归纳法相反,从一般到个别的推理方法称为演绎法,例如,一般认为艾灸具有提高免疫功能的作用,那么,对于艾滋病这一免疫缺陷性疾病,艾灸也应该有治疗作用,从这一推论出发,有研究者在临床上进行了艾灸治疗艾滋病的研究,结果证明艾灸确有提高艾滋病患者免疫功能的作用。

(2)比较分类法:首先比较对象间的异同,后根据异同将对象分为不同类别,例如经络的神经假说,就是基于经络与神经在功能方面具有多重相似。但事实上,类比法更多的是要发现差异,并从差异中发现新现象和新问题,这样才有利于认识事物的本来面目和特性。

(3)分析综合法:医学研究的对象大多是复杂的机体,将复杂的机体分解为简单要素或将整体分解为部分,把动态化为静态进行研究;反过来,在分析的基础上将各个要素综合,从而达到认识事物总体的目的。这也是医学科研中的一个重要特点。

3. 假说在针灸学研究中的作用

(1)假说是科学阐释针灸学理论的必经之路:针灸的疗效得到了西方医学界的普遍认可,成为世界认识中医的窗口,现在针灸已经在全世界范围之内得到应用,世界卫生组织和美国国立卫生研究院等重要的国际医疗卫生组织对针灸的有效性做出了充分的肯定。围绕着针灸学的传统理论,在揭示其现代科学内涵的过程当中,作为科学研究关键内容的假说发挥了重要的指导作用。如目前最为公认的针刺镇痛相关研究,经过多年的实验研究,经过不断的验证,运用现代科学技术从神经、神经化学、分子机制等方面证实了针刺镇痛假说的科学性,取得了令世界瞩目的研究成果。从而使针刺镇痛机制假说上升为科学理论。针刺镇痛原理研究,首次采用现代科学的理论和方法进行了对针刺疗法的科学性研究,开启和加速了针灸研究的现代化进程,使针灸疗法得到现代医学的认识,也促进了我国在疼痛生理学方面的研究。针刺镇痛机制的研究不仅对科学挖掘针灸基础理论做出了巨大的贡献,同时对我国生命科学的发展起到了积极作用。

（2）多种多样假说的出现有利于实验针灸学研究的繁荣和发展：实验针灸学必须是在以往积累了大量科研资料的基础上，揭示传统针灸学的现代科学内涵。但在如何总结出针灸学的现代科学内涵，仍然有各种各样的观点和流派，形成了多种多样的假说。如关于经络实质的研究，最初的方法是从解剖生理学的角度来归纳经络实质，之后有采用皮肤电阻探测和解释经络的；有采用同位素示踪技术探测和解释经络的；有采用声测经络技术探测和解释经络的。近年来新的研究手段不断融入进来，包括影像学、蛋白组学、分析化学等技术，新技术的应用往往会随之产生新的经络实质假说，虽然至今没能完全阐明经络实质，但关于经络实质的研究非常活跃，已经取得许多崭新成果。

（三）开题报告

选题确立后，在研究工作正式实施前尚需完成开题报告。开题报告是研究工作正式实施前的重要环节，是指研究者对课题背景、立题意义、设计思路、实施方案、预期成果等方面的一种文字说明材料。开题报告通常作为研究生学位论文研究开始的标志，是研究生围绕学位论文题目，对目前的研究进展、研究假说、研究方案及科学意义进行说明，接受审核的书面报告。开题报告的审核最大限度地解决了研究生实验方案的总体目标和具体细节当中出现的问题，为研究生学位论文的顺利完成提供了重要保障。

开题报告的内容一般包括：论文题目、立题依据及研究意义、国内外研究现状、研究方案、拟解决的关键问题及创新点、研究进度、预期成果等。

1. 论文题目　题目是课题的重要组成部分，应是对课题内容的高度概括，是课题精髓的集中体现。因此，课题名称的拟定应遵循简明具体、新颖醒目的原则，并能确切反映课题的研究因素、研究对象、研究内容、研究范围及互相间的联系。好的立题，要反复推敲，既要简明扼要，又要高度概括所要研究的具体内容，在反映研究因素、研究对象及实验效应这三个主要环节的前提下，尽量精简凝练，重点突出。并且科研题目应该体现出选题的创新性及独到之处，采用准确精湛并形象生动的文字清晰明确地展现课题的丰富内涵，使读者印象深刻，有进一步了解具体内容的欲望。一般题目最好控制在 20~25 个字数之内。

2. 立题依据及研究意义　阐述相关研究所存在的问题，说明研究的价值和意义。问题的提出应聚焦理论层面，建立假说，解决理论问题。实验针灸理论问题的提出需要大量阅读经典文献和现代研究相关的文献，总结以往的研究成果，发现问题之所在，才能找到研究的立足点，论述研究的意义。论述研究意义首先要论述学术价值，同时还要对研究成果的应用价值进行展望。

3. 国内外研究现状　由于开题报告是用文字体现的论文总构想，国内外研究现状部分如同综述撰写，但字数不必太多，写出高度精练的"小综述"即可，但重点体现在评述部分。实验针灸学的国内外研究现状的撰写不同于其他研究课题，在国内研究现状介绍部分，通常引用传统经典关于研究题目的描述作为提出问题的开始，同时还要引用大量的古典文献介绍古人对相关问题的认识。古典文献的引用是实验针灸学研究的理论基础，也是实验针灸学对传统针灸学的继承。国内外研究现状部分除了引用传统经典外，还要对实验针灸学相关题目的现代研究进行详尽的描述，综合相关领域的研究概况，发现科学问题，并且进行评述，突出研究题目在当前研究现状中的位置、优势及突破点，体现研究者的观点和研究假说。国内外研究现状的介绍除了介绍学术观点外，还可介绍研究题目涉及的材料与方法，体现研究技术的先进性和观察指标的特异性。

4. 研究方案　研究方案是根据研究题目在进行正式研究之前制订的整体规划，主要反映课题研究的具体内容和步骤，研究方案的设计应体现创新性、科学性、先进性和应用性的特点。研究方案包括研究目的、技术路线、研究内容、研究方法等。

（1）研究目的：研究目的是通过研究要达到的具体目标，为研究的设计和实施提供了正确方向。研究目的明确，观察指标明确才能保证研究课题的顺利完成。

（2）技术路线：技术路线是指研究者要完成研究题目准备采取的技术手段和具体实验步骤。技术路线图设计应连贯流畅，通常采用简洁的图形、表格、文字等形式描述具体实验步骤或技术相关环节之间的逻辑关系，全面反映设计思路、实验方法、观察指标、数据分析方法、预期研究结果等，以达到一目了然的效果。技术路线图具有高度概括、高度综合和前瞻性的基本特征，反映科研设计的严谨性。

（3）研究内容：研究内容要根据研究目的把课题进行分解细化，确定具体的内容。研究内容的具体书写通常按照研究课题需要解决科学问题的内部机构细分成几个小问题，把一个大问题按照内在的逻辑性、系统性和可行性，分解成若干相互紧密联系的小问题，使研究内容展开成具有一定层次结构的完整课题。

（4）研究方法：研究方法是指在研究中有目的、有计划、有系统地安排研究内容实施的具体方法，是科学工作揭示事物内在规律的工具和手段。实验针灸学研究方法的内容包括研究对象的选择、研究对象的分组、针灸施加因素的具体方法、排除非处理因素的方法、观察指标的实验手段、数据收集、分析和评价方法等。总之研究方法是一项科研任务进行流程的文字描述，应详实描述每一步骤的具体方法。

（5）拟解决的关键问题和创新点：拟解决的关键问题是指研究所要解决的重要科学问题，也就是研究课题创新点的体现。这部分内容是整个开题报告最为闪光的智慧，首先要综合评述国内外研究就相关研究方向的观点和成果，指出以往研究的不足之处，明确自己的学术观点，对研究当中可能遇到的最主要的、最根本的科学问题，做出准确、科学的判断，并提出解决方法和措施，提出本研究科学假说的科学性和创新点。

（6）研究进度：研究进度是指根据课题的研究时间合理安排研究工作，明确阶段性任务。通常采用以月份或季度安排研究进度，包括预实验、正式实验、结果分析、论文撰写、完成课题等过程，每一阶段应详细写出要达到的阶段性具体目标。

（7）预期成果：预期成果应明确指出本研究的学术价值、应用意义、社会效益。学术价值主要指研究成果为相关科研领域做出的科学理论贡献、预计发表的论文、专利、专著，人才培养。应用意义是指研究成果的应用价值，包括经济价值、专利产生、产业转化等内容。社会效益是指研究成果为改善人民健康水平、提高生活质量所做的贡献。

二、检索文献

文献资料反映了国内外学术研究的最新进展和成就，研究者对文献的收集和整理是了解科研前沿动向并获得新情报、新信息的有效途径，贯穿整个实验针灸研究过程中。无论是提出科学问题还是形成科学假说或设计研究方案、解决科学问题，均应在充分研究文献的基础上进行。通过文献检索可以起到掌握前沿、发现问题、完善假说、避免重复和扩大视野的作用。

一般来说，文献检索可以分为文献获取和文献加工两个阶段，文献获取是针对某一专题，采用最佳的检索工具，通过一定的检索途径和方法获取文献的过程，这一过程要求在较短时间内，快速获得准确、全面、专业程度高、更贴近检索目的的文献。文献加工是指对文献进行分类整理，并进行必要的摘要或笔记，对其进行客观评价和分析，明确文献信息的价值和意义，为自己的研究寻找启示或切入点。

（一）文献检索基本过程

1. 明确检索目的　文献检索的目的包括把握选题的研究概况和最新进展、建立或完善假说、提供课题查新报告以及完善后续的科研设计等。通过文献检索,科研工作得以在前人已经取得的基础上继续研究,从而避免重复,节约资源,提高工作效率,确保科研选题的新颖性;此外,科研设计也必须进行文献检索,以便研究者根据自己的研究目的和研究方向设定具体的观察指标和分析方法。

2. 建立检索方法 明确检索目的后应确定检索的学科范围、时限、检索工具、检索数据库和检索途径等,建立高效的检索方法。现代科学研究都是多学科交叉,需要各学科研究者共同协作,实验针灸学作为一门新兴的学科所涉及的学科非常广泛,可以说与生命科学相关的所有学科均与实验针灸学相关,我们在建立检索方法时应根据实际需要,指定与自己相关的学科进行检索,同时应充分考虑针灸学本身的特点,设定好检索时限,防止漏检,保证文献的全面性。

3. 确定检索词,构筑检索表达式 课题名称不等于检索词,正式检索开始前,首先要确定检索词。研究者应对课题概念的内涵和外延有全面的认识,同时应对课题涉及的学科领域和范畴有正确的判断,才能制定正确的检索词。检索词是检索全面文献检索结果的关键点,如果检索词选择不当就会导致漏检和误检,检索词选择将直接影响检索质量。研究者可采用不同关键词或主题词组合的方式对所要检索的主题进行限定,构筑逻辑关系紧密的结构表达式。

4. 检索策略的优化 为获得更加全面、精准和与研究者检索目的更为接近的检索结果,往往需要再次检索或者调整检索策略,除选用更加精准的检索词或检索式外,也可根据初次检索获得的结果对检索策略进行修改。此外,为了保证查全性,必须重视手工检索,机检和手检并重,完善检索策略。

5. 获得原文 检索到所需文献后,要取得原文。如果利用数据库或网络搜索,可以直接下载或打印原文,如果采用手工检索(尤其是有关针灸古典文献),需到图书馆或情报检索单位进行。还有一种取得全文的方式是与作者取得联系,直接索取。

(二)文献检索方法

在具体进行检索时,按照检索的方式一般包括直接法、追溯法与综合法。

1. 直接法 直接法是文献检索常用的一种检索方法,又称为常用法。直接法直接利用检索工具或检索系统进行文献检索。按照时间与方式的不同,分为顺查法、倒查法与抽查法。

(1)顺查法:顺查法是把资料按照时间顺序由远而近地排列,进而查找文献的方法。该方法适合复杂课题的文献检索。直接法获得的资料比较全面、系统,但工作量比较大。除了手工检索之外,许多数据库都提供了按照时间顺序检索的方法,可根据时间顺序排除。

(2)倒查法:倒查法在时间顺序上与顺查法正相反,是一种近而远的时间顺序进行检索的方法。倒查法可以直接获取某项研究的最新研究进展,节省时间,可在短时间内便可获得最新资料,符合新兴学科的发展规律。

(3)抽查法:抽查法是指根据某项科研领域发展的特点,对该领域发展迅速且论文发表比较集中的时间,利用检索工具进行重点检索的方法。该方法可在短时间内获得较多的资料,但研究者必须非常熟悉该领域的发展特点和相关发展史,才能达到令人满意的检索目的,因此该方法应用并不多,除非有特定需求。

2. 追溯法 追溯法是指利用已有的文献后面所附的参考文献目录,逐一追查原文,然后再从这些原文后所列的参考文献目录逐一扩大文献信息范围,逐级地扩大检索范围,进行追查的检索方法。追溯法文章漏检率高,知识多数较陈旧。

3. 综合法 综合法又称分段法或综合法。综合法是直接法和追溯法的综合。无论哪一种检索方法都不能保证没有漏检和误检,必须取长补短,相互配合,才能获得更好的检索结果,最终实现完善的文献检索任务。

（三）文献检索途径

检索文献时必然要利用检索工具进行文献检索,各种检索工具提供了的几种索引作为检索途径。最常用的检索途径有三种,即分类途径、主题途径和作者途径。

1. 分类途径 分类途径是指以知识体系为中心分类排检的,检索者根据自己熟知的分类概念,按照检索工具书编辑部门采用的分类体系查找文献的一种途径。分类途径从学科分类体系的观点编排文献的条目,较好地体现了学科系统性和科学分类的逻辑规律,优点在于能够反映学科及其相关专业的派生、隶属、平行关系,使同类文献集中一处,从学科所属范围来查找文献资料。检索工具设置的分类途径,主要是利用分类目录和分类索引。

2. 主题途径 主题途径是指通过代表文献内容的主题词进行检索的途径。主题词就是表达主题概念的语词,主题词是用来描述文献主题内容、标引和检索。主题索引就是一种以规范化的词语作为文献标识和查找依据的主题检索途径。而关键词检索则为非规范化词语组成的另一种主题检索途径。

3. 作者途径 作者途径是通过作者(包括个人作者、团体作者、机构、公司等)的中、外文名称来查找文献资料的途径。大部分检索工具都有作者检索,便于检索者按照作者名字进行检索。

4. 其他途径 其他途径包括题名途径(书名或刊名)、引文途径、序号途径(报告号、专利号、标准号及合同号)、代码途径、专门项目途径和分子式途径(为化学、化工专业检索工具中所特有),以及地名检索、地区检索、动植物和药物名称检索等各种途径。

（四）文献的选择和阅读

1. 文献收集 文献资料收集工作,在针灸学的科研工作中具有非常重要的意义,是针灸文献综述最基础的工作。研究者根据已定的研究方向,收集有价值的资料,主要涉及本专业资料、相关专业资料或相关研究技术资料等。文献收集的范围视研究内容和目的而定,一般是应是某一时间段的文献资料,如近5年或近10年的文献。国内医药类国家核心期刊有近300种,国际SCI医药类杂志近1000种,面对如此惊人的文献量,正确筛选出有价值的文献显得非常重要。随着针灸在国际上的广泛传播及深入研究,国内许多学者也纷纷在国外杂志发表论文,相当数量有价值的针灸文献来自外文文献,因此,对于针灸研究而言,往往不仅要收集中文文献,收集英文文献也很有必要。

经互联网利用各种数据库检索和筛选文献是非常有效的方法,互联网拥有不下一万个数据库总量。其中互联网可检索图书馆目录和数据库就囊括了国内到国外许多公用图书馆和大学图书馆的几百个联机目录和数据库,当今的数据库不仅提供近几十年的文献,甚至提供整理完备的古典文献,通过智能化的界面和灵活多样检索词的限定,可在短时间内得到大量有价值的数据,其文献检索和筛选的效率有了惊人的提高,因此基于网络、应用网络,以提高数字资源检索效率的文献检索越来越受到广大研究者的欢迎。

2. 文献阅读 文献阅读的目的在于掌握和了解相关领域的背景知识和研究进展;发现某个研究领域的科学问题,通过阅读大量文献来提出科学假说,通过学习其他研究者的科研思路和技术解决研究者遇到的难题;在阅读外文文献时也不乏学习英文优美句子、短语和单词及其表达,为今后撰写SCI论文奠定基础。为了从浩如烟海的数字资料中最大限度地筛选有价值的文献资料,必须选择适合于自己需要的文献资料,进行系统全面的阅读。在研究初期进行调研时,需要涉及大量的文献,必须掌握快速浏览文献的方法。首先根据题目和摘要,选择需要阅读全文的论文,其次可对已经筛选的论文进行摘要和图片、图表相结合的快速阅读,精选出对研究者有重要参考意义的论文,最后对精选出的论文仔细研读,精选出的论文往往是某些研究项目的经典性论著,反映最前沿的近期成果,有重要参考价值。文献阅读需要在最短时间内完成,使逻辑思维连贯,这样才可以系统全面了解和掌握相关科研问题的最新进展和研究方法,同时从文献当中受到启发,形成研究者独有的研究观点,服务于今后的科研工作。

3. 文献整理分析　文献整理就是将收集到的文献进行分类归纳,经过筛选鉴别,使杂乱无序的原始文献成为连贯的信息资料,成为能够说明科学问题的整体系统资料。对分门别类的文献进行精读分析是文献研究的关键,通过文献分析总结事物规律,掌握相关领域研究进展和存在的问题,提出科学假说是文献研究的主要任务。文献分析要针对某个研究主题,就目前学术界的成果加以深入的研究,旨在整合以往学者对相关主题已经论证或研究过的信息,并将各种研究成果进行系统地展现、归纳和评述。文献分析首先关注的问题是限定文献应覆盖的领域,包括研究所属的领域和其他相关领域。在有限的文献范围内总结归纳相关领域已完成的工作,在回顾和分析的基础上,提示新的研究领域和研究建议。根据研究所属的领域国内外的研究现状,以及其他相关领域的影响,比较中总结规律和发现问题,指出几种发展的可能性,以及对其可能产生的重大影响和可能出现的问题等趋势进行预测,从而提出新的研究方案等,并说明成果的可能性和科学意义。

文献综述是文献整理的常用形式。针灸文献综述根据内容可分为基础研究类、临床研究类、医史文献研究类等。基础研究类是指对针灸理论或针灸机制的理论性研究资料,包括采用现代技术对针灸机制及经络理论研究的资料,往往提出新概念、新见解,揭示新规律,有重要的科学意义;临床研究类是指对临床诊疗行为相关的资料,包括病例个案报道、病例讨论、临床医话、诊疗方法、临床评价、临床经验总结、新疗法、疗效机制等来自临床问题的研究资料进行整理,对针灸临床发展有直接推动作用;医史文献研究类是指运用中国传统的古籍整理方法对针灸经络理论进行研究的文献,能够为提高临床疗效和学术水平做出贡献。各类针灸文献各有侧重,但所有综述最终目的在于客观论述前人的工作,总结和归纳当前的研究水平,分析存在问题,指出可能的研究问题和发展方向,为针灸学的科学发展做出贡献。经络实质研究一直是针灸学基础研究的难点和热点,至今未能发现相应的特异性物质基础,如《经络研究的四大主流学派及其分析》一文,作者查阅了大量的文献,系统回顾了经络研究的历史,对中外几十年的研究成果进行分类、总结、归纳分析,认为经络的研究逐渐形成了神经生理学派、生理生化学派、生物物理学派、整体间隙学派,从不同的视角对经络的本质研究进行了客观公证的描述,是经络实质研究工作非常重要的参考文献。

(五)数字文献资源的利用

数字文献检索方式包括单机检索和网络检索;单机检索包括光盘检索,网络检索主要指互联网检索。数字化网络技术的迅猛发展,现代文献检索带来了划时代的革命。网络资源极其丰富的共享资源,而且更新快,涉及面无所不到,其中有关针灸学的资料非常庞大。利用网络资源检索数字化文献,已成为文献检索的主要方法,如何才能在海量的网络资源中快速准确地查找到自己所需的文献资料,是每个科研工作者应掌握的一项基本技能。

数字文献具有数量庞大,增长速度快,内容重复,文字种类繁多,传播迅速等特点。针灸学相关的数字文献同样具有上述特点,所涉及的主要文字除汉语,还有英、德、法、日、俄、韩、意等文字。尤其是在高质量的文献中,英语文献和日文文献占有非常重要的地位。我们在进行数字文献检索时必须做到国内外的搜索引擎并用。搜索引擎一般可以分为综合性搜索引擎和专业性搜索引擎两种。综合类的搜索引擎同样也能提供大量的专业文献。国内外常用综合类的搜索引擎有 yahoo.com、google.com、baidu.com、sohu.com.cn 等;国内常用的专业搜索引擎有中国生物医学文献数据库、中文生物医学期刊数据库、中国中医药文献数据库、中医文献的文摘数据库、中国生物学文摘和生物学文摘数据库、CNKI、维普、万方等数据库；国外常用的专业搜索引擎有 Scirus、Science director、Pubmed、MEDLARS 系统、USPTO Web Patent Databases 系统等。这些搜索引擎提供的数量庞大的文献，每一种都为用户设计了人机对话界面，提供关键词、主题、期刊、会议纪要、专利、来源、作者、语种、时限、摘要、全文等多种搜索途径，这时需要掌握相关引擎的搜索技巧，以便快速，精确查阅相关文献。有时因没有购买取得全文电子版的权利，无法读到全文，可根据通讯作者的联系方式，邀请对方赠予全文电子版。

（六）文献综述写作

综述是通过查阅某一专题在一段时期内的文献资料后，经过分析研究，选取有关情报信息，进行归纳整理，做出综合性描述的文章。其主要特点是综合性、评述性和先进性。所谓综合性是指综述要对大量素材进行综合分析和归纳整理，真正理解和吸收所要综述的内容，把握本专题的发展规律和发展趋势；评述性是指对所综述的内容进行综合分析与评价，通过大量充分的论据，严密全面的论证和推理，反映作者自己的学术观点和见解，写出严谨而有分寸的评论性意见；先进性是指应搜集最新的资料和报道，一般为近五年文献，重点介绍本领域的精华文献，及时反映本专题的科研动向。综述在写作中应注意重点突出、文字精炼、篇幅适中，对原始文献的评价要客观，不能随意夸大或贬低他人的成就和贡献，对所引用的文献要保证新颖、准确、全面，保证综述的先进性和系统性。

文献综述的书写格式与一般研究类论文相同，主要由题目、作者署名及信息、摘要、关键词、前言、正文、总结（或展望）和参考文献等部分组成。

1. 题目　综述的题目应体现对某一具体科学领域研究成果的总结，有时可以体现时限性，"近五年"是综述题目经常出现的时限性词语，同时综述的题目强调文章的"综合性"，通常用"进展""近况"等词体现它对某一具体科学领域研究的综合归纳的特点。

2. 摘要　文献综述的摘要主要围绕提供文献的内容进行说明，一般不涉及论据和结论。

3. 前言　主要是介绍综述的写作目的，说明有关的概念及以及综述涉及的范围，初步展开说明有关主题的现状或争论焦点，使读者对全文有一个初步的了解。

4. 正文　综述正文文体的格式不定，写法多样，可按时间顺序综述，也可按不同类别的问题进行综述，还可按不同的流派或研究方法进行比较综述，无论何种格式综述，其内容反映作者精心阅读后，经过文献资料归纳、整理及分析比较，系统总结某一研究领域在某一阶段研究进展的状态，阐述有关主题的历史背景、现状和发展方向，以及对这些问题的评述，应特别注意代表性、科学性。针灸的文献综述往往需要描述古代文献记载的特点，正文的格式除了上述的方法外，还可以按照古代文献、国内研究进展、国外研究进展等格式书写。

5. 总结或展望　综述的总结或展望部分与研究性论文的小结类似，是根据全文主题进行论证的结果提出的扼要总结，也可以反映作者潜在的个人观点，同时对今后的研究方向进行展望。

6. 参考文献　参考文献位于整篇文章的最后，可以为读者准确提供文献的出处，为读者进一步深入研究相关文献提供了直接的素材，是综述非常重要的部分。参考文献的列出不仅表示作者对引用文献的依据，而且表示对引用文献作者知识产权的尊重。参考文献的编排应根据一定编排条目排列，内容准确无误。

三、组织实施

完成课题相关的文献研究并构筑科研假说之后，研究者已对所要研究问题的进展情况、各种学术观点、常用研究方法、存在问题等有了深入了解,并确立选题。其后,还需要进行严谨科学的实验设计,有关实验设计的内容详细见本章第二节。下一步就要对拟定的题目和实验方案进行严谨的实施设计并组织实施,主要包括科研设计、实验观察、资料管理、数据处理和总结完成等五个部分。

(一)科研设计

科研设计是科学研究具体实施方法的设想和计划安排,即安排研究顺序、步骤、使研究过程中收集到的数据能够进行统计分析和专业理论分析,验证科学假说,从而达成研究目的。科研设计是保证科学研究顺利完成,保证科学研究过程的客观性、重复性、科学性、高效性的重要条件。科研设计的质量,将直接影响科研进度和效率,进而影响研究结果的科学性、先进性和实用价值。

一般来说,实验针灸学科研设计包括专业设计、统计设计、进度和人员安排以及经费预算等几大方面。

1. 专业设计　包括专业理论设计和专业技术设计。专业理论设计从实验针灸学角度出发,正确巧妙运用针灸学专业知识,安排实验内容和研究方案,目标是通过实验指标观察结果,验证假说的正确与否。专业理论设计的水平决定实验结果的科学价值;专业设计应尽可能应用现代科学技术的新成就来弥补实验中各个环节在技术、工艺和方法上的缺陷与不足,从而提高研究的质量和效率,解决关键技术问题。

2. 统计设计　现代科学要求科研设计应从实验设计之初就从统计学的角度保证实验设计的科学性、逻辑性、经济性和严谨性,保证研究结果的重复性、客观性和可靠性。

3. 进度安排　根据研究方案进行时间进度的安排,包括总体进度、年度计划和阶段性计划以及各阶段需要完成的任务、考核指标等。

4. 人员安排　根据研究需要,组合不同专业结构、不同技术层次和不同年龄的科研团队参与研究,保证参研人员有能力、有精力完成各项研究任务。

5. 经费预算　对整个研究预计使用的经费做概算。主要从以下几个方面加以考虑:科研业务费(包括测试/计算/分析费、能源/动力费、文献/信息传播费等),实验材料费(包括原材料/试剂/药品购置费),仪器设备费,科研协作费及其他费用支出(如国际合作费、劳务费、管理费等)。

(二)实验观察

实验观察是指科研实施的具体内容,根据研究目的的不同,实验指标的内容和观察方法各具特点。

1. 选择实验对象　实验针灸的研究一般根据临床研究和实验研究分别选择人和动物作为研究对象,因此医学研究的实验对象一般分为人和动物两类。

(1)对动物实验对象的选择一般要求:①对干预因素敏感;②反应稳定;③符合伦理要求。

(2)对受试者一般要求:①被选择的对象应该从实验研究中可能受益;②已知实验对其有害的人群,不应作为实验对象;③选择依从者作为研究对象。

2. 实验材料的准备　包括实验必需的专门场地或者临床研究基地、相应的仪器设备等。对动物实验主要考虑一些试剂、耗材、器械、仪器;临床研究着重考虑研究所需的检测设备、临床记录表格等的准备。

3. 制定实验操作标准　制定标准操作规程(SOP)的根本目的在于保证针灸实验研究方案科学地实施,以助于严格控制在实验中存在或出现的各种影响实验结果的主、客观因素,尽可能地降低误差或偏差,确保得到真实可靠的研究资料、提高研究结果质量。如针灸实验研究过程中,针灸干预的主要参数、穴位刺激的操作方法等要有明确规定。

4. 预实验　所谓预实验,就是在正式开展实验之前,按照研究设计的方案做一个小样本的实验,但主要目的不在于得出什么结论,而是为了摸索条件,以明确实验可行性,主要关注以下几点:①现有研究条件是否满足课题研究需要;②预设核心观测指标的灵敏性如何,观测方法是否可靠;③干预措施与效应指标关联性的强弱;④实验观察表的项目是否完善;⑤实验模型优选是否得当;⑥针灸干预主要参数是否能达到设计要求;⑦制定实验操作规范的主要内容;⑧预估合乎要求的实验样本数等。

这一工作对于在实验设计、实验方法、实验技术方面具有创新性的课题尤为重要,对于大规模的临床试验也有重要意义。预实验一定要掌握重点突出、经济适用、灵活可靠的原则。

5. 质量控制　针灸临床研究中,无论研究规模大小、目的与内容如何,都必须考虑研究结果的真实性与可靠性。因此,开展对中医临床研究项目的质量控制,对中医临床研究的规范性和真实性进行把关显得尤为重要,质量控制的核心就是确保研究结果的准确、真实和可靠。质量控制应落实在实验研究的每一个环节。实验过程是质量控制的重点,要求从试样的采集、预处理,仪器设备校准、仪器的操作到实验数据读取等整个测量过程都进行质量控制。

(三) 资料管理

收集可信度强的科学研究证据,一般是通过基础研究和循证医学临床试验,才能找到更敏感、更准确的实验数据和更有效、更安全的疾病诊疗方法。针灸科研人员,应不断提高科研设计水平,系统管理科研资料,才能保证科研质量。只有科研资料的系统管理,才能使研究成果有不断地积累,吸取前人的研究经验和相关学科的最新技术,经日积月累、博采众长、融会贯通、不断创新、不断发展,逐渐形成一个明确的研究方向。

科研资料的积累分为经常性积累和研究性积累。经常性积累要靠细心的观察,资料的来源多种多样。研究性积累是指根据课题的需要进行的科研记录。实验记录要以一贯制的科学原则,明确记录项,随时详细记录,及时整理,分阶段总结提炼,及时发现问题,对存在的问题随时纠正或补充。同时,随时追踪最新的研究成果,参考最新的观点、理论作为辅助材料。临床资料当中既有客观指标也有主观指标,如生活质量的评价和疼痛指数的评价就是实验针灸学临床研究当中经常采用的主观指标。临床研究当中主观资料的收集和管理显得尤为重要,应有专人管理,不得擅自涂改,统一保管至少 5 年。

(四) 数据处理

已经完成的科研数据当中隐藏着重要的科学情报,对科研数据的正确处理与分析决定科研课题的成功与否。实验针灸学数据处理采用统计学方法进行,应根据科研设计方案,选择相应的统计分析方法,得出科学的结果。如果应用基因组学、蛋白组学、代谢组学等新方法,还需要专业软件进行数据处理。

(五) 总结完成

科研课题完成的标志是课题结题工作的顺利完成,单凭实验过程和数据整理的完成,还不能算圆满结束。课题结题是对一项科研任务完成质量进行评价的重要依据,研究者应写出一份详细的结题报告,接受专家组的检查,检查内容主要包括研究成果的详细描述、研究难点及解决方法、研究成果的创新点、预期成果完成情况等。

第三节　实验针灸研究设计

研究者在实验前根据研究目的拟定的实验计划及方法策略的过程即实验设计。其主要内容包括合理安排实验程序,并提出将如何对实验数据进行统计分析。总体来说,实验设计要遵循"三要素"和"四原则",既要符合专业特点和要求,又要满足统计学规范。

一、实验设计的基本要素

实验针灸科研设计的基本要素包括:实验对象、处理因素和实验效应。

(一) 实验对象

实验对象是处理因素作用的客体,即医学研究中被施加处理因素的实验对象。实验针灸学研究中主要是指人和动物。实验对象可以是正常状态,也可以是病理状态。在实验研究前,必须对受试对象作严格规定,以保证其同质性和代表性,才能使研究结果具有普遍性。受试对象的选择,在符合伦理学要求的基础上,还应考虑以下条件:①实验对象对被施加的处理因素应有较高的敏感性,容易显示效应;②实验对象对被施加的处理因素应有较强的特异性,排除非处理因素干扰;③实验对象对被施加的处理因素的反应有较强的稳定性,减少误差;④实验对象容易找到,费用低。

(二) 处理因素

处理因素是指在实验中施加于实验对象并在实验中需要阐明其效应的因素,可以是主动施加的某种外部干预措施,也可以是客观存在的某些因素。包括物理因素、化学因素、生物因素等。非处理因素是处理因素以外的其他能够影响观察指标的所有因素,如实验环境、实验动物的固定、造模动物的自然恢复等。处理因素和非处理因素合称为实验因素。在实验设计中,针对处理因素应注意以下几点:

1. 突出处理因素的主导作用　控制非处理因素对实验效应的影响。

2. 处理因素的适宜数量　处理因素可有一个或多个。如只观察一个因素的作用,即单因素,宜采用单因素设计;也可以是多个因素联合进行,即多因素,宜采用多因素设计(如正交设计)。根据实验需要进行恰当的选择。

3. 处理因素的适宜强度　处理因素的强度指处理因素的大小、强弱和轻重。具体选择时,处理强度要适宜,既要防止过强,严重伤害受试对象,使实验无法进行或坚持到底,又要防止过弱,观察不到应有的效应。

4. 处理因素的标准化　在整个实验过程中对处理因素的性质、方法进行标准化(如电针),在实验中严格执行,不得轻易变更,以保证实验的一致性、结果的可靠性。

科研设计时首先把握实验研究中的处理因素,需要制定标准统一的处理因素。处理因素的设计必须符合医学伦理学的要求。处理因素是根据课题的目标提出的科学假设来决定的,每一种实验涉及的处理因素不宜太多,过多的处理因素会使分组增多,样本量需要增加,在实施中难以控制误差。然而,处理因素过于单一,又难以提高实验的广度和深度。因此,需根据研究目的的需要与实施的可能来确定处理因素,如果采用多种处理因素,要注意多种处理因素之间的交互作用。实验针灸学的研究除了确定的处理因素以外,还要排除非处理因素,因为非处理因素产生的混杂效应影响了处理因素效应的对比和分析。实验针灸学的研究当中经常观察针灸处理因素的实验结果,这时研究者必须保证针具、灸具、动物固定方法、穴位、针灸方法、针灸时间点的选择和时间的长短等实验因素的一致性。无论现代时间生物医学,还是针灸学的子午流注学术说,机体生理病理功能的节律性变化已证实,因此进行实验针灸学研究时尤其要重视针灸时间点的一致性。

(三) 实验效应

实验效应是研究者通过实验因素作用于实验对象所观察到的反应结果,它通过效应指标来体现。效应指标是鉴定试验结果的方法和尺度,选择好的效应指标是关系整个研究成败的重要环节。效应指标的选择应注意以下几点。

1. 关联性　所选指标应与研究目的有着本质的密切的联系，能够确切地反映处理因素的效应，可通过查阅文献资料或理论推导来确定关联性强的指标，通过预实验或用标准阳性对照来验证其有效性。

2. 客观性　观察指标有主观指标和客观指标之分，主观指标是受试对象的主观感觉、记忆、陈述或实验者的主观判断结果；而客观指标则是指借助测量仪器和检验手段来反映的观察结果，具有较好的真实性和可靠性。

3. 特异性和灵敏性　特异性指只对某种特定的处理因素产生效应反应，而不受其他因素的干扰。灵敏性是指能反映出各种实验因素微小的变化，其往往是由实验方法和仪器的灵敏度决定的。特异性代表该指标有能鉴别真阴性的能力，灵敏性则是表示该指标检出真阳性的能力。特异度高的指标最易揭示处理因素的作用，不易受混杂因素的干扰；灵敏度高的指标能将处理因素的效应更好地显示出来。

4. 重复性　是指相同条件下，采用同样的处理因素，观察到的指标相对稳定、一致，指标应可以重复出现。重复性是实验结果真实性的体现，是误差控制的基础，是实验质量控制的重要指标。

5. 精确性　包括准确性与精密性，前者指观察值与真实值接近的程度；后者指重复观察时，观察值取得一致或接近一致的程度。观测指标应既准确又精密。

二、实验设计的基本原则

(一) 对照原则

对照即设立条件相同及状态一致的一组对象，接受某种与实验组不一样的实验措施，目的是和实验组的结果进行对照比较，以证明两组（或多组）间结果的差异及其程度。这种用以对照性比较的一组受试对象，称为对照组。对照组与处理因素各组之间，非处理因素要保持一致，因为处理因素的实验效应只有通过对比才能得到有意义的结论，组间的一致性越好，处理因素的效应就越能突出表现出来，其他因素造成的偏差就越小。对照是实验针灸学科研设计的首要原则，在实际科研工作中很难达到理想状态的非处理因素的一致性，我们应尽可能做到组间非处理因素的一致性。对照的形式有以下几种：

1. 空白对照　是指不施加任何处理因素，在与处理因素相对"空白"条件下进行观察的组别。例如观察针刺"足三里"对家兔胃酸分泌的影响，对照组不施加任何针刺因素，实验组针刺家兔"足三里"穴。

2. 标准对照　通常用现有标准方法、常规方法、标准值或参考值作为对照。标准对照意义在于说明某一处理因素对正常值的影响，或说明某一处理因素的效应与标准方法的效应之间的差异。进行针灸与其他疗法的比较研究时，可采用用国际公认有效的治疗方法作为标准对照。

3. 实验对照　是指对照组不施加处理因素，但施加某种与处理因素有关的实验因素，以排除非处理因素的影响，突现处理因素的效应。如观察穴位注射某药对羊胃弛缓的作用，实验组注射药物，对照组应以同样方法注射稀释药物的蒸馏水，取得两组的均衡，这样的对照组就称为实验对照。

4. 自身对照　是对研究对象接受处理前后的效应进行比较的自身对照，例如，降压药用药前后血压值的比较，这种对照形式可节省样本量，并避免个体差异所引起的误差。但需要注意的是，对有短期自愈倾向（如感冒）或有周期性发作倾向的疾病，以及实验前后某些环境因素或自身因素发生了改变，并且会影响实验结果时，则不宜使用自身对照。

5. 相互对照　不设立非处理因素对照组,而是几种处理因素(或水平)的实验组相互对照。例如对同一种疾病的不同穴位处方的疗效对比研究中,就要应用相互对照。

6. 历史对照　历史对照在医学临床论文中应用较多,是以本人过去研究或他人结果和本次研究结果进行对照,也可称文献对照或回顾对照。但一般不宜采用历史对照,因为随着时间的推移、诸多处理因素和非处理因素很难一致,以往的研究资料在严格意义上往往不具有可比性。

7. 安慰对照　是空白对照的特殊类型,目的在于克服对照组患者由于心理因素造成的偏倚。如在药物疗效研究中常有安慰剂对照,安慰剂要求颜色、外观、形状与实验药物完全一致,但常无明显的药理作用。假操作如假手术也被视为安慰对照。在有些针灸实验设计中会用到安慰针法对照,目前常见的安慰针法主要以下几种:穴位点/非穴位点表皮针、非穴位点深刺、非穴位点浅刺、特异穴位点皮表套叠式钝头针,以及模拟表皮电刺激。但这些安慰针在具体临床运用中会受到很多特殊因素的限制。总的来说,针灸研究中"对照"的设立不是一个简单的问题,目前尚还没有公认标准。

(二) 随机原则

随机原则是临床科研的重要方法和基本原则之一,是指在样本抽取和分组时,总体中任何一个个体都有机会被抽样以及样本任何个体都有同等的机会被分配到不同组中,不受研究者的主观分配意志或习惯。随机化原则使分配到对照组和各实验组中的样本保持均衡,消除了选择性偏倚;避免了大量不可控的非处理因素对实验结果的影响,使实验结果更具有可比性和代表性;可经统计学处理得到可靠、真实的结果。

随机不等于随便,也不是随意,要采用标准的随机化方法进行。进行随机化的方法有很多种,主要包括简单随机法、区组随机法、分层随机法、系统随机抽样法、中央随机法。

1. 简单随机法　简单随机法可以通过抽签或抛硬币等来实现每一研究对象分配到观察组或对照组,适用于小规模研究。但是上述方法也不能排除不随机的因素。正确的简单随机法应根据随机数字表确定抽样和样本分配的随机化。随机数字表的各数字相互独立,任何方向相邻数字均为任意数的组合。使用随机数字表时,规定好数字的代表位数和录用顺序,可随意从一个数字开始,按任意方向顺序取用即可。随机数字表可从专业书籍得到,也可从网上下载获得。

2. 区组随机法　区组随机法是指按进入研究的时间先后顺序,将全部研究对象分成相等的若干区组,再将每个区组的样本随机分配至不同组别的方法。区组随机法克服了研究对象数较少时,可造成实验组和对照组样本数不等的缺点,可使观察组和对照组研究对象的数目相等,又遵循了随机分配的原则。

3. 分层随机法　分层随机法是指根据研究对象的重要临床特点、预后转归、危险因素和可能产生混杂作用的某些因素(如年龄、性别、种族、文化程度、居住条件等),将研究对象分为不同的层,然后再将层内的研究对象随机分配到实验组或对照组的方法。分层因素的选择首先按照研究病症或其并发症的危险因素分层;其次选择对研究疾病的预后转归有明显影响的因素分层;最后必须遵守分层最小化原则,即将分层因素的数量控制到最低限度,如果分层过多,会造成分层后随机分组过度分散,组内样本量过小的不利因素。分层随机的意义是保证了这些重要的作用因素在实验组与对照组分布的均衡性,从而使两组更具有可比性。

4. 系统随机抽样法　系统随机抽样法又称为间隔抽样法,将所有的被研究对象按设计要求的抽样单位依次编号,先随机抽取第一个观察单位,再依次核定间隔取其余的观察对象。此法常用于大面积的流行病学调查,优点是简便易行,不需每一次都抽签,而只需抽一次。间隔抽样法样本的观察单位在总体中分布均匀,一般情况下比简单随机抽样法的抽样误差小。但是,如果总体的编号有一定的周期性,那么这种抽样方法会出现较大的偏倚。这种情况下,可采用随机数字表进行数字排列,以保证抽出的这些数字不致出现偏倚。

5. 中央随机法　中央随机法是指在科学研究中为了实现盲法,排除人为或者其他未知因素对研究结果产生偏差影响,采用一种由计算机系统中央控制动态区组随机方法来实现的一种科研设计方法;中央随机网络系统是利用计算机电信集成技术,将计算机、网络和电信技术集成,形成以网络、电话、手机短信等多种方式为临床研究人员提供服务的综合业务平台,是多中心临床试验中随机化分配、受试者管理、研究者信息登记及管理、药物双盲的实现与管理等服务所使用到的一种计算机到另一种计算机信息系统,需要由专业公司团队开发此系统平台。

（三）重复原则

1. 重复原则　重复包括足够的样本量和实验结果重复两层含义。足够的样本量是指对照组和实验组的样本量必须足够大,在实验条件一致的情况,可有充分的再现重复,体现实验的必然规律,避免实验结果的偶然性。只有重复再现的科学才是真正的科学,任何科研结果都要经得起重复原则的考验,实验结果的重复性是检查实验结果可靠性的唯一方法。

2. 样本量估计的具体实施方法　重复原则具体的实施方法就是样本含量的估计。在进行样本量的估计时,首先要克服样本量多多益善和片面追求增大样本含量的观点,其次是要重视保证足够样本量的重要性。样本量过多往往导致人力、物力和时间上的浪费。由于过多的样本数量,可能导致各种资源投入不足,实验质量控制下降,对研究结果造成不良影响。样本量过少,检验效能偏低,即使有专业意义的差异,导致总体应该存在的差异未能被检测出来,没能检出统计学意义,造成假阴性错误。

样本含量的估计主要受研究类型、处理因素、观察指标的性质、检验水准、检验效能、双侧检验与单侧检验等因素的影响。通常实验研究的样本数量较少,临床研究的样本数量要根据以往经验或具体情况经过计算才能得出。处理因素的个数及其层次数的多少也能决定样品含量的多少,单因素研究的样品容易估计,多因素研究的样本含量估计较复杂,多因素分析时,样本含量数在研究因素数的 5~10 倍以上。在进行样本含量计算时,检验水准、检验效能、容许的误差、总体标准差、双侧检验与单侧检验将直接影响样本含量的估计,这些信息可以通过专业知识、文献资料或预实验结果获得。样本含量估计可以通过软件实现,目前具有这方面功能的统计软件有 SAS、PASS、Sample Power、Stata 等。

（四）盲法原则

为了避免人为主观因素的影响,药物临床评价或某种疗法的临床评价中经常用到盲法原则。盲法指受试对象、试验实施者和结果测量者三者中任一者或一者以上不知道受试对象分在何组,是一种避免实施偏倚和测量偏倚的措施。盲法主要适用于临床研究,还可用于研究资料的分析和报告。盲法具体的实施方法可分为单盲、双盲、三盲法。

1. 单盲法　受试对象不知道自己的分组情况及其接受怎样的处理因素,但研究人员知道,称单盲法。针灸临床研究中常用单盲法。

单盲法的优点:由于直接参与科研的研究人员清楚地明白临床试验的内容,使临床试验实施起来容易贯彻执行;研究人员知道研究对象的分组情况,可以根据情况的变化,做出及时处理,有利于受试者的健康和安全;可以尽可能地减少或避免来自受试对象的偏倚。

单盲法的缺点:由于研究人员清楚地知道受试者的处理因素分组情况,研究结果不可避免地掺杂主观因素造成的偏倚。

2. 双盲法　受试对象和试验实施者均不知道分组和接受处理因素的情况,可避免来自

笔记栏

受试者的主观偏倚,同时又避免试验实施者的人为偏倚。

双盲法的优点:双盲最大的优点是试验实施者施加处理因素时,不知道受试对象的分组情况,很大程度上减少了受试对象和试验实施者的主观因素对研究结果的影响,可以获取准确的研究数据。

双盲法的缺点:双盲法较单盲法设计复杂,管理缺乏灵活性,在执行过程中有容易破盲的危险;由于试验实施者不知道受试对象的分组情况,不能准确判断病情并及时处理,有可能危及受试对象的健康甚至是生命,因此不适合危重病例。

双盲设计注意事项:①应设立一个权威性的组织进行试验质量管理,负责统筹、监督、培训研究对象和指导研究工作,并保证受试者的安全;监督获取可靠的试验数据和任何毒副作用,同时负责研究资料经分析得出结论后的试验揭秘。②严格随机分组,认真、客观填写病例报告表,不得随意涂改,如有涂改必须标明涂改人的姓名和涂改日期,并向质量控制小组报告。③要求试验组与对照组使用的药物在外观、形状、剂型等必须高度一致,防止受试者产生疑虑。④为了防止双盲状态遭到破坏,必须制定一套严格的保密措施。整个过程要采用一套完善的执行盲法编码制度,受试对象的所有记录全和观察指标单据采用代号制。⑤必须制定观察指标,使研究人员明确换药或停药指征,以便当受试对象用药后出现严重毒、副反应或病情加重时及时向质量控制小组报告,迅速停药或改用其他药物,以免给受试对象健康和安全带来不良影响。

3. 三盲法 指研究者、研究对象、资料分析和报告人员都不知道研究对象的分组情况,也不知道研究对象接受处理情况,只有研究委托人掌握密码代号,其目的是避免双盲法在资料分析时产生偏倚。此法在执行时困难更多,难以坚持,所以较少使用。

三盲法的优点:使偏倚减到最小的程度,使评价结果及受试者应答反应更符合客观情况。

三盲法的缺点:比较复杂,执行过程中有一定困难,常涉及医德、沾染、补偿、失密等而难以坚持。所以,三盲法应用并不普遍。

开展盲法临床试验前应做的几项工作:

(1)应在试验开始前,将试验设计书呈送给由医学伦理委员会进行医学伦理学检查。就试验的可行性和对研究对象的安全性加以研究。必须通过医学伦理委员会同意后方可由组织实施。

(2)试验设计时必须设立试验质量控制小组,在试验过程中若遇到难以解决的困难时,可请试验质量控制小组指导和帮助解决。

(3)研究人员应细致地向受试者说明本项试验的目的、意义、具体做法、可能出现的各种问题以及采取的应对措施等,但不告知受试者安排在对照组或实验组。经受试者同意并在"知情同意书"上签字后,方可成为受试对象。

第四节 实验针灸学研究方法学展望

实验针灸学研究的基本程序有立题、检索文献、实验设计、组织实施、形成结论五个基本步骤。其中,选题必须遵循需求性、科学性、创新性、可行性原则;立题应该简明、具体、新颖、醒目;建立假说应具有科学性、假设性、系统性、可变性、多样性等特点。实验针灸学科研设计内容包括受试对象、处理因素、实验效应要素,具体设计时必须遵循对照原则、随机原则、重复原则、盲法原则。针灸的研究类型分为文献研究、临床研究、基础研究、转化研究。文献

06章04节PPT

PPT 课件

研究是临床研究、基础研究和转化研究的基础,贯穿整个研究始终;临床研究是基础研究的源头;基础研究又可指导临床研究,从基础研究到临床研究需经过转化研究过程,因此四种研究类型密不可分,缺一不可。

　　针灸文献研究中采用数据挖掘,需要对其结果进行分析与解释,将其转换为可被理解语言,否则没有实际意义或没有使用价值,其次文献研究中常用基于解决临床问题的 meta 分析和系统评价,是一种严格评价文献的方法,但可能因符合纳入标准的文献数量较少而不能为医务工作者或政策制定者提供证据。针灸基础研究需要结合临床实际,采用现代神经生理、分子生物学、系统生物学、影像学等学科的方法与技术,研究针灸作用基础及原理,且可建立多学科协作的针灸基础研究平台;针灸临床研究需要遵循"验证疗效,寻找规律,阐明机制,指导临床"原则,建立符合国际标准、突出中医特色的针灸临床研究模式,以临床流行病学和循证医学研究方法作指导,设计并开展高水平的针灸临床 RCT 研究,适当运用目前已经被公认的国际标准和疗效评价方法,切实体现和验证针灸疗效,使针灸疗法获得国际普遍认可和广泛推广;转化研究是一个多层次、多学科交叉融合的新型模式,实验针灸的研究成果通过转化研究模式向临床转化,加快针灸新理论、新技术的临床推广应用。

　　近年针灸研究中虽然取得一定成绩,但我们应该认识到针灸效应产生是通过针、灸或其他技术刺激体表的穴位或特定部位,激发机体内稳态系统,调节内环境稳定,达到防病、治病目的,因此针灸作用产生是多系统、多器官、多靶点,其机制复杂,如单纯从微观细胞、分子、蛋白、基因等角度开展研究,其研究结果难与临床结合,单纯从宏观角度研究又缺乏微观机制支撑,因此针灸研究中应该宏观与微观相结合,基础、临床、文献、转化研究相结合,并应用先进研究手段,如 fMRI、PET 等,引入先进研究模式,如精准医学、转化医学、表观遗传、医学大数据分析等,研究针灸作用基础、作用技术、作用特点及规律、作用效应与机制。特别是人工智能的快速发展,对医学研究产生深远影响,有可能实现研究方法的新变革。

学习小结

　　1. 学习内容

　　(1)实验针灸学研究的基本程序有立题、检索文献、实验设计、组织实施、形成结论这五个基本步骤。其中,选题必须遵循需求性、科学性、创新性、可行性原则假说是指人们根据已知的科学知识和原理,对某种现象进行观察,通过分析与综合、归纳与演绎等科学的抽象概括思维过程,形成对所需探索问题提出初步的、推测性的一种理论解释。假说具有科学性、假设性、系统性、可变性、多样性等特点,建立方法有归纳演绎法、比较分类法、分析综合法。立题应该简明具体、新颖醒目。文献检索贯穿整个科学研究,常见的检索方法有直接法、追溯法、综合法。

　　(2)实验针灸学科研设计包括受试对象、处理因素、实验效应等要素,具体设计时必须按照对照原则、随机原则、重复原则、盲法原则等进行。

　　(3)针灸的研究类型分为文献研究、临床研究、基础研究、转化研究。文献研究分为现代文献研究和古代文献研究。文献研究是临床研究和基础研究的基础;临床研究又是实验研究的源头;实验研究又可指导临床研究,从基础研究到临床研究需经过转化研究过程,因此四种研究类型密不可分。

　　(4)转化的研究背景主要有基础研究与临床应用之间的脱节、疾病谱的转变使医疗成本加大及基础研究、新药开发与临床实践之间需要整合;主要内容包括生物标志物的鉴定与应用、药物基因组学及个体化用药和疾病治疗反应、预后评估及预测;转化医学的研究模式主要有,T1模式:基础研究的成果转化为有效的临床治疗手段。T2模式:将研究结果、结论应用到临床及健康保健工作中。T3模式:将循证治疗、个体化治疗和预防等措施有效地提供给所有临床患者。

(5)中医针灸转化研究案例,今后针灸研究发展趋势可从精准医学、转化研究等模式开展,可应用现代神经生理学、分子生物学、系统生物学、影像学等学科的方法与技术实施,将宏观与微观结合、主观与客观结合、基础与临床结合。

2.学习方法

本章要结合实验针灸研究实例重点理解实验针灸学研究的基本程序及方法。在实验针灸设计方面,要结合医学统计学、临床流行病学等知识,重点学习实验针灸学的设计原则。本章要结合转化研究案例重点理解转化医学的研究内容和研究模式,了解国外转化医学发展的新动态。在实验针灸设计方面,要结合临床医学、循证医学等知识,将转化医学、精准医学的理念及方法应用于针灸研究。

（唐纯志　邵晓梅　李　梦）

复习思考题

1. 针灸学研究类型分几类? 具体内容是什么?
2. 假说的概念和特点是什么? 如何建立假说?
3. 文献检索的基本程序是什么?
4. 选题的来源和原则?
5. 针灸临床研究应如何贯彻盲法原则? 请具体举例说明。

◈◈◈ 实 验 指 导 ◈◈◈

实验一　穴位电阻的探测

【实验目的】

了解穴位低电阻的特性,掌握腧穴电阻探测方法。

【实验对象】

健康成人。

【实验器材】

腧穴电阻探测仪,培养皿,红、蓝、黑水彩笔,生理盐水,75% 乙醇,棉签等。

【实验步骤】

1. 受试者采取坐位,肌肉放松,安静休息 10min。

2. 在受试者身上按经典取穴方法找出合谷、内关、尺泽、足三里、阳陵泉、三阴交、太冲,左右共 14 个穴位。以穴点为中心、直径 1cm 的区域作为穴区,以红色水彩笔于穴点处做标记。用棉签蘸 75% 乙醇轻轻将穴区皮肤擦净。

3. 将探测仪功能开关拨到探穴挡。受试者手握无关电极(测定右侧握在左手,测定左手握在右手),测试者将探测电极端头用生理盐水棉签轻轻擦拭,置于被测穴区,来回移动,刺激强度逐渐加大,直到找到受试者有麻胀痛等感觉的点。其中,感觉最强的一点为敏感点,用蓝色水彩笔标出。

4. 在敏感点前后左右相隔 1cm 处取点作为对照点,用黑色水彩笔做出标记,用酒精棉签擦净各点皮肤。

5. 将功能开关拨到测阻挡,测定通过每个待测点的电阻值。记下读数,然后复零,再测下一个数值。

6. 比较敏感点与对照点的电阻值,将电阻比 4 个对照点均低的点作为低阻点。统计敏感点与低阻点重合的百分率。

【注意事项】

1. 保持皮肤清洁干燥。每次测定前皆用生理盐水棉球擦拭测试电极,棉球润湿程度应一致。

2. 探头要轻置于体表,并与表面垂直,每次压力恒定。

3. 对照测试点与穴位交叉进行测试。

4. 测试自始至终由一个人操作,以便减少人为误差。

5. 若在同一点重复测试,需等待 15~20min 后再进行。

【思考题】

如何在实际操作中,提高穴位电阻仪测定值的客观稳定性?

实验二　实验性胃溃疡家兔耳郭皮肤电阻变化的观察

【实验目的】

通过对实验性胃溃疡家兔耳郭皮肤电阻的测定,明确胃溃疡与耳穴电阻值变化之间的关系。

【实验对象】

健康成年雄性家兔,体重 2~2.5kg。

【实验器材】

兔台,75% 乙醇,20% 氨基甲酸乙酯(乌拉坦),40% 醋酸,消毒棉签,手术器械 1 套,20ml、2ml、1ml 注射器,记号笔,穴位电阻探测仪。

【实验步骤】

1. 家兔称重。

2. 用 75% 乙醇棉签擦洗双侧兔耳,待其干燥后,自家兔耳根至耳尖连成一线,分别于上 1/3、下 1/3 处做两条横线,将耳郭分为 6 个分区。

3. 将参考电极与家兔另一耳共置于生理盐水烧杯中,用测试电极测试各耳区电阻。所用家兔都进行测定,以测定 3 次的平均值作为基础值。

4. 将家兔分为两组,其中一组耳缘静脉注入 20% 氨基甲酸乙酯(1g/kg)以麻醉。将麻醉后的家兔固定于兔台上,腹部用 75% 乙醇消毒,于剑突下正中偏左处做一切口,暴露胃部。于胃小弯处用注射针头刺入浆膜和肌层,注入 40% 醋酸 0.2~0.4ml 于黏膜下层,然后关闭腹腔,缝合伤口,并用消毒纱布包扎。连续 3 天肌内注射青霉素(40 万 U/ 支),以防感染。

5. 取另一组家兔按上述方法以相同时间进行麻醉、腹部切开,但不做胃的人工溃疡处理,然后缝合。

6. 1 周后,用穴位探测仪分别测定上述两组家兔耳郭相同位置的电阻值。

7. 比较手术前后以及人工胃溃疡与非溃疡两组家兔之间耳郭电阻值。

【注意事项】

1. 耳郭分区后可任意设定每区的编号。

2. 剑突下做切口暴露胃部时,如有出血,需做止血处理。

3. 注射造模后,应将大网膜固定于注射处,使之覆盖注射处以防穿孔。

【思考题】

胃溃疡病灶所引起的耳郭低电阻点形成的可能途径是什么?

实验三　循经感传的测定

【实验目的】

掌握循经感传的检测方法,了解循经感传的基本特征。

【实验对象】

健康成人。

【实验器材】

探测电极、无关电极、G6805 电针治疗仪,生理盐水,75% 乙醇棉球。

【实验步骤】

1. 每组 3 人,轮流担任受试、观察、记录者。

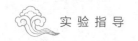

2. 受试者安静休息 5min 后接受检测。观察者标定出各经的井穴。

3. 将无关电极置于同侧内关穴(测下肢感传时),或三阴交穴(测上肢感传时)。探测电极置于同侧肢体的井穴后,以 20Hz 的连续波刺激井穴,同时逐渐增加电流强度至受试者能耐受为度(此感应强烈,但无疼痛)。

4. 当受试者出现感传感觉时,将其感传情况依下列标准记录。

(1)感传不超过腕、踝关节者,以"–"表示;

(2)感传超过腕、踝关节,但不超过肩、髋关节者,以"+"表示;

(3)感传超过肩、髋关节,但不能到达经脉终点者,以"++"表示;

(4)感传能贯通经脉全程者,以"+++"表示。

5. 循经感传特征的探测。

选择一条感传超过肩、髋关节的经,由受试者主诉感传方向、路线、宽度和感传所到的器官的感觉或效应,测定感传速度,观察感传线上有无客观变化,并以手指用力按压经脉,观察有无阻制现象,如无敏感经,可不进行此项观察。

【注意事项】

1. 循经感传出现率与环境温度有关,实验尽可能安排在 22~30℃的室温条件下进行。

2. 刺激井穴的电流强度应以受试者感觉强烈而无疼痛感为度,太弱与太强均不易激发循经感传。

【思考题】

1. 试述你所观察到的循经感传的基本特征。

2. 如何提高循经感传的效应?

实验四　不同刺灸方法刺激"素髎"对失血性休克家兔血压的影响

【实验目的】

观察针刺和灸"素髎"对失血性休克家兔血压的作用对比,为针灸急救提供实验依据。

【实验对象】

健康家兔 32 只,雌雄不限,体重 2~2.5kg。

【实验器材】

生物功能实验系统、压力换能器、兔台、动脉插管、动脉夹、手术器械(眼科镊子、眼科剪、大剪子、镊子、手术线等)、乌拉坦、3.8%枸橼酸钠、肝素(1 000U/ml)、75%乙醇棉球、30 或 32 号 1 寸毫针 8 根、艾条 8 根、打火机。

【实验步骤】

1. 将 32 只家兔随机分为正常组、模型组、针刺组和艾灸组,每组 8 只。

2. 将压力换能器装置充满生理盐水,调试好三通方向,避免漏液。

3. 家兔称重,耳缘静脉注射 20% 乌拉坦(5ml/kg),注意前半量正常速度给药,后半量慢推,并注意观察家兔角膜反射,当家兔角膜反射消失,肌肉松弛、呼吸均匀时,说明麻醉成功。

4. 仰卧固定家兔,剪毛备皮(颈部和腹股沟部位)。

5. 沿颈部正中线剪开颈部皮肤 10cm,用止血钳钝性分离肌层,注意勿伤及皮下静脉,以防止出血。暴露气管,行气管插管。

6. 分离一侧颈总动脉,注意尽量将动脉分离干净。穿两根手术线备用(手术线事先泡在生理盐水中),结扎动脉的远心端,然后用动脉夹夹闭近心端。

7. 切开腹股沟处皮肤,长 2~3cm,分开肌肉,在股静脉下方找出较细、颜色淡红的股动脉,分离出股动脉 2~3cm,穿双股结扎线,结扎其远心端,用动脉夹夹住其近心端,在其上用眼科剪剪一小口,注入少许肝素,插入静脉套管,结扎固定,以备放血。

8. 确认切口处无出血后,用 0.3% 肝素(3ml/kg)耳缘静脉注射,使兔全身肝素化。

9. 靠近颈总动脉远心端处,在动脉壁上剪一小口(约管壁 1/3),向心性方向作动脉插管。

10. 动脉插管向心方向插入(插入前蘸取少许肝素,以防管内凝血堵塞插管)后,用手术线固定。然后用胶布固定插管,保证插管不会刺破血管。

11. 插管完成后,用生理盐水纱布覆盖手术伤口。连接生物功能实验系统,使血压稳定后测量放血前的基础血压并记录。

12. 造模方法:行股动脉放血,量大约为 30ml,使血压下降 20~30mmHg,并记录。

13. 针刺组用普通针刺"素髎"穴,强刺激提插捻转 3min,留针 30min,灸法组用艾条行温和灸 30min,而模型组股动脉放血后不做处理,正常组不做任何处理,以上各组家兔均在处理前后记录血压。

14. 将数据进行统计学处理。

【注意事项】

1. 注射麻醉药时,前 1/2 量可较快注入,待动物较安静,后 1/2 量应缓慢注入。同时注意观察家兔呼吸情况,出现异常情况时立即停止注射。

2. 颈总动脉分离时,注意勿损伤附近神经(迷走神经、交感神经等),勿损伤通向甲状腺的血管。

3. 注意动脉插管与颈动脉的位置,勿使扭转而影响测量血压。

4. 室温较低时,用手术灯照射动物以保温。

5. 注意检查血压计,并在血压计中注入 3.8% 枸橼酸钠,连接动脉插管,勿使管中有气泡,先将水银检压计中的压力升高至 100~120mmHg,并在动脉插管中注入少许肝素备用。

6. 统计时注意统计方法及统计结果所表示的意义。

【思考题】

1. 如何提高针刺对失血性休克血压影响实验的稳定性?

2. 针刺抗休克作用的机制可能是什么?

实验五 不同灸法的温度曲线特点

【实验目的】

通过比较不同艾炷灸所引起温度升高的潜伏期、温度升降的速度及最高燃烧温度情况,了解不同种类灸法刺激量的差异。

【实验器材】

生理记录仪(或生理功能实验系统)1 台、温度传感器 1 台、100mm×100mm×0.8mm(长×宽×厚)中心有孔的不锈钢板 1 块、木质的不锈钢板支架 1 个、天平、艾绒、附子饼、生姜、火柴、切刀等。

【实验步骤】

1. 将温度传感器卡入不锈钢板中心孔,上端顶部感温面与不锈钢板相平;将不锈钢板放在支架上(支架仅支撑不锈钢板边缘);将温度传感器与生理记录仪连接。

2. 打开生理记录仪(或生理功能实验系统),记录速度 1mm/2s,时间常数 DC,根据不同灸法选择合适量程。

3. 制作艾炷底面直径 1cm,高 1.5cm 艾炷,重量分别为 0.4g(紧艾炷)和 0.2g(松艾炷)。

4. 将艾炷直接放在不锈钢板上,艾炷底面中心对准温度传感器,用火柴点燃艾炷尖端,分别测

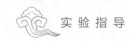

量直接灸松艾炷和紧艾炷灸的温度曲线特点。

5. 将直径为 2cm,厚 3mm 的新鲜生姜片放在不锈钢板上,中心对准温度传感器,将艾炷放在姜片中心,用火柴点燃艾炷尖端,分别测量隔姜灸松艾炷和紧艾炷灸的温度曲线特点。

6. 将直径为 2cm,厚 3mm 的附子片放在不锈钢板上,中心对准温度传感器,将艾炷放在附子片中心,用火柴点燃艾炷尖端,分别测量隔附子灸松艾炷和紧艾炷灸的温度曲线特点。

【注意事项】

1. 在实验中艾炷燃烧完,等测温仪温度显示降至 37℃时,再清理艾灰,灸下一壮。

2. 所有艾炷均由一位同学制作完成。

3. 注意用火安全。

【思考题】

1. 为什么艾炷要放在不锈钢板上进行实验?

2. 如何使用本装置进行艾炷连续多壮灸?

实验六　观察电针参数及机体对不同频率电针的反应

【实验目的】

了解临床常用双向脉冲电针仪所输出波形。掌握电针不同频率刺激机体呈现的反应,加强对电针作用原理的理解。

【实验对象】

健康家兔,雌雄不限,体重 2~2.5kg。

【实验器材】

慢扫描示波器 1 台,电阻箱 1 台,脉冲电针仪 1 台,30 或 32 号 1.5 寸毫针 2 支。

【实验步骤】

1. 将示波器探测电极与电针仪一对电极分别相连。电针仪设定为连续波输出,打开电针仪,调节强度旋钮。打开示波器,调节示波器,完整观察电针仪一个脉冲的波形,并观察电针仪在空载情况下的最高输出强度。

2. 调节电针仪输出频率,改变示波器扫描频率,观察本台电针仪的最高输出频率。

3. 将电阻箱并联在示波器上,电阻箱调节为 600Ω,观察电针仪在 600Ω 负载下输出波形;调节电针仪输出强度旋钮,观察在 600Ω 负载情况下的最高输出强度。

4. 将家兔固定在兔架上,毫针针刺双侧足三里穴,进针 2cm;将电阻箱去除,同样方式接在家兔双侧足三里穴的针柄上,观察电针仪输出波形的变化。

5. 用示波器监控,将电针仪输出频率调节成 2Hz,强度以能看到家兔腿部肌肉抽动为度,再将电针仪输出频率分别调节成 20Hz、200Hz、600Hz 等,观察不同频率家兔腿部肌肉的抽动情况。

【注意事项】

1. 对家兔进行电针,在改变电针频率时注意及时调整电针强度,特别是变为高频时,强度不要太高,以免家兔不能忍受。

2. 家兔双侧足三里穴的等效阻抗约 600Ω,也可以改变电路,自己实测一下两穴间的阻抗。

【思考题】

1. 为什么电针仪在空载时不能突然接入机体?

2. 为什么电针仪空载、接入电阻箱、接入机体输出波形会出现变化?

3. 电针仪输出高频时,为什么并不是每个脉冲都能使肌肉都抽动一下?

实验七　针刺干预不同穴位对家兔实验性心律失常作用影响的实验

【实验目的】
1. 掌握急性心肌缺血动物模型的复制和心电图描记的方法。
2. 观察分别针刺"内关"穴或"复溜"穴对急性兔实验性心肌缺血的影响,了解不同穴位效应的差异。

【实验对象】
健康家兔,体重 2~2.5kg,雌雄均可,性别一致。

【实验器材】
生理信号处理系统(medlab)或心电图机,30~32 号 1.5 寸毫针若干,G6805 电针仪,针电极,垂体后叶素注射液,20% 乌拉坦溶液,生理盐水 50ml,手术刀,直剪,弯剪,止血钳,5ml 和 10ml 注射器各 3 副,注射针头,75% 乙醇棉球,纱布,兔台等。

【实验步骤】
1. 开启电源,预热仪器,调试生理信号处理系统或心电图机,稳定生理信号。
2. 实验分为 3 组,第 1 组为针刺家兔"内关"穴组,第 2 组为针刺家兔"复溜"穴位组,第 3 组为对照组。
3. 兔称重后,用 20% 乌拉坦溶液,按 5ml/kg 的剂量,经耳缘静脉注射麻醉后,背位固定于兔台上。将电针极分别插入四肢皮下,并与生理信号处理系统或心电图机导入电极相连。按导入电极上标出的左、右、手(前肢)、足(后肢)正确连接。按照 50mm/s 纸速记录,记录正常 Ⅱ 导联的心电图 5~8 个波。
4. 根据分组,"内关"组和"复溜"组分别针刺家兔的"内关"或"复溜"穴位,平补平泻手法,留针 20~30min;然后经耳缘静脉注入垂体后叶素注射液 2.5U/kg(溶于 2ml 生理盐水注射液中缓注)。分别于注射后的 30 秒、1min、3min、5min、10min、20min、30min,各记录 Ⅱ 导联的心电图 5~8 个波。对照组兔除不做针刺外,其他处理与实验兔相同。
5. 比较三只实验家兔心电图变化差异,特别注意心率、T 波及 ST 段的变化。
6. 根据三组实验记录结果,分析是否观察到穴位效应功能特异性,每一组写出实验报告。

【注意事项】
1. 选择的家兔时,须剔除心电图异常者。
2. 家兔的心率较快,心电图标准走纸速度应拨至 50mm/s,电压幅度 1mV/cm 为宜。
3. 动物实验过程中,各组注意除穴位不同外,其他条件应基本一致。

【思考题】
1. 针刺对急性心肌缺血动物的改善作用与穴位的特异性有无关系?
2. 你认为针刺"内关"穴,能显著改善实验家兔急性心肌缺血的可能机制是什么?

实验八　电针对家兔小肠运动双向调整作用的实验观察

【实验目的】
掌握家兔小肠运动异常模型的复制方法,了解电针"足三里"穴对家兔异常小肠蠕动的调整作

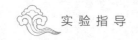
用,加深对针刺良性和双向性调节作用的理解。

【实验对象】

健康家兔 2 只,雌雄皆可,体重 2~2.5kg。

【实验器材】

BL-410 生物功能实验系统、张力换能器、电针治疗仪、30~32 号 1 寸毫针、水浴锅、温度计、保温方盘、万能支架、竹夹、双凹夹、兔台、蛙心夹、手术器械、喇叭形玻璃管、吸管、1ml 注射器、台氏液、新斯的明、肾上腺素、20% 氨基甲酸乙酯(乌拉坦)、75% 乙醇棉球。

【实验步骤】

1. 取家兔称重,用 20% 氨基甲酸乙酯,5ml/kg,经耳缘静脉注射麻醉,然后将家兔仰卧固定于兔台上。

2. 在腹部中间区切开皮肤肌肉 4~5cm,暴露腹腔即可见小肠,选取一段小肠按下法固定:

(1)在此段小肠的两端(相距 2cm 左右)穿线,取喇叭形玻璃管先把小肠一端丝线穿管缘孔结扎,把预先从管上口引下的蛙心夹夹在肠段中央,再把小肠另一端丝线穿管缘孔结扎。

(2)将喇叭管用木夹固定于万能支架上,从喇叭管上口引出线系在张力传感器杠杆上,将张力传感器与 BL-410 生物功能实验系统相连,调整好位置,使线垂直并避免碰在喇叭管壁上,保持一定紧张度。

3. 打开 BL-410 生物功能实验系统,选择一个通道描记张力,使灵敏度适中,时间常数为 2 秒,滤波 100Hz,速度 25mm/min。

4. 待记录的曲线较稳定后,描记正常曲线 20min。

5. 一只家兔耳缘静脉注射新斯的明 0.15mg/kg,另一只家兔耳缘静脉注射肾上腺素 0.10mg/kg,描记曲线,直至恢复正常。

6. 电针 2 只家兔双侧“足三里”穴(不要使电流过心脏),疏密波,强度以肢体微动为度;持续 5min 后重复步骤 5,待曲线基本恢复正常后停针,并停止描记。

7. 比较针刺前后两条曲线,分析电针对不同模型小肠蠕动的调整作用,写出实验报告。

【注意事项】

1. 步骤 3 与步骤 4 参数可作调整,使描记曲线达到理想线形,一旦参数确定,以后的实验步骤不能再变动。

2. 也可选择其他药物作为小肠运动的促进剂或抑制剂。

【思考题】

针灸的双向调节作用对临床有何指导意义?

实验九　针刺对痛阈影响的时间 - 效应曲线观察

【实验目的】

了解痛阈的测定方法,观察观测针刺后痛阈随时间改变规律,掌握针刺作用的时间 - 效应特点。

【实验对象】

健康成年人 2 人,要求体重相当、性别一致。

【实验器材】

痛阈测定仪,电针仪,28~30 号 1.5 寸毫针,KCl 溶液,生理盐水,干棉球,胶布,纱布块,弯剪、75% 乙醇棉球。

【实验步骤】

1. 受试者躺在检查床上,K^+ 刺激电极用胶布紧贴于下肢部,无关电极握于同侧手中。

2. 测痛仪取 5mA 量程挡,控制键由受试者本人控制,开启电键,待受试者感到疼痛时,自己按下停止键,测试者记下疼痛时的毫安数即为痛阈。关闭测痛仪至零位,每隔 5min 测 1 次,共测 3 次取其平均值为对照。

3. 将受试者分为两组,一组为针刺组,一组为对照组。

4. 针刺组电针合谷穴,疏密波,强度因人而异,电针 20min。

5. 针刺后测量痛阈,每隔 5min 测 1 次,记录痛阈的变化。一般测至针后 30~40min。

6. 对照组也在相同时间段进行痛阈测定。

7. 收集结果,进行分析。

【注意事项】

1. K^+ 刺激电极为阳级。

2. K^+ 刺激电极和无关电极必须在同侧。

【思考题】

针刺对镇痛的时效关系对于临床疗效有何指导意义?

实验十　体质因素对针灸效应的影响－电针对小鼠镇痛作用的个体差异观察

【实验目的】

观察针刺对不同小鼠痛(反应)阈的影响,验证针刺镇痛的个体差异,加深对针灸效应影响因素的理解。

【实验对象】

健康雌性小鼠 3~5 只,体重 20~22g。

【实验器材】

电针治疗仪、小鼠固定台、固定夹、秒表、苦味酸、消毒棉签、电热测痛器、30 或 32 号 1 寸毫针、75% 乙醇棉球。

【实验步骤】

1. 用苦味酸分别在小鼠背部编号。

2. 将小鼠固定于鼠台上,用一个固定夹夹住小鼠的颈部,另一个固定夹夹住腰部,再用橡皮膏包上小铁圈粘贴在小鼠的尾端。

3. 将固定好小鼠的鼠台放置到测痛装置上,依靠磁铁的吸力将其吸住。将鼠尾放在电热丝上,尾部由于粘贴重物的作用自然下垂。

4. 按动电源开关,并立即按动秒表,此时电热丝加热,温度逐渐升高,待小鼠产生甩尾动作时立即停表。将鼠台从测痛装置上取下,关上电源,记录秒表走时。隔 5min 重测 1 次,把 2 次从加热到甩尾时间的平均值作为基础痛阈。

5. 选取基础痛阈在 5~10s 的小鼠 3~5 只。分别电针各小鼠双"足三里"穴,电针仪输出采用疏密波,强度由小到大,直到双腿肌肉出现轻微抖动。通电 15min 后测定痛阈。

6. 比较分析不同小鼠的痛阈值。

【注意事项】

1. 不要选择平时喜甩尾巴或局促不安的小鼠为实验对象。

2. 固定不可太紧,以不使小鼠跳出为宜。

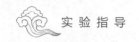

3. 电针强度控制在小鼠不出现嘶叫的程度。电针一段时间后,适当加大电针强度。

4. 电热丝加热后,必须冷却 5min 以上才可进行第二次加热。

5. 本实验亦可用大鼠进行实验。

【思考题】

电针镇痛个体差异的机制可能是什么? 有何临床意义?

实验十一　针刺镇痛内阿片肽机制的实验观察

【实验目的】

观察纳洛酮对针刺镇痛效应的抑制作用,理解针刺镇痛与机体内源性镇痛系统阿片肽的相关性,使学生掌握针刺镇痛的优点及其局限性。

【实验对象】

健康小鼠 4 只,体重 18~20g。,雌雄不限。

【实验器材】

热辐射测痛仪(上海产),秒表,2ml 注射器,4 号针头,纳洛酮(20μg/ml),韩氏多用治疗仪,鼠台,固定夹,生理盐水,苦味酸,橡皮膏,小铁圈,30 或 32 号 1 寸毫针 4 支,75% 乙醇棉球等。

【实验步骤】

1. 测定小鼠的基础痛阈。

(1)将鼠固定在鼠台上,用一个固定夹夹住小鼠的颈部,一个固定夹夹住腰部,双脚从固定板两边的夹缝中伸出。用橡皮膏包上一只小铁圈粘在小鼠的尾端。

(2)将固定好小鼠的鼠台放置在测痛装置上,依靠磁铁的吸引力,牢牢将其吸住,将鼠尾搁在电热丝上,尾部由于粘贴重物的作用,自然下垂。

(3)按动电源开关,并开始计时,此时电热丝加热,温度逐渐升高,等小鼠尾部感到疼痛时便产生甩尾动作,记录此时秒表的读数,此读数即是小鼠的痛阈。移开小鼠,关上电源,隔 5min 后,再测一次,以两次的平均值作为基础痛阈。

2. 选取 4 只基础痛阈相当的小鼠,其中 2 只小鼠腹腔注射纳洛酮(0.05ml/g),另 2 只小鼠注射生理盐水。

3. 20min 后,接韩氏多用治疗仪,电针小鼠双侧"足三里"穴。取注射纳洛酮、生理盐水的小鼠各 1 只,用 2Hz 频率电针刺激,另 2 只用 100Hz 频率电针刺激,强度以小鼠下肢轻度抖动为宜,持续针 15min。

4. 电针后,分别测定 4 只小鼠的痛阈。

【注意事项】

1. 避免使用喜甩尾或易烦躁的小鼠。

2. 固定不可太紧,以不使鼠跳出为宜。

3. 实验中做好标记,安排好先后次序,以免混淆,从而影响实验结果。

【思考题】

1. 注射纳洛酮能否抑制针刺镇痛作用?

2. 不同频率电针的实验结果是否有差异? 可能的机制是什么?

实验十二　针刺抗小鼠惊厥作用的实验观察

【实验目的】

本实验以小鼠惊厥程度、次数、持续总时间及死亡时间为指标,观察针刺小鼠"水沟"穴对胰岛素过量而致惊厥的缓解效应,加深理解针刺的抗惊厥作用和急救效果。

【实验对象】

健康小鼠 6 只,体重 20~22g,雌雄不限,要求同性别。

【实验器材】

天平,秒表 6 只,40U/ml 胰岛素注射液,酸性生理盐水(pH 2.5~3.5),苦味酸若干,30 号或 32 号 1 寸毫针,1ml 和 2ml 注射器,5 号针头,50ml 烧杯,记号笔等。

【实验步骤】

1. 将 40U/ml 胰岛素注射液,用酸性生理盐水配制成 4U/ml 胰岛素溶液备用。

2. 取小鼠 6 只,称重,苦味酸编号,随机分成针刺组和对照组。

3. 小鼠腹腔注射胰岛素(1U/10g),注射时要掌握好进针的位置、角度、深度,注意避开肝、脾、膀胱,进针后回抽无血及液体时再注射,注射后轻揉小鼠腹部促使胰岛素均匀吸收。

4. 两组小鼠都放在室温 30~37℃的环境中,注意观察并比较其神态、姿势及活动情况。

5. 针刺组小鼠出现角弓反张、乱滚等惊厥反应时,迅速针刺"水沟"穴,平补平泻(以捻转手法为主,手法轻柔)。行针 3min 后出针,观察并记录小鼠惊厥程度、次数、持续总时间及死亡时间。

6. 惊厥程度评价标准如下:

强阳性:角弓反张,四肢伸直和抽搐反应强烈者,或身体呈直线性滚动者,以(++)表示。

弱阳性:轻微角弓反张,或伴有四肢伸直,或伴有四肢抽搐者,以(+)表示。

阴性:无角弓反张,仅表现为四肢伸直,或四肢微微抽动者,以(-)表示。

7. 对照组除不针刺外,其余同针刺组。

8. 根据结果写出实验报告。

【注意事项】

1. 动物在实验前必须禁食 18~24 小时,不禁水。

2. 用 pH 值为 2.5~3.5 的酸性生理盐水配制胰岛素溶液。

3. 酸性生理盐水的配制:将 10ml 盐酸溶液(浓度 0.1mol/L)加入 300ml 生理盐水中,调整其 pH 值在 2.5~3.5,如果偏碱性,可加入同样浓度的盐酸调整。

4. 动物注射胰岛素后放在 30~37℃的环境中保温,夏天可为室温,冬天则应高些。因温度过低惊厥反应出现较慢。

【思考题】

针刺抗惊厥作用的机制可能是什么?

实验十三　针刺对小鼠耐缺氧能力影响的实验观察

【实验目的】

通过观察针刺对健康小鼠耐缺氧时间的影响,明确针刺提高耐缺氧能力的效应,探讨针刺不同腧穴提高耐缺氧能力的差异性。

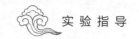

【实验对象】

健康小鼠,雌雄不限,体重 20~22g。

【实验器材】

100ml 广口瓶、天平、30 或 32 号 1 寸毫针、秒表、钠石灰、凡士林、标记笔、胶布等。

【实验步骤】

1. 用天平称 5g 新鲜干燥的钠石灰。

2. 在广口瓶的瓶塞上均匀涂抹一层凡士林,将称好的钠石灰装入广口瓶内,盖紧瓶塞备用。

3. 将小鼠随机分组,分为空白对照组、人中组、足三里组、百会组,每组 3 只小鼠,并做好标记;同时将广口瓶贴好标签。

4. 抓取小鼠,用胶布固定于操作台上,给予不同的处理。空白对照组只固定,不针刺;人中组、足三里组、百会组分别针刺小鼠"人中"穴、"足三里"穴、"百会"穴,手法以捻转为主,平补平泻,行针 5min 后起针。

5. 将上述处理后的每只小鼠分别装入盛有钠石灰、贴好标签的广口瓶中,迅速盖紧瓶塞,立即开始计时。

6. 随时观察瓶内小鼠的情况,若发现小鼠呼吸停止,立即记录其死亡时间(呼吸停止的标准:小鼠停止挣扎,瞳孔变紫,胡须停止摆动,腹部呼吸运动停止)。

7. 比较各组小鼠耐缺氧时间(即从小鼠开始装入瓶内至呼吸停止的时间),进行分析总结。

【注意事项】

1. 钠石灰要新鲜干燥,以利于更好地吸收 CO_2。

2. 若小鼠稍大不易装入广口瓶时,需注意动作要轻柔、缓慢,可先将小鼠头部深入瓶中,待小鼠呼吸数次再将小鼠完全送入广口瓶,切忌动作粗暴。

3. 小鼠装入瓶内后要立即盖上瓶塞,并且事先要在瓶塞内侧均匀涂抹凡士林,以保证广口瓶的密闭效果。

4. 实验过程中一定要密切观察小鼠,及时记录死亡时间。

【思考题】

1. 针刺对小鼠耐缺氧时间影响的可能机制是什么?

2. 针刺不同腧穴对小鼠耐缺氧时间影响的差异如何?

实验十四　针灸对急性实验性高血压的影响

【实验目的】

本实验旨在熟悉急性实验性高血压模型复制方法,观察针灸干预急性实验性高血压的效果。

【实验对象】

健康家兔,体重 2~2.5kg,雌雄皆可。

【实验器材】

生理功能实验系统,兔台,20% 乌拉坦溶液,去甲肾上腺素(10μg/ml),肝素(600U/ml)3ml,手术器械 1 套,G6805 电针治疗机 1 台,2 支,干棉球,纱布块。

【实验步骤】

1. 取家兔 1 只称重,用 20% 乌拉坦溶液,按 5ml/kg 剂量经耳缘静脉注射麻醉。将家兔仰卧固定于兔台上,颈部剪毛备皮。

2. 在兔颈部锁骨及气管甲状软骨间切开皮肤 3~4cm,分开胸骨舌骨肌和胸骨甲状肌,暴露气管,分离并穿线,倒"T"字形剪开气管,结扎牢固并与气管插管的分叉处攀扎在一起,防止松脱。

3. 分离出一侧颈总动脉,长3~4cm,穿入双股缝线结扎远心端,用动脉夹夹住动脉的近心端,用眼科剪在动脉中部剪开一小口,用注射器注入少许肝素,插入动脉插管,结扎固定。

4. 为防止实验过程中凝血,在耳缘静脉中注以肝素(1ml/kg)。约3min后,打开颈部动脉夹,记录一段正常血压为对照。兔正常血压通常在13.3kPa(100mmHg)左右。

5. 耳缘静脉注入去甲肾上腺素(2~8μg/kg)并描记血压至恢复正常后5min。

6. 休息30min。

7. 用两对电极电针双侧曲池穴(无关电极置曲池穴远心端掌侧,不要使电流过心脏)15min,频率用10Hz,强度以肢体微动为度;于电针10min时,耳缘静脉再次注入等量去甲肾上腺素,描记血压变化至正常后5min。

8. 观察实验步骤"5"和"7"血压变化的情况。

【注意事项】

1. 注射去甲肾上腺素要快速,注射时不要停止描记血压。

2. 实验步骤的"5"和"7"可互换。

3. 分离颈总动脉时,勿损伤血管引起出血,并对所有出血点及时止血结扎。

【思考题】

1. 根据实验结果分析针刺降压的作用。

2. 尝试设计一个不同针刺补泻对急性实验性高血压影响的实验。

实验十五　针灸对小鼠胃肠蠕动调整作用的观察

【实验目的】

观察针刺与艾灸对小鼠胃肠运动的影响,验证针灸对胃肠蠕动的调整作用。

【实验对象】

健康小鼠,体重20~22g,雌雄均可。

【实验器材】

30号或32号1寸毫针、艾条、淀粉、炭末、50ml烧杯、天平、灌胃针头、2ml注射器、小镊子、眼科剪、直尺、小鼠固定板、胶布、蒸馏水、苦味酸等。

【实验步骤】

1. 取淀粉3g,炭末3g,水50ml,加热制成糊状备用(或取淀粉10g,水50ml,在火焰上制成糊状,再加入适量甲基蓝,使糊状物变蓝即可备用)。

2. 用苦味酸对小鼠进行标记编号。随机分为3组,即针刺组、艾灸组、对照组。

3. 用2ml注射器抽取炭末淀粉糊1ml,给小鼠灌胃后,将小鼠四肢末端用胶布固定,使小鼠仰卧于小鼠固定板上。

4. 针刺组取双侧"足三里"穴,手法以捻转为主,平补平泻,留针10min;艾灸组用雀啄法灸"足三里"穴,持续10min;对照组不予针刺。

5. 针或灸20min后,以颈椎脱臼方式处死动物,剖腹取出胃肠。在实验台上将胃和肠管拉直,用直尺测量其被淀粉炭末糊显示的黑色距离。

6. 分别计算出3组小鼠胃肠道被炭末淀粉糊充满距离的平均值,作为胃肠蠕动的指标。

【注意事项】

1. 小鼠实验前禁食24小时。

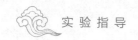

2. 淀粉炭末糊不能过稠,要求在 37℃ 中保持糊状。

3. 灌胃时动作应轻柔、熟练、准确,尤其要防止误灌入气管。

4. 取出胃肠后,应动作轻柔地理直胃肠道及肠系膜,用小剪刀剪断系膜(不能硬性拉扯开),以自然状态不加牵引地于解剖台上测量幽门至被炭末淀粉糊充满的消化道末端的距离。

【思考题】

1. 根据结果,分析针刺与艾灸对于胃肠蠕动调整作用的差异。

2. 影响针灸对胃肠蠕动调整作用的因素有哪些?

实验十六 针刺对家兔膀胱内压的影响

【实验目的】

针灸能调节膀胱内的压力、逼尿肌的运动功能。本实验以家兔膀胱内压作为观察指标,观察针刺"肾俞""次髎"穴对膀胱内压的影响特征。

【实验对象】

健康家兔,雌性,体重 2~2.5kg。

【实验器材】

不锈钢兔台,30~32 号 1.5 寸毫针,导尿管,保温瓶,水检压计(生理记录仪),动物人工呼吸器,手术器械 1 套,气管套管,注射器(5ml、10ml、30ml),1% 普鲁卡因,20% 氨基甲酸乙酯,20% 葡萄糖,0.2% 三碘季胺酚,液体石蜡,生理盐水等。

【实验步骤】

1. 选取家兔 1 只,称重后,耳缘静脉注射 20% 氨基甲酸乙酯麻醉(5ml/kg),仰卧位固定于兔台。

2. 颈部备皮,行气管切口术,插入气管插管,连接动物人工呼吸机,耳缘静脉注射三碘季胺酚(2mg/kg),肌肉松弛后进行实验。

3. 在导尿管上涂少许石蜡油,并用普鲁卡因滴于尿道外口,将导尿管从尿道外口插入膀胱,做荷包缝合固定导尿管。导尿管另一端连接水检压计(或压力传感描记装置),松开导尿管夹,描记系统即可显示记录膀胱内压初始测值。

4. 观察记录家兔膀胱内压:抽净家兔膀胱内残尿,记录排空状态下的膀胱内压;将 37℃ 的生理盐水 30ml 分 3 等份依次注入膀胱,观察并记录膀胱在注入 10ml、20ml、30ml 生理盐水时的内压,以及引起排尿收缩时的容量和内压数值。

5. 出现排尿收缩后,抽出膀胱内生理盐水以调节膀胱充盈度,每次抽出时,保持膀胱内剩余水量为引起排尿收缩时水量的 4/5,记录并观察其内压变化曲线。

6. 分别选择"肾俞"(双侧)、"次髎"(双侧)进行针刺,平补平泻,留针 15min 后出针。再按上述方法观察记录膀胱内压变化,并分析其特征。

【注意事项】

1. 兔的膀胱容量一般为 40~80ml,存在差异性,应探明膀胱容量、内压变化及临界容量,保证实验条件基本相同。

2. 麻醉剂量适宜勿过深,否则影响实验效果。

3. 针刺前后应间隔至少 5~10min,待测值稳定后再重复观察。

【思考题】

1. 针刺对膀胱内压有何调节作用? 意义何在?

2. 手法运针"肾俞""次髎"穴,其效应是否相同?

3. 穴位与非穴位对膀胱功能的影响是否存在差异性?

实验十七　艾灸"至阴"穴对家兔子宫运动的影响

【实验目的】

观察艾灸"至阴"穴对家兔子宫运动的影响,进一步增强对艾灸至阴穴转胎作用的认识。

【实验对象】

健康家兔,雌性,体重 2~2.5kg。

【实验器材】

兔台、手术器械、玻璃子宫导管、缝线、艾条、20% 氨基甲酸乙酯(乌拉坦)、台氏液、10ml 注射器、传感器、生理记录仪、蛙心夹。

【实验步骤】

1. 选取家兔 1 只,称重后,耳缘静脉注射 20% 氨基甲酸乙酯麻醉(5ml/kg),仰卧位固定于兔台。

2. 剪去耻骨联合上方至脐之间的兔毛,打开腹腔,找出一侧子宫角,剥离其周围组织。在子宫角的引导端和卵巢端穿线,用蛙心夹夹住此段子宫体中央,两端用丝线系在子宫导管缘上,吊起子宫并把连蛙心夹的线挂在传感器的杠杆上。

3. 连接传感器和生理记录仪,调试仪器,记录 5min 正常子宫活动数据。

4. 艾条灸"至阴"穴,距皮肤 1.5~2cm,施灸 20min。记录子宫的舒缩活动数据。

5. 记录停灸后子宫的舒缩活动 5min,然后每 5min 记录 1 次,至子宫活动基本恢复至艾灸前状态为止。

【注意事项】

1. 为避免开腹后的温度降低,应注意保温。

2. 玻璃子宫导管内可从上口注入 38℃台氏液。

【思考题】

1. 艾灸"至阴"穴对家兔子宫活动有何影响? 其特征和规律是什么?

2. 艾灸"至阴"穴引起家兔子宫活动变化的可能机制是什么?

实验十八　电针"大椎"穴对家兔体温影响的观察

【实验目的】

观察电针"大椎"穴对家兔体温的影响,进一步理解电针的退热效应。

【实验对象】

健康家兔,雌雄均可,体重 2~2.5kg。

【实验器材】

半导体数字体温计,兔固定盒,内毒素(20EU/ 支),5ml 注射器,注射用针头,电针治疗仪,30~32 号 1 寸毫针,凡士林,胶布。

【实验步骤】

1. 将两只体重接近的家兔放入兔固定盒,分别用记号笔标记为电针组和对照组。

2. 将半导体数字体温计探头(涂凡士林)缓缓插入家兔肛门内 2~3cm 并用胶布固定,打开数字

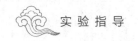

体温计,测定正常体温。

3. 待体温稳定后,由家兔耳缘静脉注射内毒素(2EU/kg),然后每隔 5min 记录肛温 1 次,观察肛温上升情况。

4. 待家兔肛温上升到 37℃以上时,电针组采用电针"大椎"穴,无关电极置于"大椎"穴附近 1cm 左右的任意部位,针刺时间为 10min,频率 30Hz,连续波,强度以针刺局部微微颤动为宜。对照组不针刺。

5. 电针组电针结束后 2 只家兔仍每 10min 测肛温 1 次,连续观察 2 小时。

6. 绘制两只家兔体温变化曲线(或时间 - 效应曲线),并进行对比分析。

【注意事项】

1. 室温要相对恒定。

2. 造模亦可用诊断用大肠杆菌内毒素菌液(1ml 中含大肠杆菌内毒素 1μg),按 1ml/kg 的剂量注射;或用伤寒 "O" 菌液(70 亿 /ml),按 0.2ml/kg 的剂量从兔耳缘静脉注射。

3. 测肛温时动作要轻巧,顺着直肠方向缓缓插入,以避免损伤肛门。

4. "大椎"穴位要准确,针刺要达到一定的深度,应刺入椎管但不宜过深,过深则可致动物死亡。

【思考题】

针刺降温的可能机制是什么?

实验十九　针刺"足三里"穴对家兔巨噬细胞吞噬功能的影响

【实验目的】

本实验通过在成年家兔的耳缘静脉注入一定量的刚果红,根据血浆中刚果红含量的变化(比色),来观察针刺对巨噬细胞吞噬作用的影响。

【实验对象】

健康家兔,雌雄均可,体重 2~2.5kg。

【实验器材】

722 型分光光度计、电针治疗仪、试管架、试管、10ml 移液管、动脉夹、注射器(5ml、1ml)、5 号注射针头、离心机、兔固定架、2% 刚果红、3.8% 枸橼酸钠、30~32 号 1.5 寸毫针。

【实验步骤】

1. 兔称重后固定于兔架上,用记号笔分别标记电针组和对照组。耳郭剪去毛发以备采血,用手术灯照射耳部,使血管扩张可便于取血。洗净试管并标号以免差错,在每个试管中放入 3.8% 枸橼酸钠 1ml,注射器用 3.8% 枸橼酸钠冲洗以防止凝血。

2. 用动脉夹夹住取血静脉的近心端,然后用注射针头刺破静脉血管远心端,使血液自然流出,立即用 1ml 注射器缓缓吸入血液 0.2ml(注意勿使气泡过多影响血量准确性),把采到的血液迅速注入 1 号试管,摇匀,准备离心。洗净注射器,并以 3.8% 枸橼酸钠冲洗以备再次采血使用。

3. 血样离心 5min,转速 2 000rpm。取出上清液,用分光光度计测定其透光率(或光密度),并以此血样进光为 100% 标定分光光度计,作为针前空白对照。

4. 耳缘静脉注射 2% 刚果红溶液(1ml/kg),注射 5min 后依上法取 0.2ml 血液注入 2 号试管中,摇匀并离心,测上清液的透光率(或光密度)。

5. 电针双侧"足三里"穴 15min,疏密波,强度以下肢微微抽动为度。

6. 分别于电针后即刻、20min、40min、60min、80min 时如前法取血样 0.2ml,然后分别注入 3、4、5、6、7 号试管中,摇匀并离心,测上清液的透光率(或光密度)。

7. 对照家兔除不电针外,其余条件同电针家兔均相同。

8. 将各次测得的数据填入实验报告,进行分析讨论并写出实验报告。

【注意事项】

1. 本实验能否成功,取血是个关键。取血前必须用灯充分照射耳部或搓揉耳部,待血管充盈后再采血。

2. 分光光度计使用方法及注意事项:

(1)空调其透光率开盖调"0",关盖调"100",重复 3 次(粗调)。

(2)蒸馏水调零点开盖调"0",关盖调"100",重复 3 次(粗调)。

(3)读数至少反复测 3 次,以使数据稳定。

(4)放 1 挡,放蒸馏水,调零,一直放在里面;2 挡,放血样,取数。

空白对照组放色杯时注意勿用手触及其透光面。清洗时先用自来水冲洗,然后用蒸馏水冲洗 1 次,倒置使水流尽,不能用布擦拭。接通分光光度计后应当预热 10min,使仪器稳定。本实验用滤光为 500nm 波长红光,具体测量时至少反复测 3 次,至测得的数据稳定为止。

3. 实验报告要求将光密度或透光率与时间的关系制成表格和画出时间 - 效应曲线(以光密度为纵坐标、时间为横坐标),以了解其相互关系,并写出实验报告。

4. 本实验也可用于观察针刺对大鼠或小鼠腹腔内巨噬细胞吞噬鸡红细胞功能的影响。

【思考题】

根据实验结果分析针刺"足三里"穴对家兔巨噬细胞吞噬功能有何影响?

实验二十　自主性实验设计

【实验目的】

本实验旨在培养学生的科研实验设计思路,使学生掌握针灸实验设计基本要素和基本原则,熟悉运用文献资料结合专业理论知识及实验方法,进行合理实验设计。

【实验材料】

图书资料,期刊数据库,计算机及互联网。

【实验步骤】

1. 选题　根据各自兴趣和特长,确定实验或临床研究立题范围。

2. 文献检索　确定选题和题目后进行相关文献资料的查找和收集,包括国内外研究进展,发展趋势以及目前存在的未解决的问题,以确定选题的创新性、可行性及研究意义。

3. 实验设计　按照对照、随机、重复、盲法原则,采用适当的设计方法如完全随机设计等,确定实验方案。并对受试对象、处理因素和效应指标做出合理安排,满足可行、合理、科学等要求。

4. 撰写开题报告。

【注意事项】

1. 选题过程中,要全面掌握资料,避免重复。

2. 实验设计时,要考虑到动物实验和临床试验各自特点来进行对应选择,注意各项要素的标准化及选择指标的特异性、客观性,以及实验误差的可能性。

3. 合理选择数据统计方法。

【思考题】

1. 从临床研究的基本组成,试分析实验设计的可行性。

2. 从实验研究的基本要素,试分析实验设计的可行性。

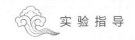

实验二十一　基于针灸抗失血性休克作用探寻穴位和刺灸法效应特异性(综合性、设计性实验)

【实验目的】

通过运用多章节和多学科知识,自主设计实验,拓展思维,提升综合能力,培养科学思维,尝试解决针灸学科关键科学问题。

【实验对象】

学生自定(学生根据文献和之前实验的经验自行决定使用的动物种类和数量,设计分组)

【实验器材】

根据学生对实验材料的要求,准备相关器材。为了适应学生活跃的思维,不同的思路,应当尽量预备较多的设备及器件。

【实验要求】

1. 实验设计　围绕针灸抗失血性休克作用,探寻穴位和刺灸法效应的特异性。实验设计包括实验目的、实验背景(附参考文献)、可行性分析、实验内容、实验器材、操作步骤、数据分析等几部分。

2. 实验准备　提前2~4周通告学生,综合性、设计性实验给学生的发挥与创新留下了比较广阔的空间,但与此相适应,学生有许多准备工作应在实验之前完成。学生课前预习、准备的情况将极大地影响实验教学效果,甚至关系到实验能否顺利进行。实验室应当增加开放时间,使学生了解实验室现有的仪器设备情况,以便学生能够制定出比较完善的实验方案。

3. 实验论证　应聘请该领域或与该领域相关的具有副高级以上职称的专家担任论证组成员,专家组成员不少于3人,根据实验目的、实施设计、实验条件要求等,进行实验可行性论证。

4. 实验指导　在学生准备实验的过程中指导教师可与学生一起讨论或进行必要的辅导。着重引导学生如何将所学的知识和技能用来解决实验中遇到的各种问题。要多用启发式教学,而不要对学生的操作干涉过多,应注重最后的实验结果及对结果的讨论。

5. 实验报告　从实验方法的建立、实验步骤的设计、实验设备的选择、实验数据的处理、实验结果的分析讨论等方面写出报告及总结体会。

【注意事项】

建议安排3~6学时,由学生运用已掌握的基本知识、基本原理和实验技能,提出实验的具体方案、拟定实验步骤、选定仪器设备、独立完成操作、记录实验数据、绘制图表、分析实验结果等。

【思考题】

1. 你在实验中遇到的主要问题是什么?

2. 你认为实验研究对专业学习有什么影响?

附录一　常用针灸网络资源

一、中文网络资源

1. 中国学术文献网络出版总库（https://www.cnki.net）　这是中国知网的核心资源，收录了1912年至今我国产出的各类文献，且每日更新。包括中国学术期刊网络出版总库、中国博士学位论文数据库、中国优秀硕士学位论文数据库、中国会议论文数据库、中国重要报纸全文数据库等多种类型的数据库。其中中国学术期刊网络出版总库是世界上最大的连续动态更新的中国学术期刊全文数据库，共收录国内8 200多种重要学术类期刊，以学术、技术、政策指导、高等科普及教育类期刊为主，内容覆盖自然科学、工程技术、农业、哲学、医学、人文社会科学、经济与管理科学等各个领域。

2. 中文科技期刊数据库（http://www.cqvip.com）　该数据库是一个功能强大的中文科技期刊检索系统，涵盖自然科学、工程技术、农业、医药卫生、经济、教育和图书情报等学科的8 000余种中文期刊数据资源，包含了1989年至今的8 000余种期刊刊载的1 370余万篇文献，并以每年150万篇的速度递增。

二、英文网络数据库

1. PubMed（https://www.ncbi.nlm.nih.gov/pubmed）　PubMed是美国国立卫生研究所（NIH）下属美国国立医学图书馆（NLM）开发的因特网检索系统，建立在国立生物医学信息中心（NCBI）平台上。PubMed主要提供基于WEB的MEDLINE数据库检索服务，其中包括医学文献的定购、全文在线阅读的链接、专家信息的查询、期刊检索以及相关书籍的链接等。收录了1953年以来的70多个国家、40多个语种、近4 600种生物医学期刊的文献。

2. HighWire（https://highwire.stanford.edu）　HighWire Press是全球最大的提供免费全文的学术文献出版商，于1995年由美国斯坦福大学图书馆创立。HighWire Press收录的期刊覆盖以下学科：生命科学、医学、物理学、社会科学。目前已收录电子期刊340多种，文章总数已达130多万篇，其中超过44万篇文章可免费获得全文；这些数据仍在不断增加。通过该界面还可以检索Medline收录的4 500种期刊中的1 200多万篇文章，可看到文摘题录。

3. ScienceDirect（https://www.sciencedirect.com）　ScienceDirect是世界著名的学术期刊出版商Elsevier公司开发的互联网上最全面的一个全文文献数据库，内容涵盖数学、物理、生命科学、化学、计算机、临床医学、环境科学、材料科学、航空航天、工程与能源技术、地球科学、天文学、及经济、商业管理、社会科学等几乎所有学科领域，提供Elsevier公司出版的1 800多种学术期刊的检索和全文，以及其他著名组织和STM出版商的期刊。

4. Springer（https://www.springer.com）　Springer Link系统是德国斯普林格（Springer-Verlag）出版社发行的电子全文期刊检索系统，该系统目前包括490多种期刊的电子全文，其中390多种为英文期刊。根据期刊涉及的学科范围，LINK将这些电子全文期刊划分成11个出色的在线图书馆，分别是化学、计算机科学、经济学、工程学、环境科学、地理学、法学、生命科学、数学、医学、物理学和天文学。

附录二 针灸临床研究规范

（世界卫生组织西太平洋地区办事处,1995 年）

1. 总论

1.1 背景

针灸作为一种医疗技术在中国已经使用了 2 500 年以上,其产生的年代还要早。公元前 2~3 世纪,针灸已经产生了系统的理论,这可见于《黄帝内经》之中。针灸作为一种显然是简便有效的临床方法于 6 世纪介绍到中国的邻国,包括朝鲜、日本、越南等,到 16 世纪初期,针灸传播到欧洲。

在过去的 20 年里,针灸已经遍及世界各地,人们对针灸在治疗方面的运用越来越感兴趣,并想用现代科学的知识来解释针灸的作用方式。世界卫生组织已经认识到针灸的潜在价值以及针灸对世界卫生组织"人人享有健康"这一目标所能做出的贡献。1985 年,世界卫生组织西太区事务地区委员会正式通过了一项关于传统医学的决议,承认传统医学疗法,尤其是草药医学与针灸,形成了恰当的技术方法,可以纳入国家的卫生战略规划中,并且敦促各成员国制定有关传统医学研究、培训及情报信息各方面的项目计划。2 年后,于 1987 年世界卫生组织西太区事务地区委员会通过了另一项决议,重申了草药医学与针灸的价值并且敦促各成员国根据其各自的具体需求与情况建立或进一步发展有关传统医学尤其是草药与针灸方面的项目计划。

1.2 针灸研究

在世界范围内针灸被认为是一种有效而可行的卫生保健资源,然而针灸的使用却主要是基于传统及个人的经验。虽然针灸已为数千年的临床实践所证实,但是适当的科学研究对于针灸的合理使用与进一步发展将是有益的。

世界卫生组织西太区事务地区委员会所通过的有关传统医学的两项决议鼓励各成员国在现代与传统医学观念的基础上开展评价传统医学(草药与针灸)的安全性与疗效的研究。评价针灸临床疗效的研究应当比研究其作用机制更受到重视,因为这种研究直接关系到针灸在卫生保健服务体系中的发扬与投入。

1.3 针灸临床评价对本规范之需求

针灸临床及其相关的研究早已为一些独立团体所开展,但研究质量迥异。应当把各种可接受的结果综合起来,进行比较并做出结论。结合并运用现代科研的基本原则与方式方法来保证研究课题的可靠性,对于针灸临床研究来讲是很困难的。现代科研的基本原则与方式方法的运用,如科研设计、科研实施、统计分析、论述与报告等尚不能为针灸研究者们恰当地掌握。1989 年,世界卫生组织的一个科研小组在日内瓦开会,建议由世界卫生组织出面健全强化针灸研究方法的规范,以确保研究结果的质量可以被接受。

2. 术语解释

以下词汇在本文件中作为有特定意义的术语使用。

2.1 与临床评价方法有关的词汇

(1)有效性:有效性要达到这样一种程度,即检测结果要与被检测现象的真实状态相符。一般来说临床评价有两种有效性：

①内有效性,即达到观察结果与本科研病例相符的程度。

②外有效性,即达到观察结果在其他场合亦有效的程度。与外有效性同义的一个词叫作"可推广性"。

(2)可靠性:可靠性要达到这样一种程度,即对一个相对稳定现象的多次重复检测,其结果都极为接近。这种性质也可用"可重复性"及"精确性"来表达。

(3)统计学意义(即 P 值):P 值是一项观察实验的统计评价,它指出,由一次重复实验研究单独机会进行观察结果的极端或更加极端的概率值。

2.2 与针灸研究特别有关的词汇

(1)针灸:主要指针刺的操作,也包括其他很多非刺入性针灸穴位刺激术。针灸穴位的选取可以是根据:①传统中医的方法;②患者症状;③穴位功用与现代科学的关系;④穴位处方学。

(2)真实针灸:即作为真正临床治疗用于患者的针灸。

(3)假针灸:即对于所治疗的病情不适宜的针灸方法,包括一些微针疗法。

(4)模拟经皮神经电刺激:用无输出的 TENS 电针仪来进行治疗,病人并没有接受到什么电刺激,而电针仪看起来却在工作。

(5)浅针法:即将针浅浅地刺入。在有些研究中,以此作为安慰治疗,而有些研究将此作为真正的治疗。

(6)对照组:用来比较真正针灸治疗疗效的对照病人。对照组可以不予治疗,或接受常规医学疗法。

(7)安慰治疗:假如给针刺下定义为用针灸针来刺穿皮肤的话,那么真正的针刺安慰治疗看起来难以做到。一些疗效较差的针灸方式可能是十分恰当的对照疗法。在一些特定情况下,也可能用可靠的办法来模拟针灸。

3. 本规范之目的与目标

3.1 目的

(1)加强针灸的临床研究;

(2)促进针灸的合理使用。

3.2 目标

(1)为针灸研究人员和临床医师提供基本原则与可用性标准,以便策划实施针灸疗效的临床评估;

(2)为检查科研计划、完成科研结果提供基本标准;

(3)促进研究经验和其他信息的交流,以便积累大量的关于针灸效验的可靠资料;

(4)为对针灸感兴趣的决策者选择并确定使用针灸提供判断准则。

4. 总体考虑

4.1 法律方面

各国政府应当积极鼓励针灸的研究,尤其是针灸临床方面的研究,因为设计完善的研究项目可以为针灸治疗的有效性提供可靠的参考资料。

针灸的立法以及针灸行医的规章在保障针灸治疗的质量与管理方面起着十分重要的作用。

4.2 道德方面

针灸的临床研究必须根据所有相关的四项道德原则来进行,即公正、对人尊敬、善心、无邪恶之目的。如果研究中使用动物,它们的利益也必须受到尊重。

4.3 针灸的性质特点

针灸是在东方哲学的基础上发展成为中医的一个分支,这种哲学主张用整体的方法来调整身体的平衡。当然针灸存在着不同的学派,各自有自己的理论原则。在有关针灸的任何研究中,都必须优先考虑尊重这些理论原则。研究的针灸学派不同,这些原则也可能随之而有所不同。为达到这一目的,当策划、准备、实施研究项目时,研究人员应当充分地表达出针灸的传统知识与经验。

一个好的针灸临床研究项目应当在理解并结合传统与现代医学知识的过程中实施完成,传统与现代医学的诊断标准都可以使用。

4.4 临床研究

(1)目的　针灸可以用作:一种治疗介入方式,包括用于康复治疗;一种预防与保健介入方式。据此而言,进行针灸的临床研究以帮助指导:①开业医师选择治疗方法;②病人决定是否选取针灸作为一种疗法;③卫生保健的决策者们制定政策。针灸的临床研究对于其他的卫生专业人员以及科学界人士也是有益的,因为这种研究对于他们的工作也可以提供很好的启发。

(2)研究项目的选择　研究项目的选择除了科研方面的考虑外,还要充分考虑多方面的因素,如研究结果对于改善公众健康的潜在价值,以及有关地方流行病方面的考虑。研究项目的科学认可以及使用替代方法的可行性都应得到考虑,可以通过研究评价来为传统经验提供新的科学依据;也可以通过研究来证实针灸穴位新的适应证或证实新的配穴方法的疗效;还可以研究比较不同穴位的疗效或多组穴位的疗效;可以分析研究多种针法以比较其效力。

4.5 实验室研究

针灸的相关实验室研究可以为针灸临床研究的准备与实施提供有用的想法并起着一种参考作用。

4.6 动物研究

进行动物研究目的在于:①研究针灸用于兽医治疗;②进行基础研究。有些情况下动物实验并不适用于人类的状况。

4.7 教育

通过办班学习的形式来向职业卫生工作者宣讲针灸及针灸研究的知识,将极大地有助于各方面在改善针灸临床研究中所尽的努力。有关针灸临床疗效及针灸临床研究结果的丰富信息对广大公众也将是十分有益的。

5. 研究方法

5.1 文献回顾

由于针灸早在现代科学出现之前就已形成,是建立在不同的文化、哲学基础上的,而且只是在不久前才对其进行科学性的研究,那么必须承认有关针灸的知识资料更多见于口传心授的非正式的观察材料里,在已经发表于科技文献上的系统的基础及临床研究报告里并不多见。进而言之,我们也不得不承认尽管一些针灸方面的出版物尚不能达到国际高水平评论杂志的严格要求,但是这些出版物仍然可以为进一步的研究潜在地提供有用的观察资料与观点想法。因此,在文献方面的全面考察了解应当作为针灸临床研究的起点。

5.2 术语与技术

为确保针灸临床研究的可重复性,与研究相关的术语与技术应该清楚地表达出来并应建立严格的研究方案。

(1)标准针灸术语。研究中应当使用由世界卫生组织西太区总部建立的由世界卫生组织科研小组 1989 年于日内瓦开会推荐的标准针灸术语。

(2)针灸针的长度与直径应当用毫米表示。

(3)考虑到尚缺乏针灸穴位取穴的国际标准,所有参加研究的人员应当在描述与使用临床取穴方法时保持一致,应当鼓励取穴时使用身体的解剖标志。

(4)进针、留针、行针、出针等针刺技术应当标准统一,并且在研究方案中详细说明。在实施针刺技术时应当尽量限制研究人员的个人影响。

(5)应详细描述使用辅助针灸设备如激光或电针仪的情况。

(6)其他与患者状况有关的因素如生物节律、呼吸、体位也应写入报告。

5.3 研究人员

(1)研究人员在研究过程中要对试验以及观察对象的权利、健康与福利负责。

(2)研究所涉及的所有研究人员和卫生工作者都应具有适宜的专长、资格与能力来进行所策划的研究。建议研究工作组既包括针灸医师又包括专业卫生工作者,因为在准备并实施一项可靠的针灸临床研究时,既需要针灸的知识也需要评价针灸临床疗效的特殊领域的知识。

(3)研究组必须明确以下责任:①研究中对病人要一直给予适当的照顾;②研究工作的道德要求(例如:如果继续其研究工作将对患者造成损害时,需要终止研究方案规定的治疗);③要有针灸知识;④研究方法学的评价。

5.4 临床研究的设计与针灸的合理应用

通过临床研究可以使病人了解更多有关治疗的信息,执业医师在选择治疗方法时做出更明确的决定,以及使卫生决策与拨款机构对效-用和效-价关系做出适当的判定。

因此针灸临床研究的目的就在于:

(1)让患者根据以下因素做出决定:①疗效(绝对疗效与相对疗效);②安全性;③费用;④治疗过程中配合常规疗法;⑤文化背景因素以及患者的优先选择。

(2)为针灸师进行良好的临床治疗确立规范,为针灸执业者以及卫生拨款机构双方准备同一备忘录,这样会引导针灸的合理应用。

切实可行的临床研究方法包括:

(1)随机对照临床试验;

(2)样本研究;

(3)回顾研究/病例对照研究;

(4)成果研究;

(5)序列试验设计;

(6)单个病例研究;

(7)临床核查;

(8)针灸的流行病学;

(9)人类学研究;

(10)市场后监测。

临床试验的定义为以人体为对象的科学实验,通过治疗活动对疗法进行评价。

临床试验的实施取决于研究的基本目的,因此与试验结果直接相关。临床试验的基本组成部分为:

(1)投入,包括入围的患者、从事研究设计及制定疗法的人员、数据收集系统以及治疗活动。

(2)评价机制(设计),如随机对照试验(RCT)、样本研究、病例对照研究以及临床核查等。

(3)研究结果,当研究结果用来衡量研究评价的目的时,通常叫做"结论",任何时候都要考虑结论的有效性与可靠性。结论有"软"(如生命质量)"硬"(如实验室检测数据)之分。在进行效-价和效-用研究时需要利用这些资料。

随机对照试验作为临床研究各种方法中的"金标准",可以用来回答有关临床问题的大多数疑问,然而它并不总是实际可行和效-价相符的。因此也需要一些虽然不能完全排除治疗的随意性但却实用的解决办法。随机对照试验的误差是开放性的,如病人对治疗方法的优先选择态度可能会对结果产生影响如同某些文化背景所产生的影响一样。临床核查可以使进行中的研究直接鉴定患者状况,而使其很快得到适当的治疗,如有的患者其状况可以用针灸维持,有的患者其慢性病证可以得到控制则无需常规的侵入式治疗,以免造成潜在的损伤。

5.5 随机对照临床试验的设计

针灸的随机临床研究应当由研究者在生物统计学者的参与下进行设计,以保证研究的质量。

(1)病例选择:研究中入围的病人应能代表这类患者群,此研究项目之结果将要用于他们身上。所患病证要明确限定。病人招募的来源及其取舍标准要认真考虑并在研究方案中做出说明。如果在拟议研究项目时,针灸的使用以传统诊断的知识为基础,那么病人亦应根据传统医学诊断与辨证的标准来选择。这种情况也要在研究方案中仔细说明。

(2)研究规模:研究规模应根据统计学分析的需要而决定。为了提供充分的统计学数据以了解两治疗组之间的临床意义差异,需要足够的样本规模。

(3)研究场所:临床研究必须在能足够保证受试者安全的条件下进行。选供临床研究用的场所必须有充足的设施,包括必需的实验室与设备,足够的办事人员、医务人员以及相关的卫生工作人员来满足研究的需求。应有一定的设施来应付可能出现的紧急情况。多中心的研究工作是必要的。这就需要有专门的管理系统来确保研究项目,在不同的场所由众多的研究者遵照同一研究方案同时而又适宜地开展进行。对于来自不同场所的研究人员进行培训就是必需的,以使他们在选择病人、终止参与、行政管理、收集资料以及评价评估方面遵循同一的研究方案和同一的方法标准。

(4)双盲技术:双盲技术可以用于随机对照临床试验,这种技术对于患者、研究人员以及试验结果评估人员等都适用。在可能情况下,患者都不应知道他们被分配到了哪一类治疗组别。但要让为患者实施针灸的研究人员也不知道治疗的情况就十分困难了。但必须将试验结果的评估情况对治疗方面保密。结果评估人应对行医者负责,并且也要负责记录从患者处得到的对治疗反应的细节以及治疗的效果。一般认为非双盲技术的治疗者可能会影响到患者的反应。

(5)随机性:在临床试验中,随机性有两层意思。其一,从母群体中进行研究群体的随机取样;其二为随机分配,即将患者以偶然性机制分到任何一个治疗组中。随机对照临床试验是使用随机分配的一种研究方法。使用这种方法要保证组别间的可比性。虽然随机对照临床试验在疗法选择的比较评价时是减少偏见的最有效方法,但在征集病人进行针灸领域的某些研究时却可能并非实际可行,尤其当患者极其喜爱针灸治疗时。换而言之,随机性过程可能会从正负两方面影响到试验结果。

(6)对照组:随机对照临床试验由于可进行比较的目的需要一组或多组对照组。对照组可以是(无先后之区别):模拟经皮神经电刺激;假针灸;无治疗;常规标准治疗;真实针灸。对照组的选择取决于试验的前提。

(7)交叉研究:交叉研究通常不适合于针灸。在急性的可自我限制的情况下,疾病的自然消减与交叉技术的意思相混淆。在慢性病证时,针灸在治疗结束后仍然在不同的时间(几天或几年)里起作用。如果要采用交叉模型的话,就需要长时间的"清洗",而这本身就有道德方面的问题。

(8)随机对照临床试验的运用策略:在为随机对照临床试验系统地选择最为适当的对照组方面并无成规。现有的科研依据提示在随机对照临床试验中,比较贴切的对照情况牵涉到单纯内啡肽递质作用,在取穴方面的对照情况不很恰当,而真假针灸的比较则更可能使人误解。反之,针灸治疗自动调解越多,像在治疗非疼痛病证时,在评价其临床疗效时使用真假针灸比较模式可能会越贴切。

5.6 研究方案的形成

研究方案作为一份文件,在阐明试验的背景、原理及目的,并且描述试验的设计、方法以及组织,包括统计学方面考虑的问题以及试验实施与管理的条件。研究方案应当由各学科及各方面的代表共同努力产生,包括受试者(如果可能的话)、卫生工作者、针灸师以及生物统计学者。研究方案应包括以下内容:

（1）临床研究的题目；

（2）临床研究目的、目标的明确声明；

（3）研究策划的正当合理性，以包括现代与传统文献资料全面考虑在内的现存信息为基础；

（4）研究将要进行的场所与设施；

（5）每个研究人员的姓名、地址及资历；

（6）研究的种类（如：对照试验、公开试验），以及试验设计（平行组、随机性方法与步骤）；

（7）受试者的录、弃标准（可以西医或中医的诊断标准为基础）；

（8）为达到研究目的所需的受试者数目（以统计学方面的考虑为基础）；

（9）主观与客观的临床观察以及实验室检查在研究过程中的记录；

（10）用于研究所选的针灸穴位，选穴的正当理由（从传统和／或现代针灸诊断技术出发），以及临床取穴方法的描述；

（11）研究所用针具与型号；

（12）针刺技术包括进针方向、角度、深度，留针时间，病人体位，行针情况如捻转提插、频率与幅度，其他辅助行针方法（补法、泻法）等，以及针刺得气情况。如果使用电针，要描述电针仪的型号、厂家、电刺激波形、脉冲时间、电压或电流、频率与电刺激的极性等。

（13）不良反应的记录；

（14）使用的对照组；

（15）治疗日程，治疗时间；

（16）研究中受试者其他可行或不可行的治疗的标准；

（17）记录病情反应的方法，测验方法，测验时间，以及随访步骤；

（18）成果评价的方法（如：关于退出研究的患者／参与者的统计方法与报告）；

（19）需告知受试者的信息；

（20）需告知研究工作人员的信息；

（21）研究完成的时间表；

（22）研究中或研究后如果必要，可超过研究方案所规定的治疗而给予患者的医疗服务；

（23）与研究有关的道德方面的考虑与措施；

（24）与有关的管理机构的相关交流情况；

（25）研究方案涉及的文献目录。

5.7 与研究有关的知识

（1）针灸的基本资料有其文化方面的基础，这就形成了任何研究项目所必需的第一步。学习前人所做的工作是科研过程中固有的部分，而针灸的基本资料可以为发表过的作品提供适当的参考来源。

（2）描述性的研究项目应对所观察到的针灸效果及未加以控制的针灸效果进行以下几方面概述：传统中医及其衍生疗法；每个国家医疗制度的文化背景；操作针灸的技术或过程；结果（客观与主观）。

综述性研究可以作为更详细研究的基础。

（3）随机对照临床研究

与其有关的问题和困难在别处略述。

需要考虑建立新的研究规划。这些规划是以对费用及卫生保健工作操作实施的文化政治背景的现实评估为背景的。这类规划包括：能比较患者接受不同治疗的方法（常规治疗和传统治疗）所取得的结果的实用性研究；能使我们更清楚了解治疗费用及价-效关系的发展性研究。

①定群研究：定群研究实质上是非对照性前瞻研究，这种研究可以保留详细的数据资料并对其

进行分析以评价针灸的效果。定群研究的优势在于可以使研究人员设计连贯紧凑的基本资料,并将其作为开展详细临床试验的基础。然而,时常所见,此类研究的方案设计不当,其数据采集也不全面,不充分。这类研究代表了针灸多方式研究措施的重要的第一步。然而,此类研究评估所产生的结论必须谨慎对待,并尚需其他适当的研究来证实。例如:这类研究可以提供信息,说明哪一类患者可能就某种特定状况对针灸反应最好。这就能帮助研究人员制定某项随机临床试验所使用的标准。但是,不管定群研究如何精心设置,都不能确凿证实针灸的价值。

②回顾性研究/病例对照研究:这里所指的回顾性研究是指限于相对数目较少的患者的回顾性观察。

回顾性研究的价值在于它可以为某种特定治疗的效果提供初步的资料。此类研究经常遇到的困难与这样的事实有关,即经常不能自始至终地采集到有关的数据,因而缺少数据来做适当的统计分析。同时,也经常找不到适当的对照组,虽然这种局限性可以通过使用旧有的同类对照物部分地得到补偿。此外,有少数观察会反映出一些有悖常理的结果而不是可以概括的现象。最常见的回顾性研究是病例对照研究,在此项研究中可以根据研究结果组合病人进行对照。

③序列试验的设计:序列试验设计没有事先决定试验者的规模,试验是以两组的比较为基础进行的。通常序列试验可以在少量的病人中进行,但必须达到有统计学意义的结果。而且不幸的是序列试验只能在某些情况下使用。

在序列试验中,很难允许有超过一个的可变反应,或很难允许有两种以上的治疗,而且如果试验呈多中心的话,管理上将很复杂。在某些疗法的使用中,序列试验可能要受到限制,即其治疗结果通常不能及时搞清而延误新试验病人的录用。

在常用的序列试验中,对病人进行配对分组,每对中的一人将随机接受所测验的治疗方法,而另一人则接受安慰剂(或替代疗法)。每对病人治疗结果一旦明确,相继就可以认定治疗之成败。而一对中两种疗法都是成功或都是失败的话,两者双双不予统计。通常对于所测疗法成功而安慰剂或替代疗法失败的结果将记 +1 分;相反安慰剂或替代疗法成功而所测疗法失败的结果则记 -1 分。随着试验的进行,分数不断积累。很显然,如所测疗法明显优于替代疗法,则会积累起一个正数分值;如情况正好相反,就会积累起一个负数分值。临床试验统计时通常使用一个序列统计表。

④个例试验设计:个例试验设计(单例设计,1 之 n 项试验)是在心理学领域中发展起来的,并于最近用于临床研究。个例设计能够评价各种针灸专有方法用于有各种个体差异的患者时的疗效,个例设计很容易用作考察性研究而且其费用相对较低。各种不同的个例试验设计被推荐使用于临床试验。在本文,特介绍两种简单的试验设计:

A. 是或否试验设计,即 AB 法,是最简单的 1 之 n 项试验。试验中,要首先于治疗前收集基本数据(A)并确定其稳定性,然后医师使用某种特定疗法并对其进行评价。我们推荐使用时间系列分析。反复测验(ABABAB……)可以增加效果的合理性。

B. 另一种变换的设计方式:不同的疗法从随机的顺序反复使用,然后其数据将以常规统计的方法来分析。

然而,这两种技术显然不适用于有长期或不可逆效果的一些针灸疗法。个例试验设计的结果不容易总结,但这种试验设计在针灸临床研究方面的可用性应受到注意。

⑤临床核查:临床核查可以改进病人的处理情况。核查周期是对病人临床处理情况的批评措施的扩展。核查中需要患者全面综合的数据。核查的目的在于通过不断评价治疗方法与治疗结果的关系来为特定患者或特定疾病提供"最好"的治疗。通常是由一组临床医师来讨论这一类信息的,这样就可以使治疗的核查周期、治疗的批评性评估以及改进过的治疗体系不断地发展起来。临床核查的过程可以为针灸师们创造一个积极的支持性环境。这种环境对于研究的建立发展是必不可缺的,并且能在针灸界开展对于研究文化的评价并形成一个好的针灸临床规范。发展"最好针灸治

疗"的过程就促进了其他研究技术所需要的方法措施,例如随机临床试验等,并直接起到了有益于患者的作用。

⑥针灸的流行病学:在药品的评估领域中,已经认识到从销售前的临床试验(第Ⅰ、Ⅱ、Ⅲ期)中所获得的信息是不完善的,这是因为:在销售前阶段,病人的数量还是受限制的;在销售后,药品就会用于各种不同的情况中而且会在复杂的临床情况下与其他药物及疗法共同使用。因而,一种叫做销售后监测(PMs)的机制发展起来,以采集和分析在非试验性背景下所获得的信息。最初销售后监测是设计用于采集有关药品安全性信息的,却逐渐开始涉足药品的疗效了。

"药物流行病学"就是用来说明这个领域的术语。这个词涉及报告系统、统计分析以及必要的药品规定,从而可以获得有关药品效果的信息。

在那些针灸已经得到合法承认或在不远的将来可能得到合法承认的国家,这种方法就可以用于针灸临床研究。这种方法可以称为"针灸流行病学"。而在有些国家,针灸的无规则无管理状态就成为这种方法发展起来的障碍,因为那些使用针灸的人不愿意参加这项活动。所以对于针灸的官方认可就成为发展针灸流行病学的先决条件。

有关针灸的"成果研究"可以说是针灸流行病学的同义词。在有些国家,可以利用其信息技术——那些覆盖卫生保健方方面面的电脑化的卫生信息数据库就是这种研究方法的潜在资源,也可以运用存有个人所有健康信息的医疗卫生卡。成果不仅与安全性有关,而且也与疗效及经济价值有关,那就是价-效关系。定群研究为前瞻说明性研究,也可以用在针灸流行病学的范围内。

⑦医学人类学研究:人类学研究要求要对开展针灸疗法的社会和文化环境有所了解。这可能会直接影响到针灸的临床研究,因为这可能会解释为什么有些国家在发展对照临床试验及博得病人对于研究心甘情愿的赞同时有文化方面的困难。这就涉及社会科学工作者们的合作,因而就应该让非政府组织(NGOS)及政府组织了解他们国家卫生保健服务方面的需要及其人民的要求。这种研究在社会经济与社会政治方面的重要性是显而易见的,所以有关针灸医学人类学的研究必须与针灸的临床试验相提并论。

5.8 病例报告方式

病例报告表(CRFs)是根据研究方案的规定设计来记录试验过程中每一个试验对象的数据资料的,每一个试验病人的病例报告必须是完整的而且要有研究人员及评估人员的签字。试验中所有的经过都必须有文件记录,也应包括不良反应现象。

5.9 数据资料管理

保持记录及处理资料的目的在于毫无差错地集中研究信息,为以后能分析报道。研究人员及其指导者必须保证采集时的资料是质量最高的,每个实验病人的病例报告表必须是完整的,并经由研究人员及评估人员签字。病例报告表应根据研究方案的规定设计来记录试验过程中每一个试验对象的数据资料。应该有步骤地采集资料以保证其信息的保护、保留与再利用,并保证其易于核实与审查。病人的档案,即病人报告表及其他来源的基本数据必须保存好以备将来查询。病人资料的处理既要保持其机密性又要保障其精确性。病人治疗前的状况、对治疗的反应,包括评估者的观察、病人的感觉以及可能出现的不良效果都需要如实记录成文。应尽全力保证所有记录无差错。

当受试对象随机分组后,所用随机化的步骤必须记录成文。

5.10 道德考察委员会

研究方案的形成应经由一道德考察委员会来考虑。这种委员会的建立一般要达到研究机构的水平,当然达到区域或国家水平的委员会也很可取。这种委员会应为独立机构,由医学与非医学界的成员组成,但他们与要考察的试验评价活动无牵连。该委员会将核实参加临床评价的患者权利是否受到了保护以及试验在医学与社会方面都是正当合理的,委员会并且要考虑研究方案是否合适,因为这与病人的选择与保护有关,也与患者对研究的毫无顾虑的赞同等事项有关。然而,这种委员会不应在方法的指导方面起什么促进作用,除非在针灸研究方面相当内行。委员会的工作应在赫尔辛基宣言及所在国或机构制定的有关文件的指导下进行。如果试验治疗组的病人确实显示出了有益的疗效的话,分配到对照组的病人应有接受同样试验治疗方法的可能。

5.11 统计学分析

当临床研究开始设计时,就需要生物统计专业人员,而且在资料的采集、分析及为最后报告作准备时,此专业人员必须一直参与进行。在所有的临床研究中,对于统计评价的错误使用及对统计检验的滥用都是很常见的,尤其是与"t检验"有关。应使统计分析用于揭示所获资料数据及所研究的临床情况的本质。应时常记住统计学意义是与临床意义不同的,而不要总是与一个简单的"t检验"打交道。应尽量避免二型统计差错,并要取得至少80%的统计率,当然90%的统计率最理想。应通过统计学意义值来说明可信极限。小组型研究的值可以通过元分析来加强。如未能完成研究方案中制订的治疗,应加以记录分析。

要从统计学的角度考虑决定所需病人的数目,以便在研究中取得有意义的结果。所需病人数目取决于对研究中各治疗组之间结果的预期差别。计划在研究结束时所用的统计学分析应提前决定并在研究方案中详细说明。当研究结果最后进行分析时,应以便于临床解释的方式阐明。

5.12 研究的督察

对研究项目采取正式的措施进行系统的督察会对项目的成果十分有益。督察应贯通研究实施的全过程,直到研究结束为止。

因为经常观察到针灸的疗效在疗程结束后仍持续一段时间,所以建议应对受试者进行随访评估,尤其是在探索性的研究方案中。随访的时间可取决于针灸疗效的持续时间,随访时间过长或过短都会曲解其结果。

以下研究项目的因素应该进行检查:研究的目的,研究方案与目的的一致性,研究向预定目标的发展,以及对研究的冲击影响。

研究的结果应对以下各方面进行评定:①病人治疗前的状况;②根据研究人员及评估人员的客观观察与病人的自我评价所描述的病情进展变化情况;③研究过程中可能出现过的不良事件。

5.13 研究报告

研究负责人应当负责做出试验的最终报告,此报告应提供给研究项目的主持资助人、道德考察委员会以及所在地法规认定的任何其他当局机构。最终报告就是在研究项目完成后对其全面的描述,包括研究结果的发表与评价、统计学分析以及道德方面、统计学方面与临床方面的评价。针灸临床研究的结果应及时地予以公开发表,但必须包括所有的不良事件,甚至于未能显示疗效结果的研究也应当发表。因为有选择性地发表(如只讲有利于自己的结果)会导致某种形式的误解错觉,即众所周知的发表倾向性。

5.14 贯彻实施

清晰明确的研究结论并非总能在所有的医学领域里得到实施,针灸也不例外。对于临床研究者来说,重要的一点就在于要有明确的意向,即怎样使他们的研究结论(正反两方面的)能在他们自己所处的卫生机构内,进而在世界范围内得到实施传播。

5.15 结论

在本《指南》中所概括的各种研究方法都能为各种目的所进行的研究提供一些信息。在所有这些方法中,随机临床试验被认为是最复杂精细的,所以从很多方面来说就成为现代临床研究中临床试验的"金标准"。然而这种手段却有一些明显的局限性。首先,这种方法花钱较多,比较麻烦复杂,而又只能获取增量性的解答。这对于整个医学系统(如草药或针灸)的评估来说就是个弊端。另外,随机临床试验,从定义上来说,就排除了患者对治疗方法的首选性可能产生的影响以及医患之间在治疗结果方面的相互作用。这些局限性至少可以部分地用"针灸流行病学"中描述的设计完备的回顾性与前瞻性结果研究来补偿。而设计恰当的前瞻研究通常更优于回顾研究。

因而,在针灸研究的范围内,当研究目的在于帮助提高针灸的疗效,如要弄清哪一种配穴处方对于治疗某种特定病情最适当时,就需要随机临床试验。相反,当研究目的在于评价针灸的预防价值以及指导患者选择疗法并帮助制定医疗卫生政策时,就需要针灸流行病学(结果研究)。

最后,虽然临床核查以及个例研究(1之 n 项试验)有一些固有的局限,但这些方法对于激发所有针灸研究者与执业者在针灸研究方面的兴趣还是理想的。这种研究兴趣会导致很有价值的初级信息资料,这产生于对古代传统论述所持的逐渐增强的积极批评性态度。

6. 本《规范》的使用

本《规范》意在促进针灸界的科研与临床工作者的工作并为那些尽力支持针灸临床研究的人士提供一些参考。本《规范》也可用于科研学术机构,有关的期刊可以评价这方面的报道文章。希望本规范范围足够广泛而能够使各成员国的研究机构为满足他们的特定需求对其加以修改。此外,本《规范》对于那些能对针灸行业制定法规,并规定针灸治疗适应证的卫生保健当局可能也有用处。

附录三 国家自然科学基金申请书模板

面上项目申请书撰写提纲

（2021 版）

面上项目申请书由信息表格、正文、个人简历和附件构成。

一、信息表格

包括项目基本信息、项目主要参与者和项目资金预算表，填写时应按操作提示在指定的位置选择或按要求输入正确信息；项目资金预算表应按照《国家自然科学基金资助项目资金管理办法》《国家自然科学基金项目资金预算表编制说明》认真填写，应保证信息真实、准确。

二、正文

参照以下提纲撰写，要求内容翔实、清晰，层次分明，标题突出。请勿删除或改动下述提纲标题及括号中的文字。

（一）立项依据与研究内容（建议 8 000 字以下）

1. 项目的立项依据（研究意义、国内外研究现状及发展动态分析，需结合科学研究发展趋势来论述科学意义；或结合国民经济和社会发展中迫切需要解决的关键科技问题来论述其应用前景。附主要参考文献目录）；

2. 项目的研究内容、研究目标，以及拟解决的关键科学问题（此部分为重点阐述内容）；

3. 拟采取的研究方案及可行性分析（包括研究方法、技术路线、实验手段、关键技术等说明）；

4. 本项目的特色与创新之处；

5. 年度研究计划及预期研究结果（包括拟组织的重要学术交流活动、国际合作与交流计划等）。

（二）研究基础与工作条件

1. 研究基础（与本项目相关的研究工作积累和已取得的研究工作成绩）；

2. 工作条件（包括已具备的实验条件，尚缺少的实验条件和拟解决的途径，包括利用国家实验室、国家重点实验室和部门重点实验室等研究基地的计划与落实情况）；

3. 正在承担的与本项目相关的科研项目情况（申请人和项目组主要参与者正在承担的与本项目相关的科研项目情况，包括国家自然科学基金的项目和国家其他科技计划项目，要注明项目的名称和编号、经费来源、起止年月、与本项目的关系及负责的内容等）；

4. 完成国家自然科学基金项目情况（对申请人负责的前一个已结题科学基金项目（项目名称及批准号）完成情况、后续研究进展及与本申请项目的关系加以详细说明。另附该已结题项目研究工作总结摘要（限 500 字）和相关成果的详细目录）。

（三）其他需要说明的问题

1. 申请人同年申请不同类型的国家自然科学基金项目情况(列明同年申请的其他项目的项目类型、项目名称信息,并说明与本项目之间的区别与联系)。

2. 具有高级专业技术职务(职称)的申请人或者主要参与者是否存在同年申请或者参与申请国家自然科学基金项目的单位不一致的情况;如存在上述情况,列明所涉及人员的姓名,申请或参与申请的其他项目的项目类型、项目名称、单位名称、上述人员在该项目中是申请人还是参与者,并说明单位不一致原因。

3. 具有高级专业技术职务(职称)的申请人或者主要参与者是否存在与正在承担的国家自然科学基金项目的单位不一致的情况;如存在上述情况,列明所涉及人员的姓名,正在承担项目的批准号、项目类型、项目名称、单位名称、起止年月,并说明单位不一致原因。

4. 其他。

三、个人简历

1. 申请人简历(由系统根据申请人在线填写的个人简介信息、承担项目情况和个人研究成果自动生成)

2. 主要参与者简历(在读研究生除外)(请下载参与者简历模板填写后上传;除非特殊说明,请勿删除或改动简历模板中蓝色字体的标题及相应说明文字)

四、附件

（一）附件目录

在附件目录中列出所有上传的电子附件材料清单。

（二）附件材料(逐项上传)

上传的电子附件材料应为项目申请人和主要参与者取得的代表性成果或者科技奖励。

1. 提供 5 篇以内申请人本人发表的与申请项目相关的代表性论文电子版文件;

2. 如上传专著,可以只提供著作封面、摘要、目录、版权页等;

3. 如上传所获科技奖励,应提供国家级科技奖励(国家自然科学奖、国家发明奖、国家科学技术进步奖)、省部级奖励(二等以上)奖励证书的电子版扫描文件;

4. 如上传专利或其他公认突出的创造性成果或成绩,应提供证明材料的电子版扫描文件;

5. 在国际学术会议上作大会报告、特邀报告,应提供邀请信或通知的电子版扫描文件;

6. 根据项目申请的需要,附件材料还可能包含以下电子版扫描文件:在职攻读研究生学位的申请人的导师同意函、不具有高级专业技术职务(职称)且不具有博士学位申请人的推荐函、伦理委员会证明、加盖依托单位公章的国家社会科学基金结项证书复印件、依托单位生物安全保障承诺等。具体要求参见本年度《国家自然科学基金项目指南》"申请规定"部分和"科学部资助领域和注意事项"部分相关科学部要求。

附录四 实验针灸学常用研究技术

实验针灸学是应用现代科学技术和实验方法研究针灸基本理论、针灸作用原理、针灸作用规律，以指导临床实践的一门学科。学科的特点决定了实验针灸学所使用的技术和方法是多学科、多层次，所涉及的层面较广，从形态到功能，从常规的生物化学到分子生物学、免疫学、细胞生物学等。下面就实验针灸学常用技术和方法进行基本介绍。

一、形态学技术和方法

(一) 解剖学技术和方法

解剖学(anatomy)是研究人体正常形态结构的科学，属生物科学中形态学的范畴。主要指用刀剖割和肉眼观察的方法研究人体器官系统的形态结构。基本任务是探讨和阐明人体器官组织的形态特征、位置毗邻关系、生长发育规律及应用意义等。

1. 解剖学常用技术和方法

(1) 标本防腐固定法：先用 10% 的福尔马林(甲醛)灌注，灌注后的标本应放置 1~2 天，使动脉内的防腐液充分渗入到组织间隙后，再放入尸池内经 5%~10% 的福尔马林溶液浸泡保存。

(2) 断面解剖方法：采用锯切方法制作断面标本，是研究器官的位置、器官与器官之间或局部与整体之间位置关系的有效方法之一。

(3) 断层影像解剖学技术：用影像断层的方法研究人体解剖形态结构及其相关功能的学科，属于应用解剖学的范畴。其特点：能在机体结构保持原位的状态下，准确地显示其断面形态变化及位置关系；可通过追踪连续断层或借助计算机进行结构的三维重建和定量分析；密切结合影像诊断学和介入放射学。常用的影像断层解剖学技术有：电子计算机断层扫描摄影(computerized tomography, CT)，磁共振成像(magnetic resonance imaging, MRI)，单光子发射计算机断层成像术(single-photon emission computed tomography, SPECT)，正电子发射计算机断层扫描(positron emission tomography, PET)等。

(4) 血管灌注技术：将一些带有色料的填充剂灌注到血管内，通过解剖法，显示血管位置、行径和分支特点。一般用新鲜尸体，根据制作标本的要求，进行整体灌注或局部灌注。

(5) 淋巴管灌注方法：将有色的注射剂注入器官的组织间隙内，由于毛细淋巴管壁的通透性大于毛细血管，借助注射的压力和注射剂内氯仿或乙醚的扩散作用，注射的色素即可进入毛细淋巴管，从而使毛细淋巴管、淋巴管及淋巴结充盈显色。

2. 解剖学技术和方法在实验针灸学中的应用

(1) 经络穴位的研究：解剖学技术方法在针灸经络腧穴的研究中应用非常广泛，如在尸体或动物身上进行层次解剖和断面解剖，以寻找经络穴位的物质基础等。通过大量研究认为，经穴与神经系统、血管、淋巴管及筋膜组织关系密切。

(2) 针刺安全性的评价：穴位是针灸的施术部位，不同的穴位有不同的解剖结构。从不同的角度、深度和范围针刺穴位所涉及的解剖结构不同。为了提高疗效，避免针刺意外事故发生，除要掌握体表穴位定位外,还要了解不同穴位尤其是危险穴位的针刺角度、深度和范围。目前国内外学者主要采用穴区局部层次解剖方法,研究范围从对单一穴位解剖结构的观察,到一条经脉上的所有穴位结构的观察,同时也对耳针、头针、眼针的穴位结构进行了研究。如应用 CT 和 MRI 技术使穴位断层研究由静态变为动态,对穴位的组织结构进行立体的观察,使危险穴位的结构更加直观。这对提高临床疗效、确保安全有重要的指导作用。

(3)针灸作用原理的研究:解剖技术尤其是断层影像解剖学技术在针灸作用原理研究中的应用越来越多。如有人采用 PET 研究针刺对脑功能的影响,观察针刺不同穴位脑功能反应的特异性。也有人以 SPECT 观察针刺对脑血流的影响。相信无创伤、既能反映形态又能反映功能变化的断层影像技术在针灸研究中的应用会越来越广泛。

(4)针灸疗效的评价:如采用 CT 和 MRI 技术,观察针刺治疗脑血管疾病的疗效,评价针刺治疗的效果。

(二)组织学技术和方法

组织学(histology)是研究正常人体的微细结构及其相关功能的一门学科。在组织学的基础上发展起来的组织化学和细胞化学,是应用物理、化学和免疫方法对组织、细胞内某些化学成分进行定性、定位和定量研究,从而探讨其相关功能活动的学科。

1. 组织学常用技术和方法

(1)切片标本的制备:把所有要观察的材料制成薄片,应用显微镜观察其内部的微细结构,是组织学常用的技术。其中石蜡切片是组织学常规制片技术中最为广泛应用的方法,用以研究、观察及判断细胞组织的形态变化的主要方法,广泛地用于其他许多学科领域的研究中;冰冻切片是借助低温冷冻将活体组织快速冻结达到一定的硬度进行制片的方法,多应用于手术中的快速病理诊断;超薄切片技术:是通过固定、脱水、包埋、切片和染色等步骤,将生物标本切成厚度为 10~100nm 超薄切片的样品制备技术,常用于电镜观察生物组织内部超微结构研究。

(2)涂片、铺片、磨片标本的制备:血液等液体材料,可直接在玻片上涂片,干燥后再进行固定和染色。疏松结缔组织和肠系膜等薄层组织,可在玻片上撕开展平,制成铺片,待干燥后进行固定和染色。骨和牙等坚硬组织除用酸(稀硝酸等)脱钙后再按常规制成切片外,还可直接研磨成薄的磨片进行染色观察。

(3)形态计量学:形态计量学(morphometry)是对组织和细胞形态结构及其化学成分进行定量研究的一门新兴学科。以量的测定及其数据变化阐述组织和细胞的生长、分化、代谢和功能的演变以及对环境因素和致病因素的反应。

(4)细胞化学和免疫细胞化学技术

①细胞化学:是研究细胞的化学成分,在不破坏细胞形态结构的状况下,用生化的和物理的技术对各种组分做定量的分析,研究其动态变化,了解细胞代谢过程中各种细胞组分的作用,是在细胞活动中的变化和定位的学科。

②免疫细胞化学技术:是将免疫学基本理论与细胞化学技术相结合而建立起来的新技术。主要是应用抗原与抗体特异性结合的特点,检测细胞内某些肽类和蛋白质等大分子物质的分布。

(5)免疫组织化学:免疫组织化学(immunohistochemistry,IHC)是免疫学和组织学相结合的一个分支学科,以免疫学的抗原抗体反应为理论基础,利用抗原抗体间的特异性免疫反应,将带显色剂标记的特异性抗体在组织细胞原位通过抗原抗体反应和组织化学的呈色反应,对相应抗原进行定性、定位、定量测定的一项新技术。它把免疫反应的特异性、组织化学的可见性巧妙地结合起来,借助显微镜(包括荧光显微镜、电子显微镜)的显像和放大作用,在细胞、亚细胞水平检测各种抗原物质(如蛋白质、多肽、酶、激素、病原体以及受体等)。

(6)辣根过氧化物酶法:利用轴浆运输现象追踪神经元之间联系的一种方法。轴浆运输是神经元的一项基本活动,即沿着轴突有从胞体向末梢(顺向)及从末梢向胞体(逆向)的物质运输,辣根过氧化物酶(horseradish peroxidase,HRP)则可运动到顺向和逆向神经元追踪的标记胞体和终末,借此可以了解一个核团的传入和传出的联系。HRP法可用于中枢内核团间联系的追踪,也可用于对周围神经的传出、传入的追踪。

(7)放射自显影技术:放射自显影技术(radioautography)是利用放射性同位素的电离辐射对乳胶(AgBr或AgCl)的感光作用,对细胞内生物大分子进行定性、定位与半定量研究的一种细胞化学技术。用于研究标记化合物在机体、组织和细胞中的分布、定位、排出以及合成、更新、作用机制、作用部位等等。

2. 组织学技术和方法在实验针灸学中的应用

(1)经络穴位研究:组织学研究表明,在穴位下可见到大小数量不等的小血管、小神经束、神经末梢和神经干、支等,以探讨针刺时产生针感的机制。进一步针感定位的组织学研究表明,穴位下的这些组织结构是针感产生的物质基础之一。

(2)经穴-脏腑相关机制的研究:如应用HRP技术,对经穴-脏腑相关的神经节段机制进行了大量有意义的研究。

(3)针刺作用原理的研究:通过观察针刺穴位对病变部位的细胞、组织学、组织化学及超微结构的变化,来阐明针刺治疗疾病的物质基础。特别是分子生物学技术,也是以组织学技术为基础的。如从组织学角度观察到针刺具有促进末梢神经再生的作用,并用图像分析技术进行了定量分析;应用免疫组织化学方法,观察到针刺能促进背根节的NGF基因表达,使背根节内NGF的RNA阳性神经元数量明显增多,这种变化随针刺时间延长而加强,这从组织学角度为针刺促进末梢神经再生提供了依据。组织学在针刺作用原理的研究中应用广泛。

二、生理学技术和方法

生理学(physiology)是研究生物功能活动的生物学学科,包括个体、器官、细胞和分子层次的生理活动研究,以及实验生理学、分子生理学和系统生理学等。

(一)生理学常用技术和方法

1. 计算机在生理学实验中的应用 生理学实验是在人工控制的实验条件下对生命活动进行观察和科学研究的实验。常用生理学实验主要是离体器官、组织实验、活体动物实验、电生理实验、动物病理模型实验、人体功能测定等。计算机在生理学实验中的应用,可归纳为生理信息的采集与处理、实时控制、统计分析和动态模拟等几个方面。其中生物信息的采集与处理是计算机应用的主要方面。

(1)生物信息的采集与处理:计算机采集、处理生物信息的一般过程如下:生物体→生物信息→传感器→放大器→A/D转换器→计算机(显示、储存、分析、控制、打印、绘图),常见生物信号记录参数见下表。

实验项目	采样周期(ms)	增益	滤波(k)	时间常数(s)	灵敏度	备注
神经干动作电位	0.03	200	10	0.001		
皮层诱发电位	0.05~0.2	2 000	1	0.1		叠加
肌电(蛙腓肠肌)	0.05	200	10	0.001		
膈神经放电	2~10	10 000	10	0.01		
减压神经放电	2~5	10 000	10	0.01		
蛙心电(直接)	20	200	0.1	0.1		
兔、鼠心电	2~10	1 000	0.1	0.1~1		

实验项目	采样周期(ms)	增益	滤波(k)	时间常数(s)	灵敏度	备注
脑电(兔)	5~50	5 000	0.1~0.01	0.1~0.01		
动脉血压、心室压	10~50				1	
中心静脉压	10~50				2~4	
呼吸(小膈肌)	10~50				0.5~1	
肠、血管平滑肌条	50~500				1~2	
记滴	20~50				0.5	直方图

1)传感器和放大器：生物所产生的信息，其形式多种多样，有物理的(如振动、压力、流量、温度、电场、磁场等)，也有化学的(如 pH、CO_2 浓度等)。除生物电信号可直接检取外，其他形式的生物信号必须先转换成电信号，才能进一步处理。传感器(换能器)的作用就是完成这种信号的识取和转换工作。从传感器来的生物信号通常很弱(毫伏或微伏级)，需经生物放大器放大后(达伏特级)才能送给记录、分析设备进行处理。

2)生物信号的采集：计算机在采集生物信号时，通常按照一定的时间间隔对生物信号取样，并将其转换为数字信号后放入内存。这个过程称为采样。

①数模转换器：生物信号通常为模拟信号(analog)，需转换成数字信号(digit)方能为计算机所接受。A/D 转换设备一般能够提供多路的模 / 数(A/D)转换和数 / 模(D/A)转换。A/D 转换需要一定的时间，该时间的长短通常就决定了系统的最高采样速率。A/D 转换的结果以一定精度的数字量表示，精度愈高，幅度的连续性愈好，对一般生物信号的采样精度不应低于 12 位。转换速度和转换精度是衡量 A/D 转换器性能的重要指标。

②采样：与采样有关的参数包括通道选择、采样间隔、采样方式和采样长度等方面。

通道选择：一个实验往往要记录多路信号，如心电、心音、血压等。计算机怎样才能对多路信号进行同步采样呢，它是通过一个"多选一"的模拟开关来完成的。在一个很短暂的时间内，计算机通过模拟开关对各路信号分别选通道、采样。这样，尽管对各路信号的采样是有先后的，但由于这个"时间差"极短暂，因此可以认为对各路信号的采样是"同步"进行的。

采样间隔：原始信号是连续的，而采样是间断进行的。对某一路信号而言，两个相邻采样之间的时间间隔称为采样间隔。间隔愈短，单位时间内的采样次数愈多。经采样后连续的模拟信号变成了离散的数字序列。采样间隔的选取与生物信号的频率有关。采样速率过低，就会使信号的高频成分丢失。根据采样定律，采样频率应大于信号最高频率的 2 倍。当然，采样也不是愈快愈好。采样太快，会产生大量不必要的数据，给处理和储存带来困难。实际应用时，常取信号最高频率的 3~5 倍来作为采样速率。

采样方式：采样通常有连续采样和触发采样两种方式。在记录自发生物信号(如心电、血压)时，采用连续采样方式，而在记录诱发生物信号(如皮层诱发电位)时，常采用触发采样方式。后者又可根据触发信号的来源分为外触发和内触发。

采样长度：在触发采样方式中，启动采样后，采样持续的时间称为采样长度。它一般应略长于一次生理反应所持续的时间。这样既记录到了有用的波形，又不会采集太多无用的数据造成内存的浪费。

3)生物信号的处理：计算机对生物信号的处理一般包括以下几个方面：

①直接测量：在选定的区间内，计算机可直接测量出波形的宽度、幅度、斜率、积分、零交点数等参数。

②数字滤波：在一定的算法支持下，可进行高通、低通、带通及带阻滤波。其滤波效果远远超过模拟电路，是性能优越的理想滤波器。

③率谱分析：它可以给出各频率分能量在信号总能量中所占的比重，这在对脑电、肌电及心率变异信号的分析中具有非常重要的意义。

④叠加平均：用来恢复被噪声淹没的重复性生物信号，可大幅度地提高信噪比。信噪比提高的幅度与叠加次数的平方根成正比。

⑤波形识别：计算机可按照一定的规则对波形进行自动识别，供计算机进行识别的波形特征有波幅、斜率、夹角、顶点、谷点、零交点、转折点和拐点等。对所识别的波形还可进一步分类统计，以计数或序列密度直方图的形式显示出来。

⑥信号源定位：对矩阵电极引导的多路生物信号进行综合分析，可绘出等势线，进而对信号源进行定位分析。

⑦数据压缩：为节省存储空间，计算机可对其所获得的数据按一定的算法进行压缩。如果算法选择合理，压缩比常可达到 1 : 10 以上。

⑧图像分析：来自摄像机或扫描仪的图像信息经转换后，可输入计算机进行分析。计算机可完成血管口径、细胞核质比例等项目的图像分析，可对连续切片的影像进行 3D 立体重建，还可使模糊的 X 线照片变得更加清晰。CT 就是计算机图像处理的典型范例。

(2) 实时控制：利用输出设备，计算机可发出一些模拟的或数字的控制信号，用来控制与之相连接的其他设备。控制信号的大小、方式及发出的时刻可随所采集的生物信息的特征而做出相应的改变，进而自动完成组织兴奋性测定、无创血压测定和假肢控制等较为复杂的工作。

(3) 统计分析：用计算机进行统计分析具有快速、准确、便捷的特点。现有的统计程序非常丰富，除能完成方差分析、t 检验和线性回归等常用统计分析外，尚能完成逐步回归曲线拟合等较为复杂的统计分析。数据可为多种统计方法所共享，结果可以图形方式输出，使用非常方便。

(4) 动态模拟：通过建立一定的数学模型，计算机可以仿真模拟一些生物活动过程。例如，激素或药物在体内的分布过程、心脏的起搏过程、动作电位的产生过程等，均可用计算机进行模拟。除过程模拟外，利用计算机多媒体技术，还可在荧光屏上动画显示心脏泵血、胃肠蠕动、尿液生成、兴奋的传导等过程。基于计算机多媒体技术的多媒体教学，可将复杂的生命活动过程通过二维或三维动画的方式演示出来，再配上同步的声音，可以达到非常独特的教学效果。

总之，计算机在生理学实验领域中的应用是十分广泛的，它不仅使原有的研究方法变得更加快捷、准确，而且开辟了生物学研究的新领域，如数字滤波、叠加平均等技术使得微弱信号的检测成为可能。而率谱分析、数据压缩、波形识别和图像处理等项功能则非其他仪器所能代替。随着计算机技术和信息理论的发展，计算机在生理学实验乃至整个生命科学领域中的应用，将有着越来越广泛的前景。

2. 电压钳技术　电压钳（voltage-clamp）技术是通过插入细胞内的一根微电极向胞内补充电流，补充的电流量正好等于跨膜流出的反向离子流，这样即使膜通透性发生改变时，也能控制膜电位数值不变。经过离子通道的离子流与经微电极施加的电流方向相反，数量相等。因之可以定量测定细胞兴奋时的离子电流。膜通透性的改变是迅速的，但如使用一个高频响应的放大器，可以连续、快速、自动地调整注入电流，达到保持膜电位恒定的目的。它可以测量细胞的膜电位、膜电流和突触后电位。

3. 膜片钳技术　是一种以记录通过离子通道的离子电流来反映细胞膜单一的（或多个的离子通道分子活动）的技术。成为现代细胞电生理的常规方法，它不仅可以作为基础生物医学研究的工具，而且直接或间接为临床医学研究服务，目前膜片钳技术广泛应用于神经（脑）科学、心血管科学、药理学、细胞生物学、病理生理学、中医药学、植物细胞生理学、运动生理等多学科领域研究。

4. 肌电图 是应用电子学仪器记录肌肉静止或收缩时的电活动,及应用电刺激检查神经、肌肉兴奋及传导功能的方法。通过肌电图(electromyogram,EMG)检查,可借以判定肌肉所处的功能状态,从而有助于运动神经肌肉疾患的诊断,如重症肌无力、脑脊髓损伤引起的后遗症等原发性或继发性神经肌肉病变。

5. 脑电图 通过脑电图(electroencephalography,EEG)描记仪将人体脑组织生物电活动放大记录的一门技术,主要用于神经系统疾病的检查。其方法是常规放置电极于头皮各规定部位,应用单极或双极的连接方法描记。如做开颅手术,可将电极直接放置于暴露的大脑皮质上,称脑皮质电图,也可将电极插入颞叶内侧面海马、杏仁核等部位记录。

6. 经颅多普勒超声 经颅多普勒超声(transcranial doppler,TCD)即脑血流图检查,它借助脉冲多普勒技术和 2MHz 发射频率,使超声声束得以穿透颅骨较薄的部位,直接描记脑底动脉血流的多普勒信号,以获取脑底动脉的血流动力学参数,来反映脑血管功能状态。临床上主要应用于检查颅内外动脉血包括颈总、颈内、颈外、眼动脉及其分支和大脑前、中、后动脉及椎-基底动脉等的血流速度、波形及搏动指数等多种参数,同时还能很好地显示血管有无阻塞或狭窄,对正确评估脑血管病的部位及程度有较好的参考价值。

7. 心电图 心肌细胞每一时刻产生的电活动通过心脏周围的组织和体液传到体表,在体表放置引导心电图指的是心脏在每个心动周期中,由起搏点、心房、心室相继兴奋,伴随着心电图生物电的变化,通过心电描记器从体表引出多种形式的电位变化的图形(electrocardiogram,ECG)。心电图是心脏兴奋的发生、传播及恢复过程的客观指标。在各种心脏疾病、电解质平衡失调、某些药物中毒等疾患的诊断和治疗中具有重要的参考价值。

(二) 生理学技术和方法在实验针灸学研究中的应用

1. 针灸基本理论的研究 如从电生理角度研究循经感传的机制、针刺补泻手法的作用机制、经穴-脏腑相关的途径等,都取得了引人注目的成就。如有人研究循经感传过程中相应肌肉的肌电图变化,研究针刺时脊髓背角的诱发电位等。

2. 针灸作用及针灸作用原理的研究 早在 1934 年已有学者提出针灸之生理作用学说,试图解释针灸作用原理,使针灸医学逐渐向实验医学迈进。此后又有很多学者结合临床,分别观察了针灸对病人红细胞、血红蛋白、血沉、血糖、血压、心电图、胃肠运动、胆汁分泌和泌尿等生理、生化指标的影响,进一步推动了实验针灸学的发展。20 世纪 60 年代,我国医学界从痛觉生理学,特别是神经生理学角度大规模地开展了针刺镇痛原理的研究,使我国痛觉生理的研究达到了当时世界先进水平。生理学技术和方法在阐明针刺治病机制方面也发挥着重要的作用。如以脑电图为指标观察针刺治疗失眠、针刺治疗癫痫的机制;以脑电地形图为指标开展循经感传机制的研究;从颅内血流动力学的角度研究针刺治疗中风的作用机制;以心电图为指标,观察针刺治疗心血管疾病的疗效及其机制。

总之,生理学技术和方法的应用,大大推动了针灸基础与临床研究,并将在阐述针灸作用的机制和规律方面发挥重要的作用。

三、生物化学技术和方法

生物化学(biochemistry)是在分子水平上研究生物体内基本物质的化学组成、结构、性质及生命活动过程中(如生殖、代谢和运动)化学变化规律,从而阐明生命现象的化学本质的学科。

(一) 生物化学常用技术和方法

1. 化学传感器技术 化学传感器指的是对各种化学物质敏感并将其浓度转换为电信号的传感器。如 CO_2 传感器、O_2 传感器、Na^+ 传感器、pH 值传感器、酒精浓度传感器等。近年来,研制成功了针形化学传感器,亦称传感针,可刺入机体组织,在体连续动态检测组织中化学物质的浓度变化,在针灸研究中应用广泛。

2. 层析技术　层析法又称色谱法,是一种高效能的物理分离技术,主要有一个固定相加一个流动相,当两相做相对运动时,利用混合物中各组分在理化性质上的差异,如吸附力、溶解度、分子的形状与大小、分子的电荷性及亲和力等,使各组分在两相间进行反复多次的分配而分离。色谱法有多种类型,也有多种分类方法。按两相所处的状态分类,以液体作为流动相,称为"液相色谱";用气体作为流动相,称为"气相色谱"。

层析分离技术在蛋白质化学乃至生命科学研究中起到非常重要的作用。主要的分析方法有:

(1)吸附层析法:吸附层析法(adsorption chromatography)常叫做液 - 固色谱法(LSC),根据混合物随流动相通过由吸附剂组成的固定相时,吸附剂对各组分的吸附能力的不同,而造成各组分流动速度不同,从而将各组分分离。由于支持物装填方式不同又可分为柱层析和薄层层析。柱层析用来分离非极性或极性小的有机物;薄层层析用来分离氨基酸、类固醇激素等。

(2)离子交换层析:离子交换层析(ion exchange chromatography)所用的离子交换剂分为两大类,即阳离子交换剂和阴离子交换剂。各类交换剂根据其解离性大小,还可分为强、弱两种。

(3)分配色谱法:分配色谱法(partition chromatography,PC)也称体液 - 色谱法,即溶质分子在两种不相混溶的液相即固定相和流动相之间按照它们的相对溶解度进行分配。固定相均匀地覆盖于惰性载体孔或非多孔的固体细粒或多孔纸上(纸上谱)。为避免两相的混合,两种分配液体在极性上必须显著不同。若固定液是极性的(例如乙二醇),流动相是非极性的(例如乙烷),那么极性组分将较强烈地被保留,这是通常的操作方式。反之,若固定相是非极性的(例如癸烷),流动相是极性的(例如水),则极性组分易分配于流动相,从而洗脱得较快。后一种方法(它有相反的极性)称为反相液 - 色谱法。由于溶解度差别的细微效应,所以体液 - 色谱法很适于分离同系物的同分异构体。在液 - 色谱法中,固定相几乎都被化学键合在载体物质上,而不是机械覆盖在它的表面。这种色谱法称为键合相色谱法(bonded-phase chromatography,BPC)。

(4)凝胶色谱技术:凝胶色谱技术(gel permeation chromatography,GPC)是 20 世纪 60 年代初发展起来的一种快速而又简单的分离技术,设备简单、操作方便,不需要有机溶剂,对高分子物质有很高的分离效果。当含有各种分子的样品溶液缓慢地流经凝胶色谱柱时,各分子在柱内同时进行着两种不同的运动:垂直向下的移动和无定向的扩散运动。大分子物质由于直径较大,不易进入凝胶颗粒的微孔,而只能分布在颗粒之间,所以在洗脱时向下移动的速度较快。小分子物质除了可在凝胶颗粒间隙中扩散外,还可以进入凝胶颗粒的微孔中,即进入凝胶相内,在向下移动的过程中,从一个凝胶内扩散到颗粒间隙后再进入另一凝胶颗粒,如此不断地进入和扩散,小分子物质的下移速度落后于大分子物质,从而使样品中分子大的先流出色谱柱,中等分子的后流出,分子最小的最后流出,这种现象叫分子筛效应。具有多孔的凝胶就是分子筛。各种分子筛的孔隙大小分布有一定范围,有最大极限和最小极限。分子直径比凝胶最大孔隙直径大的,就会全部被排阻在凝胶颗粒之外,这种情况叫全排阻。两种全排阻的分子即使大小不同,也不能有分离效果。直径比凝胶最小孔直径小的分子能进入凝胶的全部孔隙。如果两种分子都能全部进入凝胶孔隙,即使它们的大小有差别,也不会有好的分离效果。因此,一定的分子筛有其一定的使用范围。

(5)亲和色谱法:在生物体内,许多大分子具有与某些相对应的专一分子可逆结合的特性。例如抗原和抗体、酶和底物及辅酶、激素和受体、RNA 和其互补的 DNA 等,都具有这种特性。生物分子之间这种特异的结合能力称为亲和力。根据生物分子间亲和吸附和解离的原理建立起来的色谱法,称为亲和色谱法(affinity chromatography)。亲和色谱中 2 个进行专一结合的分子互称对方为配基,如抗原和抗体。将一个水溶性配基在不伤害其生物学功能的情况下与水不溶性载体结合称为配基的固相化。

(6)高压液相色谱:高压液相色谱(high pressure liquid chromatography,HPLC)也被称为高速液相色谱、高效液相色谱。根据分离过程中溶质分子与固定相相互作用的差别,高效液相色谱可分为

4个基本类型,即液-固色谱、液-液色谱、离子交换色谱和体积排阻色谱。高效液相色谱在生物领域中被广泛用于下列产物的分离和鉴定:氨基酸及其衍生物、有机酸、甾体化合物、生物碱、抗生素、糖类、卟啉、核酸及其降解产物、蛋白质、酶和多肽、脂类等。

3. 生物质谱技术　基因组计划的飞速发展使我们提早进入"后基因组时代",而质谱技术的重要进展使得通过酶解、质量分析、序列分析及其数据库检索对蛋白质进行高通量快速鉴定的技术方法应运而生,并成为"后基因组时代"的关键核心技术。这种技术的应用范围已经从细胞、组织以及整个有机体中蛋白质的表达发展到蛋白质翻译后修饰等方面。作为一个新的研究领域,蛋白质组学发展的关键是近年来质谱技术的革新。这种革新极大地促进了质谱技术在生命科学研究中的应用。质谱现在可以作为将各种蛋白质与序列数据库联系起来的桥梁,是现代蛋白质科学中最重要和不可缺少的组成部分。

4. 电泳技术　是指在外界电场作用下,带电物质向所带电荷的相反电极方向移动。由于各种物质各自的带电性、带电量、分子颗粒大小和形态等的不同,在电场中的迁移方向和速度不同,主要适用于物质性质的研究、种类的鉴定、分离纯化、纯度的分析等。在电泳过程中,带电颗粒的迁移率在一定条件下与其所带电量、颗粒半径及溶液的黏度相关。电场程度、溶液的pH值、溶液的离子强度、电渗作用等可以影响物质的电泳迁移率。凝胶电泳可鉴别或分离相对分子质量不同的DNA或RNA片段。

5. 光谱技术　是利用各种化学物质所具有的发射吸收或散射辐射能的特性,对物质进行定性或定量的一类分析技术。光谱技术具有灵敏度高、简便、快速、试样不被破坏等优点,是目前最常用的生化测定技术。

(1)比色分析法:是利用有色物质对一定波长的光的吸收特性来进行定量的一种分析法。比色法是指在一定浓度范围内,溶液中有色物质的浓度与溶液颜色的深度成正比,并用可见光(400~760nm)作为光源,比较溶液颜色的深浅度以测定所含有色物质浓度的方法。常用的有标准对照法和标准曲线法。

(2)分光光度法:它是利用被测物质对各种波长光的吸收能力,绘制吸收光谱曲线,由于物质不同,分子结构不同,吸收曲线各有特殊形式,根据曲线的特征,用于物质的定性定量。因为分光光度法波长范围较大(200~1 000nm),所以它既可用于可见光,也可用于紫外光和红外光的分光测定,使应用范围扩大,适用于有色物和无色物的测定。

(3)荧光光度法:当物质被辐射能照射后,分子内部获得外源能量,基态分子能级的电子跃迁到较高能态转变成激发态分子能级,使分子处在高能域不稳定状态,因此,它必须释放多余的能量变成稳定状态分子。在由激发态能级回到基态能级的过程中以光的形式释放多余的能量,并发射出比原波长更长的光谱,这一过程称为分子发光。把检测分子发射光谱的分析方法称为荧光光度分析法。

6. 生物大分子物质的分离和提纯　蛋白质、核酸、糖类和脂类是生物大分子,制备高度纯化的生物大分子是研究大分子结构与功能的前提。整个分离提纯过程可分为:

(1)选择材料:一般选取成分含量较高、物美价廉的材料,制作过程要在低温条件下进行,以防止生物大分子变性、失活。

(2)破碎细胞:由于生物大分子大部分存在于细胞内,故可选取匀浆器研磨,高速组织捣碎器研磨,反复冻融、超声波破碎、自溶、酶消化、表面活性剂处理等。

(3)分离亚细胞器:由于各类生物大分子在细胞内分布是区域化的,故细胞破碎后,先分离亚细胞器,这样有助于制备纯度更高的生物大分子。主要是采用不同密度梯度介质,经差速离心法制备。

(4)提取:先分离生物大分子与其他物质,使大分子物质充分释放出来,在提取过程中要注意溶剂性质、pH值、离子强度、介电常数、抽提温度等多种影响溶解度的因素。

(5)分离纯化:提取的大分子物质含有很多杂质为粗制品,必须进一步分离纯化。在分离纯化时要根据各种物质的分子大小、溶解度、带电性、亲和力等差异,选用有机溶剂沉淀、等电点沉淀、盐析、层析、电泳、超离心、吸附、结晶等方法。

(6)浓缩、干燥及保存:经过分离纯化后得到提取液有时很稀、体积较大,需要采用蒸馏法、冰冻法、吸收法、超滤法等除去水分而浓缩,然后低温保存。为了防止生物大分子变性失活,还需加入防腐剂或稳定剂。

(二) 生物化学技术和方法在实验针灸学中的应用

生物化学实验技术种类多,发展快,应用领域广泛,并迅速应用于针灸研究中,有力促进了实验针灸学的发展。

1. 针灸基本理论的研究　如经穴的化学研究,使用离子选择性针型化学传感器技术观察经络穴位处的离子分布,观察脏腑发生病变时相应经穴处的离子浓度变化;观察经脉线上的化学物质在针刺信息转导中的作用;研究有关神经递质在针刺过程中的作用等。

2. 针刺的效应和针刺作用原理的研究　早在 20 世纪 20 年代,就有人研究针刺时血液中生化物质的变化及其与针刺效应的相互关系。尤其是针刺镇痛原理的研究,从神经化学角度取得了令人瞩目的成就。另外,针刺作用原理的揭示与生化技术具有密切联系,如从脑内兴奋性氨基酸、细胞内钙超载角度研究针刺的脑保护作用等。

四、生物物理学技术和方法

物理学(physics)是研究物质运动的普遍性质和基本规律的科学,生物物理学是应用物理学的概念和方法研究生物各层次结构与功能的关系,生命活动的物理、物理化学过程,和物质在生命活动过程中表现的物理特性的生物学分支学科。生物物理学旨在阐明生物在一定的空间、时间内有关物质、能量与信息的运动规律。

(一) 生物物理学常用技术和方法

1. 生物电阻抗测定　生物电阻抗测定(bioelectrical impedance measurement)简称阻抗技术,是一种利用生物组织与器官的电特性及其变化规律提取与人体生理、病理状况相关的生物医学信息的检测技术。它通常是借助置于体表的电极系统向检测对象送入一微小的交流测量电流或电压,检测相应的电阻抗及其变化,然后根据不同的应用目的,获取相关的生理和病理信息。它具有无创、无害、廉价、操作简单和功能信息丰富等特点,生物电阻抗测定常用于穴位电阻的探测。

2. 皮肤热学探测仪　皮肤温度测定涉及温度计测温、液晶显像测温和红外测温及热像图技术。其中液晶测温技术因操作过于繁琐,目前已经很少应用。使用温度计测温最为简便,但应注意选择具备足够精度的测试仪器,测温仪精度不足必然导致数据可靠程度低下。红外热像技术应用较多,其优点是成像范围内所有点的温度能够被同时记录,且测温时不需与被测物体接触,对人体没有干扰,但对于具体部位则存在定位困难的缺憾,故红外热像技术在定位上还需要进一步的探索。

3. 放射性核素示踪　以放射性核素为示踪剂的示踪技术称为放射性核素示踪技术。由于放射性核素发出的射线能被核仪器测定和定量,或被核乳胶显示,可将其引入体内,追踪它们的行径和归宿,用以研究各种化学物质和用放射性核素标记的物质、原子、分子、活的生物体等在体内的吸收、分布、代谢、转运、排泄等变化,还可显示脏器的图形及动态变化。近年来又将放射性核素标记化合物示踪方法与免疫化学反应相结合,发展了放射免疫分析(RIA)法,用于测定血液、体液、尿液和人体组织中微量物质,不需将放射性核素引入体内。

4. 生物磁测定技术　生物磁学又称磁生物学,是一门界于生物学和磁学之间的边缘学科。超导量子干涉仪(superconducting quantum interference device,SQUID)是应用超导量子化原理制成的超高灵敏度磁传感器,可检测出非常微弱的磁。SQUID 比传统磁传感器有 100 倍以上的高感度,可检出地磁场的一亿分之一以下的微弱磁场。

（二）生物物理学技术和方法在实验针灸学中的应用

在针灸领域中生物物理学技术已得到广泛应用,尤其在经络探测、针灸机制探讨以及临床诊断治疗和预防方面,均起到十分重要的作用。如腧穴低电阻测定、经络冷光特性的研究等,各种穴位刺激仪(电、光、声、磁、超声波等)的研制更是和物理技术分不开。生物磁学的应用为研究机体内部宏观的或微观的特性和功能变化提供了手段,这对进一步阐明穴位特性有重要意义。此外,利用磁场、磁导管进行神经传导,脑深部血管畸形和阻塞的探测,器官和组织的成像,生物液晶作用的效应研究,以及某些磁性粒子(如镍粉、Fe_3O_4 粉)作为支持酶反应的骨架技术在针灸研究中的应用,也从不同角度促进了针灸学研究的深入。今后生物物理学与针灸学研究的深入,将会促进实验针灸理论和技术的不断深化和发展。

放射性核素技术也越来越多地应用到针灸研究领域,通过仪器显示脏器影像及放射性核素在其中的分布,研究穴位与脏腑之间的关系及进行经脉示踪。这一技术也可用于动物实验研究,对整体的小动物作切片,观察示踪剂在体内各脏器的分布,通过不同时间处死的动物的自显影还可分析其体内的代谢情况。大动物脏器可作整体自显影,还可制成组织切片和超薄切片放射自显影,结合显微镜或电子显微镜观察,研究放射性物质在组织内的分布代谢情况。血液、微生物等涂片也可做自显影,研究放射性物质在血细胞、微生物中的分布,以此来探讨针灸基础理论及其机制。

五、免疫学技术和方法

免疫学(immunology)是研究机体自我识别和对抗抗原性异物排斥反应的一门学科。免疫学主要分为基础免疫学和临床免疫学两大类。基础免疫学有以下 4 个分支:免疫生物学、分子免疫学、免疫遗传学、免疫病理学。临床免疫学亦有多个分支,如感染免疫学、移植免疫学。此外还有肿瘤免疫学、免疫病理学、免疫药理学、神经免疫学等。

（一）免疫学常用技术和方法

1. **体液免疫检测法**　体液免疫检测主要是利用抗原与相应抗体在体外发生特异性结合,并在一些辅助因子参与下出现反应的性质,用已知抗原或抗体来测定未知抗原或抗体的方法。主要有:

（1）凝集反应:是指细菌或红细胞等颗粒性抗原与相应的抗体结合后,在电解质参与下出现肉眼可见的凝集现象的反应。反应分 2 个阶段,即抗原抗体的特异结合和出现可见的颗粒凝聚。一般将凝集反应分为直接凝集反应和间接凝集反应两大类,是一种定性的检测方法,即根据凝集现象的出现与否判定结果阳性或阴性。

（2）沉淀反应:是指可溶性抗原(外毒素、血清、细菌培养的滤液、组织浸出液等)与相应抗体特异性结合,在电解质参与下形成沉淀物反应。沉淀反应的抗原多为多糖、类脂、蛋白质等。沉淀反应分2 个阶段,即第一阶段发生抗原抗体特异性结合;第二阶段形成可见的免疫复合物。沉淀反应分为环状沉淀反应、絮状沉淀反应和琼脂扩散试验 3 种。

（3）荧光免疫技术:指应用荧光物质标记抗体而进行抗原定位的技术。用已知种类的荧光抗体浸染待检的含有抗原的细胞或组织切片,如有相应抗原存在,则抗原与此抗体发生特异性结合,形成复合物黏在细胞上,不易洗脱,在荧光显微镜下视之可见,主要用作细菌、病毒和寄生虫的检验及自身免疫病的诊断。

（4）免疫转印技术:是应用十二烷基磺酸钠 - 聚丙烯酰胺凝胶电泳(SDS-PAGE)将蛋白样品分离后,通过转移电泳或直接印渍方式原位转印至固相介质上,并保持其原有的物质类型和生物学活性不变,然后应用抗原抗体反应进行特异性检测。由于此技术具有 SDS-PAGE 的高分辨率和固相免疫测定的高度特异性及敏感性,标本可长期保存,便于比较,且方法简便易行,是医学研究常用的重要方法。

2. **细胞免疫检测法**　随着细胞免疫学的不断发展,新的细胞免疫检测技术不断出现,除传统的如淋巴细胞转化试验、E 花环法、T 细胞亚群检测、细胞毒试验、巨噬细胞吞噬功能的测定等外，目前主要集中在对有关细胞因子以及细胞受体方面的检测。主要技术有：

（1）时间分辨荧光免疫分析技术　时间分辨荧光免疫分析技术（time-resolved fluoroimmunoassay，TRFIA）是以稀土离子标记抗原或抗体、核酸探针和细胞等为特征的超灵敏度检测技术，它克服了酶标志物的不稳定、化学发光仅能一次发光且易受环境干扰、电化学发光的非直接标记等缺点。使非特异性信号降低到可以忽略的程度，达到了极高的信噪比，从而大大地超过了放射性同位素所能达到的灵敏度，且还具有标志物制备简便、对被标志物的生物活性和结构无影响、储存时间长、无放射性污染、检测重复性好、可实现多种标记及多元测试、操作流程短、标准曲线范围宽、不受样品自然荧光干扰和应用范围十分广泛等优点，成为继放射免疫分析之后标志物发展的一个新里程碑。

（2）细胞因子检测技术：主要在机体的免疫调节、炎症应答、肿瘤转移等生理病理研究过程中起重要作用。检测的主要方法包括生物学检测法、免疫学检测法和分子生物学检测法。3 种方法可互相弥补，其中生物学检测比较敏感，可直接测定生物学功能，是最可靠的方法；免疫学检测法比较简单、迅速、重复性好，但测定值只代表相应细胞因子的量，而不代表其活性，敏感性也低于生物活性检测法；分子生物学检测法可测定基因表达情况，但不能直接提供有关因子的浓度及活性等资料，主要用于机制探讨。

（3）细胞受体检测：通过检测细胞受体，可以了解细胞的功能，因为受体是细胞表面或亚细胞组分中的一种分子，存在于许多细胞表面，在调节补体级联反应中起关键作用，并参与同细胞表面补体成分的结合。不同的疾病状态，CR 的表达不同。

3. 酶联免疫吸附实验　酶联免疫吸附实验（enzyme-linked immunosorbent assay，ELISA）是一种酶联免疫技术，用于检测包被于固相板孔中的待测抗原（或抗体）。即用酶标记抗体，并将已知的抗原或抗体吸附在固相载体表面，使抗原抗体反应在固相载体表面进行，用洗涤法将液相中的游离成分洗除，最后通过酶作用于底物后显色来判断结果。

4. 放射免疫分析法　放射免疫分析法（radioimmunoassay，RIA）是以抗原抗体的免疫反应为基础，利用待测抗原和定量的标记抗原与有限的特异抗体竞争结合、放射性核素示踪技术的高灵敏度作为微量定量手段，来获取样品中待测抗原浓度的方法。

5. 补体结合试验　补体结合试验（complement fixation test，CFT）是用利用抗原抗体复合物同补体结合，把含有已知浓度的补体反应液中的补体消耗掉使浓度降低的现象，以检出抗原或抗体的试验，为高敏度检出方法之一，特别是根据抗原物质的特性，抗原抗体反应不能用沉淀反应或凝集反应观察时也可以利用此法。用于检查梅毒的梅毒补体结合反应（华氏反应，Wassermann reaction）是最常进行的补体结合试验。

（二）免疫学技术和方法在实验针灸学中的应用

针灸的调节作用与神经 - 内分泌 - 免疫网络具有非常密切的关系。20 世纪 20 年代，中国针灸学者便开始研究针灸对免疫系统功能活动调节的作用。日本在 1927 年观察了家兔施灸对血清免疫学的影响，并用溶血法观察到针灸刺激能增加补体的量。1929 年发现针刺家兔可使凝集素的含量明显增高。我国自 20 世纪 50 年代起就针灸对免疫系统的功能调节作用进行了大量研究工作。近几十年来，免疫学以其辉煌的成就令人瞩目，免疫学技术的独特优势有力地推动了医学和生物学各领域的发展，针灸调整机体免疫功能已被大量的临床和动物实验证实，进一步应用免疫学的技术和方法，对实验针灸学的发展将会起到推动作用。

六、细胞及分子生物学技术和方法

（一）细胞生物学技术和方法

细胞生物学（cellular biology）是从细胞、亚细胞和分子 3 个水平研究细胞生命活动的科学，是现代生命科学的前沿领域之一。细胞生物学主要包括以下几个方面：①细胞的结构和化学组成；②细胞及细胞器官的功能；③细胞的增生与分化；④细胞的衰老与死亡。细胞生物学研究技术很多，包括形态学观察技术、细胞化学技术、分析细胞学技术、细胞培养和细胞融合技术等。

1. 细胞生物学常用技术与方法

(1) 细胞培养技术：把体内的细胞、组织和器官放在类似体内的体外环境中，可使其存活、生长、繁殖或传代，借以观察研究其生长发育、细胞形态和功能，从而研究某些疾病的发病机制。

(2) 显微操作技术：在光学显微镜视野内，使用微玻璃针、解剖刀、吸量管等器具对细胞进行解剖手术、人工授精、细胞核移植、基因注入、细胞内微量注射、胚胎切割等操作。显微操作器是用以控制显微注射针在显微镜视野内移动的机械装置。显微操作技术在核质关系、基因表达、胚胎发育机制等的研究中具有重要意义。

(3) 分析细胞学技术：分析细胞学技术主要应用 3 种仪器：流式细胞计(FCM)、显微分光光度计(MSP)和图像分析系统(IAS)。下面仅就流式细胞计技术作一简单介绍。

(4) 流式细胞术：流式细胞术(flow cytometry, FCM)是一种细胞分类和定量研究技术，它是应用流式细胞仪对单个细胞生物化学和生物物理特性进行快速的定量测定。工作原理是先分离被检细胞制成悬液，并作荧光染色或标记，使单细胞液快速通过该仪器的激光器照射分析区，被检细胞产生的不同荧光信号转变为电脉冲，分别输入计算机内贮存，并显示于示波器屏幕上，即可获得该细胞群体中不同类型细胞的有关数据，如不同细胞的数量、荧光强度以及细胞体积、表面积和内部结构等参数；还可使细胞附有不同电荷，分类收集各种细胞。该技术的特点是速度快、精确性和灵敏度高，已成为一种重要手段，广泛应用于细胞动力学、遗传学、免疫学、肿瘤学等的研究。

流式细胞计可用于测量细胞的多种参数，其中有些细胞参数不经染色处理就能直接测量，如细胞大小、形状、胞浆颗粒、色素含量、蛋白荧光及氧化还原状态等；一些参数必须经染色(荧光标记)后才能测量，如 DNA 含量与碱基比、染色质结构、RNA 含量、总蛋白、碱性蛋白、巯基、表面抗原、细胞骨架组成、膜完整性与通透性、酶活性、内吞作用、表面电荷、细胞内受体、DNA 合成、凋亡、膜流动性与微黏度、表面受体、胞浆与线粒体膜电位、膜结合 Ca^{2+}、胞浆 Ca^{2+}、细胞内 pH 值等。

(5) 细胞凋亡及其观察技术：细胞凋亡是指生物体内细胞在特定的内源和外源信号诱导下，其死亡途径被激活，并在有关基因的调控下发生的程序性死亡过程。它是一个主动的、高度有序的、基因控制的一系列酶参与的过程。细胞凋亡的分子生物学检测方法：

1) 细胞凋亡的形态学检测：利用光学显微镜、荧光显微镜、共聚焦激光扫描显微镜或透射电子显微镜观察细胞在未染色或染色后，是否出现典型的凋亡形态。

2) 线粒体膜势能的检测：受到凋亡诱导后线粒体转膜电位会发生变化，导致膜穿透性的改变。细胞核凋亡特征(染色质浓缩、DNA 断裂)出现之前，线粒体跨膜电位 DYmt 的下降，使一些亲脂性阳离子荧光染料如 Rhodamine123、TMRM 等可结合到线粒体基质，其荧光的增强或减弱说明线粒体内膜电负性的增高或降低。

3) DNA 片段化检测：细胞凋亡时主要的生化特征是染色质发生浓缩。早期染色体断裂成 50~300kb 长的 DNA 大片段。采用脉冲电泳技术可将 DNA 按其分子量大小分开。晚期染色质DNA 在核小体单位之间的连接处断裂，形成 50~300kb 长的 DNA 大片段，或 180~200bp 整数倍的寡核苷酸片段，在凝胶电泳上表现为梯形电泳图谱(DNA ladder)。

4) TUNEL 法：在细胞凋亡过程中，细胞核内染色体 DNA 发生双链断裂或单链断裂而产生大量的黏性 3′-OH 末端。利用脱氧核糖核苷酸末端转移酶(TdT)的作用，可将荧光素、过氧化物酶、碱性磷酸酶或生物素标记到 DNA 的 3′ 末端，从而可进行凋亡细胞的检测，这类方法称为脱氧核糖核苷酸末端转移酶介导的缺口末端标记法(terminal-deoxynucleotidyl transferase mediated nick end labeling, TUNEL)。

（6）干细胞：干细胞（stem cell）是一种未充分分化、尚不成熟的细胞，具有再生各种组织器官和人体的潜在功能，医学界称之为"万用细胞"。人体干细胞分2种类型，一种是全功能干细胞，可直接克隆人体；另一种是多功能干细胞，可直接复制各种脏器和修复组织。人类寄希望于利用干细胞的分离和体外培养，在体外繁育出组织或器官，并最终通过组织或器官移植，实现对临床疾病的治疗。

（7）克隆技术：克隆技术（clone）即无性繁殖技术。通常的有性生殖是由雌雄交配，精子和卵子结合发育成胚胎，经妊娠后产生新的个体。克隆技术不需要雌雄交配，不需要精子和卵子的结合，只需从动物身上提取一个单细胞，用人工的方法将其培养成胚胎，再将胚胎植入雌性动物体内，就可孕育出新的个体。这种以单细胞培养出来的克隆动物，具有与单细胞供体完全相同的特征，是单细胞供体的"复制品"。

2. 细胞生物学技术和方法在实验针灸学中的应用　细胞生物学中细胞培养技术的应用拓宽了中医药研究领域，使那些先前由于实验技术限制而无法进行的研究成为可能，但是由于细胞培养是体外培养，故也存在一些局限性。因体外培养的细胞失去了机体正常的内环境及神经体液的调控作用，也失去了体内各种组织细胞之间的正常比例和相互关系，故利用细胞培养方法所获得的研究成果，必须充分重视它的特殊性。目前细胞培养技术在中医针灸方面的应用仍处于探索阶段，但是现有的实验证明，细胞生物学方法会成为中医药研究的一种重要的方法体系，并将有助于促进中医现代化，加速中医走向世界。

大量实验证明，针刺对于脑缺血动物模型脑内神经细胞凋亡有影响，电针能抑制脑缺血后脑内神经细胞凋亡。在肿瘤研究中，可用凋亡受阻来探讨针灸治疗某些癌肿的机制。亦可应用不同疾病证型的"细胞病理模型"进行针灸治疗，如观察内皮细胞在病理状态下形态、结构、功能变化，借以从某种角度来验证针灸理论及治疗机制。针刺对神经干细胞影响的研究也已经起步。近年来有学者提出"针刺血清"的概念，可对针灸后的动物血清进行细胞培养、观察，为进一步研究针灸作用的机制提供了新的思路。

（二）分子生物学技术和方法

分子生物学（molecular biology）是从分子水平上研究生物体生命活动及其规律的一门学科。分子生物学是当今发展迅速的一门学科，应用领域十分广泛，其技术已成为医学领域中使用最为广泛的技术，在揭示新的生命现象、认识和战胜疾病等方面起着愈来愈重要的作用，被公认为医药学研究中新兴的带头学科，处于生命科学前沿。从学科体系来看，凡是传统生物学涉及的领域，都可以成为分子生物学的研究领域，故一大群交叉学科或分支学科已经或正在形成，有些已初步形成体系，如分子流行病学、分子病理学、分子遗传学、分子免疫学、神经分子生物学、发育分子生物学、衰老分子生物学、肿瘤分子生物学等。

1. 分子生物学常用技术和方法

（1）DNA定量：DNA在260nm波长处有最大的吸收峰，蛋白质在280nm处有最大的吸收峰，盐和小分子则集中在230nm处。因此，可以用260nm波长进行分光测定DNA浓度，OD值为1相当于大约50μg/ml双链DNA。

（2）RNA定量：RNA定量方法与DNA定量相似。RNA在260nm波长处有最大的吸收峰，因此，可以用260nm波长分光测定RNA浓度，OD值为1相当于大约40μg/ml单链RNA。

（3）载体：载体（vector）是将外源DNA（目的DNA）片段引入宿主细胞的运载工具。在分子生物学实验中经常要重组、扩增某一DNA片段，用以标记探针、测序、建立基因组或cDNA文库等。重组、扩增目的DNA主要借助载体的重组技术。常用载体包括质粒、λ噬菌体、黏粒载体、单链丝状噬菌体等。

（4）真核细胞DNA的制备：制备基因组DNA是进行基因结构和功能研究的重要步骤，通常要求得到的片段长度不小于100~200kb。在DNA提取过程中应尽量避免使DNA断裂和降解的各种因素，以保证DNA的完整性，为后续的实验打下基础。一般真核细胞基因组DNA有107~109bp，可以从新鲜组织、培养细胞或低温保存的组织细胞中提取,常是采用在 EDTA 以及 SDS 等试剂存在下用蛋白酶 K 消化细胞,随后用酚抽提的方法而实现。这一方法获得的 DNA 不仅经酶切后可用于 Southern 分析,还可用于 PCR 的模板、文库构建等实验。根据材料来源不同,采取不同的材料处理方法,而后的 DNA 提取方法大体类似,但都应考虑以下两个原则:防止和抑制 DNase 对 DNA 的降解;尽量减少对溶液中 DNA 的机械剪切破坏。

(5)组织和细胞 RNA 的制备:真核细胞 RNA 的制备方法有多种,还有许多种商品试剂盒出售,性能稳定,重复性好。实验室比较常用的是一步法制备总 RNA。该方法操作简便,一次可以分离大量 RNA,原理是采用强 RNA 酶抑制剂异硫氰酸胍等,抑制 RNA 的降解,并使 RNA 与蛋白质分离进入溶液,离心后,RNA 选择性地进入 DNA 和蛋白质的水相,之后被异丙醇沉淀,提取的 RNA 可用于 Northern blot 和过 Oligo dT 柱,后者用于分离 mRNA。

(6)mRNA 的分离与纯化:真核细胞的 mRNA 分子最显著的结构特征是具有 5' 端帽子结构(m7G)和 3' 端 poly(A)尾巴。绝大多数哺乳类动物细胞 mRNA 的 3' 端存在 20~30 个腺苷酸组成的 poly(A)尾巴,通常用 poly(A+)表示。这种结构为真核 mRNA 的提取提供了极为方便的选择性标志,寡聚(dT)纤维素或寡聚(U)琼脂糖亲合层析分离纯化 mRNA 的理论基础就在于此。mRNA 的分离方法较多,其中以寡聚(dT)-纤维素柱层析法最为有效,已成为常规方法。此法利用 mRNA 3' 末端含有 poly(A+)的特点,在 RNA 流经寡聚(dT)纤维素柱时,在高盐缓冲液的作用下,mRNA 被特异地结合在柱上,当逐渐降低盐的浓度时或在低盐溶液和蒸馏水的情况下,mRNA 被洗脱,经过两次寡聚(dT)纤维素柱后,即可得到较高纯度的 mRNA。

(7)分子生物学实验中的常用酶

1)限制性内切酶:30 多年前,当人们在对噬菌体宿主特异性的限制-修饰现象进行研究时,首次发现了限制性内切酶。细菌可以抵御新病毒的入侵,而这种“限制”病毒生存的方法则可归功于细胞内部可摧毁外源 DNA 的限制性内切酶。这些酶可在特定位点切开 DNA,产生可体外连接的基因片段。研究者很快发现内切酶是研究基因组成、功能及表达非常有用的工具。

2)DNA 聚合酶:DNA 聚合酶主要用于催化 DNA 体外合成反应。这些酶作用时大多需要模板,合成产物的序列与模板互补。最常用 DNA 聚合酶有 PCR 用的 Taq 酶、大肠杆菌 DNA 聚合酶 I(全酶)和大肠杆菌 DNA 聚合酶 I 大片段(Klenow 片段)等。

3)逆转录酶:这类酶可以将 RNA 作为模板合成互补 DNA 链。

4)连接酶:连接酶用于将两段 DNA 拼接起来,最常用的是 T4 噬菌体连接酶。

5)DNA 酶 I:DNA 酶 I 为内切核酸酶。它优先从嘧啶核苷酸的位置水解双链或单链 DNA。产物为 5' 端带磷酸基团的单核苷酸及寡核苷酸的混合物。在 Mg^{2+} 存在下,DNA 酶 I 可独立地存在于每条 DNA 链上,且切割位点随机分布。

(8)基因枪技术:基因枪技术又称微粒轰击技术,是将外源质粒 DNA 包裹在直径为 1~5μm 的金颗粒或钨粉中,利用高压氮气作为动力,对靶细胞进行轰击,使其穿透细胞壁,将目的基因导入,从而达到基因转移效果的方法。

(9)活体电穿孔法:活体电穿孔法是将外源基因通过电场作用,导入动物目标组织或器官。由于这种方法能有效导入外源基因,可在多种组织器官上应用,并且效率较高。大量的研究表明活体电穿孔法在基因治疗方面有非常好的应用前景,因此目前国内外对活体电穿孔法介导外源基因转移的研究越来越多。

(10)聚合酶链反应:聚合酶链反应(polymerase chain reaction,PCR)是一种选择性体外扩增 DNA 或 RNA 的方法。其特点是可以在几小时内方便、快捷地将微量 DNA(含由 RNA 反转录成的微量 DNA)扩增达 106 倍,得到微克(μg)级的 DNA。PCR 的原理是选用两段引物,分别与拟扩增的模板 DNA 两条链上各一段序列互补,且分别位于模板 DNA 中拟扩增 DNA 片段两条链的 3' 端,加热使模板 DNA 变性,降温时两段引物分别与靶序列发生退火,然后两段引物在 DNA 聚合酶的作用下延伸。在摩尔数大大过量的两段引物和 4 种 dNTP 的反应体中,位于两段引物间的 DNA 在反复变性、退火、延伸的循环里,每一轮扩增的产物又充当下一轮扩增的模板,使其产物增加 1 倍。经过 30~40 个循环,目的 DNA 可由原来的 1pg 扩增到 1μg。

(11)PCR 产物的克隆:在许多研究中需要将 PCR 产物克隆以获得目的 DNA 片段。此时,所用 PCR 循环数应尽量小,以减少平台效应或非特异性扩增产物的干扰。

(12)克隆化基因所表达蛋白质的检测和分析:此项实验包括 2 个部分。其一,单克隆抗体的制备和纯化,即分离出表达的蛋白质,例如采用电泳分离方法,以此蛋白作为抗原,激发免疫系统产生单抗,再予以纯化。其二,应用此抗体检测靶组织相应蛋白(抗原)是否存在及其含量。这类方法主要包括免疫沉淀法、固相放射免疫测定(RNA)法和固定化蛋白质的免疫测定。

(13)DNA 文库构建:对所提取的 DNA 用一至多种限制酶消化(基因组 DNA 相对分子质量太大,难以建库),使消化后的 DNA 片段在一定的长度内适合所用的载体。载体多用 λ 噬菌体。重组载体及随后的工作与 cDNA 文库建立方法相似。

(14)cDNA 文库构建:把目的细胞所有的带多聚腺苷酸的 mRNA［poly(A)+ mRNA］经酶促反应转变为双链 DNA,进而将此 DNA 导入原核载体,扩增,然后回收扩增了的 DNA,这一工作称为构建 cDNA 文库。构建文库对 RNA 质量要求高,既要保证不污染,又要保证 mRNA 的完整性。构建的文库主要用于识别或分离某一或若干特定的 cDNA 全部序列。目前许多公司已发展出构建 cDNA 文库的不同试剂盒,方便、可靠,可以在 1~2 周内构建 1 个 cDNA 文库。

(15)标记 DNA 或 RNA 探针:分子杂交需要探针。以已知 DNA 或 RNA 为模板,用特定的方法把一些易于检测的化学物质标记到合成的另一条核酸链上,以便检测之用,称为标记探针。通过杂交,使探针与被检测的样本 DNA 或 RNA 结合,而使痕量的 DNA 或 RNA 得以显示出来。虽然近年来发展出一些非放射性标记方法,但常用的仍是放射性标记法。因为该方法灵敏度高,通过放射性自显影可以显示出极其微量的 DNA 或 RNA。由于 RNA 易被到处存在的 RNA 酶降解,实验难度大,而标记的 DNA 探针可用于 DNA 或 RNA 杂交,因此标记 DNA 探针更为常用。

(16)RNA 印迹杂交:RNA 印迹杂交(Northern blot)是用于分析细胞总 RNA 或含 poly A 尾的 RNA 样品中特定 mRNA 分子大小和丰度的分子杂交技术。这一技术自出现以来,已得到广泛应用,成为分析 mRNA 最为常用的经典方法。近似的还有 RNA 斑点杂交和狭缝杂交。此外还有 DNA 印迹杂交(Southern blot)、蛋白印迹杂交(Western blot),分别用以分析 DNA 和蛋白,这些都是分子生物学常用的杂交方法。

(17)DNA 印迹杂交:DNA 印迹杂交(Southern blot)是常用的 DNA 分析方法。该方法是用一种或多种限制酶消化 DNA,然后用琼脂糖凝胶电泳把大小不等的 DNA 分开,再应用虹吸原理,将 DNA 转移至硝酸纤维素膜上,烘干,使 DNA 牢固地结合在硝酸纤维素膜上。与放射性标记的探针杂交,杂交后,洗去未被杂交上的探针和游离的核素,而后放射自显影,使胶片上出现对应于相应的分子质量数量不等的 DNA 条带。Southern blot 主要用于基因组 DNA 特定序列定位。

(18)DNA 的测序:在分子生物学研究中,DNA 的序列分析是进一步研究和改造目的基因的基础。目前用于测序的技术主要有 Sanger 等于 1977 年发明的双脱氧链末端终止法,以及 Maxam 和 Gilbert 于 1977 年发明的化学降解法。目前 Sanger 测序法得到了广泛的应用。Sanger 法测序的原理就是利用一种 DNA 聚合酶来延伸结合在待定序列模板上的引物,直到掺入一种链终止核苷酸为止。每一次序列测定由 4 个单独的反应构成,每个反应含有所有 4 种脱氧核苷酸三磷酸(dNTP),并混入限量的一种不同的双脱氧核苷三磷酸(ddNTP)。由于 ddNTP 缺乏延伸所需要的 3-OH 基团,使延长的寡聚核苷酸选择性地在 G、A、T 或 C 处终止。终止点由反应中相应的双脱氧而定。每一种 dNTPs 和 ddNTPs 的相对浓度可以调整,使反应得到一组长几百至几千碱基的链终止产物。它们具有共同的起始点,但终止在不同的核苷酸上,可通过高分辨率变性凝胶电泳分离大小不同的片段,凝胶处理后可用 X 光胶片放射自显影或非同位素标记进行检测。

(19)DNA 的定点诱变:采用酶和化学试剂切割 DNA,或合成含有缺失或插入的 DNA 片段引物,经 PCR 放大,再通过连接、转化等手段,造成目的 DNA 的缺失或插入。目的主要在于观察定点诱变后 DNA 表达蛋白的结构与功能的变化。

(20)RNA 干扰技术:RNA 干扰(RNAi)是指在进化过程中高度保守的、由双链 RNA(dsRNA)诱发的、同源 mRNA 高效特异性降解的现象。由于 RNAi 技术可以利用 siRNA 或 siRNA 表达载体,快速、经济、简便地以序列特异方式剔除目的基因表达,所以现在已经成为探索基因功能的重要研究手段。同时 siRNA 表达文库构建方法的建立,使得利用 RNAi 技术进行高通量筛选成为可能,对阐明信号转导通路、发现新的药物作用靶点有重要意义。RNAi 作为一种高效的序列特异性基因剔除技术在传染性疾病和恶性肿瘤基因治疗领域发展极为迅速。

(21)基因合成技术:PCR 技术是现代分子生物学的一个巨大突破,它能在体外迅速、大量、灵敏地扩增基因片段。经 PCR 技术扩增的大量相关基因片段有效拼接后,就可以合成大片段的基因。传统的方法是引入限制性内切酶位点,这不但操作繁杂,而且有时为了构建限性位点还会影响解读三联密码的正确性。

2. 分子生物学技术和方法在实验针灸学中的应用　随着结构基因测序的突破,一个以破译、解读、开发和调节基因组功能为主要研究内容的“功能基因组学时代”即将开始。对疾病的治疗,多数将从调控基因的功能入手,即从修饰和改变基因的表达和基因表达产物的功能着手。近年来,中医药研究开始在继承的基础上借鉴分子生物学,吸纳新的研究方法,扩大理论框架,拓宽研究思路,为中医现代化研究开辟了一个新的领域。分子生物学应用于中医药研究不仅可深化中医药理论,提高疗效,还有利于中医药更好地走向世界和国际接轨。目前在借鉴分子生物学研究中医理论、针灸、中医临床和中药等方面进行了尝试,取得了一些成绩,但还处于起步阶段,需要深入、全方位开展。

分子生物学的理论和方法在针灸学研究中的应用主要表现在对针刺介导下一些基因表达调控的观察。其内容主要包括:针刺对即刻早期基因家族的影响,对神经肽、神经递质、激素及其相关受体的影响和基因技术在针灸基础理论研究中的应用(针刺起效时间、电针频率)等。近年来有关针刺对基因表达的影响几乎集中在动物实验方面,主要涉及疼痛、阿尔茨海默病、神经再生与修复、免疫系统及内分泌系统等一些疑难及重大疾病,并且研究方向已触及细胞增生与凋亡、信号传导、神经再生及发育等热门领域,所用方法有免疫组化、PCR、原位杂交、斑点杂交等分子生物学技术。如针刺镇痛机制研究现已深入到受体、基因水平,研究人员观察到应用一些药物抑制中枢多巴胺系统或促进 5- 羟色胺系统时,可使中枢阿片受体功能和阿片基因表达增强,阿片肽释放增多,针刺可引起脑内阿片肽基因及其他一些基因表达变化。研究表明针灸效应与脑内的前驱基因 c-fos、c-jun 和 CC-K 基因相关,并已初步运用于指导临床实践。

应用各种生物芯片技术,可以研究针灸治疗前后基因组水平表达的改变,寻找差异表达的基因,阐明针灸作用机制;还可选择适当的基因,利用其跨系统调节的特点,研究经络与脏腑相关、十二经循行与疾病相关和腧穴特异性等问题。应用基因芯片技术也有利于针灸治疗方案的筛选。基因芯片技术既可应用于证的基因表达谱的检测,同样也可用于疾病疗效的评测,将有更多的基因表达指标被用于针灸疗效的评测,并形成基于分子生物学的针灸疗效评价体系。利用基因水平的诊断和疗效评定标准,可以更好地将针灸治疗规范与现代医学接轨,使针灸疗效得到全世界的认可。

七、系统生物学、生物信息学技术和方法

(一)系统生物学技术和方法

系统生物学是研究一个生物系统中基因、蛋白、信息通路等所有组成成分的构成及其相互关系,

构建机体及机体对干涉反应的数学模型的科学,或在系统水平理解包括细胞和生物体在内的生物系统的新的生物学研究领域。系统生物学的研究方法有组学实验和理论计算两大技术方法。

系统生物学的基本工作流程有这样四个阶段。首先是对选定的某一生物系统的所有组分进行了解和确定,描绘出该系统的结构,包括基因相互作用网络和代谢途径,以及细胞内和细胞间的作用机制,以此构造出一个初步的系统模型。第二步是系统地改变被研究对象的内部组成成分(如基因突变)或外部生长条件,然后观测在这些情况下系统组分或结构所发生的相应变化,包括基因表达、蛋白质表达和相互作用、代谢途径等的变化,并把得到的有关信息进行整合。第三步是把通过实验得到的数据与根据模型预测的情况进行比较,并对初始模型进行修订。第四阶段是根据修正后的模型的预测或假设,设定和实施新的改变系统状态的实验,重复第二步和第三步,不断地通过实验数据对模型进行修订和精练。系统生物学的目标就是要得到一个理想的模型,使其理论预测能够反映出生物系统的真实性。

目前国际上系统生物学的研究方法根据所使用研究工具的不同可分为两类:一类是实验性方法,一类是数学建模方法。

1. **实验性方法** 主要是通过进行控制性的反复实验来理解系统。首先明确要研究的系统以及所关注的系统现象或功能,鉴别系统中的所有主要元素,如 DNA、mRNA、蛋白质等,并收集所有可用的实验数据,建立一个描述性的初级模型(比如图形的),用以解释系统是如何通过这些元素及其之间的相互作用实现自身功能的。其次在控制其他条件不变的情况下,干扰系统中的某个元素,由此得到这种干扰情况下系统各种层次水平的一些数据,同时收集系统状态随时变化的数据,整合这些数据并与初级模型进行比较,对模型与实际之间的不符之处通过提出各种假设来进行解释,同时修正模型。再设计不同的干扰,重复上面的步骤,直到实验数据与模型相一致为止。

2. **数学建模方法** 在根据系统内在机制对系统建立动力学模型,来定量描述系统各元素之间的相互作用,进而预测系统的动态演化结果。首先选定要研究的系统,确定描述系统状态的主要变量,以及系统内部和外部环境中所有影响这些变量的重要因素。然后深入分析这些因素与状态变量之间的因果关系,以及变量之间的相互作用方式,建立状态变量的动态演化模型。再利用数学工具对模型进行求解或者定性定量分析,充分挖掘数学模型所反映系统的动态演化性质,给出可能的演化结果,从而对系统行为进行预测。

(二) 生物信息学技术和方法

生物信息学(bioinformatics)是研究生物信息的采集,处理,存储,传播,分析和解释等各方面的一门学科,它通过综合利用生物学,计算机科学和信息技术而揭示大量而复杂的生物数据所赋有的生物学奥秘。

生物信息学是在生命科学的研究中,以计算机为工具对生物信息进行储存、检索和分析的科学。它是当今生命科学和自然科学的重大前沿领域之一,同时也将是 21 世纪自然科学的核心领域之一。其研究重点主要体现在基因组学(genomics)和蛋白质组学(proteomics)两方面,具体说就是从核酸和蛋白质序列出发,分析序列中表达的结构功能的生物信息。生物信息学作为一门新的学科领域,它是把基因组 DNA 序列信息分析作为源头,在获得蛋白质编码区的信息后进行蛋白质空间结构模拟和预测,然后依据特定蛋白质的功能进行必要的药物设计。基因组信息学,蛋白质空间结构模拟以及药物设计构成了生物信息学的 3 个重要组成部分。从生物信息学研究的具体内容上看,生物信息学包括 3 个主要部分:新算法和统计学方法研究;各类数据的分析和解释;研制有效利用和管理数据新工具。生物信息学的研究材料和结果就是各种各样的生物学数据,其研究工具是计算机,研究方法包括对生物学数据的搜索(收集和筛选)、处理(编辑、整理、管理和显示)及利用(计算、模拟)。

(三) 在实验针灸学中的应用

1. **针灸在靶器官及相关器官产生效应的构成成分及其相互关系研究** 明确参与针灸作用的机

体组织、细胞、分子及其他的构成成分,以及构成信息转导和代谢通路的针灸响应基因、应答蛋白及其相互作用的调控关系。

2. 针灸穴效、时效、量效关系的研究　研究机体在针灸干预条件下随时间、空间改变而产生的生物反应,分析机体或细胞对针灸干预的反应,为效应最大化、副反应最小化的针灸治疗提供依据。

3. 针灸效应生物模式分析　综合分析上述机体结构和生物反应的知识,建立针灸干预机体状态的效应模型,指导针灸效应机制研究,提高针灸研究的效率。

4. 基于针灸研究的科学发现　通过对针灸效应独特模式与已知知识的分析比较,为医学科学生理、病理、诊断、治疗等提供新的生物反应模式,促进医学科学乃至生命科学的创新发展。

附录五　常用动物穴位及图谱

一、常用小鼠穴位及图谱

穴名	定位	解剖	刺灸法
长强	尾根与肛门之间的凹陷中	刺入肛门外括约肌与直肠尾骨肌之间,有直肠后动、静脉和神经分布	向前上方斜刺 3mm
命门	背中线上,第二、三腰椎棘突间	刺入腰背筋膜、棘上韧带、棘间韧带、有第二腰动、静脉和神经背支分布	直刺 3mm,可灸
大椎	第七颈椎与第一胸椎棘突间的凹陷中	刺入棘间肌及棘间韧带,有颈横动、静分支和第八颈神经背支分布	直刺 3mm,可灸
水沟	鼻尖下正中处	皮下为口轮匝肌,有上唇动、静脉和眶下神经、面神经的分支分布	直刺或向上斜刺 1mm
关元	脐后方 1cm 处	在腹白线上,有腹壁后动、静脉分支和腰神经分布	斜刺 1.5mm
神阙	脐正中	在腹白线上,有腹壁前后动、静脉分支和腰神经分布	艾灸,禁针
中脘	脐前方,脐与剑突连线的中点处	在腹白线上,有腹壁前动、静脉分支和第十肋间神经分布	斜刺 1~2mm
膻中	胸骨正中线上,平第四、五肋间	皮下为胸廓内动、静脉和第四肋间神经分布	直刺 1~2mm,可灸
承浆	下唇正中毛际下 0.1cm	皮下为口轮匝肌,下唇动、静脉和颏神经分布	向后斜刺 1mm
合谷	前肢第一、二掌骨之间	皮下为指伸肌健,有指背侧总动、静脉和神经分布	直刺 1mm,可灸
手三里	前臂背外侧上 1/4 分点处的肌沟中	刺入腕桡侧伸肌与指总伸肌之间,有桡动、静脉和桡神经分布	直刺 2mm,可灸
足三里	膝关节下方,腓骨小头下 0.3cm 处的肌沟中	刺入胫、腓骨间隙,皮下为趾长伸肌、胫骨前肌,有胫前动、静脉和腓神经分布	直刺 3mm,可灸
三阴交	后肢内踝尖上 0.5cm 处	皮下为趾深屈肌腱,有隐动脉、隐大静脉、胫后动、静脉和胫神经分布	直刺 1.5mm,可灸
胃俞	第十二胸椎后两旁的肋间中	皮下为肋间肌,有肋间背侧动、静脉和肋间神经分布	向内下方斜刺 4mm
肾俞	第二腰椎后两旁凹陷中	皮下为背最长肌和髂肋肌,有腰动、静脉分支和第二腰神经分布	向内下方斜刺 4mm
涌泉	后肢掌心前正中	皮下为骨间肌,有趾跖侧总动、静脉和神经分布	直刺 1mm

穴名	定位	解剖	刺灸法
内关	前肢内侧,腕关节上方 0.3cm 处的桡、尺骨间	刺入腕桡侧屈肌与指深屈肌之间,有骨间后动、静脉和正中神经分布	直刺 1~2mm
环跳	后肢髋关节上缘 0.3cm 处	皮下为臀浅肌和臀中肌,有臀后动、静脉分支和臀后神经分布	直刺 5mm,可灸
耳尖	耳尖背侧	皮下为耳郭软骨,有耳后动、静脉和耳后神经分布	沿耳郭向下平刺 1mm

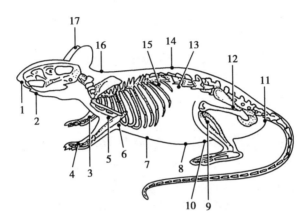

附图 1　小鼠常用穴位

1. 水沟　2. 承浆　3. 内关　4. 合谷　5. 前三里　6. 膻中　7. 中脘　8. 神阙　9. 后三里
10. 关元　11. 长强　12. 环跳　13. 肾俞　14. 命门　15. 胃俞　16. 大椎　17. 耳尖

二、常用大鼠穴位及图谱

穴名	定位	解剖	刺灸法
水沟	唇裂鼻尖下 1mm 正中处	皮下为提鼻唇肌及口轮匝肌,有三叉神经的鼻外神经及面神经、颊肌神经,上唇动、静脉及颌外动、静脉分布	直刺或向上刺 1mm
百会	顶骨正中	皮下有第 3、第 4 颈脊神经分支,枕小神经及颈外动、静脉分支分布	向前或后斜刺 2mm,可灸
风府	枕骨顶嵴后枕寰关节背凹陷处	皮下是夹肌和头背侧大直肌起点,有耳后动、静脉及枕小神经分布	毫针或三棱针向后下方斜刺 1mm
耳尖	耳尖后缘	皮下为耳郭软骨,有耳前动、静脉,耳后动、静脉吻合支及耳后神经分布	沿耳郭横刺 2mm
大椎	第 7 颈椎与第 1 胸椎间,背部正中	刺入棘间肌及棘间韧带,有第 8 颈神经及第 1 胸神经后支分布,由锁骨下动脉分支、颈横动脉分支供应血液	直刺 5mm,可灸
肺俞	第 3 胸椎下两旁肋间	皮下有肋间肌、肋间神经及肋间动、静脉分布	直刺 6mm,可灸
心俞	第 5 胸椎下两旁肋间	皮下有肋间肌、肋间神经及肋间动、静脉分布	直刺 6mm,可灸
膈俞	第 7 胸椎下两旁肋间	皮下有肋间肌、肋间神经及肋间动、静脉分布	直刺 6mm,可灸
脊中	第 11、第 12 胸椎棘突间	在背最长肌、多裂肌之间,有脊神经后支及肋间动、静脉背支分布	直刺 4mm

续表

穴名	定位	解剖	刺灸法
脾俞	第 12 胸椎下两旁肋间	皮下有肋间肌、肋间神经及肋间动、静脉分布	直刺 6mm，可灸
肾俞	第 2 腰椎下两旁	皮下有多裂肌、腰最长肌和髂腰动脉的腰支、腰静脉、L$_2$ 侧脊神经分布	直刺 6mm
十七椎下	第 6 腰椎横突的前内侧	皮下有棘间韧带、棘间肌和腰荐神经背支及腰动、静脉分支	直刺 3mm
环跳	后肢髋关节后上缘	皮下有臀浅肌、股二头肌及臀中肌，髂外动、静脉分支和臀后神经及坐骨神经分布	直刺 7mm，可灸
长强	尾根与肛门之间的凹陷处	皮下有肛外括约肌及髂坐耻尾肌，有阴部神经及阴部动、静脉分布	直刺 6mm
阳陵泉	距后三里上外侧 5mm	在腓骨头前下方凹陷处，皮下有股二头肌，膝下外侧动、静脉和腓浅及腓深神经分布	直刺 6mm
后三里	膝关节后外侧，在腓骨小头下约 5mm 处	在胫、腓骨间隙中，皮下有腓骨肌、腓神经及胫前动、静脉分布	直刺 7mm，可灸
照海	后肢内踝下 1mm	皮下有跖方肌和胫后动、静脉及隐神经分布	直刺 1.5mm，可灸
三阴交	后肢内踝尖直 10mm	皮下有趾浅屈肌、胫神经及胫后动、静脉分布	直刺 5mm，可灸
昆仑	后肢外踝与跟腱之间的凹陷中	在趾浅屈肌与腓长肌外侧头及比目鱼肌肌腱之间，有隐动脉及大隐静脉的分支及腓浅神经分布	直刺 3mm
申脉	后肢外踝正下方凹陷中	皮下有跖方肌，神经和血管的分布与跟端相同	直刺 0.5mm，可灸
太冲	后肢足背第 1、第 2 跖骨间凹陷处	皮下有趾短伸肌，胫前动、静脉的足背分支及腓深神经分布	直刺 1mm，可灸
八风	后肢第 1~4 跖趾关节后缘，左右侧各三穴	皮下有趾短肌和趾背动、静脉及跖骨背动脉、趾总神经分布	向后方斜刺 2mm
涌泉	后肢掌心前正中	有蚓状肌，跖骨底动、静脉及足底内侧神经分布	直刺 2mm，可灸
关元	脐下约 25mm 处	在腹白线上，皮下有腹壁浅动、静脉分支和腹壁下动、静脉及 T$_{12}$~L$_2$ 的脊神经发出的腹壁神经分布	直刺 2mm，可灸
膝前	后肢膝盖前方	在髌骨前，皮下有膝上动、静脉的分支及股前皮神经分布	直刺 2mm
尾尖	尾部尖端	在末节尾骨尖端，皮下有尾中动、静脉的末梢及尾下神经干发出的尾神经分布	横刺 4mm
神阙	脐中央	在腹中线上，皮下有腹壁浅动、静脉分支和腹壁下动、静脉及 T$_{12}$~L$_2$ 的脊神经发出的腹壁神经分布	可灸
中脘	脐上约 20mm	在腹白线上，皮下有腹壁动、静脉及 T$_{10}$ 脊神经分布	直刺 2mm，可灸
手三里	在曲池穴下 10mm 左右肌肉形成的皱褶处	在腕桡侧伸肌与指总伸肌之间，有桡动、静脉返支和桡神经分布	直刺 5mm
外关	前肢外侧距腕关节 3mm，尺、桡骨间	在指总伸肌与指侧伸肌之间，皮下有皮神经背支，深部有桡神经、正中神经的分支及桡动、静脉分支分布	直刺 1mm，可灸
内关	前肢内侧，距腕关节约 3mm 左右的尺桡骨缝间	在趾深屈肌之间，有正中神经和正中动、静脉分布	直刺 1mm

穴名	定位	解剖	刺灸法
曲池	桡骨近端的关节外侧前方凹陷中	在腕桡侧伸肌与指总伸肌之间,有桡神经及正中动、静脉分布	直刺4mm,可灸
肘节	肘突与臂骨外上髁间的凹陷中	在肱三头肌的肘头,有尺神经及肱动、静脉的分支分布	直刺4mm
合谷	前肢第1、第2掌骨之间	皮下有腕桡侧伸肌的肌腱,深部有拇短屈肌、桡神经分支及正中动、静脉的分支分布	直刺1mm,可灸
八邪	前肢第1~4掌指关节后缘,左右侧各三穴	皮下有骨间肌和掌心动、静脉分支及桡浅神经、指掌侧总神经、尺神经掌支的分支分布	向掌心斜刺2mm
后溪	第5掌骨头后方掌横纹头	皮下有第5指展肌,第5指固有动、静脉及尺神经的掌支分布	直刺2.5mm,可灸
神门	前肢内侧腕部横纹尺骨边缘	皮下有腕尺侧屈肌和尺动、静脉及尺神经掌支分布	直刺1mm,可灸
太渊	腕横纹之桡侧凹陷处	皮下有腕桡侧屈肌和桡动、静脉及桡神经浅支分布	直刺1mm,可灸
少海	前肢肘关节内侧横纹与肱骨髁间凹陷中	皮下有肘肌和尺侧上动、静脉及尺神经分布	直刺3mm,可灸
尺泽	在肘弯横纹偏外的凹陷中	皮下有肱二头肌长头和臂动、静脉桡支及桡神经、肌皮神经分布	直刺3mm
膻中	两乳之间,前正中线上,平第4、第5肋间	在胸骨正中线上,有肋间动、静脉及第4肋间神经前皮支分布	直刺1.5mm,可灸
承浆	下唇毛际下1mm	皮下有口轮匝肌和下唇动、静脉及下颌神经分布	向后下斜刺1mm

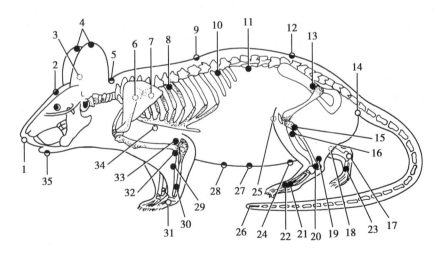

附图2 大鼠骨骼及穴位图

1. 水沟 2. 百会 3. 天门 4. 耳尖 5. 大椎 6. 肺俞 7. 心俞 8. 膈俞 9. 脊中 10. 脾俞 11. 肾俞 12. 后会 13. 环跳 14. 后海 15. 阳陵泉 16. 后三里 17. 照海 18. 三阴交 19. 跟端 20. 申脉 21. 太冲 22. 趾间 23. 涌泉 24. 关元 25. 膝前 26. 尾尖 27. 神阙 28. 中脘 29. 前三里 30. 外关 31. 内关 32. 曲池 33. 肘节 34. 膻中 35. 承浆

注:○在内侧面 ●在外侧面 ◐在背腹中线 ⋯被遮盖

三、常用家兔穴位及图谱

穴名	定位	解剖	刺灸法
尺泽	肘关节内侧前部凹陷中	刺入臂二头肌腱与腕桡侧伸肌之间,有桡侧动脉、静脉、神经和前臂外侧皮神经分布	直刺 0.5~0.8cm,可灸
少商	第 1 指桡侧,爪根角旁开 0.1cm 处	有指掌侧固有动脉、静脉、神经形成的血管网和末梢神经网	直刺 0.1cm 或点刺出血,可灸
商阳	第 2 指桡侧,爪根角旁开 0.1cm 处	有第 2 指伸肌腱,指及掌背侧动、静脉网,指掌侧固有神经	直刺 0.1cm 或点刺出血,可灸
合谷	掌背侧第 1、第 2 掌骨间,约当第 2 掌骨中点桡侧	刺入骨间肌中,深达指深后肌腱,有桡动脉、神经和正中动脉、静脉、神经分布	直刺或稍向后斜刺 0.2~0.5cm,可灸
手三里(前三里)	桡骨前缘曲池穴下 1.5cm,当前臂上 1/6 折点,桡骨前缘	刺入腕桡侧伸肌偏尺侧,有桡动脉、神经及前臂背侧皮神经分布	直刺 0.3~0.5cm,可灸
曲池	肘关节外侧前部凹陷中	刺入腕桡侧伸肌起始部,有桡动脉、神经,头静脉和前臂背侧皮神经分布	直刺 0.5~1cm,可灸
臂臑	肩关节外侧稍下方,即三角形隆起下方凹陷中	刺入三角肌和肱肌交界处,有肱动脉、静脉和腋神经、桡神经分布	直刺 0.3~0.5cm,可灸
迎香	鼻孔外侧上端,有毛与无毛交界处	有鼻翼提肌,上层动脉,眶下动脉、静脉及鼻外侧静脉和面神经上颊支分布	向内上方斜刺 0.2~0.3cm
承泣	眼眶下缘中点处	刺入眼球和眶下缘之间,有眼轮匝肌和眼球下直肌、下斜肌,眶下动脉、静脉,眼动脉、静脉分支和动眼神经、眶下神经、面神经颧支分布	上推眼球,针沿眶下缘直刺 0.2~0.5cm
天枢	脐旁开 3cm 处	刺入腹直肌,有腹壁后浅动脉、静脉分支和最后肋间神经分支分布	直刺 0.3~0.5cm,可灸
足三里(后三里)	小腿背外侧上 1/5 折点处,约当腓骨头下 1.2cm,胫骨嵴后 1cm	刺入胫骨前肌与趾长伸肌之间,深层为胫、腓骨间隙,有胫前动脉、静脉和腓神经分布	直刺 1.5~2.5cm,可灸
上巨虚	小腿背外侧上 2/5 折点处,约当后三里穴下 1.5cm	刺入胫骨前肌与趾长伸肌之间,深达胫、腓骨间隙,有胫前动脉、静脉和腓神经分布	直刺 1~1.5cm,可灸
丰隆	小腿中点处腓骨后缘	刺入腓骨长肌与趾长伸肌之间,有胫前动脉、静脉和腓浅神经分布	直刺 0.4~0.6cm,可灸
解溪(追风)	踝关节背侧中部两筋之间	刺入趾长伸肌与胫前肌两腱之间,有胫前动脉、静脉和腓神经分布	直刺 0.2~0.3cm,可灸
厉兑	第 2 趾腓侧,爪根角旁开 0.1cm 处	有趾背侧动脉、静脉网和腓浅神经的趾背神经分布	直刺 0.2~0.3cm,或点刺出血,可灸
商丘	内踝高点前下方凹陷中,当内踝与中央跗骨结节之间	有跗内侧动脉、静脉,大隐动脉和小腿内侧皮神经、腓神经浅支分布	直刺 0.2~0.3cm,可灸
三阴交	内踝高点上约 3cm,约当小腿下 1/5 折点处,胫骨后缘	刺入趾深屈肌前缘与胫骨后缘之间,有胫后动脉、静脉和胫神经分布	直刺 0.2~0.3cm,可灸

续表

穴名	定位	解剖	刺灸法
大包	第 7 肋间中点处	刺入肋间肌,有胸背动脉、静脉及第 7 肋间动脉、静脉、神经和胸长神经分支分布	向下斜刺 0.5~0.8cm,可灸
少海	肘关节内侧,臂骨内上髁前方凹陷中	刺入臂肌,有尺侧动脉、静脉和前臂内侧皮神经、正中神经肌支分布	直刺 0.3~0.5cm,可灸
神门	腕部掌外侧凹陷中,当尺骨远端与尺腕骨之间	刺入腕尺侧屈肌腱与趾浅屈肌腱之间,有尺动脉、静脉及腕掌侧静脉网和尺神经分布	直刺 0.2~0.3cm,可灸
少冲	小指桡侧,爪根角旁开 0.1cm 处	有指掌侧固有动脉、静脉、神经形成的血管网和末梢神经网	向后斜刺 0.2~0.3cm 或点刺出血,可灸
少泽	小指尺侧,爪根角旁开 0.1cm 处	有指掌侧固有动脉、静脉、神经和指背侧动脉、神经形成的血管、神经网	向后斜刺 0.2~0.3cm 或点刺出血,可灸
阳谷	桡腕关节背外侧,尺骨远端与尺腕骨之间凹陷中	刺入腕尺侧伸肌与腕尺侧屈肌之间,有腕背侧动脉、尺神经分布	直刺 0.2~0.3cm,可灸
天宗	肩胛冈中点后方冈下窝中	刺入冈下窝中,有旋肩胛动脉、静脉分支和肩胛上神经分布	直刺 0.5~0.8cm,可灸
听宫	耳根部,耳屏切迹正下方开口呈凹处	有颞浅动脉、静脉的耳前支,面神经及耳后神经分支分布	开口,直刺 0.3~0.5cm
睛明(睛灵)	内眼角,上下眼睑交界处	皮下有眼轮匝肌结缔组织,有三叉神经的眼神经和眼角动脉、静脉分布	推开眼球,向内下方斜刺 0.2~0.3cm
肺俞	第 3 胸椎下旁开 1.5cm 处	刺入髂肋肌沟中,有第 3 胸神经背支及第 3 肋间动脉、静脉分布	沿肩胛骨软骨内侧向内下斜刺 0.5~1cm,可灸
心俞	第 5、第 6 胸椎棘突间旁开 1.5cm 处	刺入髂肋肌沟中,有第 5 胸神经背支及第 5 肋间动脉、静脉背支分布	向内下方斜刺 0.5~1cm,可灸
肝俞	第 9、第 10 胸椎棘突间旁开 1.5cm 处	刺入髂肋肌沟中,有第 9 胸神经和肋间动脉、静脉背支分布	向内下方斜刺 0.5~1cm,可灸
脾俞	第 11、第 12 胸椎棘突间旁开 1.5cm 处	刺入髂肋肌沟中,有第 11 胸神经和肋间动脉、静脉背支分布	向内下方斜刺 0.5~1cm,可灸
三焦俞	第 1、第 2 腰椎棘突间旁开 1.5cm 处	刺入髂肋肌沟中,有第 1 腰动脉、静脉、神经背支分布	向下斜刺 0.5~1cm,可灸
肾俞	第 2、第 3 腰椎棘突间旁开 1.5cm 处	刺入髂肋肌沟中,有第 2 腰动脉、静脉、神经背支分布	向下斜刺 0.5~1cm,可灸
委中	膝关节正后方凹陷中	穿过股二头肌与半腱肌之间,深达腘肌,有腘动脉、静脉和胫神经分布	直刺 1~2cm,可灸
昆仑	踝关节外侧后方,外踝高点与跟结节之间凹陷中	刺入跟腱与趾深屈肌腱之间,有胫前动脉、静脉和胫神经分布	直刺 0.2~0.3cm,可灸
至阴	第 5 趾腓侧,爪根角旁开 0.1cm 处	有足背动脉,趾跖侧固有动脉、静脉、神经和足背外侧皮神经分布	直刺 0.1~0.2cm,可灸
涌泉	第 2、第 3 跖骨间跖侧,跖骨前 1/3 折点处	刺入趾浅、深层肌腱和跖骨间肌,有足底内侧动脉、静脉、神经分支分布	直刺 0.3~0.5cm,可灸
太溪	内踝与跟结节之间凹陷中	有胫后动脉、静脉和胫神经分布	直刺 0.2~0.3cm,可灸

续表

穴名	定位	解剖	刺灸法
复溜	小腿下部内侧,小腿下 1/8 折点处跟腱前缘	有隐动脉、静脉和胫神经分布	直刺 0.2~0.3cm,可灸
曲泽	肘关节内侧近前部凹陷中	刺入臂二头肌后缘,有臂动脉、静脉和正中神经分布	直刺 0.5~1cm,可灸
内关	前臂下 1/6 折点处内侧,桡、尺骨间隙中	刺入腕桡侧屈肌与指浅屈肌腱之间,深达桡、尺骨间,有正中动脉、静脉、神经分布	直刺 0.5~0.8cm,可灸
中冲	第 3 指掌侧顶端正中,距爪根 0.1cm	有指掌侧固有动脉、静脉、神经形成的血管神经网	直刺 0.1~0.2cm,或点刺出血,可灸
关冲	第 4 指尺侧爪根角旁开 0.1cm 处	有指掌侧固有动脉、静脉、神经形成的血管神经网	直刺 0.1~0.2cm 或点刺出血,可灸
外关	前臂下 1/6 折点处外侧,桡、尺骨缝中	刺入指总伸肌与第 4 指固有伸肌之间,有桡动脉、静脉、神经分布	稍向前斜刺 0.3~0.5cm,可灸
四渎	前臂上 1/3 折点处外侧,桡、尺骨缝中	刺入指总伸肌与第 4 指固有伸肌之间,有骨间背侧动脉、静脉和桡神经分布	直刺 0.5~0.8cm,可灸
臑会(抢风)	肩关节后下方,臂骨三角肌隆起后上方凹陷中	刺入三角肌后缘与臂三头肌长头、外侧头交界处,有臂动脉、静脉及桡神经、腋神经分布	直刺 0.5~1cm,可灸
丝竹空	眶上外端处	有眼轮匝肌,颞浅动脉、静脉和面神经颞眶支分布	向外上平刺 0.5~1cm,不灸
瞳子髎	眼外角旁开 0.5cm 处	有眼轮匝肌,颞浅动脉、静脉和面神经颧颞支分布	向外平刺 0.3~0.5cm,不灸
风池	寰椎翼前缘直上方凹陷中	刺入头夹肌、头上斜肌,有枕动脉、静脉和第 1 颈神经分支分布	向后下方斜 0.5~0.8cm,可灸
环跳	股骨大转子与最后荐椎棘突连线后 1/3 折点处	刺入股二头肌、臀浅肌、臀中肌,有臀后动脉、静脉、神经分布	直刺 1~2cm,可灸
阳陵泉	腓骨头下方凹陷中	刺入胫前肌与腓骨长肌中,有胫前动脉、静脉和腓神经分布	直刺 0.3~0.5cm,可灸
阳辅	小腿下 1/4 折点处腓骨头与外踝连线上	刺入趾长伸肌与腓骨长肌之间,有胫前动脉、静脉和腓神经分布	直刺 0.3~0.5cm,可灸
足窍阴	第 4 趾腓侧,爪根角旁开 0.1cm 处	有趾背、跖侧动脉、静脉形成的血管网和趾背侧神经分布	直刺或向后斜刺 0.1~0.3cm,可灸
太冲	第 2 趾胫侧,跖骨头后方凹陷中	有第 2 趾伸肌腱、骨间背侧肌,跖背侧动脉、静脉、神经和足底神经分布	直刺 0.2~0.3cm,可灸
曲泉	股骨内髁后缘凹陷中	刺入缝匠肌与半腱肌、半膜肌的止点之间,有隐动脉、静脉、神经分布	直刺 0.3~0.5cm,可灸
期门	第 6 肋间肋骨与肋软骨交界处	刺入腹内、外斜肌腱膜及腹横肌中,有第 6 肋间动脉、静脉、神经腹侧支分布	斜刺 0.2~0.3cm,可灸
会阴	肛门与阴茎根部(雄性)或阴唇上联合(雌性)之间	刺入坐骨海绵体肌(雄性)或阴门外括约肌(雌性)与肛门外括约肌之间,有会阴动脉、静脉、神经分布	直刺 0.3~0.5cm,可灸

续表

穴名	定位	解剖	刺灸法
中脘	腹中线上,脐与剑状软骨连线中点处	刺入腹白线,有第7、第8肋间神经腹支和腹壁前动脉、静脉分支分布	直刺0.3~0.5cm,可灸
膻中	胸正中线上,平第4肋间隙处约当胸骨后1/3折点处	刺入两侧胸肌交界处,有胸外动脉、静脉,胸肌神经和第4肋间神经腹支分布	平刺0.3~0.5cm,可灸
承浆	下唇正中有毛无毛交界处	刺入口轮匝肌下缘,有下唇动脉、静脉和下颌神经的颏神经分布	斜刺0.2~0.3cm,可灸
长强(后海)	尾根与肛门之间的凹陷中	刺入肛门外括约肌与尾肌之间的疏松结缔组织中,有阴部内动脉、静脉及阴部神经、直肠后神经分布	稍向前上方刺入2~3cm,可施穴位注射或埋线,可灸
腰俞	背中线上,第4腰椎与第1尾椎棘突间	刺入荐尾棘上韧带、棘间肌,有荐尾神经和髂内、荐中动脉、静脉分布	直刺0.2~0.3cm,可灸
腰阳关	背中线上第4、第5腰椎棘突间	刺入腰背筋膜、腰棘上韧带、棘间韧带,有第4腰神经和腰动脉、静脉背侧支分布	直刺0.2~0.3cm,可灸
命门	背中线上,第2、第3腰椎棘突间	刺入腰背筋膜、棘上韧带、棘间韧带,有第2腰神经和腰动脉、静脉背支分布	直刺0.2~0.3cm,可灸
筋缩	背中线上,第9、第10胸椎棘突间	刺入腰背筋膜、棘上韧带、棘间韧带,有第9胸神经和肋间动脉、静脉背支分布	顺棘突间斜刺0.5~0.8cm,可灸
至阳	背中线上,第7、第8胸椎棘突间	刺入腰背筋膜、棘上韧带、棘间韧带,有第7胸神经和肋间动脉、静脉背支分布	顺棘突方向斜刺0.5~1cm,可灸
身柱	背中线上,第3、第4胸椎棘突间	刺入腰背筋膜、棘上韧带、棘间韧带,有第3胸神经和肋间动脉、静脉背支分布	顺棘突方向斜刺0.5~1cm,可灸
陶道	背中线上,第1、第2胸椎棘突间	刺入腰背筋膜、棘上韧带、棘间韧带,有第1胸神经和肋间动脉、静脉背支分布	顺棘突方向斜刺0.5~1cm,可灸
大椎	背中线上,第7颈椎与第1胸椎棘突间	刺入棘上韧带、棘间韧带,有第8颈神经背支和颈上动脉、静脉分布	顺棘突方向直刺1~1.5cm,可灸
风府(天门)	枕骨顶嵴后方,枕寰关节背侧凹陷中	刺入项韧带及两侧夹肌、头半棘肌之间,有颈外动脉、静脉和第1颈神经背支分布	压头,直刺0.8~1cm,不宜深刺,禁灸
水沟(山根)	鼻下唇裂上端正中处	有口轮匝肌,上唇动脉、静脉和眶下神经的分支	向上斜刺0.2~0.3cm或三棱针点刺
太阳	外眼角后上方颞窝中	深部有颞深神经和颞浅动脉、静脉	直刺0.2~0.3cm
耳尖	耳尖背侧血管上	刺入耳郭后静脉	点刺出血
顺气	上腭褶前方,门齿后缘2mm处,两侧鼻腭管开口处	刺入鼻腭管中	用三棱针或细草茎涂油后插入1~1.5cm,剪其外露部分后留置其中
百会(十七椎)	第7腰椎与第1荐椎棘突间	刺入腰背筋膜、棘上韧带、棘间韧带,有腰动脉、静脉、神经背支分布	直刺0.5~1cm,可灸
尾尖(回气)	尾末端	有尾动脉、静脉、神经分布	点刺出血或直刺0.5~1cm

续表

穴名	定位	解剖	刺灸法
催情	髋结节内侧前缘与第6腰椎横突后缘间	刺入背最长肌,有第6腰动脉、静脉、神经背支分布	向后内方刺入3~4cm,针尖达卵巢附近,最好用电针
乳基(乳根)	每个乳头外侧缘	刺入乳腺筋膜,深部为乳腺组织,有乳动脉、静脉、神经网	向内斜刺0.2~0.3cm
肘俞	肘窝中关节外侧鹰嘴前方凹陷中	刺入肱三头肌、肘肌,有肱动脉、静脉及尺神经分布	直刺0.3~0.5cm
指间(八邪)	第1~5指间缝纹端	刺入指部肌肉达掌骨头之间,有掌背侧总动脉、静脉及指背侧神经和尺神经背支分布	向掌骨间平刺0.3~0.5cm
趾间(八风)	第2~5趾间缝纹端	刺入趾部肌肉达跖骨头之间,有趾背侧动脉、静脉、神经分布	向跖骨间平刺0.3~0.5cm

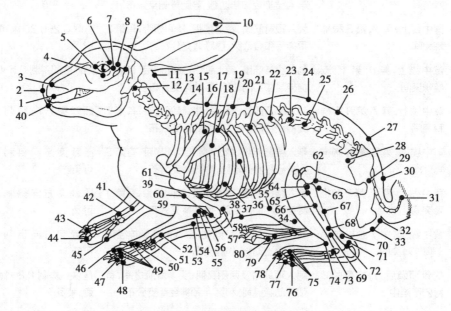

附图3 家兔的常用穴位

1.顺气 2.山根 3.迎香 4.承泣 5.睛灵 6.丝竹空 7.瞳子髎 8.太阳 9.听宫 10.耳尖 11.天门 12.风池 13.大椎 14.陶道 15.肺俞 16.身柱 17.天宗 18.心俞 19.至阳 20.筋缩 21.肝俞 22.脾俞 23.三焦俞 24.命门 25.肾俞 26.阳关 27.百会 28.催情 29.环跳 30.尾根 31.尾尖 32.后海 33.会阴 34.中脘 35.天枢 36.大包 37.期门 38.乳基 39.膻中 40.承浆 41.内关 42.神门 43.少冲 44.中冲 45.少商 46.商阳 47.关冲 48.少泽 49.指间 50.合谷 51.阳谷 52.外关 53.四渎 54.前三里 55.少海 56.曲池 57.曲泽 58.肘俞 59.尺泽 60.臂臑 61.抢风 62.曲泉 63.委中 64.阳陵泉 65.后三里 66.上巨虚 67.丰隆 68.阳辅 69.三阴交 70.复溜 71.昆仑 72.太溪 73.商丘 74.追风 75.趾间 76.至阴 77.足窍阴 78.厉兑 79.涌泉 80.太冲

四、常用猕猴穴位及图谱

穴名	定位	解剖	刺灸法
百会	顶骨正中	皮下有第3、第4颈脊神经分布、枕小神经及颈外动脉、静脉分支分布	平刺0.5~1寸,可灸
神庭	前额发际直上0.5寸	皮下有腱膜下疏松组织。有滑车上神经和额动静脉的分支等	平刺0.3~0.5寸
膻中	脐中央	在腹中线上,皮下有腹壁浅动脉、静脉分支和腹壁下动脉、静脉及第12胸椎到第2腰椎节段脊神经发出的腹壁神经分布	平刺0.3~0.5寸,可灸
印堂	在头部,两眉毛内侧端中间的凹陷中	有滑车上神经和额动静脉的分支等	平刺0.5~1寸
瞳子髎	目外眦外侧约0.5寸,眶骨外缘凹陷中	有眼轮匝肌、深层为颞肌;颧眶动、静脉分布处,有颧面神经和颧颞神经,面神经的额颞支	直刺或平刺0.3~0.5寸,不灸
头维	在头部,额角发际直上约0.5寸,头正中线旁开约4.5寸	皮下有颞肌上缘的帽状腱膜、颅骨外膜。有耳颞神经的颞支,颞浅动静脉的额支等	向后平刺0.5~0.8寸
风池	在颈后区,枕骨之下,胸锁乳突肌上端与斜方肌上端之间的凹陷中	皮下有斜方肌、胸锁乳突肌、头夹肌等,枕小神经、枕动静脉分支	向鼻尖方向斜刺0.8~1.2寸,可灸
风府	在颈后区,枕外隆凸直下,两侧斜方肌之间凹陷中	皮下有项韧带、左右斜方肌肌腱之间,枕大神经和第3枕神经的分支及枕动静脉分支,深层有枕下神经等	向下颌方向缓慢刺入0.5~1寸,禁灸
阳白	在头部,眉上约1寸,瞳孔直上	眶上神经外侧支和眶上动静脉外侧支	平刺0.3~0.5寸
承泣	在面部,眼球与眶下缘之间,瞳孔直下	皮下为眼轮匝肌、颧眶肌。浅层有颧神经、眶下神经分支、面神经颧支。深层有面动静脉分支等	于眶下缘和眼球之间缓慢直刺0.5~1寸
四白	在面部,眶下孔处	皮下为眼轮匝肌、颧眶肌、提上唇肌。浅层有颧神经、眶下神经分支、面神经颧支。深层有眶下动静脉和神经分布等	直刺0.3~0.5寸
巨髎	目正视,瞳孔直下,平鼻翼下缘处,鼻唇沟的外侧	有面动、静脉及眶下动、静脉;有面神经及眶下神经的分支	直刺0.5~0.8寸
地仓	口角旁约0.4寸,上直对瞳孔	在口轮匝肌中,深层为颊肌;有面动、静脉;有面神经和眶下神经分支,深层为颊神经的末支	斜刺或平刺0.5~0.8寸
颊车	在下颌角前上方约1寸处,按之凹陷处,当咀嚼时咬肌隆起最高点处	有咬动、静脉;布有耳大神经、面神经分支及咬肌神经	直刺0.3~0.5寸
下关	在耳屏前,下颌骨髁状突前方,当颧弓与下颌切迹所形成的凹陷中,闭口有孔,张口即闭,宜闭取穴	为咬肌的起始部;有面横动、静脉,深处为上颌动、静脉。下颌神经分布	直刺或斜刺0.5~1寸

续表

穴名	定位	解剖	刺灸法
听会	耳屏间切迹前，下颌骨髁状突后缘，张口凹陷处	颞浅动脉耳前支，深部为颈外动脉和面后静脉。有耳大神经和面神经分布	张口，直刺 0.5~1 寸
上关	下关穴直上，颧弓上缘凹陷处	有颧眶动、静脉；有面神经颧眶支及三叉神经小分支	直刺 0.5~1 寸
迎香	在面部，鼻翼外缘中点旁，鼻唇沟中	皮下为颊肌、提上唇肌。浅层有上颌神经的眶下神经分支。深层有颊囊、面神经颊支等	平刺或斜刺 0.3~0.5 寸
水沟	人中沟的上 1/3 与下 2/3 交点处	皮下为提鼻唇肌及口轮匝肌，有三叉神经的鼻外神经及面神经、颊肌神经，上唇动脉、静、脉及颌外动脉、静脉分布等	向上斜刺 0.3~0.5 寸
膻中	腹正中线上，平第 4 与第 5 肋间	在胸骨正中线上，有肋间动脉、静脉及第 4 肋间神经前支分布	平刺 0.3~0.5 寸，可灸
中脘	在上腹部，脐中上约 4 寸，前正中线上	皮下为壁腹膜，主要为第 8 胸神经分支	直刺 1~1.5 寸，可灸
神阙	脐中央	在腹中线上，皮下有腹壁浅动脉、静脉分支和腹壁下动脉、静脉及第 12 胸椎到第 2 腰椎节段脊神经发出的腹壁神经分布	禁刺，宜灸
天枢	在腹部，横平脐中，前正中线旁开约 2 寸之间凹陷中	皮下有腹直肌。腹壁浅静脉、腹壁上动静脉分支等	直刺 1~1.5 寸，可灸
关元	在下腹部，脐中下约 3 寸，前正中线上	髂腹下神经的前皮支和腹壁浅动静脉分支等	直刺 1~2 寸，可灸
中极	在下腹部，脐中下约 4 寸，前正中线上	髂腹下神经的前皮支和腹壁浅动静脉分支等	直刺 1~1.5 寸
大椎	第 7 颈椎与第 1 胸椎间，背部正中	皮下有棘间肌及棘间韧带，下有第 8 颈神经及第 1 胸神经后支分布，有锁骨下动脉分支、颈横动脉分支供应血液	斜刺 0.5~1 寸，可灸
肺俞	脊柱区，第 3 胸椎棘突下，后正中线旁开约 1.5 寸	皮下为竖脊肌，3、4 胸神经分支及肋间后动静脉分支等	斜刺 0.5~0.8 寸，可灸
心俞	在脊柱区，第 5 胸椎棘突下，后正中线旁开约 1.5 寸	皮下为竖脊肌，5、6 胸神经分支及肋间后动静脉分支等	斜刺 0.5~0.8 寸，可灸
肝俞	在脊柱区，第 9 胸椎棘突下，后正中线旁开约 1.5 寸	皮下为竖脊肌，9、10 胸神经分支及肋间后动静脉分支等	斜刺 0.5~0.8 寸，可灸
脾俞	在脊柱区，第 11 胸椎棘突下，后正中线旁开约 1.5 寸	皮下为竖脊肌，11、12 胸神经分支及肋间后动静脉分支等	直刺 0.5~1 寸，可灸
肾俞	在脊柱区，第 2 腰椎棘突下，后正中线旁开约 1.5 寸	皮下为竖脊肌，2、3 腰神经分支及腰动静脉分支等	直刺 0.5~1 寸，可灸
次髎	正对第 2 骶后孔中	第 2 骶后孔，浅层有臀中皮神经，深层有第 2 骶神经和骶外侧动静脉的后支	直刺 1~1.5 寸
命门	在脊柱区，第 2 腰椎棘突下凹陷中，后正中线上	主要为第 2 腰神经分支及伴行动静脉分支等	直刺 0.5~1 寸，可灸

续表

穴名	定位	解剖	刺灸法
尺泽	在肘区,肘横纹上,肱二头肌腱桡侧缘凹陷中	皮下主要为肱肌、肱桡肌,前臂外侧皮神经、桡神经、桡侧副动静脉前支等	直刺 0.8~1.2,可灸
曲泽	在肘前区,肘横纹上,肱二头肌腱的尺侧缘凹陷中	肘正中静脉、前臂内侧皮神经等,肱动静脉、尺侧返动、静脉的掌侧支与尺侧下副动静脉前支构成动静脉网等	直刺 1~1.5 寸,可灸
曲池	桡骨近端的关节外侧前方的凹陷中	在腕桡侧伸肌与指总伸肌之间,有桡神经及正中动脉、静脉分布	直刺 1.0~1.5 寸,可灸
少海	屈肘,当肘横纹内侧端与肱骨内上髁连线的中点处	有旋前圆肌、肱肌;有前臂内侧皮神经,前方有正中神经分布	向桡侧直刺 0.5~1 寸,可灸
小海	屈肘,当尺骨鹰嘴与肱骨内上髁之间的凹陷处	尺神经沟中,为尺侧腕屈肌的起始部。有前臂内侧皮神经、尺神经本干	直刺 0.3~0.5 寸
手三里	肘横纹下约 2 寸	桡侧腕长伸肌和桡侧腕短伸肌,肱桡肌,桡神经、桡侧返动静脉和桡侧副动静脉间的吻合支	直刺 0.8~1.2 寸,可灸
偏历	屈肘,在阳溪穴与曲池穴连线上,腕横纹上约 3 寸处	在桡骨远端,桡侧腕伸肌腱与拇长展肌腱之间。有头静脉。掌侧为前臂外侧皮神经和桡神经浅支,背侧为前臂背侧皮神经和前臂骨间背侧神经	直刺或斜刺 0.5~0.8 寸
支沟	腕背侧横纹上约 3 寸处,尺骨与桡骨正中间	在桡骨与尺骨之间,指总伸肌和拇长伸肌之间。有前臂背侧皮神经,深层有前臂骨间背侧神经及掌侧神经	直刺 0.5~1 寸
内关	在前肢前区,腕掌侧远端横纹上约 2 寸,掌长肌腱与桡侧腕屈肌腱之间	皮下主要为桡侧腕屈肌腱、掌长肌腱、指浅屈肌、指深屈肌等,前臂内侧皮神经、前臂外侧皮神经分支和前臂正中静脉等	直刺 0.5~1 寸,可灸
外关	在前肢后区,腕背侧远端横纹上约 2 寸,尺骨与桡骨间隙中点	皮下主要为拇长伸肌和食指伸肌,前臂后皮神经,骨间后动静脉和骨间后神经	直刺 0.5~1 寸,可灸
通里	腕横纹上约 1 寸,尺侧腕屈肌腱的桡侧缘	尺侧腕屈肌腱与指浅屈肌之间,深层为指深屈肌;有尺动脉通过,有前臂内侧皮神经,尺侧为尺神经	直刺 0.3~0.5 寸
合谷	在手背部,第二掌骨桡侧的中点处	第 1 骨间背侧肌、拇收肌等,有桡神经浅支、手背静脉网桡侧部和第 1 掌背动静脉分支等	直刺 0.5~1 寸,可灸
列缺	桡骨茎突上方,腕横纹上 1.5 寸,当肱桡肌与拇长展肌腱之间	肱桡肌腱与拇长展肌腱之间,桡侧腕长伸肌腱内侧;有头静脉,桡动、静脉分支	斜刺 0.3~0.5 寸
神门	在腕前区,腕掌侧远端横纹尺侧端,尺侧屈腕肌腱的桡侧缘	皮下为尺侧腕屈肌腱的桡侧缘,前臂内侧皮神经、尺神经掌支,尺动静脉和尺神经	直刺 0.3~0.5 寸
太渊	桡骨茎突与舟状骨之间,腕掌侧远端横纹的桡侧,桡动脉搏动处	皮下主要为桡侧腕肌腱与掌长拇肌腱之间,前臂外侧皮神经、桡神经,桡侧副动静脉前支等	直刺 0.3~0.5 寸
阳谷	腕背横纹尺侧端,当尺骨茎突与三角骨之间的凹陷处	当尺侧腕伸肌腱的尺侧缘,有腕背动脉,尺神经手背支	直刺 0.3~0.5 寸

穴名	定位	解剖	刺灸法
后溪	第5掌指关节尺侧近端赤白肉际凹陷中	尺神经掌支和皮下浅静脉等。深层有小指尺掌侧固有动静脉和指掌侧固有神经	直刺0.5~0.8寸
劳宫	横平第3掌指关节近端,第2、3掌骨之间偏于第3掌骨	浅层分布有正中神经的掌支和手掌侧静脉网。深层有指掌侧总动脉,正中神经的指掌侧固有神经	直刺0.3~0.5寸
鱼际	第1掌骨中点桡侧,赤白肉际处	拇短展肌和拇指对掌肌;前臂外侧皮神经和桡神经浅支混合支	直刺0.5~0.8寸
环跳	在臀区,股骨大转子最凸点与骶管裂孔连线的外1/3与内2/3交点处	皮下为坐骨神经、臀大肌、股方肌。臀上皮神经,深层有坐骨神经、臀下神经、股后皮神经等	直刺2~3寸,可灸
阳陵泉	在小腿外侧,腓骨头前下方凹陷中	腓骨长肌,趾长伸肌,腓肠外侧皮神经,膝下外侧动静脉的分支或属支和腓总神经分支等	直刺1~1.5寸,可灸
阴陵泉	在后肢下部内侧,胫骨内侧髁下缘与胫骨内侧缘之间的凹陷中	半腱肌、腓肠肌内侧头,隐神经的小腿内侧皮支,大隐静脉的属支等	直刺1~2寸,可灸
足三里	在后肢下部外侧,犊鼻(ST35)下约42mm,胫骨外一横指处	皮下主要为胫骨后肌,腓肠外侧皮神经、胫前动静脉分支等	直刺1~2寸,可灸
丰隆	在后肢下部外侧,外踝尖上约8寸,胫骨前肌的外缘	皮下主要为胫骨后肌,腓肠外侧皮神经、胫前动静脉分支等	直刺1.0~1.5寸,可灸
蠡沟	在后肢下部内侧,内踝尖上约5寸,胫骨内侧面的中央	胫骨内侧面下1/3处。后有大隐静脉,有隐神经前肢	平刺0.5~0.8寸
三阴交	在后肢下部内侧,内踝尖上约3寸,胫骨内侧缘后际	趾长屈肌、胫骨后肌、长屈肌等。隐神经的小腿内侧皮支,大隐静脉的属支等	直刺1~1.5寸,可灸
悬钟	外踝高点上约3寸,腓骨前缘	有胫前动、静脉分支,有腓浅神经	直刺0.5~0.8寸,可灸
昆仑	在踝区,外踝尖与跟腱之间的凹陷中	腓肠神经和小隐静脉,腓动静脉的分支和属支等	直刺0.5~0.8寸,可灸
申脉	在踝区,外踝尖直下,外踝下缘与跟骨之间凹陷中	腓骨长肌腱、腓骨短肌腱,小隐静脉、腓肠神经的分支和外踝前动静脉	直刺0.3~0.5寸,可灸
照海	在踝区,内踝尖下约1寸,内踝下缘边际凹陷中	隐神经的小腿内侧皮支,大隐静脉的属支等。跗内侧动静脉分支等	直刺0.5~0.8寸,可灸
太溪	内踝高点与跟腱后缘连线的中点凹陷处	皮下有胫后动、静脉分布;布有小腿内侧皮神经,当胫神经经过处	直刺0.5~1.5寸,可灸
太冲	在足背,第1、2跖骨间,跖骨底结合部前方凹陷中,或触及动脉搏动	足背静脉网、足背内侧皮神经,腓深神经等	直刺0.5~1寸,可灸

穴名	定位	解剖	刺灸法
涌泉	屈足卷趾时足心最凹陷处	浅层有足底内侧神经分支,深层有第2趾足底总神经和第2趾足底总动静脉	直刺0.5~1寸,可灸
至阴	足小趾外侧趾甲根角旁约0.1寸	趾背动脉及趾跖侧固有动脉形成的动脉网。有足背外侧皮神经分布	浅刺0.1~0.5寸,可灸
长强	尾根与肛门之间的凹陷处	皮下有肛外括约肌及耻尾肌,有阴部神经及阴部动脉、静脉分布	斜刺,针尖向上与骶骨平行刺入0.5~1寸,可灸

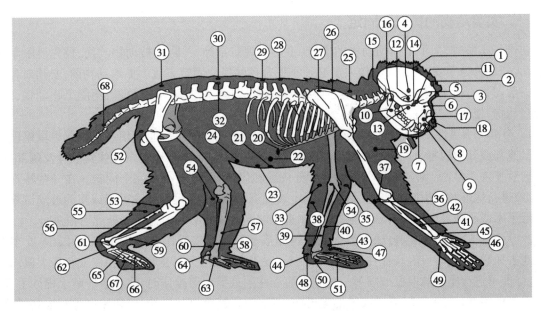

附图4 猕猴的常用穴位

1.百会 2.神庭 3.印堂 4.头维 5.阳白 6.承泣 7.四白 8.巨髎 9.地仓 10.颊车 11.瞳子髎 12.上关 13.下关 14.听会 15.风池 16.风府 17.迎香 18.水沟 19.膻中 20.中脘 21.神阙 22.天枢 23.关元 24.中极 25.大椎 26.肺俞 27.心俞 28.肝俞 29.脾俞 30.肾俞 31.次髎 32.命门 33.尺泽 34.曲池 35.曲谷 36.少海 37.小海 38.手三里 39.内关 40.偏历 41.外关 42.支沟 43.通里 44.列缺 45.阳谷 46.合谷 47.神门 48.太渊 49.后溪 50.鱼际 51.劳宫 52.环跳 53.阳陵泉 54.阴陵泉 55.足三里 56.丰隆 57.蠡沟 58.三阴交 59.悬钟 60.复溜 61.昆仑 62.申脉 63.照海 64.太溪 65.太冲 66.涌泉 67.至阴 68.长强

附录六 动物实验基本技术

一、实验动物的抓取和固定

在进行实验时,为了不损伤动物的健康,不影响观察指标,并防止被动物咬伤,首先要限制动物的活动,使动物处于安静状态,工作人员必须掌握合理的抓取固定方法。抓取动物前,必须对各种动物的一般习性有所了解。操作时要小心仔细、大胆敏捷、熟练准确、不能粗暴,不能恐吓动物,同时,要爱惜动物,使动物少受痛苦。

1. 小鼠 小鼠性情较温顺,一般不会咬人,比较容易抓取固定。通常用右手提起小鼠尾巴将其放在鼠笼盖或其他粗糙表面上,在小鼠向前挣扎爬行时,用左手拇指和食指捏住其双耳及颈部皮肤,将小鼠置于左手掌心、无名指和小指夹其背部皮肤和尾部,即可将小鼠完全固定。在一些特殊的实验中,如进行尾静脉注射时,可使用特殊的固定装置进行固定,如尾静脉注射架或粗的玻璃试管。如要进行手术或心脏采血应先行麻醉再操作,如进行解剖实验则必须先行无痛处死后再进行。

2. 大鼠 门齿长,抓取方法不当而受到惊吓或激怒时易将操作者手指咬伤,所以,不要突然袭击式地去抓它,取用时应轻轻抓住其尾巴后提起,置于实验台上,用玻璃钟罩扣住或置于大鼠固定盒内,这样即可进行尾静脉取血或注射。如要做腹腔注射或灌胃等操作时,实验者应戴上棉纱手套(有经验者也可不戴),右手轻轻抓住大鼠的尾巴向后拉,但要避免抓其尖端,以防尾巴尖端皮肤脱落,左手抓紧鼠两耳和头颈部的皮肤,并将大鼠固定在左手中,右手即可进行操作。

3. 家兔 家兔比较驯服,不会咬人,但脚爪较尖,应避免家兔在挣扎时抓伤皮肤。常用的抓取方法是先轻轻打开笼门,勿使其受惊,随后手伸入笼内,从头前阻拦它跑动。然后一只手抓住兔的颈部皮毛,将兔提起,用另一只手托其臀,或用手抓住背部皮肤提起来,放在实验台上,即可进行采血、注射等操作。因家兔耳大,故人们常误认为抓其耳可以提起,或有人用手挟住其腰背部提起均为不正确的操作。在实验工作中常用兔耳采血、静脉注射等,所以家兔的两耳应尽量保持不受损伤。家兔的固定方法有盒式固定和台式固定。盒式固定适用于采血和耳部血管注射,台式固定适用于测量血压、呼吸和进行手术操作等。

4. 豚鼠 豚鼠胆小易惊,抓取时必须稳、准、迅速。先用手掌扣住鼠背,抓住其肩胛上方,将手张开,用手指环握颈部,另一只手托住其臀部,即可轻轻提起、固定。

5. 蟾蜍 抓取蟾蜍时,可先在蟾蜍体部包一层湿布,用左手将其背部贴紧手掌固定,把后肢拉直,并用左手的中指、无名指及小指夹住,前肢可用拇指及食指压住,右手即可进行实验操作。抓取蟾蜍时不要挤压两侧耳部突起的毒腺,以免蟾蜍将毒液射到使用者眼睛里。需要长时间固定时,可将蟾蜍麻醉或毁脑脊髓后,用大头针钉在蛙板上。

6. 狗 用狗做实验时,为防止其咬伤操作人员,一般先将狗嘴绑住。对实验用狗,如比格狗或驯服的狗,绑嘴时操作人员可从其侧面靠近并轻轻抚摸颈部皮毛,然后迅速用布带绑住狗嘴;对家养的笨狗或未经驯服的狗,先用长柄捕狗夹夹住狗的颈部,将狗按倒在地,再绑嘴。如果实验需要麻醉,可先使动物麻醉后再移去狗夹。当狗麻醉后,要松开绑嘴布带,以免影响呼吸。

二、实验动物的编号和分组

(一) 编号

实验动物常需要标记以示区别。编号的方法很多,根据动物的种类数量和观察时间长短等因素来选择合适的标记方法。

1. 挂牌法　将号码烙压在圆形或方形金属牌上(最好用铝或不锈钢的,它可长期使用不生锈),或将号码按实验分组编号烙在栓动物颈部的皮带上,将此颈圈固定在动物颈部。该法适用于狗等大型动物。

2. 打号法　用刺数钳(又称耳号钳)将号码打在动物耳朵上。打号前用蘸有酒精的棉球擦净耳朵,用耳号钳刺上号码,然后在烙印部位用棉球蘸上溶在食醋里的黑墨水擦抹。该法适用于耳朵比较大的兔、狗等动物。

3. 针刺法　用七号或八号针头蘸取少量碳素墨水,在耳部、前后肢以及尾部等处刺入皮下,在受刺部位留有一黑色标记。该法适用于大小鼠、豚鼠等。在实验动物数量少的情况下,也可用于兔、狗等动物。

4. 化学药品涂染动物被毛法

涂染红色:0.5% 中性红或品红溶液。

涂染黄色:3%~5% 苦味酸溶液。

涂染黑色:煤焦油的乙醇溶液。

根据实验分组编号的需要,可用一种化学药品涂染实验动物动物背部被毛就可以。如果实验动物数量较多,则可以选择两种染料。该方法对于实验周期短的实验动物较合适,时间长了染料易退掉;对于哺乳期的子畜也不适合,因母畜容易咬死子畜或把染料舔掉。

5. 剪毛法　该法适用于大、中型动物,如狗、兔等。方法是用剪毛刀在动物一侧或背部剪出号码,此法编号清楚可靠,但只适于短期观察。

6. 打孔或剪缺口法　可用打孔机在兔耳一定位置打一小孔来表示一定的号码。如用剪子剪缺口,应在剪后用滑石粉捻一下,以免愈合后看不出来。该法可以编至 1~9999 号,此种方法常在饲养大量动物时作为终身号采用。

(二) 分组

1. 分组的原则　进行动物实验时,经常需要将选择好的实验动物按研究的需要分成若干组。动物分组应按随机分配的原则,使每只动物都有同等机会被分配到各个实验组与对照组中去,以避免各组之间的差别,影响实验结果,特别是进行准确的统计检验,必须在随机分组的基础上进行。

每组动物数量应按实验周期长短、实验类型及统计学要求而定。如果是慢性实验或需要定期处死动物进行检验的实验,就要求选较多的动物,以补足动物自然死亡和认为处死所丧失的数量,确保实验结束时有合乎统计学要求的动物数量存在。

2. 建立对照组　分组时应建立对照组。

(1)自身对照组:是指实验数据而言。实验动物本身在实验处理前、后两个阶段的各项相关数据就分别是对照组和实验组的实验结果,此法可排除生物间的个体差异。

(2)平行对照组:有正对照组和负对照组两种。给实验组动物某种处理,而给正对照组用同样方法进行处理,但并不采用实验所要求的药物或手段,负对照组则不给任何处理。

(3)具体分组时,应避免人为因素,随机把所有的动物进行编号,然后令其双数为 A 组(实验组),单数为 B 组(对照组)即可或反之。如果要分若干个组时,应该用随机数字表示进行完全随机分组。

三、实验动物的麻醉方法

麻醉(anesthesia)的基本任务是消除实验过程中所至的疼痛和不适感觉,保障实验动物的安全,使动物在实验中服从操作,确保实验顺利进行。

(一) 常用麻醉药

1. 常用局部麻醉剂　普鲁卡因,此药毒性小、见效快,常用于局部浸润麻醉,用时配成0.5%~1%;利多卡因,此药见效快、组织穿透性好,常用1%~2%溶液作为大动物神经干阻滞麻醉,也可用0.25%~0.5%溶液进行局部浸润麻醉。

2. 常用全身麻醉剂

(1)乙醚:乙醚吸入法是最常用的麻醉方法,各种动物都可应用。其麻醉量和致死量相差大,所以其安全度大。但由于乙醚局部刺激作用大,可刺激上呼吸道黏液分泌增加;通过神经反射还可扰乱呼吸、血压和心脏的活动,并且容易引起窒息,在麻醉过程中要注意。但总起来说乙醚麻醉的优点多,如麻醉深度易于掌握,比较安全,而且麻醉后恢复比较快。其缺点是需要专人负责管理麻醉,在麻醉初期出现强烈的兴奋现象,对呼吸道又有较强的刺激作用,因此,需在麻醉前给予一定量的吗啡和阿托品(基础麻醉),通常在麻醉前20~30分钟,皮下注射盐酸或硫酸吗啡(5~10mg/kg)及阿托品(0.1mg/kg)。

盐酸吗啡可降低中枢神经系统兴奋性,提高痛阈,还可节省乙醚用量及避免乙醚麻醉过程中的兴奋期。阿托品可对抗乙醚刺激呼吸道分泌黏液的作用,可避免麻醉过程中发生呼吸道堵塞,或手术后发生吸入性肺炎。

进行手术或使用过程中,需要继续给予吸入乙醚,以维持麻醉状态。慢性实验预备手术的过程中,仍用麻醉口罩给药,而在一般急性使用,麻醉后可以先进行气管切开术,通过气管套管连接麻醉瓶继续给药。在继续给药过程中,要时常检查角膜反射和观察瞳孔大小(如发现角膜反射消失,瞳孔突然放大,应立即停止麻醉。万一呼吸停止,必须立即施行人工呼吸。待恢复自动呼吸后再进行操作。

(2)苯巴比妥钠:此药作用持久,应用方便,在普通麻醉用量情况下对于动物呼吸、血压和其他功能无多大影响。通常在实验前半至一小时用药。使用剂量及方法:狗腹腔注射80~100mg/kg体重,静脉注射70~120mg/kg体重(一般每千克体重给70~80mg即可麻醉,但有的动物要100~120mg才能麻醉,具体用量可根据各个动物的敏感性而定)。兔腹腔注射150~200mg/kg体重。

(3)戊巴比妥钠:此药麻醉时间不很长,一次给药的有效时间可延续3~5小时,所以十分适合一般使用要求。给药后对动物循环和呼吸系统无显著抑制作用,药品价格也很便宜。用时配成1%~3%生理盐水溶液,必要时可加温溶解,配好的药液在常温下放置1~2月不失药效。静脉或腹腔注射后很快就进入麻醉期,使用剂量及方法:狗、猫、兔静脉注射30~35mg/kg体重,腹腔注射40~45mg/kg体重。

(4)硫喷妥钠:为黄色粉末,有硫臭,易吸水。其水溶液不稳定,故必须现用现配,常用浓度为1%~5%。此药作静脉注射时,由于药液迅速进入脑组织,故诱导快,动物很快被麻醉。但苏醒也很快,一次给药的麻醉时效仅维持半至一小时。在时间较长的实验过程中,可重复注射,以维持一定的麻醉深度。此药对胃肠道无副作用,但对呼吸有一定抑制作用,由于其抑制交感神经较副交感神经为强,常有喉头痉挛,因此注射时速度必须缓慢。实验剂量和方法:狗静脉注射20~25mg/kg体重;兔静脉注射7~10mg/kg体重。静脉注射速度以15秒钟注射2ml左右进行。小鼠1%溶液腹腔注射0.1~0.3ml/只;大鼠0.6~0.8ml/只。

(5)巴比妥钠:使用剂量及方法:狗静脉注射225mg/kg体重;兔腹腔注射200mg/kg体重;鼠皮下注射200mg/kg体重。

(6)氨基甲酸乙酯:此药是比较温和的麻醉药,安全度大。多数实验动物都可使用,更适合于小动物。一般用作基础麻醉,如使用全部过程都用此麻醉时,动物保温尤为重要。使用时常配成20%~25% 水溶液,狗、兔静脉、腹腔注射 0.75~1g/kg 体重。但在静脉注射时必须溶在生理盐水中,配成 5% 或 10% 溶液,及每千克体重注射 10~20ml。鼠 1.5~2g/kg 体重,由腹腔注射。

以上麻醉药种类虽较多,但各种动物使用的种类多有所侧重。如做慢性实验的动物常用乙醚吸入麻醉(用吗啡和阿托品作基础麻醉);急性动物实验对狗、猫和大鼠常用戊巴比妥钠麻醉;对家兔和青蛙、蟾蜍常用氨基甲酸乙酯;对大鼠和小鼠常用硫喷妥钠或氨基甲酸乙酯麻醉。

(二)麻醉方法

1. 全身麻醉　麻醉药经呼吸道吸入或静脉、肌内注射,产生中枢神经系统抑制,呈现神志消失,全身不感疼痛,肌肉松弛和反射抑制等现象,这种方法称全身麻醉。其特点为抑制深浅与药物在血液内的浓度有关,当麻醉药从体内排出或在体内代谢破坏后,动物逐渐清醒,不留后遗症。

(1)吸入麻醉法:麻醉药以蒸气或气体状态经呼吸道吸入而产生麻醉者,称吸入麻醉,常用乙醚作为麻醉药。吸入法对多数动物有良好的麻醉效果,其优点是易于调节麻醉的深度和较快终止麻醉,缺点是中、小型动物较适用,对大型动物如狗的吸入麻醉操作复杂,通常不用。

具体方法是使用乙醚麻醉兔及大小鼠时,可将动物放入玻璃麻醉箱内,把装有浸润乙醚棉球的小烧杯放入麻醉箱,然后观察动物。开始动物自主活动,不久动物出现异常兴奋,不停地挣扎,随后排出大小便。渐渐地动物由兴奋转为抑制,倒下不动,呼吸变慢。如动物四肢紧张度明显降低,角膜反射迟钝,皮肤痛觉消失,则表示动物已进入麻醉,可行手术和操作。在实验过程中应随时观察动物的变化,必要时把乙醚烧杯放在动物鼻部,以维持麻醉的时间与深度。

(2)注射麻醉法:常用的麻醉药有戊巴比妥钠、硫喷妥钠、氨基甲酸乙酯等。

大、小鼠和豚鼠常采用腹腔注射法进行全身麻醉。狗、兔等动物既可腹腔注射给药,也可静脉注射给药。在麻醉兴奋期出现时,动物挣扎不安,为防止注射针滑脱,常用吸入麻醉法进行诱导,待动物安静后再行腹腔或静脉穿刺给药麻醉。

在注射麻醉药物时,先用麻醉药总量的 2/3,密切观察动物生命体征的变化,如已达到所需麻醉的程度,余下的麻醉药则不用,避免麻醉过深抑制延脑呼吸中枢导致动物死亡。

2. 动物局部麻醉方法　用局部麻醉药阻滞周围神经末梢或神经干、神经节、神经丛的冲动传导,产生局部性的麻醉区,称为局部麻醉。其特点是动物保持清醒,对重要器官功能干扰轻微,麻醉并发症少,是一种比较安全的麻醉方法。适用于大中型动物各种短时间内的实验。

局部麻醉操作方法很多,可分为表面麻醉、局部浸润麻醉、区域阻滞麻醉以及神经干(丛)阻滞麻醉。

(1)表面麻醉:利用局部麻醉药的组织穿透作用,透过黏膜,阻滞表面的神经末梢,称表面麻醉。在口腔及鼻腔黏膜、眼结膜、尿道等部位手术时,常把麻醉药涂敷、滴入、喷于表面上,或尿道灌注给药,使之麻醉。

(2)区域阻滞麻醉:在手术区四周和底部注射麻醉药阻断疼痛的向心传导,称区域阻断麻醉。常用药为普鲁卡因。

(3)神经干(丛)阻滞麻醉:在神经干(丛)的周围注射麻醉药,阻滞其传导,使其所支配的区域无疼痛,称神经干(丛)阻滞麻醉。常用药为利多卡因。

(4)局部浸润麻醉:沿手术切口逐层注射麻醉药,靠药液的张力弥散,浸入组织,麻醉感觉神经末梢,称局部浸润麻醉。常用药为普鲁卡因。在施行局部浸润麻醉时,先固定好动物,用 0.5~1% 盐酸普鲁卡因皮内注射,使局部皮肤表面呈现一橘皮样隆起,称皮丘,然后从皮丘进针,向皮下分层注射,在扩大浸润范围时,针尖应从已浸润过的部位刺入,直至要求麻醉区域的皮肤都浸润为止。每次注射时,必须先抽注射器,以免将麻醉药注入血管内引起中毒反应。

（三）使用全身麻醉剂的注意事项

给动物施行麻醉术时,一定要注意方法的可靠性,根据不同的动物选择合适的方法,特别是较贵重的大型动物。

1. 麻醉剂的用量,除参照一般标准外,还应考虑个体对药物的耐受性不同,而且体重与所需剂量的关系也并不是绝对成正比的。一般说,衰弱和过胖的动物,其单位体重所需剂量较小,在使用麻醉剂过程中,随时检查动物的反应情况,尤其是采用静脉注射,绝不可将按体重计算出的用量匆忙进行注射。

2. 动物在麻醉期体温容易下降,要采取保温措施。

3. 静脉注射必须缓慢,同时观察肌肉紧张、角膜反射和对皮肤夹捏的反应,当这些活动明显减弱或消失时,应立即停止注射。配制的药液浓度要适中不可过高,以免麻醉过急;但也不能过低,以减少注入溶液的体积。

4. 做慢性实验时,在寒冷冬季,麻醉剂在注射前应加热至动物体温水平。

（四）实验动物用药量的确定及计算方法

1. 动物给药量的确定　观察一种药物对实验动物的作用时,一个重要的问题就是给动物用多大的剂量较合适。剂量太小,作用不明显,剂量太大,又可能引起动物中毒致死。可以按下述方法确定剂量:

（1）先用少量小鼠粗略地探索中毒剂量或致死剂量,然后用小于中毒量的剂量,或取致死量的若干分之一作为应用剂量,一般可取 1/10~1/5。

（2）植物药粗制剂的剂量多按生药折算。

（3）化学药品可参考化学结构相似的已知药物,特别是化学结构和作用都相似的剂量。

（4）确定剂量后,如第一次用药的作用不明显,动物也没有中毒的表现,可以加大剂量再次实验。如出现中毒现象,作用也明显,则应降低剂量再次实验。在一般情况下,在适宜的剂量范围内,药物的作用常随剂量的加大而增强。所以有条件时,最好同时用几个剂量做实验,以便迅速获得关于药物作用的较完整的资料。如实验结果出现剂量与作用强度之间毫无规律时,则更应慎重分析。

（5）用大动物进行实验时,防止动物中毒死亡,开始的剂量可采用鼠类的 1/15~1/2,以后可根据动物的反应调整剂量。

（6）确定动物给药剂量时,要考虑给药动物的年龄大小和体质强弱。一般说确定的给药剂量是指成年动物的,如是幼龄动物,剂量应减小。如以狗为例:6 个月以上的狗给药剂量为 1 份时,3~6 个月的给 1/2 份,45~89 日的给 1/4 份,20~44 日的给 1/8 份,10~19 日的给 1/16 份。

（7）确定动物给药剂量时,要考虑因给药途径不同,所用剂量也不同。以口服量为 100 时,皮下注射量为 30~50,肌内注射量为 20~30,静脉注射量为 25。

2. 人与动物的用药量换算方法　人与动物对同一药物耐受性不同,一般动物的耐受性要比人大,单位体重的用药量动物比人要高。必须将人的用药量换算成动物的用药量。一般可按下列比例换算:

人用药量:1。

小鼠、大鼠:50~100。

兔、豚鼠:15~20。

狗、猫:5~10。

以上系按单位体重口服用药量换算。如给药途径为静脉、皮下、腹腔注射,换算比例应适当减小些。

四、实验动物的除毛、给药方法

(一) 实验动物的除毛

在动物实验中,被毛有时会影响实验操作与观察,因此必须除去。除去被毛的方法有剪毛、拔毛、剃毛和脱毛等。

1. 剪毛法 剪毛法是将动物固定后,先用蘸有水的纱布把被毛浸湿,再用剪毛剪刀紧贴皮肤剪去被毛。不可用手提起被毛,以免剪破皮肤。剪下的毛应集中放在一容器内,防止到处飞扬。给狗、羊等动物采血或新生乳牛放血制备血清常用此法。

2. 拔毛法 是用拇指和食指拔去被毛的方法。在兔耳缘静脉注射或尾静脉注射时常用此法。

3. 剃毛法 是用剃毛刀剃去动物被毛的方法。如动物被毛较长,先要用剪刀将其剪短,再用刷子蘸温肥皂水将剃毛部位浸透,然后再用剃毛刀除毛。本法适用于暴露外科手术区。

4. 脱毛法 是用化学药品脱去动物被毛的方法。首先将被毛剪短,然后用棉球蘸取脱毛剂,在所需部位涂一薄层,2~3 分钟后用温水洗去脱落的被毛,用纱布擦干,再涂一层油脂即可。

适用于狗等大动物的脱毛剂配方:硫化钠 10g,生石灰 15g,溶于 100ml 水中。

适用于兔、鼠等动物的脱毛剂的配方:

(1)硫化钠 3g,肥皂粉 1g,淀粉 7g,加适量水调成糊状。

(2)硫化钠 8g,淀粉 7g,糖 4g,甘油 5g,硼砂 1g,加水 75ml。

(3)硫化钠 8g 溶于 100ml 水中。

(二) 实验动物的给药

在动物实验中,为了观察药物对机体功能、代谢及形态引起的变化,常需要将药物注入动物体内。给药的途径和方法多种多样,可根据实验目的、实验动物种类和药物剂型、剂量等情况确定。

1. 注射给药法

(1)皮下注射:注射时用左手拇指及食指轻轻捏起皮肤,右手持注射器将针头刺入,固定后即可进行注射。一般小鼠在背部或前肢腋下,大鼠在背部或侧下腹部;豚鼠在后大腿内侧、背部等脂肪少的部位;兔在背部或耳根部注射;蛙可在脊背部淋巴囊注射;狗多在大腿外侧注射,拔针时,轻按针孔片刻,防药液溢出。

(2)皮内注射:此法用于观察皮肤血管的通透性变化或观察皮内反应。如将一定量的放射性同位素溶液、颜料或致炎物质、药物等注入皮内,观察其消失速度和局部血液循环变化,作为皮肤血管通透性观察指标之一。方法是将动物注射部位的毛剪去,消毒后,用皮试针头紧贴皮肤皮层刺入皮内,然后使针头向上挑起并再稍刺入,即可注射药液。注射后可见皮肤表面鼓起一白色小皮丘。

(3)肌内注射:当给动物注射不溶于水而混悬于油或其他溶剂中的药物时,常采用肌内注射。肌内注射一般选用肌肉发达、无大血管经过的部位,多选臀部。

注射时针头要垂直快速刺入肌肉,如无回血现象即可注射。给大、小鼠做肌内注射时,选大腿外侧肌肉进行注射。

(4)腹腔注射:先将动物固定,腹部用酒精棉球擦拭消毒,然后在左或右侧腹部将针头刺入皮下,沿皮下向前推进约 0.5cm,再使针头与皮肤呈 45° 角方向穿过腹肌刺入腹腔,此时有落空感,回抽无肠液、尿液后,缓缓推入药液。此法大小鼠用得较多。

(5)静脉注射:是将药液直接注射于静脉管内,使其随着血液分布全身,迅速奏效。但排泄较快,作用时间较短。

1)小鼠、大鼠的静脉注射:常采用尾静脉注射。鼠尾静脉共有 3 根,左右两侧和背侧各 1 根,两侧尾静脉比较容易固定,故常被采用。操作时,先将动物固定在暴露尾部的固定器内(可用烧杯、铁丝罩或粗试管等物代替),用 75% 乙醇棉球反复擦拭使血管扩张,并可使表皮角质软化,以左手拇指和食指捏住鼠尾两侧,使静脉充盈,注射时针头尽量采取与尾部平行的角度进针。开始注射时宜少量缓注,如无阻力,表示针头已进入静脉,这时用左手指将针和尾一起固定起来,解除对尾根部的压迫后,便可进行注射。如有白色皮丘出现,说明未穿刺入血管,应重新向尾部方向移动针头再次穿刺。注射完毕后把尾部向注射侧弯曲以止血。如需反复注射,尽量从尾的末端开始。一次的注射量为每 10g 体重 0.1~0.2ml。

2) 豚鼠的静脉注射:一般采用前肢皮下头静脉。鼠的静脉管壁较脆,注射时应特别注意。

3) 兔的静脉注射:一般采用外耳缘静脉,因其表浅易固定。注射部位除毛,用 75% 的酒精消毒,手指轻弹兔耳,使静脉充盈,左手食指和中指夹住静脉的近心端,拇指绷紧静脉的远心端,无名指及小指垫在下面,右手持注射器,尽量从静脉的远端刺入血管,移动拇指于针头上以固定,放开食、中指,将药液注入,然后拔出针头,用手压迫针眼片刻以止血。

4) 狗的静脉注射:狗的静脉注射多采用前肢外侧静脉或后肢外侧的小隐静脉。注射部位除毛后,在静脉血管的近心端用橡皮带扎紧,使血管充盈,从静脉的远心端将注射针头平行血管刺入,回抽注射器针栓,如有回血,即可放开橡皮带,将药液缓缓注入。

(6) 淋巴囊注射:蛙类常采用此法,其皮下有数个淋巴囊,注入药物甚易吸收。腹部淋巴囊和头部淋巴囊常作为蛙类给药途径。一般多选用腹部淋巴囊给药。注射时将针头从蛙大腿上端刺入,经大腿肌层入腹壁肌层,再进入腹壁皮下,即进入淋巴囊,然后注入药液。

2. 经口给药法

(1) 口服法:把药物放入饲料或溶于饮水中让动物自动摄取。此法优点在于简单方便,缺点是不能保证剂量准确。一般适用于对动物疾病的防治或某些药物的毒性实验,制造某些与食物有关的人类疾病动物模型。

(2) 灌胃法:在急性实验中,多采用灌胃法。此法剂量准确。灌胃法是用灌胃器将所应投给动物的药灌到动物胃内。灌胃器由注射器和特殊的灌胃针构成。小鼠的灌胃针长 4~5cm,直径为 1mm,大鼠的灌胃针长 6~8cm,直径约 1.2mm。灌胃针的尖端焊有一小圆金属球,金属球为中空的。焊金属球的目的是防止针头刺入气管或损伤消化道。针头金属球端弯曲成 20° 左右的角度,以适应口腔、食道的生理弯曲度走向。

鼠类的灌胃法:用左手固定鼠,右手持灌胃器,将灌胃针从鼠的口腔插入,压迫鼠的头部,使口腔与食道成一直线,将灌胃针沿咽后壁慢慢插入食道,可感到轻微的阻力,此时可略改变一下灌胃针方向,以刺激引起吞咽动作,顺势将药液注入。一般灌胃针插入小鼠深度为 3~4cm,大鼠或豚鼠为 4~6cm。常用灌胃量小鼠为 0.2~1ml,大鼠 1~4ml,豚鼠 1~5ml。

狗、兔的灌胃法:先将动物固定,再将开口器的小孔插入动物口中,再慢慢沿上颚壁插入食道,将灌胃管的外端浸入水中,如有气泡逸出,则说明灌胃管误入气管,需拔出重插。插好后,将注射器连于灌胃管将药液推入。灌胃结束后,先拔出灌胃管,再拿出开口器。一次灌胃能耐受的最大容积兔为 80~100ml,狗为 200~250ml。

3. 其他途径给药方法

(1) 呼吸道给药:呈粉尘、气体及蒸气或雾等状态的药物或毒气,均需要通过动物呼吸道给药。如实验时给动物乙醚作吸入麻醉、用锯末烟雾制作慢性气管炎动物模型等,特别在毒理学实验中应用更为广泛。

(2) 皮肤给药:为了鉴定药物或毒物经皮肤的吸收作用、局部作用、致敏作用和光感作用等,均需采用经皮肤给药方法。如兔和豚鼠常采用背部一定面积的皮肤脱毛后,将一定的药液涂在皮肤上,药液经皮肤吸收。

(3) 脊髓腔内给药:此法主要用于锥管麻醉或抽取脑脊液。

(4) 脑内给药:此法常用于微生物学动物实验,将病原体等接种于被检动物脑内,然后观察接种后的各种变化。

(5)直肠内给药：此种方法常用于动物麻醉。兔直肠内给药时，常采用灌肠的胶皮管或用14号导尿管代替。

(6)关节腔内给药：此法常用于关节炎的动物模型复制。

五、耳缘静脉注射

在家兔的实验中，常选用耳外缘皮下静脉进行注射给药或取血。兔耳缘静脉沿耳背后缘走行。将覆盖在静脉皮肤上的毛拔去或剪去，可用水湿润局部，将兔耳略加搓揉或用手指轻弹血管，使兔耳血流增加，并在耳根将耳缘静脉压迫，以使其血管怒张。用左手食指和中指夹住静脉近心端，拇指和小指夹住耳缘部分，以左手无名指和小指放在耳下垫着，待静脉充盈后，右手持注射器使针头由静脉末端刺入，顺血管方向向心端刺1~1.5cm，放松左手拇指和食指对血管的压迫，右手试推注射器针芯，若注射阻力较大或出现局部肿胀，说明针头没有刺入静脉，应立即拔出针头，若推注不大阻力，可将药物徐徐注入，注射完毕后将针头抽出，随即以棉球压迫止血。

六、实验动物的常用处死方法

实验动物的处死方法很多，应根据动物实验目的、实验动物品种(品系)、以及需要采集标本的部位等因素，选择不同的处死方法。无论采用哪一种方法，都应遵循安乐死的原则。安乐死是指在不影响动物实验结果的前提下，使实验动物短时间无痛苦地死亡。处死实验动物时应注意，首先要保证实验人员的安全；其次要确认实验动物已经死亡，通过对呼吸、心跳、瞳孔、神经反射等指征的观察，对死亡做出综合判断；再者要注意环保，避免污染环境，还要妥善处理好尸体。

1. 颈椎脱臼处死法　此法是将实验动物的颈椎脱臼，断离脊髓致死，为大、小鼠最常用的处死方法。操作时实验人员用右手抓住鼠尾根部并将其提起，放在鼠笼盖或其他粗糙面上，用左手拇指、食指用力向下按压鼠头及颈部，右手抓住鼠尾根部用力拉向后上方，造成颈椎脱臼，脊髓与脑干断离，实验动物立即死亡。

2. 断头处死法　此法适用于鼠类等较小的实验动物。操作时，实验人员用左手按住实验动物的背部，拇指夹住实验动物右腋窝，食指和中指夹住左前肢，右手用剪刀在鼠颈部垂直将鼠头剪断，使实验动物因脑脊髓断离且大量出血死亡。

3. 击打头盖骨处死法　主要用于豚鼠和兔的处死。操作时抓住实验动物尾部并提起，用木槌等硬物猛烈打击实验动物头部，使大脑中枢遭到破坏，实验动物痉挛并死亡。

4. 放血处死法　此法适用于各种实验动物。具体做法是将实验动物的股动脉、颈动脉、腹主动脉剪断或剪破、刺穿实验动物的心脏放血，导致急性大出血、休克、死亡。犬、猴等大动物应在轻度麻醉状态下，在股三角做横切口，将股动脉、股静脉全部暴露并切断，让血液流出。操作时用自来水不断冲洗切口及血液，既可保持血液畅流无阻，又可保持操作台清洁，使实验动物急性大出血死亡。

5. 空气栓塞处死法　处死兔、猫、犬常用此法。向实验动物静脉内注入一定量的空气，形成肺动脉或冠状动脉空气栓塞，或导致心腔内充满气泡，心脏收缩时气泡变小，心脏舒张时气泡变大，从而影响回心血液量和心输出量，引起循环障碍、休克、死亡。空气栓塞处死法注入的空气量，猫和兔为20~50ml，犬为90~160ml。

6. 过量麻醉处死法　此法多用于处死豚鼠和家兔。快速过量注射非挥发性麻醉药(投药量为深麻醉时的30倍)，或让动物吸入过量的乙醚，使实验动物中枢神经经过过度抑制，导致死亡。

7. 毒气处死法　让实验动物吸入大量CO_2等气体而中毒死亡。

附录七　常用实验动物的生理常数

指标	小鼠	大鼠	豚鼠	家兔	猫	狗
适用体重（kg）	0.018~0.025	0.12~0.20	0.2~0.5	1.5~2.5	2~3	5~15
寿命（年）	1.5~2.0	2.0~3.5	6~8	4~9	8~10	10~15
性成熟年龄（年）	1.2~1.7	2~8	4~6	5~6	6~8	8~10
性周期（天）	4~5	4~5	15~18	刺激排卵	春、秋各1次	1~2个月和 6~8个月
妊娠期（天）	18~21（19）	22~24（23）	62~68（66）	28~33（30）	52~60（56）	58~65
产仔数（只）	4~15（10）	8~15（10）	1~6（4）	4~10（7）	3~6	4~10
哺乳期（周）	3	3	3	4~6	4~6	4~6
平均体温（℃）	37.4	38.0	39.0	39.0	38.5	38.5
呼吸（次/min）	136~216	100~150	100~150	50~90	30~50	20~30
心率（次/min）	400~600	250~400	180~250	150~220	120~180	100~200
血压（kPa，mmHg）	12.7~16.7 （95~25）	13.3~16.0 （100~120）	10.0~12.0 （75~90）	10.0~14.0 （75~105）	10.0~17.3 （75~130）	9.3~16.7 （25~70）
血量（ml/100g体重）	7.8	6.0	5.8	7.2	7.2	7.8
红细胞（/L，百万/mm³）	7.7~12.5 ×10^{12} （7.7~12.5）	7.2~9.6 ×10^{12} （7.2~9.6）	4.5~7.0 ×10^{12} （4.7~7.0）	4.5~7.0 ×10^{12} （4.5~7.0）	6.5~9.5 ×10^{12} （6.5~9.5）	4.5~7.0 ×10^{12} （4.5~7.0）
血红蛋白（g/L，g%）	100~190 （10.0~19.0）	120~170 （12.0~17.5）	110~165 （11.0~16.5）	80~150 （8.0~15.0）	70~155 （7.0~15.5）	110~180 （11.0~18.0）
血小板（/L，万/mm³）	60~110×10^9 （60~110）	50~100×10^9 （50~100）	68~87×10^9 （68~87）	38~52×10^9 （38~52）	10~50×10^9 （10~50）	10~60×10^9 （10~60）
白细胞总数（/L，千/mm³）	6.0~0.0×10^9 （6.0~10.0）	6.0~15.0×10^9 （6.0~15.0）	8.0~12.0×10^9 （8.0~12.0）	7.0~11.3×10^9 （7.0~11.3）	14.0~18.0×10^9 （14.0~18.0）	9.0~13.0×10^9 （9.0~13.0）
白细胞分类（%） 中性	0.12~0.44 （12~44）	0.09~0.34 （9~34）	0.22~0.50 （22~50）	0.26~0.52 （26~52）	0.44~0.82 （44~82）	0.62~0.80 （62~80）
嗜酸性	0~0.05 （0~5）	0.01~0.06 （1~6）	0.05~0.12 （5~12）	0.01~0.04 （1~4）	0.02~0.11 （2~11）	0.02~0.24 （2~24）
嗜碱性	0~0.01 （0~1）	0~0.015 （0~1.5）	0~0.02 （0~2）	0.01~0.03 （1~3）	0~0.005 （0~0.5）	0~0.02 （0~2）
淋巴	0.54~0.85 （54~85）	0.65~0.84 （65~84）	0.36~0.64 （36~64）	0.30~0.82 （30~82）	0.15~0.44 （15~44）	0.10~0.28 （10~28）
大单核	0~0.15 （0~15）	0~0.05 （0~5）	0.03~0.13 （3~13）	0.01~0.04 （1~4）	0.005~0.007 （0.5~0.7）	0.03~0.09 （3~9）

注：血压、红细胞、血红蛋白、血小板、白细胞总数和分类，它们的括号外数字为法定单位，括号内数字为旧制单位。（引自马超英《实验中医学基础》）

附录八 中英文专业名词对照

A

阿片肽	opioid peptide
艾灸的量效	intensity of moxibustion

B

白细胞分化抗原	cluster of differentiation，CD
背索通路	dorsal funiculus tract
丙二醛	malondialdehyde，MDA
病理反应	pathology response
编码	coding
补体	complement
补体系统	complement system

C

插入电位	inserting potential
超日节律	ultradian rhythm
超氧化物歧化酶	superoxide dismutase，SOD
程序性细胞死亡	programmed cell death，PCD
重复	replication
促甲状腺激素释放激素	thyrotropin-releasing hormone，TRH
促肾上腺皮质释放激素	corticotropin releasing hormone，CRH
传出通路	efferent route
传导通路	transmit pathway
传入通路	afferent route
垂体	pituitary

D

大脑中动脉梗塞模型	middle cerebral artery occlusion，MCAO
得气	get needling feeling
低电阻点	low resistance point，LRP

癫痫	Epilepsy
电针的量效	intensity of electro-acupuncture
动作电位	action potential
对照	control

E

| 热休克蛋白 | heat shock protein, HSP |

F

发生器电位	generator potentia
反映病症	reflect illness
非特异性免疫	non-specific immunity
飞腾八法	eight methods of soaring
肥大细胞	mast cell
分子生物学	molecular biology

G

钙调素	calmodulin, CaM
干扰素	interferon, IFN
感受刺激	recept stimulus
感受器	receptor
感受器电位	receptor potential
感觉阈	sensory threshold
感受装置	recepting setting
谷氨酸	glutamic acid, Glu
关系	relationship
过氧化脂质	lipid-peroxide, LPO

H

海氏带	Head's zones
毫针针法的量效	stimulation parameter
核黄	nuclear yellow, NY
呼吸	respiration
呼吸系统	respiration system

J

激光穴位照射	laser acupoint radiation, LAR
机制	mechanization
肌电	electrical activity of muscle
肌腱	muscle tendon

肌节	myotome
肌肉	muscle
基本内容	fundamental contents
脊髓背表面电位	cord dorsum potential，CDP
脊髓丘脑通路	spinothalamic tract
假说建立	establishment of hypothesis
甲状腺	hypothyroid
甲状腺功能亢进症	hyperadrenalism
间隙性脑电图	intermittent electroencephalogram，EEG
简史	brief history
交感神经	sympathetic nerve
节段性支配	segmental innervation
解剖学	anatomy
近似年节律	circannual rhythm
近似月节律	circamensual rhythm
近似昼夜节律	circadian rhythm
经络假说	meridian hypothesis
经络实质	meridian essence
经络现象	meridian phenomenon
经络效应	meridian effect
经络组织结构	meridian tissue
经络作用途径	pathway of meridian function
经脉穴位与脏腑相关	correlationship between meridians and viscera
经皮电神经刺激疗法	transcutanclus electrical nerve stimulation，TENS
经皮穴位电刺激疗法	transcutanclus electrical acupoint stimulation，TEAS
巨噬细胞	macrophage

K

抗原	antigen，Ag
抗原提呈细胞	antigen presenting cell，APC
科学方法论	scientific methodology
科学实验	scientific experimentation
科研选题	selection of research topic
快蓝	fast blue，FB

L

辣根过氧化物酶法	horseradish peroxidase，HRP
立题	determination of research topic
立体构筑	three-dimensional construct

良性调整作用	beneficial regulation
淋巴细胞	lymphocyte
灵龟八法	eight methods of the intelligent turtle

M

脉冲电针	pulse current acupuncture，PCA
盲法	blind method
泌尿系统	urinary system
迷走神经	vagus nerve
免疫	immunity
免疫球蛋白	Immunoglobulin，Ig
免疫型一氧化氮合成酶	inducible NO synthase，iNOS
免疫学	immunology
膜攻击复合物	membrane attack complex，MAC

N

纳子法	hour-prescription of acupoints
脑出血	cerebral hemorrhage
脑梗塞	cerebral embolism
脑血管病	cerebrovascular disease
脑血栓	cerebral thrombosis
内分泌	endocrine
内皮素	endothelin，ET
内皮型一氧化氮合成酶	constitutive nitric oxide synthase，cNOS

P

| 皮节 | dermatome |

Q

| 牵涉痛 | referred pain |
| 前列环素 | prostacyclin，PGI_2 |

R

人体病理节律	Pathologic Rhythm
人体节律	Human's rhythm
任务	task
软科学	soft science

S

| 伤害性感受器 | nociceptor |
| 神经 | nerve |

神经递质	neurotransmitter
神经节段	neurotome
神经系统	nervous system
神经纤维	nerve fibrin
肾上腺	adrenal gland
生理学	physiology
生物化学	biochemistry
生物 - 心理 - 社会医学模式	bio-psycho-social model
生殖系统	genital system
实验研究	experimental research
实验针灸学	experimental acupuncture science
时间医学	chronobiology
食管	esophagus
适宜刺激	adequate stimulus
适应	adaptation
树突状细胞	dendritic cell, DC
双苯酰亚胺	bisbenzimide, Bb
随机对照试验	randomized control trial, RCT
随机化	randomization

T

糖尿病	diabetes mellitus
特异性免疫	specific immunity
疼痛	pain
体节	metamere, somite
天冬氨酸	aspartic acid, ASP
天然免疫	innate immunity
调节	regulation
痛觉过敏带	zone hyperalgesia
痛阈	pain threshold
吞噬细胞	phagocytes
唾液分泌	salivary secretion

W

微循环	microcirculation
胃泌素	gastric
文献检索	consulting of literature
物理学	physics

X

细胞凋亡	apoptosis, APO
细胞生物学	cellular biology
细胞因子	cytokine, CK
下丘脑	hypothalamus
消化系统	digestive system
效应	effect
心血管疾病	cardiovascular disease
心脏	heart
形态学	morphology
兴奋型氨基酸	excitatory amino acids, EAAs
性腺	gonad
绪言	introduction
血管	blood vessel
血栓素 TX	thromboxane
血液成分	blood constituent
循环系统	circulation system
循经感传	propagated sensation along channel, PSC
循证医学	evidence-based medicine, EBM

Y

亚日节律	infradian rhythm
研究设计	design of study
氧自由基	oxygen free radicals, OFR
一氧化氮	nitric oxide, NO
一氧化氮合成酶	nitric oxide synthesis, NOSe
乙酰胆碱	acetylcholine, Ach
胰腺	pancreas

Z

闸门控制学说	gate control theory
真蓝	true blue, TB
针刺麻醉	acupuncture anesthesia
针刺耐受	acupuncture tolerance
针刺镇痛	acupuncture analgesia
针灸	acupuncture and moxibustion
针灸后效应	post-effect of acupuncture
针灸量效	intensity of acupuncture effect

针灸耐受	tolerance of acupuncture and moxibustion
针灸时效	chronergy of acupuncture
针灸时效过程	time course of acupuncture effect
针灸手法量学	intensity of acupuncture manipulation
针灸调节作用	regulating effect of acupuncture
针灸调节作用机制	the action mechanism of acupuncture
针灸效应的时限性	time dependent of acupuncture effect
针灸作用	acupuncture and moxibustion function
针药复合麻醉	acupuncture balanced anesthesia
肿瘤坏死因子	tumor necrosis factor,TNF
主要组织相容性抗原	major histocompatibility complex,MHC
子午流注	midnight-noon and ebb-flow doctrine
自然杀伤细胞	natural killer cells,NK
自由基	free radical
自主神经系统	autonomic nervous system
组织化学	histochemistry
组织学	histology
作用机制	mechanism of action

◇◇◇ 主要参考书目 ◇◇◇

1. 陕西中医学院.现代经络研究文献综述［M］.北京:人民卫生出版社,1980.

2. 中国中医研究院.针灸研究进展［M］.北京:人民卫生出版社,1981.

3. 汤德安.实验针灸学［M］.天津:天津科学技术出版社,1986.

4. 张香桐,季钟朴,黄家驷.针灸针麻研究［M］.北京:科学出版社,1986.

5. 胡翔龙,包景珍,马廷芳.中医经络现代研究［M］.北京:人民卫生出版社,1990.

6. 张保真.经脉线的构造与机能［M］.西安:陕西科学技术出版社,1992.

7. 乔治·阿德尔曼,神经科学百科全书［M］.上海:上海科学技术出版社,1992.

8. 韩济生.神经科学纲要［M］.北京:北京医科大学中国协和医科大学联合出版社,1993.

9. 朱兵.针灸的科学基础［M］.青岛:青岛出版社,1998.

10. 韩济生.针刺镇痛原理［M］.上海:上海科学技术出版社,1999.

11. 林文注,王佩.实验针灸学［M］.上海:上海科学技术出版社,1999.

12. 李忠仁.实验针灸学［M］.北京:中国中医药出版社,2003.

13. 李定忠,李秀章.中国经络探秘［M］.北京:解放军出版社,2003.

14. J.G.尼克尔斯,A.R.马丁,P.A.富克斯,等.神经生物学——从神经元到脑［M］.杨雄里,译.5版.北京:科学出版社,2014.

15. Carol A.Warfield,Zahid H.Bajwa.疼痛医学原理与实践［M］.樊碧发,译.2版.北京:人民卫生出版社,2009.

16. 梁繁荣,吴曦.循证针灸学［M］,北京:人民卫生出版社,2009.

17. 余曙光,郭义.实验针灸学［M］.2版.上海:上海科学技术出版社,2014.

复习思考题
答案要点

模拟试卷